全国普通高等中医药院校药学类专业第三轮规划教材

中药毒理学

（供中药学、药学、药物制剂、临床药学、制药工程及相关专业用）

主　编　彭　成
副主编　（以姓氏笔画为序）
　　　　方晓艳　李丽静　汪　宁　张硕峰　饶朝龙　彭　芙　操红缨
编　者　（以姓氏笔画为序）

马　骏（甘肃中医药大学）	王志琪（湖南中医药大学）
方晓艳（河南中医药大学）	朱　悦（南京中医药大学）
任艳青（河北中医药大学）	庄朋伟（天津中医药大学第一附属医院）
李红艳（辽宁中医药大学）	李丽静（长春中医药大学）
李晋奇（四川省医学科学院/四川省人民医院）	汪　宁（安徽中医药大学）
张　涓（陕西中医药大学）	张硕峰（北京中医药大学）
陈艳芬（广东药科大学）	罗先钦（重庆医科大学）
屈　飞（江西中医药大学）	南丽红（福建中医药大学）
饶朝龙（成都中医药大学）	姚　蓝（新疆医科大学）
钱海兵（贵州中医药大学）	高　源（首都医科大学）
扈正桃（国家成都新药安全性评价中心）	彭　成（成都中医药大学）
彭　芙（四川大学）	谢晓芳（成都中医药大学）
虞　立（浙江中医药大学）	操红缨（广州中医药大学）

秘　书　陈　艳（成都中医药大学）

中国健康传媒集团
中国医药科技出版社

内 容 提 要

本教材是"全国普通高等中医药院校药学类专业第三轮规划教材"之一，教材包括总论、各论和附录三个部分，总论共7章，主要阐释了中药毒理学的概念、内涵、特点和发展概况，中药毒理学的思维原理与中药描述毒理学、机制毒理学、管理毒理学的基本概念、基本内容和研究方法，配伍禁忌的理论与现代研究，创新中药研究及中药毒理学新技术与新方法，从理论和技术两个方面对中药毒理学进行了总结；各论依据中药功效分为21章，结合现代毒理学研究结果，从历史沿革、毒性表现、毒性成分、毒性反应、毒作用机制、控毒方法及中毒救治等方面进行阐述；附录包括英文缩略词表、药名拼音检索表和有毒中药毒性汇总表，有毒中药毒性汇总表包含毒性中药名称、性味、功效、毒性等级、毒性分级来源、毒性物质基础、毒性靶器官，便于学习和查阅。教材坚持与临床安全用药相结合、与中药创新药物研发相结合、与中药执业药师相结合，具有鲜明的系统性、科学性、创新性、实用性和前瞻性。本教材为书网融合教材，即纸质教材有机融合电子教材、教学配套资源（PPT、微课、视频、图片等）、题库系统、数字化教学服务（在线教学、在线作业、在线考试），使教学资源更加多样化、立体化，有助学习者理解掌握相关知识，并及时考察学习效果。

本教材主要供高等中医药院校中药学、药学、药物制剂、临床药学、制药工程及相关专业师生教学使用，也可作为临床应用、中药安全性评价相关专业技术人员及中药药师职业资格考试的参考用书。

图书在版编目（CIP）数据

中药毒理学/彭成主编. —北京：中国医药科技出版社，2024.8.
（全国普通高等中医药院校药学类专业第三轮规划教材）.
ISBN 978 – 7 – 5214 – 4808 – 5

Ⅰ. R285.1

中国国家版本馆 CIP 数据核字第 2024FY4315 号

美术编辑	陈君杞
版式设计	友全图文
出版	**中国健康传媒集团** ｜ 中国医药科技出版社
地址	北京市海淀区文慧园北路甲 22 号
邮编	100082
电话	发行：010 – 62227427　邮购：010 – 62236938
网址	www.cmstp.com
规格	889mm × 1194mm $^1/_{16}$
印张	25 $^1/_2$
字数	744 千字
版次	2024 年 8 月第 1 版
印次	2024 年 8 月第 1 次印刷
印刷	河北环京美印刷有限公司
经销	全国各地新华书店
书号	ISBN 978 – 7 – 5214 – 4808 – 5
定价	**75.00 元**

获取新书信息、投稿、
为图书纠错，请扫码
联系我们。

出版说明

"全国普通高等中医药院校药学类专业第二轮规划教材"于2018年8月由中国医药科技出版社出版并面向全国发行，自出版以来得到了各院校的广泛好评。为了更好地贯彻落实《中共中央　国务院关于促进中医药传承创新发展的意见》和全国中医药大会、新时代全国高等学校本科教育工作会议精神，落实国务院办公厅印发的《关于加快中医药特色发展的若干政策措施》《国务院办公厅关于加快医学教育创新发展的指导意见》《教育部　国家卫生健康委　国家中医药管理局关于深化医教协同进一步推动中医药教育改革与高质量发展的实施意见》等文件精神，培养传承中医药文化，具备行业优势的复合型、创新型高等中医药院校药学类专业人才，在教育部、国家药品监督管理局的领导下，中国医药科技出版社组织修订编写"全国普通高等中医药院校药学类专业第三轮规划教材"。

本轮教材吸取了目前高等中医药教育发展成果，体现了药学类学科的新进展、新方法、新标准；结合党的二十大会议精神、融入课程思政元素，旨在适应学科发展和药品监管等新要求，进一步提升教材质量，更好地满足教学需求。通过走访主要院校，对2018年出版的第二轮教材广泛征求意见，针对性地制订了第三轮规划教材的修订方案。

第三轮规划教材具有以下主要特点。

1.立德树人，融入课程思政

把立德树人的根本任务贯穿、落实到教材建设全过程的各方面、各环节。教材内容编写突出医药专业学生内涵培养，从救死扶伤的道术、心中有爱的仁术、知识扎实的学术、本领过硬的技术、方法科学的艺术等角度出发与中医药知识、技能传授有机融合。在体现中医药理论、技能的过程中，时刻牢记医德高尚、医术精湛的人民健康守护者的新时代培养目标。

2.精准定位，对接社会需求

立足于高层次药学人才的培养目标定位教材。教材的深度和广度紧扣教学大纲的要求和岗位对人才的需求，结合医学教育发展"大国计、大民生、大学科、大专业"的新定位，在保留中医药特色的基础上，进一步优化学科知识结构体系，注意各学科有机衔接、避免不必要的交叉重复问题。力求教材内容在保证学生满足岗位胜任力的基础上，能够续接研究生教育，使之更加适应中医药人才培养目标和社会需求。

3.内容优化，适应行业发展

教材内容适应行业发展要求，体现医药行业对药学人才在实践能力、沟通交流能力、服务意识和敬业精神等方面的要求；与相关部门制定的职业技能鉴定规范和国家执业药师资格考试有效衔接；体现研究生入学考试的有关新精神、新动向和新要求；注重吸纳行业发展的新知识、新技术、新方法，体现学科发展前沿，并适当拓展知识面，为学生后续发展奠定必要的基础。

4.创新模式，提升学生能力

在不影响教材主体内容的基础上保留第二轮教材中的"学习目标""知识链接""目标检测"模块，去掉"知识拓展"模块。进一步优化各模块内容，培养学生理论联系实践的实际操作能力、创新思维能力和综合分析能力；增强教材的可读性和实用性，培养学生学习的自觉性和主动性。

5.丰富资源，优化增值服务内容

搭建与教材配套的中国医药科技出版社在线学习平台"医药大学堂"（数字教材、教学课件、图片、视频、动画及练习题等），实现教学信息发布、师生答疑交流、学生在线测试、教学资源拓展等功能，促进学生自主学习。

本套教材的修订编写得到了教育部、国家药品监督管理局相关领导、专家的大力支持和指导，得到了全国各中医药院校、部分医院科研机构和部分医药企业领导、专家和教师的积极支持和参与，谨此表示衷心的感谢！希望以教材建设为核心，为高等医药院校搭建长期的教学交流平台，对医药人才培养和教育教学改革产生积极的推动作用。同时，精品教材的建设工作漫长而艰巨，希望各院校师生在使用过程中，及时提出宝贵意见和建议，以便不断修订完善，更好地为药学教育事业发展和保障人民用药安全有效服务！

数字化教材编委会

PREFACE 前言

中药的有效性和安全性是中医药传承和发展的坚实基础，也是中医药服务于世界人民健康事业的根本前提。近年来中药"毒性"一直受到社会广泛关注，成为国内外公众关注的热点。面对质疑，想要科学阐释中药"毒性"，就必须科学总结中药毒理学的理论和技术，建立中药毒理学学科，出版中药毒理学规划教材。

为了更好地贯彻《中共中央国务院关于促进中医药传承创新发展的意见》和全国中医药大会、新时代全国高等学校本科教育工作会议精神，落实《国务院办公厅关于加快中医药特色发展的若干政策措施》《国务院办公厅关于加快医学教育创新发展的指导意见》《教育部国家卫生健康委国家中医药管理局关于深化医教协同进一步推动中医药教育改革与高质量发展的实施意见》，本编写团队组织全国高等医药院校中药毒理学的专家，编写了"全国普通高等中医药院校药学类专业第三轮规划教材"《中药毒理学》。

中药毒理学是中华民族在长期与疾病作斗争的医疗实践和现代毒理研究过程中，逐渐形成的知识和技术体系，是研究中药对生物体有害效应、机制、安全性评价与风险评估的科学。中药毒理学属于新兴交叉学科，涉及中药学、中医学、毒理学、生态学、环境保护等学科领域，是沟通中西医、联系中西药、跨越医学和药学、衔接基础与临床的桥梁学科，对中医药学术创新、临床合理用药和中药产业发展具有重要意义。

本教材的编写坚守"立德树人"的新时代培养目标，坚定三个结合（与临床安全用药相结合、与中药创新药物研发相结合、与中药执业药师相结合），坚持五个性质（系统性、科学性、创新性、实用性、前瞻性）。教材包括总论、各论和附录三个部分，总论共7章，主要阐释了中药毒理学的概念、内涵、特点和发展概况，中药毒理学的思维原理与中药描述毒理学、机制毒理学、管理毒理学的基本概念、基本内容和研究方法，配伍禁忌的理论与现代研究，创新中药研究及中药毒理学新技术与新方法，从理论和技术两个方面对中药毒理学进行了总结；各论依据中药功效分为21章，结合现代毒理学研究结果，从历史沿革、毒性表现、毒性成分、毒性反应、毒作用机制、控毒方法及中毒救治等方面进行阐述；附录包括英文缩略词表、药名拼音检索表和有毒中药毒性汇总表，有毒中药毒性汇总表包含毒性中药名称、性味、功效、毒性等级、毒性分级来源、毒性物质基础、毒性靶器官，便于学习和查阅。

本教材由彭成担任主编，具体编写分工如下：第一章、第二章由彭成撰写；第三章由扈正桃、饶朝龙撰写；第四章由操红缨撰写；第五章由饶朝龙、扈正桃撰写；第六章由朱悦撰写；第七章由彭芙撰写；第八章由任艳青撰写；第九章由李丽静、庄朋伟、王志琪、陈艳芬撰写；第十章由陈艳、马骏撰写；第十一章由方晓艳、张硕峰撰写；第十二章由李红艳撰写；第十三章由李晋奇撰写；第十四章由谢晓芳撰写；第十五章由李晋奇撰写；第十六章由罗先钦撰写；第十七章由汪宁撰写；第十八章由汪宁、南丽红撰写；第十九章由钱海兵、屈飞撰写；第二十章由屈飞撰写；第二十一章由李红艳撰写；第二十二章由虞立撰写；第二十三章由汪宁撰写；第二十四章由张硕峰、高源撰写；第二十五章由陈艳撰写；

第二十六章由王志琪撰写；第二十七章由姚蓝撰写；第二十八章由张涓撰写；附录由彭芙、谢晓芳、陈艳、黄艳整理，在此一并表示感谢！

本教材在编写过程中，参考了药物毒理、中药毒理及相关领域的研究文献和学术专著，引用了许多专家和学者的最新研究成果，限于教材体例未标注，在此说明并表示衷心的感谢！

限于编者学术水平与经验，书中难免有不足甚至疏漏之处，恳请各位同仁和读者提出宝贵意见，以便再版时修订提高。

编　者

2024 年 5 月

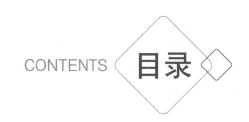

CONTENTS 目录

总 论

第一章 中药毒理学概述

PPT

中药毒理学是新兴的交叉学科，涉及中药学、中医学、毒理学、生态学、生物学、管理学等学科领域；也是中药药理学的分支学科，立足于临床安全合理用药，旨在阐明中药，尤其是有毒中药的毒性表现、毒性机制、毒性成分及毒作用机制和控毒方法，用以深化中药毒性理论，指导临床安全用药，指引创新中药研究开发，是沟通中西医、联系中西药、跨越医学和药学、衔接基础与临床的桥梁学科，对中医药学术创新、临床合理用药和中药产业发展具有重要意义。

◈ 第一节 中药毒理学的基本概念

中药毒理学属中药药理学的分支学科，是伴随着中药药理学、现代毒理学、环境生态学等学科的发展而发展起来的三级学科，具有明确的科学内涵、研究内容和学科任务。

（一）基本概念

中药"毒"的内涵丰富，有多种含义。简言之，主要有三种含义：①"毒"就是药，凡治病之药皆为毒药，如《周礼·天官冢宰》"医师掌医之政令，聚毒药以供医事"；《素问》"毒药攻邪，五谷为养，五果为助……"；汪机认为"药，谓草木鱼禽兽之类，以能攻病皆谓之毒"，《景岳全书》也有"是凡可辟邪安正者，均可称为毒药"。②"毒"指中药的偏性，如《素问·五常政大论》记载"帝曰：有毒无毒，服有药乎？岐伯曰：病有新久，方有大小，有毒无毒，固宜常制矣。大毒治病，十去其六；常毒治病，十去其七；小毒治病，十去其八；无毒治病，十去其九；谷肉果菜，食养尽之，无使过之，伤其正也"。张介宾在《类经·疾病类·五脏病气法时》中说：药以治病，因毒为能。所谓毒者，因气味之偏也，盖气味之偏，药饵之属也，所以祛人之邪气。③"毒"是指中药的毒副作用。早在《神农本草经》序列中就有"药有酸、咸、甘、苦、辛五味，又有寒、热、温、凉四气及有毒无毒"的论述，明确指出"四气、五味、有毒无毒"是药物的基本属性。自此，历代主流本草将有毒副作用的中药标注为"有毒中药"，沿用至今，以警示临床医生在使用有毒中药时注意药物警戒，以便安全用药。并不是所有的中药都有毒，有毒中药专门指那些药性强烈，对人体有毒性或副作用，安全剂量小，用之不当，或药量稍有超过常量，即对人体产生危害，甚至致人死亡的中药。隋·巢元方在《诸病源候论》中提到"凡药物云有毒及大毒者，皆能变乱，与人为害，亦能杀人"，张景岳《类经·脉象类》指出"毒药，谓药之峻利者"。

有毒中药是指药性峻猛，对机体有毒性或副作用，安全剂量小，用之不当或药量稍超常量，即可对机体产生危害的一类中药，可分为传统有毒中药和现代有毒中药两类。传统有毒中药主要指川乌、草乌、附子、马钱子、天南星、苍耳子、黄药子、半夏、砒霜、雄黄、硫黄、朱砂等传统本草学著作中记载的毒性中药，现代有毒中药主要指含有马兜铃酸、千里光吡咯里西啶生物碱等现代实验研究发现的有毒成分的中药。机体主要指人体、动物体、病原体，包括生物体、器官、组织、细胞、分子等不同层次。研究有毒中药与机体的相互作用，就是研究有毒中药作用于机体后的毒性表现、毒性机制、毒性成分、毒性靶器官、毒代动力学和控毒方法，以及临床安全合理应用。

概言之，中药毒理学（toxicology of traditional Chinese medicine，toxicology of TCM）是研究中药对生物体有害效应、机制、安全性评价与风险评估的科学。简言之，是研究有毒中药与机体相互关系的科学。

（二）研究内容

中药毒理学的研究内容主要包括三个方面：一是描述毒理学（descriptive toxicology），主要是研究有毒中药对人体可能发生危害的剂量（浓度）、接触时间、接触途径等，以及危害的程度，就是研究有毒中药的毒性结果，为安全性评价和管理法规制订提供毒理学信息，包括有毒中药的急性毒性、长期毒性、遗传毒性、生殖毒性、致癌性等。二是机制毒理学（mechanistic toxicology），主要是研究有毒中药经皮肤、黏膜和各种生物膜进入靶部位，在体内分布，经生物转化成活性物质，与体内靶分子发生反应而引起生物体危害的过程，就是研究有毒中药对生物体毒作用的细胞、分子及生化机制。三是管理毒理学（regulatory toxicology），主要是依据描述毒理学、机制毒理学提供的资料和临床应用的经验，研究有毒中药或有毒中药组成的药品，按规定使用，是否具有足够低的危险性，为临床安全合理用药提供依据。

（三）学科任务

中药毒理学的主要任务是研究有毒中药对机体的毒作用效应、毒作用机制和毒性物质基础，以及机体对有毒中药的毒代动力学过程；阐明有毒中药毒性类型、毒性分级和控制毒性的方法体系，揭示有毒中药的毒效物质基础、作用机制和增效减毒原理，为临床科学合理应用提供科学依据；发现创新中药，科学评价新药的安全性、有效性和毒效关系，为中药新药开发奠定基础；揭示中药毒理学的科学内涵，推动中药现代化、产业化，推进中西医结合，为中医药学、毒理学和生态环境的高质量发展和生命科学的进步做出贡献。

◈ 第二节 中药毒理学的基本特点

与现代毒理学比较，中药毒理学主要有毒性物质复杂、毒性表现多样、毒性可以控制三个方面的基本特点。尤其在中医药长期的临床实践中，形成的控制有毒中药毒性的方法，独具特色和优势。

（一）毒性物质复杂

有毒中药品种多、成分复杂，毒性物质基础多样。品种方面，《神农本草经》所载365味药物，按照有毒无毒、延年益寿及祛邪分为上中下三品，云"下品多毒，不可久服"，如大戟、芫花、甘遂、乌头、附子、巴豆、狼毒等列入此类，毒性强烈易致死亡。自此，历代主流本草在各药物条目下，一般都有"有毒"或"无毒"的记载，或按大毒、有毒、小毒或微毒以标注其毒性的大小，以警示临床医生保证用药安全。如《名医别录》载录有毒药物131种，《新修本草》载录有毒药物143种，《证类本草》载录有毒药物223种，《本草纲目》载录有毒药物361种，并列有毒草专著。成书于现代的本草巨著《中华本草》共34卷2400万字，其中前30卷（10个分册）为中药，载药8980种，收录有毒中药846种；后4卷为民族药（藏药、蒙药、维药、傣药各1卷），共载药1762种；全书共收录有毒药物1408种。中药毒性物质基础方面，大体可分为有机和无机两类毒性物质。

（二）毒性表现多样

有毒中药毒性物质引起的毒性反应表现多种多样，毒性靶系统、靶器官、靶组织、靶分子千差万别。常见各系统临床毒性表现如下。

1. 心血管系统 主要表现为心悸、胸闷、发绀，心动过速、心动过缓、心律失常、传导阻滞等失常表现，及血压升高或下降、循环衰竭死亡等。如含乌头碱类成分的川乌、草乌、附子、雪上一枝蒿或大（小）活络丹、壮筋丸、舒筋活血丸应用不当，可引起迷走神经兴奋，可致心律失常，严重者可引起死亡，死亡的直接原因是呼吸及循环功能衰竭。含强心苷的药物万年青、夹竹桃、罗布麻叶、黄花夹竹桃、北五加皮等，过量可刺激窦房结或心肌细胞，导致心肌传导阻滞、心律失常；并能抑制心肌细胞膜上的 Na^+-K^+-ATP 酶的活性，促使心肌细胞大量失钾，提高心肌的兴奋性和自律性；还能抑制脑细胞对氧的利用，促使 Ca^{2+} 内流，引起心肌细胞迟后去极化，诱发异位节律，导致心律失常，常见的有房室传导阻滞、室性心动过缓或心室颤动等。

2. 呼吸系统 主要出现胸闷、咳嗽咯血、呼吸困难、哮喘、急性肺水肿、呼吸肌麻痹或呼吸衰竭，甚至窒息死亡等。如天花粉、瓜蒂、藜芦、罂粟壳、山豆根、枇杷叶、半夏等，可引起上呼吸道急性炎症；苍耳子、硫黄、轻粉、槟榔、全蝎等，可引起肺炎；藜芦、苦参、雄黄等，可引起肺水肿；苦杏仁等，因含氰苷及氢氰酸，氰苷水解生成氢氰酸和氰离子，氰离子有剧毒，它可迅速与细胞线粒体中呼吸链上氧化型细胞色素氧化酶的三价铁结合，形成氰化高铁型细胞色素氧化酶，阻断电子传递，从而使组织细胞不能得到充足的氧，生物氧化作用不能正常进行，造成细胞内窒息。

3. 神经系统 主要中毒表现为昏迷、知觉麻痹、四肢麻木、肌肉麻痹、四肢无力、共济失调、牙关紧闭、抽搐、惊厥、记忆障碍、瞳孔缩小或散大、阵发性痉挛、强直性痉挛、脑水肿，甚至死亡等。如马钱子、乌头、川乌、草乌、附子、蟾酥、雪上一枝蒿、雷公藤、北豆根、广豆根、苦参、天仙子、麻黄、细辛、朱砂、艾叶、马桑、天南星、火麻仁等，可引起神经系统不良反应；附子、洋金花、火麻仁、骨碎补、樟脑、防己、朱砂、天南星、木通、川乌、草乌、细辛、罂粟壳等，可引起精神异常。

4. 消化系统 主要毒性症状有恶心、呕吐、食欲不振、口腔黏膜水肿（糜烂或出血）、食管烧灼疼痛、腹胀、腹痛、腹泻、便血、便秘、消化道出血、黄疸、肝大、肝功能损害、中毒性肝炎、肝细胞坏死，甚至死亡等。如黄芩、芒硝等可引起胃部不适；黄连、苦参、青蒿、秦艽、茵陈等可引起恶心；鸦胆子、苦参可引起呕吐；生大黄、番泻叶、芫花等可引起腹痛腹泻；苍耳子、黄药子、川楝子、雷公藤等可引起肝功能损害等。

5. 血液系统 主要表现为白细胞减少、溶血性贫血、血小板减少性紫癜、再生障碍性贫血、出血时间延长等。如洋金花、芫花、斑蝥、狼毒，及含铅、砷、氰化物的中药等，会引起白细胞减少、粒细胞缺乏、溶血性贫血、再生障碍性贫血、紫癜、变性血红蛋白症等血液系统疾病，甚至死亡等。

6. 泌尿系统 主要表现为肾脏急慢性中毒，肾功能异常、肾炎、肾小管退行性变、肾功能衰竭等。如洋金花、密陀僧、侧柏叶、虎杖、芦荟、槟榔、马兜铃、肉桂、丁香、天花粉、大青叶、木通、厚朴、防己、牵牛子、朱砂、铅丹、蜈蚣、大戟、甘遂、白头翁、斑蝥、雷公藤、甘草、千年健、鱼胆、苦楝皮等，可引起腰痛、浮肿、尿频、尿急、尿痛、尿少、尿闭、尿毒症、急性肾功能衰竭，甚至死亡。

7. 生殖系统 主要表现为不孕、早产、流产、死胎或男性勃起障碍、射精障碍、不育症等。如天花粉蛋白注射液、月见草油胶囊、刺五加注射液、复方青黛片、速效伤风胶囊、红花油等，引起闭经、月经不调、性功能障碍、早产、流产、死胎以及不孕症或男性勃起障碍、射精障碍、不育症等；巴豆、斑蝥、大戟、附子、藜芦、牵牛子、水蛭、水银、桃仁、天南星、蜈蚣、芫花、半夏等，在易感期内损害胎儿发育、致畸胎等。

（三）毒性可以控制

中医药在长期的临床应用和生产实践过程中，积累并形成了大量减毒增效或控毒增效的方法。

1. 选用正品药材、控制毒性 如五加皮有南、北之分，南五加皮为五加科植物细柱五加 *Acanthopanax gracilistylus* W. W. Smith 的根皮，无毒；北五加皮为萝摩科植物杠柳 *Periploca sepium* Bge. 的根皮，有毒；两个品种统称五加皮，以致应用时常因品种混乱而中毒。又如大戟有京大戟和红大戟两种，京大戟基原为大戟科植物，为"有毒"中药；而红大戟基原为茜草科植物，为有"小毒"中药。

2. 依法炮制、控制毒性 如巴豆毒性峻猛，早在《名医别录》中就记载巴豆"有大毒"，为国务院《医疗用毒性药品管理办法》收录的 28 种管制毒性中药。巴豆"减毒"的传统方法主要是炮制制霜，如《太平圣惠方》"去皮心，研纸裹压去油"；宋《类证活人书》"去心皮膜研，新布绞去油，日中晒之，白如霜"。巴豆炮制制霜解毒是传统中医药常用解毒方法。现代制霜工艺大多经炒制后去油，去油能力更强。又如生半夏毒性大，为国务院《医疗用毒性药品管理办法》收录的 28 种管制毒性中药；现代研究生半夏的毒性发现，主要是生半夏含有大量针状草酸钙晶体和凝集素蛋白，对人体黏膜和消化系统具有强烈的刺激性。历代医者通过不断优化炮制方法，得到了毒性明显降低的姜半夏、法半夏、清半夏等炮制品，临床应用安全性显著提高，鲜有临床毒性案例报道。

3. 对证用药、控制毒性 如人参为扶正第一要药，具有大补元气、复脉固脱、补脾益肺、生津养血、安神益智的功效，患者对证用药、效如桴鼓，正常人少量服用也有益健康，但使用不当或长期大量应用，将出现急性中毒症状或人参滥用综合征，主要表现为鼻出血、食欲减退、脘腹胀满、便秘，甚至胃肠道及脑出血等中毒症状；或者出现高血压伴神经过敏、失眠、皮疹和腹泻，甚至出现兴奋和不安等人参滥用综合征。

4. 合理配伍、控制毒性 中药配伍的主要目的是增效解毒，控制毒性的方法，主要是通过药物的相互作用减轻或消除毒性。如附子的毒性主要是心脏毒性、神经毒性，毒性组分主要是酯性生物碱，毒性成分主要是乌头碱；附子与甘草配伍，甘草能明显降低附子的毒性，以乌头碱计，附子单煎液总生物碱含量为 0.22%，附子甘草分煎后混合液为 0.02%，附子甘草合煎液为 0.01%；甘草皂苷、甘草黄酮、甘草多糖均能降低附子酯性生物碱的毒性，附子酯性生物碱 LD_{50} 为 37.69mg/kg，附子酯性生物碱与甘草皂苷、甘草黄酮、甘草多糖 1:2 配伍，毒性明显下降，LD_{50} 分别为 110.58、104.78、83.59mg/kg；甘草总黄酮能延长乌头碱诱发的小鼠心律失常的潜伏期，甘草类黄酮和异甘草素能使乌头碱诱发的动物心律失常持续时间明显减少；甘草酸在体内的水解产物葡萄糖醛酸能与乌头类生物碱的羟基结合，生成低毒或无毒的葡萄糖醛酸络合物而由尿排出，从而降低附子的毒性。又如雷公藤有毒，免疫抑制和胃肠道毒性反应最为明显和常见，与甘草配伍，能减少雷公藤对胸腺的抑制作用和对胃肠黏膜的刺激。再如常山有抗疟作用，但有严重的恶心、呕吐等消化道反应，配用槟榔，不但不影响常山的抗疟作用，而且还可明显减少呕吐反应。

5. 掌握剂量疗程、控制毒性 剂量过大，服用时间过长，则会发生毒性作用。如药性峻烈、治疗量与中毒量接近的大毒中药草乌、斑蝥、马钱子、天仙子、巴豆、闹羊花、红粉、砒石等，稍微过量服用极易出现毒副反应；有毒中药附子、白附子、天南星、甘遂、芫花、京大戟、洋金花、常山、商陆、干漆、土荆皮、蜈蚣、全蝎、蕲蛇、蟾酥、朱砂、硫黄、雄黄、轻粉、罂粟壳等，过量服用易出现毒副反应；小毒中药丁公藤、土鳖子、川楝子、吴茱萸、重楼、蛇床子、绵马贯众、大皂角等长期服用，易产生蓄积性，久服可致中毒，甚至死亡。

6. 掌握煎服方法、控制毒性 如麻黄先煎去上沫、附子久煎去麻味、细辛入散剂不可过钱，均是掌握煎服方法、控制毒性。《伤寒论》记载，煎煮麻黄去上沫；陶弘景谓，沫令人烦；张锡纯云，盖以其所浮之沫发性过烈，去之所以使其性平和也。附子的毒性主要是心脏毒、神经毒、生殖毒，毒性物质基础主要是双酯性生物碱，也是附子产生麻味的物质，久煎去麻味，可以使附子双酯性生物碱水解为单酯性生物碱，毒性降低较多，水解为乌头胺，毒性降低更多。细辛的毒性成分主要为黄樟醚，是一种致癌物质，有呼吸麻痹作用，可致多种动物呼吸麻痹而死亡；细辛有毒成分黄樟醚较有效成分甲基丁香酚易挥发，经煎煮 30 分钟后，黄樟醚仅有原药材含量的 2%，此浓度已不足以产生毒性；故细辛入散剂毒性较大，量不可过钱，入煎剂安全。

>>> **知识链接** ○--

人参滥用综合征

近年来很多人把人参当作一种强壮剂和兴奋剂及营养补剂来服用，多因用量与用法不当而引起许多不良反应，综合起来称为"人参滥用综合征"，表现为中枢神经兴奋和刺激症状，常见有心理变化，即兴奋、欣快感、烦躁、焦急、不眠、神经质，并可见高血压、浮肿、食欲减退、性欲增强、早晨腹泻、皮疹、精神错乱等。

第三节 中药毒理学的发展简史

中药毒理学是中华民族在长期与疾病作斗争的医疗实践和现代毒理研究过程中，逐渐形成的知识和技术体系，经历了中药毒性理论形成与实践和现代中药毒理实验研究与发展两个重要阶段。

一、中药毒性理论形成与实践

中药"毒性"的认识，历史悠久、源远流长。我国先民在远古时期为了生活生存，在寻找食物的过程中，会遇到毒物，口尝身受辨别有毒无毒，无毒者为"食"，有毒者为"药"，从而逐渐积累了食物、毒物的认知，由此产生了医药。如西汉初陆贾《新语·道基》记载"神农以为行虫走兽难以养民，乃求可食之物，尝百草之实，察酸苦之味，教民食五谷"。《淮南子·修务训》云"神农乃教农播种五谷，亲尝百草之滋味，水泉之甘苦，令民知所避就。当此之时，一日而遇七十毒"。《史记·补三皇本纪》谓神农氏"始尝百草，始有医药"。神农尝百草一日而遇七十毒的传说，客观上反映了我国先民认识中药毒性的艰苦实践过程，也是中药毒性理论形成的起源，即中药毒性理论源于中华民族长期生活生存健康与疾病作斗争的实践。

春秋战国时期，对中药毒性的认知更加深入，毒性分级雏形出现，有毒性的中药与机体互作已有认知，对毒性反应的防治与救治也积累了初步经验。①毒药不分、毒即是药：《周礼·天官冢宰》载医师

"掌医之政令，聚毒药以供医事"。《素问·脏气法时论》"毒药攻邪，五谷为养，五果为助，五畜为益，五菜为充，气味合而服之，以补精益气"。《周礼》和《素问》所谓的"毒药"，即是用于攻邪治病药物的通称。《礼记训纂·曲礼》载："君有疾饮药，臣先尝之。亲有疾饮药，子先尝之。医不三世，不服其药"。说明当时可供作治疗疾病的药物范围较窄，多作用强烈或有毒性的药物，遣方用药，要有很高的医技水准，否则不敢轻易服用。这种"药即是毒"的认识，对后世中药毒性理论产生了深远影响。②毒性有大小、应用有方法。《素问·五常政大论》"帝曰：有毒无毒服有约乎？岐伯曰：病有久新，方有大小，有毒无毒，固宜常制矣。大毒治病，十去其六，常毒治病，十去其七，小毒治病，十去其八，无毒治病，十去其九，谷肉果菜，食养尽之，无使过之，伤其正也"。这种根据药物毒性大小，将药物划分为"大毒""常毒""小毒""无毒"的分类方法，是对中药毒性分级的最早模式。而毒药治病，应根据药物毒性的大小，中病即止，以不伤正为准。③禀赋有强弱、用药应区分。《灵枢·论痛》"胃厚色黑、大骨及肥者皆胜毒""瘦而薄胃者皆不胜毒"。《素问·五常政大论》"能毒者以厚药，不胜毒者以薄药"。说明药物毒性反应与体质状况有关，使用有毒药物，要根据患者的体质和耐受程度，进行合理运用。《素问·六元正纪大论》"黄帝问曰：妇人重身，毒之何如？岐伯曰：有故无殒，亦无殒也。帝曰：愿闻其故何谓也？岐伯曰：大积大聚，其可犯也，衰其大半而止，过者死"说明药物作用具有两重性，不能多服久用，以避免因药物久用伤及正气或有毒药物积蓄体内引起不良后果。④以毒攻毒，中病即止。《尚书·说命》"若药弗瞑眩，厥疾弗瘳"。孔颖达疏"若服药不使人瞑眩愦乱，则其疾不得瘳愈。言药毒乃得除病"；日本吉益东洞《药征·自序》释之曰"若药弗瞑眩，厥疾弗瘳。周官曰：医师掌医之政令，聚毒药，供医事。由是观之，药毒也，而病毒也，药毒而攻病毒，而攻病毒所以瞑眩者也"。可见，瞑眩反应既是中毒表现，也是药物显效的反应，有毒中药治疗量与中毒量接近或重叠时，要高度警惕，中病即止。⑤中毒解救，防患未然。我国现存最早《五十二病方》提出乌头类药物有毒，并且"毒乌豢（喙）者，饮小童弱（溺）"使乌头类药物中毒的解救方法，为后世的中药中毒治疗方法提供了借鉴。

秦汉时期，药物品种不断增加，用药知识不断丰富，毒性控制和应用的经验日渐丰富，中药毒性理论渐趋全面。我国现存最早的药学专著《神农本草经》对中药毒性理论贡献最大，主要表现在以下几个方面。①用"有毒无毒"来标明药物的属性。《神农本草经》谓"药有酸、咸、甘、苦、辛五味，又有寒、热、温、凉四气及有毒无毒"，并将所载365味药物，依照有毒无毒、延年益寿及祛邪分为上中下三品，云"下品多毒，不可久服"。部分药物性味之下，注明有毒、无毒。如在乌头、附子、羊踯躅等药项下，记有"味辛温有毒"，贯众"味苦微寒有毒"，芫花"味苦温有毒"，巴豆"味辛温有毒"等。首次明确了"有毒、无毒"，与四气、五味同属于药性理论的范畴。②明确指出药物毒性的有无及毒性大小，与药物产地、采收、炮制、真伪、陈新有密切关系。"药有酸、咸、甘、苦、辛五味，又有寒、热、温、凉四气，及有毒无毒，阴干曝干，采治时月生熟，土地所出，真伪陈新，并各有法"。③提出控制有毒中药毒性的基本准则，即"有毒无毒，斟酌其宜""有毒宜制，可用相畏、相杀者""多毒不可久服"。还指出"凡欲治病，先察其源，先候病机。……治寒以热药，治热以寒药，饮食不消以吐下药，鬼注蛊毒以毒药，痈、肿、疮、瘤以疮药，风湿以风湿药，各随其所宜"即根据病情，辨证用药；"若用毒药疗病，先起如黍粟，病去即止，不去倍之，不去十之，取去为度"即严格控制剂量，可先以小量，不效渐加，取效为度，中病即止；"药性有宜丸者，宜散者，宜水煎煮者，宜酒渍者，宜膏煎者，亦有一物兼宜者，亦有不可入汤酒者。并随药性，不得违越"即根据药性与毒性特点，选择适宜剂型。汉代医圣张仲景《伤寒论》载方113首，用药84味，含有毒性中药的方60首，占总数的53.1%；善于通过控制剂量、炮制、配伍、煎煮等方法，使有毒中药增效减毒而治疗疑难重症，可誉为史上合理使用有毒中药第一人。①掌握剂量控制毒性。一方面采用小量试服，逐渐递增，中病即止的方法控制毒性，如瓜蒂散治宿食在上脘"以香豉一合用热汤七合煮作稀糜，去滓，取汁和散，温顿服之。不吐者，少少加，得快吐乃止"；另一方面，根据不同体质或病症调整剂量，如十枣汤"强人服一钱匕，羸人服半钱"，四逆汤"强人可大附子一枚"，乌头汤"强人服七合，弱人服五合"，三物白散"强人半钱匕，羸人减之"。②依法炮制控制毒性。经过炮制可以降低或消除药物的毒性。如附子"炮""去黑皮""炮去皮，破八片"，巴豆一分（去皮心，熬黑，研如脂），半夏汤洗去滑、姜制等炮制减毒。③合理配伍控制毒性。如干姜附子汤、四逆汤、白通汤等，以附子为君药，配伍干姜，干姜既能增强附子回阳救逆的功效，又能降低附子的毒性，通过合理配伍达到增效减毒的目的。④先煎久煎控制毒性。如麻黄要先煮去上沫，通脉四逆加猪胆汁汤中附子"先煎，去滓纳胆汁分温再服"等，通过先煎久煎降低毒性。⑤剂型服法控制毒性。如治疗蓄血证，病重见发狂者用抵当汤，方中重用水蛭、虻虫，使其破血逐瘀的力量峻猛；若病虽重而病势较缓，血已结实不发狂者用抵当丸，缓解药性之峻烈。又如十枣汤用芫花、甘遂、大戟，三味药等分，分别捣为散，以水一升半，先煮大枣肥者十枚，取八合去滓，内药末。强人服一钱匕，羸人服半钱，温服之，平旦服。若下后病不除者，明日更服加半钱，得快下利后，糜粥自养。

魏晋隋时期，随着用药知识实践经验的不断积累和用毒控毒方法的不懈探索，对有毒、无毒的内涵有了清晰的界定。魏晋南北朝陶弘景撰《神农本草经集注》，以《神农本草经》为基础，对晋代以前的《名医别录》进行整理和注释而成综合性本草著作，进一步推动了中药毒性理论的发展。①有毒无毒的内涵更加丰富，对《神农本草经》上、中、下三品分类更加明晰。指出"药势和厚"，可"岁月常服"者属上品"无毒"；疗病作用较为明显，药性较强烈者属中品，即《神农本草经》所谓"无毒、有毒"；"专主攻击，毒烈之气，倾损中和"者属下品"多毒"。②有毒中药的概念更加明晰。隋朝巢元方《诸病源候论》明确提出"凡药物云有毒及有大毒者，皆能变乱于人为害，亦能杀人。但毒有大小，自可随所犯而救解之"，对有毒中药毒害作用的阐释至今沿用。③强调中药毒性有轻重之分，"皆须量宜"的原则。认为"毒中又有轻重，如狼毒、钩吻，岂同附子、芫花辈邪？凡此之类，皆须量宜"；且在具体的药味下注明了有毒、无毒、大毒或小毒。④炮制解毒。南北朝《雷公炮炙论》是我国第一部炮制专著，不仅为后世的中药加工炮制确立了操作规范，而且使炮制控制中药毒性的方法层出不穷，达到新的高度。如炮制巴豆时，"敲碎，以麻油并酒可煮巴豆子，研膏后用"，从而炮制减毒。这些经验历经上千年的考验，直至今天仍在应用。⑤中毒解救。不仅首次提出"七情配伍"制毒之法，指出"每用附子须甘草、人参、生姜相配者正制其毒也"；而且记载有毒中药中毒解救之法，如用黄连汁、大豆汁、生藿汁、菖蒲汁、寒水石煮汁解巴豆毒，生姜汁及煮干姜汁解半夏毒等记载，深刻影响了后世主流本草的编写体例。

唐宋时期，有毒中药的数量增加，毒性程度分级细化，食药禁忌更加完备，配伍禁忌、证候禁忌、妊娠禁忌、服药食忌及炮制减毒的方法进一步发展，"以毒攻毒"进一步充实。①有毒中药数量增加。唐显庆四年由国家颁布了第一部官修本草《新修本草》，也是世界第一部国家药典，收录有毒药物143种。宋·唐慎微编撰《证类本草》，载录有毒药物223种。②毒性分级程度递进。唐·陈藏器《本草拾遗》将中药毒性进行了大毒、有毒、小毒和微毒的四级定量分级，且进行了详细标记。宋·唐慎微《证类本草》不仅在有毒中药的药性和功用中标明了"大毒""有毒""小毒""微毒"，而且附以制法，为后世提供了炮制相关资料。③"十八反""十九畏"的提出。五代·韩保昇《蜀本草》，总结了本草中七情相畏、相恶药物，统计"相恶者六十种，相反者十八种"，为防毒、控毒提供了新思路。北宋《太平圣惠方》记载了"十八反"的内容，南宋《宝庆本草折衷》引用了《经验方》里的"十九反"歌诀，《儒门事亲》首次记载"十八反"歌诀，《珍珠囊补遗药性赋》正式提出"十九畏"歌诀。"十八反""十九畏"成为中药的配伍禁忌。这些用药配伍禁忌理论的提出，使中药毒性理论得以进一步发展完善。④食药禁忌的总结。唐·孟诜《食疗本草》，全面总结了唐以前的食治经验，并提出了妊娠期妇女、产妇、小儿的饮食忌宜，以及偏嗜某些食物的危害，具有较高的科学性和实用性。⑤中药副作用的提出。张子和在《儒门事亲》提出"凡药皆毒也，非止大毒、小毒谓之毒，虽甘草、苦参，不可不谓之毒，久服必有偏胜。"这些都说明了当时的人们既了解了药物的毒性的治疗作用，也了解了药物的副作用，对药物毒性的界定趋于明确全面。⑥"以毒攻毒"进一步充实。在前人用毒控毒经验的基础上，结合临床实践经验，总结出多种行之有效的以毒攻毒的临床用药经验。如《卫济宝书》明确提出"猛烈之疾，以猛烈之药，此所谓以毒攻毒也"。

明清时期，对有毒中药毒性的内涵、毒的特点与效能、控毒方法等关键问题的探索更加深入，强调和突出"毒－效－证"之间的关系，为有毒中药的应用以及中药毒性理论体系的构建积累了丰富的经验。①明确提出"毒"即指中药的偏性，丰富了毒性的内涵。明代·张景岳在《类经·疾病类·五脏病气法时》谓"药以治病，因毒为能，所谓毒者，因气味之有偏也。盖气味之正者，谷食之属也，所以养人正气；气味之偏者，药饵之属也，所以去人之邪气"；张景岳在《本草正·毒草部》云"又如药之性毒者，何可不避？即如《本草》所云某有毒某无毒，余则甚不然之，而不知无药无毒也。故热者有热毒，寒者有寒毒，若用之不当，凡能病患者，无非毒也。即如家常茶饭，本皆养人之正味，其或过用误用，亦能杀人，而况乎以偏味偏性之药乎？"②识毒用毒控毒解毒的中药毒性理论趋于完善。明代·李时珍对每味有毒中药按释名、集解、修治、气味、主治、发明、附方等项，详细介绍了药物名称的由来和含义、产地、形态、真伪鉴别、采集、栽培、炮制方法、性味功能、主治特点。根据实物说明和临床实践经验对药物进行详细的记载，内容翔实，突出了辨证用药的中医特色，使中药毒性理论更系统全面。如《本草纲目》卷十七·草之六毒草记中载附子，【释名】其母名乌头。时珍曰：初种为乌头，象乌之头也。附乌头而生者为附子，如子附母也……【集解】《别录》曰：附子生犍为山谷及广汉。冬月采为附子，春月采为乌头……【修治】……时珍曰：附子生用则发散，熟用则峻补。生用者，须如阴制之法，去皮脐入药。熟用者，以水浸过，炮令发拆，去皮脐，乘热切片再炒，令内外俱黄，去火毒入药。又法：每一个，用甘草二钱、盐水、姜汁、童尿各半盏，同煮熟，出火毒一夜用之，则毒去也。【气味】辛，温，有大毒……【主治】风寒咳逆邪气，温中，寒湿，拘挛膝痛，不能行步，破症坚积聚血瘕……【发明】……［虞抟曰］附子禀雄壮之质，有斩关夺将之气。能引补气药行十二经，以追复散失之元阳；引补血药入血分，以滋养不足之真阴；引发散药开腠理，以驱逐在表之风寒；引温暖药达下焦，以祛除在里之冷湿……【附方】少阴伤寒，初得二三日，脉微细，但昏昏欲睡，小便白色。用麻黄去节二两、甘草炙二两、附子炮，去皮一枚，水七升。先煮麻黄去沫，再加入其余二药，煮汁成三升，分作三次服下……李时珍《本草纲目》不仅收载有毒中药361种，而且在《本草纲目》卷十七，专列"草之六毒草四十七种"，以提示毒性药物警戒。

我国古代医药学家，不仅对中药毒性理论进行了论述，而且使用动物研究有毒中药的毒性。如公元前《国语》中就有以含乌头的肉喂狗，以验其毒性记载。《智囊全集》记载许襄毅公为辨冤狱，"买鱼作饭，投荆花于中，试之狗毙，无不死者。"《名医别录》也记载：（芫）今东间处处有，叶青辛烈者良。又用捣以和陈粟米粉，纳水中，鱼吞即死浮出，人取食之无妨。捋（荨麻）投水中，能毒鱼。狼跋子出交广，形扁扁。制捣以杂木投水中，鱼无大小皆浮出而死。谓羊屎柴根可毒鱼。木瓜烧灰散池中，可以毒鱼。《本草拾遗》云：必栗香生高山中，叶老如椿，捣置上流，鱼悉暴腮而死。《政和本草》"多见以砒和饭毒鼠；若描、犬食死鼠者亦死。"《本草别说》陈承曰：（砒石）初烧霜时，人在上风十余丈外立，下风所近草木皆死；又以和饭毒鼠，死鼠猫犬食之亦死，毒过于罔远矣。《本草纲目》载：砒乃大热大毒之药，而砒霜之毒尤烈；鼠雀食少许即死，猫犬食鼠雀亦殆，人服至一钱许亦死；（莨麻）捣膏以箸点于鹅马六畜舌根下，即不能食，点肛门内，即下血死，其毒可知矣；芫或作元（元左加木旁），其义未详；去水言其功，毒鱼言其性，大戟言其似也；渔人采（醉鱼草）花及叶毒鱼，尽圈圈而死，呼为醉鱼儿草；（石脑油）入水涓滴，烈焰遽发；余力入水，鱼鳖皆死。其试验，具有现代科学实验的思想，给现代中药毒理研究以启迪。

二、现代研究与发展

19 世纪中叶，西方医药进入了我国，出现了中西两大医学体系的碰撞和渗透，我国医药学家，开始应用现代毒理学的理论、技术和方法来研究中药的急性毒性、长期毒性、安全性、特殊毒性和其他毒性等，为中药毒理学学科的形成奠定了实验基础。①急性毒性。日本学者石川武雄于 1917 年率先用描述急性毒性的专业术语报道了中药鱼藤提取物静脉注射给予家兔其最小致死剂量（MLD）为 0.9mg/kg，家兔中毒表现为先引起呼吸中枢和血管运动中枢麻痹，后致全身运动及呼吸麻痹而死，其间可发生间歇性痉挛。1933 年，陈克恢等经研究证实贝母碱、贝母分碱静脉注射给予小鼠的 MLD 为 9mg/kg，动物死前出现强直性惊厥；1935 年，刘绍光等研究了藏红花白色结晶体的毒性；此后，有关中药半夏、鸦胆子等不同给药途径致动物急性毒性 MLD 的报道逐渐增加。1949 年金荫昌等用小鼠 LD_{50} 法研究了蛇麻酮的急性毒性；1956 年吴云翼等发表了常山生物碱——盐酸奎宁、β-黄常山碱、γ-黄常山碱、常山总碱对小鼠灌胃给药的 LD_{50} 的研究，为常山生物碱抗疟原虫研究奠定了毒理学基础。其后，国内有关中医方药急性毒性 LD_{50} 的研究报道日渐增多。当前，中药急性毒性研究动物实验方法主要有 LD_{50} 测定法、最大耐受量法、最大可给药量法。②长期毒性。1956 年，金国章等使用 3 只肾型高血压犬进行杜仲煎剂的长期毒性研究，发现杜仲煎剂每日按 25g/kg 灌胃给予 1 次，连续给药 1 月，其在给药期、停药后恢复期均有降压作用，在该剂量下长期给予犬杜仲煎剂未见其出现明显毒性，初步证实了该剂量下肾型高血压犬长期服用杜仲煎剂是安全的，此实验是国内首次应用疾病动物模型进行中药长期毒性研究的报道；同年，林吉强等经实验研究证实黄芩浸剂每日按 6g/kg 灌胃犬 1 次，连续给药 2 个月，未见任何毒性反应，该浸剂每日按 3g/kg 灌胃实验性高血压犬 1 次，连续给药 1 个月，则可引起高血压犬血压下降、心率减慢等反应；此后，有关中药长期毒性的研究报道日渐增多。③安全药理，即中药一般药理学研究。如，1928 年近藤东一郎经研究发现细辛挥发油有抑制心肌收缩作用，1931 年国内学者陈克恢等报道了蟾蜍精和华蟾蜍毒有引发动物呕吐作用，1950 年阎凤冈在进行常山根提取物 R212 药理、毒理研究时发现其对离体蛙心有抑制作用、对幼犬有兴奋呼吸和降低血压作用。随着创新中药新药的研究开发，有关中药一般药理研究的报道逐渐增多，主要涉及中枢神经系统、心血管系统和呼吸系统。④特殊毒性，包括致突变、致畸、致癌试验。如 1985 年林飞等采用鼠伤寒沙门菌/微粒体诱变试验（Ames 试验）研究斑蝥酸钠、去甲斑蝥素、三尖杉酯碱、蒿甲醚、芫花酯甲、芫花酯乙的诱变性，结果无致突变毒性；1987 年李乐真等研究雷公藤甲素诱发小鼠骨髓染色体畸变和形成微核作用；1996 年曾美怡等研究发现，含吡咯双烷生物碱中药对大鼠具有致癌性，但缺乏系统的特殊毒性试验研究。⑤其他毒性：中药其他毒性研究始于 20 世纪 20 年代前，日本学者酒井和太郎于 1916 年最先报道了日本产川芎的挥发油对局部有刺激作用，1975 年，山西省药品检验所药理室在《新医药杂志》上发表了"远志皮溶血作用强于全远志和远志心"一文，并证实存心远志的溶血作用较去心远志皮小约 50% 左右，指出远志无去心之必要。G. Lnocent 等于 1977 年发现补骨脂具有光敏性，其光敏性强弱依次为补骨脂最强、齿叶补骨脂素次之、阿拉伯补骨脂最弱。1978 年金国章等经研究证实单次或多次注射给予小鼠延胡索乙素动物不产生依赖性，表明其作为中枢镇痛剂小鼠多次使用是安全的。1980 年张国威发现白芷有效成分具有光毒性，其光毒性强弱依次为欧芹属乙素最强、异欧芹属乙素次之、别异欧芹属乙素最弱。自 20 世纪 70 年代起，有关中药其他毒性的研究报道日渐增多，主要包括刺激性毒性、溶血性毒性、过敏性毒性、光敏

（毒）性毒性和依赖性毒性等。

改革开放后，国家重视中药创新药物的研究开发，推动了中药 GLP 的实施，形成了中药毒理学研究技术规范，为中药创新药物毒理学研究规范化、法制化提供了指南，为中药毒理学学科形成提供了指引。①GLP 法规。1993 年我国开始起草、试点实施 GLP 规范，由原国家科学技术委发布了《药品非临床研究质量管理规定（试行）》。1999 年国家食品药品监督管理局参照发达国家和世界卫生组织的 GLP 原则，首次修改发布了《药品非临床研究质量管理规范（试行）》，明确了各层次人员的职责、质量保证部门的职责，明确了 GLP 的监督、检查及认证部门。2003 年经国家食品药品监督管理局局务会审议通过，再次修订 GLP 规范，并于 2003 年 05 月 22 日，国家食品药品监督管理局公告了首批 4 家基本符合 GLP 要求的非临床研究机构的名单，由此开始了我国 GLP 认证的道路。2007 年国家食品药品监督管理局第三次修订 GLP 规范，将 GLP 规范由试行改为正式实施，要求从 2007 年 01 月 01 日起，所有的新药安全性评价研究必须在经过 GLP 认证的实验室进行；中药注射剂或 5 类以上创新药物非临床安全性评价，原则上应在通过《药物非临床研究质量管理规范》（GLP）认证的实验室进行。②中药毒理学研究技术规范。1992 年卫生部在《药品法》《新药审批办法》的基础上，制定发布了新药审批办法《有关中药部分的修订和补充规定》；1994 年卫生部颁发的《中药新药研究指南》，其中，包括《中药新药毒理学研究指南》；1999 年国家药品监督管理局出台了《中药新药药理毒理研究的技术要求》，2005 年国家食品药品管理局发布了《中药、天然药物研究技术指导原则》；2007 年国家发布了《中药、天然药物急性毒性研究技术指导原则》《中药、天然药物长期毒性研究技术指导原则》《中药、天然药物局部刺激性和溶血性研究技术指导原则》《中药、天然药物一般药理学研究技术指导原则》和《中药、天然药物药理毒理研究综述的格式和要求》。

近年来，在国家自然科学基金项目、国家 973 计划、国家重点研发计划等支持下，中药毒理学的研究对象不断增加、研究内容不断深入、研究方法不断更新，尤其是符合中医药特点的中药毒理学研究方法体系的建立和中药毒理学学科形成，推动了中药毒理学的快速发展，为创新中药的研发与中药临床安全合理应用做出了贡献。

1. 中药毒理研究 中药毒理的现代研究对象多种，既涉及传统有毒中药，如川乌、草乌、附子、草乌叶、雪上一枝蒿、雷公藤、马钱子、半夏、天南星、大戟、芫花、斑蝥、蟾酥、砒霜、雄黄、硫黄、朱砂、苍耳子、黄药子等，又涉及何首乌、大黄、白鲜皮、淫羊藿、补骨脂、关木通、细辛、防己、马兜铃酸、柴胡皂苷、千里光吡咯里西啶生物碱等现代有毒中药；既涉及单味中药（植物药、动物药、矿物药）、中药组分、中药单体成分，又涉及中药复方、中药传统制剂与现代制剂。中药毒理现代研究内容丰富，既包括传统有毒中药毒性靶器官、毒作用机制研究，又包括传统中药潜在毒性、中药注射剂不良反应、马兜铃科马兜铃属和细辛属中药毒性效应机制研究。一是毒性靶器官研究方面，肝脏是人体最主要的生物转化和药物代谢器官，肾脏是人体最大排泄器官，而心脏毒性、神经毒性在传统毒性中药中文献记载较多。中药肝脏毒性、肾脏毒性、心脏毒性和神经毒性研究报道较多，呼吸、血液、免疫、胃肠、生殖等系统或器官的毒性研究亦有相关报道。二是毒作用机制研究方面，毒效应靶细胞和亚细胞器损伤、细胞内稳态改变、氧化应激与自由基损伤、线粒体结构损伤和功能障碍，以及自噬依赖的细胞死亡、过度凋亡、焦亡等研究是主要的切入点，如线粒体损伤在千金子甾醇致肠道毒性中的作用及机制研究、多巴胺神经递质 - 受体系统介导的 cAMP/PKA - Ca^{2+} 信号轴在附子神经毒性中的作用及机制研究、Nrf2/ARE 防御系统在雷公藤肝毒性中的作用及机制研究、川楝素影响 PI3K 介导的自噬致肝细胞毒性的机制研究等；也有中药毒作用靶点的研究，如"基于靶点垂钓技术的朱砂靶蛋白发现和神经药理/毒理机制研究"；还有中药毒性物质体内暴露与代谢活化机制的研究，揭示中药毒性物质成分的体内过程和毒性特点。三是传统无毒中药潜在毒性研究方面。随着中药在全球的广泛使用，一些在传统认为无毒的中药，如大黄、何首乌、淫羊藿、补骨脂、柴胡及其相关制剂等，出现临床安全问题，使得中药安全性问题成为国内外关注的热点。如基于 MRP-GSH-氧化应激的大黄"至尊年高不可轻用"的毒理学机制研究，从不同年龄多药耐药相关蛋白维持谷胱甘肽抗氧化系统稳态的差异，研究大黄对老年人的潜在肝肾毒性。又如发现何首乌可以造成特异质肝损伤，其中免疫应激发挥了重要作用，明确了何首乌肝损伤易感人群的基因标志物为人类白细胞抗原 HLA-B，何首乌中促进免疫的物质为反式二苯乙烯苷，肝损伤易感物质为二苯乙烯苷二聚物。四是中药注射剂的不良反应研究方面。中药注射剂改变了中药传统给药方式，具有生物利用度高、作用迅速等特点，但改变中药原有给药途径，多成分直接入血，增加了不良反应的风险。目前研究发现，中药注射剂产生的不良反应主要为近似于 I 型过敏反应的类过敏反应，这是机体首次接触注射剂中过敏原，无需 IgE 介导即可产生肥大细胞（mast cell，MC）脱颗粒，释放组胺、β-内酰胺酶等血管活性物质的反应。五是马兜铃酸（aristolochic acids，AAs）肾毒性及致癌研究方面。马兜铃科马兜铃属和细辛属中药普遍含有 AAs，而 AAs 是 170 多种结构相近化合物组成的成分群，不同的 AAs 因为取代基不同其理化性质和作用靶标不同，相应的毒性亦不同，不应不加区分地把所有 AAs 都归为肾毒性物质或致癌物。如 AA-IVa、AL-I 等，与已知致癌剂 AA-I 的毒性效应及其毒性靶标不同。

2. 中药毒理学科形成　中药毒理学是伴随着中药学、中药药理学和毒理学的发展而逐渐形成的新兴学科。中药毒理学学科形成主要有三个方面的支撑点，一是国家重点、重大项目的实施，符合中药毒理学特点的研究方法的提出与建立，为中药毒理学学科的形成奠定了坚实的实验基础。2003 年成都中医药大学彭成教授承担了国家自然科学基金委资助的第一个中药毒理学重点项目"乌头类有毒中药安全性研究"，提出并建立了有毒中药"毒性物质基础 - 毒作用机制 - 控毒方法体系"的安全性评价模式；同年国家自然科学基金重大研究计划重点项目资助上海交通大学陈竺院士进行了"硫化砷与青黛联合治疗白血病的分子机制研究"，2006 年国家自然科学基金重点项目资助上海中医药大学王峥涛教授进行了"龙胆苦苷对肝毒吡咯里西啶生物碱所致肝损伤的保护作用及其分子机制"，对有毒中药毒 - 效的分子机制进行了深入研究；2009 年国家 973 计划资助了中国中医科学院叶祖光研究员负责的"确有疗效的有毒中药科学应用关键问题的基础研究"，2011 年国家 973 计划资助了南京中医药大学段金廒教授负责的"中药'十八反'配伍理论的关键科学问题研究"，对中药毒理学的一些关键问题进行了探究。二是中药毒理学学科建设，得到行业主管部门的认可和大力支持，推动了中药毒理学学科的形成。"十二五"期间，彭成教授向国家中医药管理局提出建立中药毒理学学科的建议，国家中医药管理局高度重视，于 2012 年批准在成都中医药大学和中国中医科学院建立了中药毒理学重点学科建设培育学科，2018 年两个学科顺利提供验收，成都中医药大学中药毒理学学科验收优秀。三是进行了理论总结，出版了中药毒理学创新教材。彭成教授率先在其主编的普通高等教育"十二五"国家级规划教材、全国中医药行业"十二五"规划教材《中药药理学》中列专章论述"中药毒理学"；2014 年彭成教授带领成都中医药大学、北京中医药大学、广州中医药大学、天津中医药大学、河南中医学院、国家成都中药安全性评价中心等中药毒理研究的专家和学者，编著出版了新世纪创新教材《中药毒理学》，阐释了中药毒理学的概念、内涵、特点和发展概况，以及中药毒理学的思维原理与中药描述毒理学、机制毒理学、管理毒理学的基本概念、基本内容和研究方法，总结了传统有毒中药和现代有毒中药的毒性表现、毒性物质基础、毒理研究与控毒方法，从理论、技术、实践三方面对中药毒理学进行了总结，形成了中药毒理学学科体系。③中药毒效整合研究。随着精准医学时代的到来、基础生命科学新技术的渗透和国际毒理学学科的蓬勃发展，从战略的高度，厘清有毒中药"毒""效"的科学内涵，整合分析有毒中药的物质基础、作用原理、毒效关系，阐明有毒中药治疗疑难重症的毒效机制，具有重要的现实意义。国家自然科学基金委员会于 2015 年 11 月 13—15 日在成都主持召开了第 149 期"双清论坛"。论坛由国家自然科学基金委员会医学科学部、生命科学部、化学科学部与政策局共同主办，成都中医药大学承办；论坛主题为"中药'毒与效'的整合分析"；论坛主席由中国科学院院士冯小明教授、中国工程院院士王广基教授、成都中医药大学彭成教授和中国人民解放军第 302 医院肖小河研究员共同担任。来自北京大学、清华大学、香港大学、澳门大学、南京大学、南开大学、四川大学、中国药科大学、北京中医药大学、上海中医药大学、成都中医药大学、南京中医药大学、天津中医药大学、中国科学院昆明植物研究所、中国医学科学院药物研究所、中国人民解放军军事医学科学院、中国中医科学院、四川省中医药研究院等 26 个单位的 40 余名专家学者围绕"中药'毒与效'的整合分析"，讨论了中医药对于中药"毒"与"效"的认识及其内在联系，分析了中药"毒"与"效"的研究现状、前沿热点及发展趋势，结合我国在该领域的研究现状和研究基础，分析并凝练了我国在该领域亟需关注和解决的重要基础科学问题。2017 年国家自然科学基金重点项目支持了彭成教授开展"附子'毒与效'的多维评价与整合分析研究"、肖小河教授开展"基于临床病证的传统无毒中药肝毒性客观辨识及机制研究"、高月教授开展"基于药物相互作用的参附方毒－效整合分析研究"，2021 年国家自然科学基金重大项目支持了高月教授开展"基于中医临床常用'有毒'中药减毒配伍研究"，2023 年国家重点研发计划"中医药现代化"重点专项支持了孙蓉教授开展"基于临床－基础－临床多维特征谱的中药安全风险发现、评价、控制策略及关键技术研究"，对传统有毒中药和传统无毒而现代研究发现有毒性的中药的"毒效"物质基础、"毒效"作用机制和减毒增效、早期预警、毒性防控等方面进行了研究，促进了中药毒理学的学术发展。

　　未来 5 至 10 年，中药毒理学应在以下三个方面实现突破。一是系统整理和传承发展中药毒性理论，以中医药学独特的思维模式与理论体系丰富毒理学理论与研究方法，为中药毒性评价提供理论、方法及规范；按照国际 ICH 的要求，借鉴现代毒理学的研究思路、手段和方法，尤其是应用系统毒理学的理论和技术，实现多学科的交叉和融合，对中药毒理学研究与不良反应监测提供标准体系、评价体系与方法学示范，对中药毒性进行定性和定量的毒性评价，建立评价中药毒性级别的客观实验数据库，实现底层数据支撑。二是针对国内外公众关注的有中药毒性的热点问题中药，采取国际毒理学通行技术和病证结合方式，开展循证医学、现代毒理和毒性中药的物质基础、作用机制、控毒增效原理研究；优先选择临床上安全性问题突出的中药或中成药，结合中医药临床应用，以系统科学为指导，采用系统生物学、化学生物学、代谢组学、网络药理学等理论、方法和技术，系统揭示其"毒－效"关系，为临床科学合理用药提供依据，实现重点突破。三是重点选择传统或现代研究发现的确有毒性的中药或中成药，围绕中药毒与效转换关键因素和条件，开展体内外毒效物质暴露、生物机制、增效解毒原理研究，探索建立符合中医药特点和国际规范的中药安全性评价与风险控制策略和方法，与国际接轨，明确中药毒效物质及其限量，实现国际共享；以期为客观认识和评价中药的安全性，促进有毒中药临床合理用药，推动我国中药产业健康发展提供科学依据和技术支持。

答案解析

$\langle$ **目标检测** $\rangle$

一、选择题

（一）单选题

1. 中药毒理学主要分为（　　）三个研究领域

　　A. 描述毒理学、管理毒理学、生态毒理学

　　B. 描述毒理学、机制毒理学、生态毒理学

C. 生态毒理学、机制毒理学、管理毒理学

D. 描述毒理学、机制毒理学、管理毒理学

E. 描述毒理学、环境毒理学、生态毒理学

2. "药以治病，以毒为能" 是出自（ ）

　　A. 东汉·张仲景　　　　　B. 东晋·陶弘景　　　　　C. 元·刘完素

　　D. 明·张景岳　　　　　　E. 明·李时珍

3. 雷公藤长期服用导致肝、肾功能损害和生殖系统毒性属于（ ）

　　A. 毒性反应　　　　　　　B. 后遗效应　　　　　　　C. 副作用

　　D. 过敏反应　　　　　　　E. 依赖性

4. 以下属于有机生物碱毒性成分的是（ ）

　　A. 巴豆苷　　　　　　　　B. 雷公藤二萜　　　　　　C. 芫花苷

　　D. 天仙子碱　　　　　　　E. 水苏碱

5. 苦杏仁、桃仁引起呼吸毒性的机制是（ ）

　　A. 引起呼吸道急性炎症　　　　　　B. 引起肺水肿

　　C. 抑制呼吸中枢　　　　　　　　　D. 诱导支气管痉挛

　　E. 所含氢氰酸与细胞线粒体上的三价铁结合，使细胞窒息

6. 临床上常将半夏配伍生姜使用，体现了中药毒理学控毒方法体系中的（ ）

　　A. 合理配伍，控制毒性　　　　　　B. 选用正品药材，控制毒性

　　C. 依法炮制，控制毒性　　　　　　D. 对证用药，控制毒性

　　E. 掌握剂量疗程，控制毒性

7. 巴豆、蓖麻子、苍耳子等植物毒蛋白引起的毒性主要是（ ）

　　A. 溶血性

　　B. 对胃肠黏膜有强烈刺激性和腐蚀作用，可引起广泛内脏出血

　　C. 可引起呼吸抑制

　　D. 引起生殖毒性

　　E. 引起肾毒性

8. 细辛 "入散剂不可过钱，入汤剂较安全" 的原因是（ ）

　　A. 细辛毒性很大，安全窗小

　　B. 细辛入散剂口感太差

　　C. 细辛挥发油入汤剂煎煮时其挥发油挥发，毒性成分黄樟醚明显减少，而散剂不会减少

　　D. 汤剂有配伍散剂没有

　　E. 古人的经验之谈，无科学依据

9. 以下不含有毒蛋白类的有毒中药是（ ）

　　A. 巴豆　　　　　　　　　B. 蜈蚣　　　　　　　　　C. 大黄

　　D. 苍耳子　　　　　　　　E. 蓖麻子

（二）多选题

10. 以下属于小毒中药的有（ ）

　　A. 天仙子　　　　　　　　B. 艾叶　　　　　　　　　C. 半夏

　　D. 草乌叶　　　　　　　　E. 附子

11. 中药毒理学的基本特点是（　　）

    A. 毒性可控　　　　　　B. 毒性成分清楚　　　　　C. 毒性成分复杂

    D. 毒性表现多样　　　　E. 毒性表现特点突出

二、简答题

1. 中药"毒"的含义有哪些？

2. 中药毒理学的基本概念和主要内容是什么？

3. 中药毒理学的特点有哪些？

书网融合……

思政导航　　　　　　　　本章小结　　　　　　　　题库

第二章　中药毒理学原理

PPT

◎ **学习目标**

知识目标
1. **掌握**　中药毒性分级、毒性类型的基本内涵。
2. **熟悉**　有毒中药安全性评价技术方法。
3. **了解**　影响中药毒性的主要因素。

能力目标　通过本章的学习，知晓中药毒理学的基本思维，明确中药安全性评价的主要内容，提高中药毒理研究的认知。

素质目标　通过本章的学习，对中药毒理学的核心构架有清晰的认识，思维方式有所了解，具备现代中药毒理学的基本素养。

中药毒理学是研究中药对生物体有害效应、机制、安全性评价的科学，而有毒中药的研究、评价和应用至关重要。历代医家应用有毒中药治疗疑难重症，临床效果显著。如何发挥中医药对有毒中药传统认识和临床实践的优势，结合现代毒理学的研究成果，探索有毒中药的毒性分级、安全性评价与临床合理应用，揭示其毒理学原理，不仅是中药毒理学形成的基础，也丰富现代毒理学的内容。

第一节　毒性分级与毒性类型

一、中药毒性分级

中医古籍和中药主流本草中记载了许多毒药毒性、毒性分级、有毒中药增效减毒等方面的理论知识和临床应用实践。

中医药将有毒中药毒性分级为大毒、有毒、小毒等，如《素问·五常政大论》将中药毒性分为大毒、常毒、小毒三级，但未涉及具体药物；《名医别录》《新修本草》将有毒药物分为大毒、有毒、小毒三级；《日华子本草》《本草纲目》则分为大毒、有毒、小毒、微毒四级；近代中药著作大多按大毒、有毒、小毒三级标注药物毒性，《中华人民共和国药典》（以下简称《中国药典》）一部收载的有毒中药83种，其中大毒中药10种、有毒中药42种、小毒中药31种。

历代本草对中药毒性分级，主要是根据服药后的中毒症状来判别。中毒症状严重，容易造成死亡的药物，一般定为大毒。如乌头，其汁煎之，名射罔，《证类本草》引陈藏器云："主瘘疮……新伤肉破，即不可涂，立杀人。亦如杀走兽，傅箭镞射之，十步倒也"。中毒症状较为严重，亦能致死的药物，一般定为有毒。如商陆，《神农本草经集注》"商陆味辛、酸，平，有毒"。《证类本草》引"唐本注云：此有……若服之伤人，乃至痢血不已而死也"。多服，久服后才出现中毒症状的药物，一般定为小毒。如《名医别录》"蒜，味辛，温，有小毒"。陶弘景云："食之损人，不可长食"。明代张景岳《类经·卷十二·论治类·有毒无毒制方有约必先岁气无伐天和》注文引王冰语曰："大毒之性烈，其为伤也多；小毒之性和，其为伤也少；常毒之性，减大毒之性一等，加小毒之性一等，所伤可知也"，说明古人主要是通过比较"伤"的程度给药物毒性定级。1988 年国务院颁发的《医疗用毒性药品管理办法》规定的毒性药品管理品种，把 28 种治疗剂量与中毒剂量相近、使用不当会致人中毒或死亡的有毒中药作为毒性药品，以剂量范围作为毒性定级依据。

因此，中药毒性分级，主要根据中毒剂量、中毒时间、中毒反应程度和有效剂量与中毒剂量之间的范围大小进行毒性分级。

1. 大毒中药 是指使用剂量小、有效剂量与中毒剂量之间范围小，中毒时间出现快，中毒反应程度严重的有毒中药。如川乌、草乌、马钱子、马钱子粉、天仙子、巴豆、巴豆霜、闹羊花、红粉、斑蝥、砒石等。

2. 有毒中药 是指使用剂量较大、有效剂量与中毒剂量之间范围较大，中毒时间出现较快，中毒反应程度较严重的有毒中药。如三颗针、干漆、土荆皮、山豆根、千金子、千金子霜、制川乌、制草乌、木鳖子、天南星、制天南星、甘遂、仙茅、白附子、白果、白屈菜、半夏、朱砂、华山参、全蝎、芫花、苍耳子、两头尖、附子、苦楝皮、金钱白花蛇、京大戟、牵牛子、轻粉、香加皮、洋金花、臭灵丹草、狼毒、常山、商陆、硫黄、雄黄、蓖麻子、蜈蚣、罂粟壳、蕲蛇、蟾酥等。

3. 小毒中药 是指使用剂量大，有效剂量与中毒剂量之间范围大，且蓄积到一定程度才引起中毒的有毒中药。如丁公藤、九里香、土鳖子、大皂角、川楝子、小叶莲、飞扬草、水蛭、艾叶、北豆根、地枫皮、红大戟、两面针、吴茱萸、苦木、苦杏仁、金铁锁、草乌叶、南鹤虱、鸦胆子、重楼、急性子、蛇床子、猪牙皂、绵马贯众、绵马贯众炭、紫萁贯众、蒺藜、榼藤子、鹤虱、翼首草等。

二、中药毒性类型

中药毒性类型包括毒性反应、副作用、过敏反应、后遗效应、特异质反应和依赖性等。

（一）毒性反应

毒性反应是指剂量过大或用药时间过长所引起的机体形态结构、生理功能、生化代谢的病理变化。包括急性毒性、慢性毒性和特殊毒性。

1. 急性毒性 是指有毒中药短时间内进入机体，很快出现中毒症状甚至死亡。如砒石在用药后 1～2 小时出现咽喉烧灼感，剧烈呕吐，继而出现阵发性或持续性腹痛；半夏服少量即出现口舌麻木，多则灼痛肿胀、不能发音、流涎、呕吐、全身麻木、呼吸迟缓、痉挛等，甚至呼吸中枢麻痹而死亡。常见的斑蝥、藜芦、常山、瓜蒂、全蝎、蜈蚣、洋金花、附子等都可引起急性毒性反应。

2. 慢性毒性 是指长期服用或多次重复使用有毒中药所出现的不良反应。如雷公藤长时间服用，除对肝、肾功能有损害外，对生殖系统也有明显的损伤作用；人参大量长期连续服用可致失眠、头痛、心悸、血压升高、体重减轻等。

3. 特殊毒性 包括致畸、致癌、致突变。如甘遂、芫花、莪术萜类、天花粉蛋白、乌头碱等有致畸作用；芫花、狼毒、巴豆、甘遂、千金子、β-细辛醚、黄樟醚、马兜铃酸、斑蝥素等过量长期应用，可增加致癌率；雷公藤、石菖蒲、洋金花、马兜铃酸等有致突变的作用。

（二）副作用

副作用是指在治疗剂量下所出现的与治疗目的无关的作用。中药作用选择性低、作用范围广，当临床应用利用其中的一个药效作用时，其他作用就成了副作用。如麻黄止咳平喘治疗哮喘，但患者用药过程中会出现失眠，这是因其能兴奋中枢神经系统引起；大黄泻热通便治疗热结便秘，而活血祛瘀所导致的妇女月经过多就成为大黄的副作用。

（三）过敏反应

过敏反应又叫变态反应，不仅常见，而且类型多样；是指机体受到中药或中药成分的抗原或半抗原刺激后，体内产生了抗体，当该药再次进入机体时，发生抗原抗体结合反应，造成损伤。如当归、丹参、穿心莲等引起荨麻疹；虎杖、两面针等引起猩红热样药疹；蟾蜍、蓖麻子、苍耳子等引起剥脱性皮炎；槐花、南沙参等引起丘状皮疹；天花粉、紫珠等引起湿疹皮炎样药疹；牡蛎、瓦楞子等可引起过敏性腹泻；丹参注射液、双黄连注射剂、天花粉注射液、毛冬青等可引起过敏性休克等。

（四）后遗效应

后遗效应（或称后作用）是指停药后血药浓度已降至最低有效浓度以下时残存的药物效应。如服用洋金花等可致次日口干、视物模糊；长期大量服用甘草，停药后可发生低血钾、高血压、浮肿、乏力等。

（五）特异质反应

特异质反应是指少数人应用某些中药后，所产生作用性质与常人不同的损害性反应。如蚕豆引起溶血性黄疸，是因为患者红细胞膜内葡萄糖-6-磷酸脱氢酶不足或缺失所致。

（六）依赖性

依赖性是指反复或长期应用某些中药，患者产生心理或生理依赖，一旦停药，就出现戒断症状（兴奋、失眠、出汗、呕吐、震颤，甚至虚脱、意识丧失等），若给予适量该药物，症状立即消失，这种现象称为依赖性。如长期服用牛黄解毒片、应用风油精等出现精神依赖；罂粟壳、麻黄等出现生理依赖。

第二节　有毒中药的安全性评价

有毒中药的安全性评价，不仅要按照描述毒理学、机制毒理学和管理毒理学的要求进行，而且要坚持中药毒性评价自身的特点、发挥中药控毒的原创优势，揭示有毒中药的毒性物质基础、毒作用机制和控毒方法，为临床合理应用提供科学依据。

一、毒性物质基础

有毒中药品种多、成分复杂，毒性物质基础多样，且在不同的病理（病证）状态下，毒性物质基础与药效物质基础的角色可以发生转换，毒效关系密切。如草乌、川乌、附子所含酯性生物碱，雄黄所含 As_2O_3 是毒性物质基础，但在治疗痛症、白血病时，也是药效物质基础。虽然中药毒性物质复杂，但大体可分为有机和无机两类毒性物质。

（一）有机类毒性物质

有毒中药的有机类毒性物质结构多样，按毒性物质的结构类型，主要分为以下几类。①生物碱类，如含乌头碱的川乌、草乌、附子、雪上一枝蒿，含士的宁、马钱子碱的马钱子，含莨菪碱、东莨菪碱的天仙子、洋金花，含常山碱的常山、麻黄碱的麻黄、蒺藜碱的蒺藜、苦楝碱的苦楝子，含秋水仙碱的山慈菇、光慈菇、野百合，含苦参碱的山豆根、广豆根、苦参等。②糖苷类，如含强心苷的万年青、八角枫、夹竹桃、无梗五加、蟾酥等，含氰苷的杏仁、桃仁、枇杷仁、郁李仁、白果等，含皂苷的商陆、黄药子等，含苍术苷的苍耳子，含黄酮苷的芫花、广豆根等。③二萜类，如含雷公藤二萜的雷公藤，含闹羊花毒素的闹羊花，含土荆皮二萜酸的土荆皮，含大戟二萜类的大戟、芫花、甘遂等。④毒蛋白类，如含植物毒蛋白的巴豆、苍耳子、蓖麻子、商陆、木鳖子等，含动物毒蛋白的全蝎、蜈蚣、金钱白花蛇等。⑤其他有机类毒性物质，如含马兜铃酸的关木通、广防己、细辛、马兜铃、青木香、天仙藤等，含吡咯里西啶生物碱的千里光、款冬花等，含蒽醌的大黄、何首乌、芦荟等。

（二）无机类毒性物质

有毒中药无机类毒性物质主要指重金属，重金属主要来源于两个方面，一方面是在药材种植过程中，由于环境污染等因素而导致的重金属残留；另外一方面是指含重金属的矿物类中药，包括含砷类中药、含汞类中药、含铅类中药等。含砷类中药有砒霜、雄黄等，含汞类中药有朱砂、轻粉、水银等，含铅类中药有密陀僧、广丹、铅粉等。

二、毒作用机制

毒作用机制主要包括四个阶段，即：毒性物质从暴露部位到靶部位的转运，终毒物与靶分子的反应，细胞功能障碍及其导致的毒性，修复与修复紊乱引起的毒性。有毒中药的毒性物质多样，产生毒性的机制相当复杂，研究的广度和深度都有待加强。现对常见的几类毒性物质的毒作用机制进行简述。

（一）生物碱类

生物碱多具有比较强烈的毒性作用，引起毒性反应的含生物碱中药很多，对机体的毒性可因所含生物碱性质的不同而异。如川乌、草乌、附子、毛茛、雪上一枝蒿所含乌头碱的毒理作用，主要是使中枢神经与周围神经先兴奋后抑制甚至麻痹，直接作用于心脏，导致心律失常、室颤。雷公藤、昆明山海棠所含生物碱可引起视丘、中脑、延脑、脊髓的病理改变，肝脏、肾脏、心脏可发生出血与坏死。天仙子、洋金花所含莨菪碱、东莨菪碱的毒理作用主要累及神经系统，对周围神经的作用为阻断 M – 胆碱反应系统，有抑制或麻痹迷走神经等副交感神经作用。马钱子所含士的宁可选择性地兴奋脊髓，对中枢神经有极强的兴奋作用，中毒量则抑制呼吸中枢。半夏、天南星所含类似烟碱及毒芹碱，除刺激黏膜，引起喉头水肿外，对呼吸中枢可发生抑制作用，中毒表现为口唇及肢体发麻、恶心呕吐、心慌心悸、吞咽困难、胸闷、流涎、面色苍白、烦躁不安或间有抽搐、血压下降等，最终可因呼吸麻痹及心力衰竭而死亡。

（二）糖苷类

糖苷类包括强心苷、皂苷、氰苷和黄酮苷等。如洋地黄、万年青、八角枫、蟾酥、夹竹桃等含强心苷，小剂量有强心作用，较大剂量或长时间应用可致心脏中毒，严重时可出现传导阻滞、心动过缓、异位节律等，最后因心室纤颤、循环衰竭而致死。杏仁、桃仁等含氰苷，在体内被酶水解产生氢氰酸，有较强的细胞毒，能迅速与细胞线粒体膜上氧化型细胞色素酶的三价铁结合，阻止细胞的氧化反应，表现为组织缺氧，如头晕、头痛、呼吸困难、发绀、心悸、四肢厥冷、抽搐、血压下降等，严重者往往可因窒息及呼吸衰竭而死亡。商陆、黄药子等所含皂苷，可引起肠胃刺激症状，产生腹痛、腹泻，大剂量可引起中枢神经系统麻痹及运动障碍，长期服用尚可损害肾脏、肝脏等。芫花、广豆根等所含黄酮苷，刺激胃肠道和导致肝脏损害，引起恶心呕吐、黄疸等症状。

（三）二萜类

雷公藤所含二萜类物质急性毒性比较大，对心脏、肝脏有损伤，骨髓有抑制，有明显的遗传毒性和潜在的致癌性。闹羊花所含闹羊花毒素为二萜类化合物，有不同程度的神经麻痹作用。土荆皮等所含土荆皮二萜酸，有胃肠毒性、生殖毒性。大戟、芫花、甘遂等所含大戟二萜类化合物，对消化道和皮肤有严重的刺激性。黄药子所含二萜内酯类化合物长期使用，有肝脏、肾脏毒性，肝毒性可能是二萜内酯类化合物引起线粒体氧化损伤有关，肾毒性主要是直接损伤肾小管，导致肾功能下降。

（四）毒蛋白类

毒蛋白分植物毒蛋白和动物毒蛋白。如巴豆、苍耳子、蓖麻子等植物所含植物毒蛋白，对胃肠黏膜有强烈的刺激和腐蚀作用，能引起广泛性内脏出血，甚者死亡。金钱白花蛇所含动物毒蛋白毒性很强，主要引起循环衰竭和急性肾功能衰竭。蜈蚣含动物毒蛋白毒性较强，类似蛇毒，且有很强的溶血性。

（五）重金属类

重金属类有毒中药，所含重金属类别不同，毒性靶器官和毒作用机制有别。如砒石成分为 As_2O_3，雄黄含硫化砷，可由呼吸、消化道进入体内，急性中毒者有口腔、胃肠道黏膜水肿、出血、坏死等，并能使全身的毛细血管极度扩张，大量的血浆漏出，以至血压降低，尚可导致肝脏萎缩，中枢神经损害以及心肾的严重损害。水银、轻粉、朱砂等含汞类中药，对人体具有强烈的刺激性和腐蚀作用，并能抑制多种酶的活性，引起中枢神经与自主神经功能紊乱。如中毒后可出现精神失常，胃肠道刺激症状及消化道出血，严重时可发生急性肾功能衰竭而死亡。密陀僧、广丹、铅粉等含铅类中药，主要损害神经、造血、消化和心血管系统。

三、控毒方法 e 微课

中医药在长期的临床应用和生产实践过程中，积累并形成了大量减毒增效或控毒增效的方法，下面以附子为例，说明中药毒性的控制方法。附子早在公元前 140 年《淮南子》中就有"天雄、乌喙最为凶毒，但良医以活人"的记载，被历代医家视为补火要药。明代医家张景岳，将附子、人参、熟地、大黄列为"药中四维"，"火神派"医家祝味菊称附子为"百药之长"。但附子毒性大、不良反应多，用之不当，将引起中毒，严重者将引起人死亡。但其毒性可以有效的控制。

1. 选用道地药材　附子的产地不同，毒性差异较大。比较研究了四川江油、四川布拖、陕西汉中、云南、河北等不同产地附子的毒效物质基础，发现 C_{19} 双酯型二萜生物碱是附子发挥毒性的关键物质基础、C_{20} 二萜生物碱是附子的发挥疗效的活性成分群；发现道地药材江油附子具有"低毒高效"的特点，四川江油 C_{19} 双酯型二萜生物碱的含量最低、C_{20} 二萜生物碱含量最高，云南玉龙 C_{19} 双酯型二萜生物碱的含量最高、C_{20} 二萜生物碱含量较低；江油附子苯甲酰新乌头原碱/新乌头碱的含量比以及双酯型生物碱/单酯型生物碱含量比具有明显的产地特征，与其余产地附子有显著性差异，可作为附子道地性的质量标志物（Q-marker）。

≫ 知识链接 ⸱⸱⸱⸱⸱⸱⸱⸱⸱⸱⸱⸱⸱⸱⸱⸱⸱⸱⸱⸱⸱⸱⸱⸱⸱⸱⸱⸱⸱⸱⸱⸱⸱⸱

道地药材"三优"特性

中药道地性可表现为道地药材具有"优形、优质、优效"（excellent shape, high quality, superior effect，简称"三优"）特征。在长期进化过程中，道地药材逐渐形成独特的环境适应性特征，表现为"形质合一"。道地药材"三优"特征受到品种基因型和产区生态因子交互作用的影响，可体现为气候主导型、生产措施主导型、种质主导型。

⸱⸱

2. 依法炮制　选择正常动物及炎症动物模型、疼痛动物模型、痹证动物模型、寒证动物模型、心衰动物模型、阳虚便秘动物模型，研究生附子、盐附子、白附片、黑顺片、淡附片、炮附片等不同炮制品的化学物质变化及增效减毒的作用原理。结果，生附子、盐附子的酯性生物碱、乌头碱含量较高，毒性较大；白附片、黑顺片、淡附片、炮附片等炮制品种，酯性生物碱、乌头碱含量降低，毒性明显减轻。

3. 对证用药　根据附子回阳救逆、补火助阳、散寒除湿止痛的功效，选择了肾阳虚证、痛证、炎证、虚寒证动物模型和心肌细胞、神经细胞、结肠间质细胞模型，研究附子对证用药、控毒增效的机制。结果，附子对证用药，不仅毒性较低，而且能明显增加心阳虚衰大鼠心率，升高左室内压最大上升速率，降低左室内压最大下降速率；能明显改善肾阳虚动物一般状态，升高体温，恢复体温昼夜节律性，显著延长肾阳虚动物低温游泳衰竭时间和爬杆时间；明显改善阳虚便秘小鼠和大鼠的阳虚便秘症状，显著缩短排便潜伏期，增加排便颗粒数，明显促进胃肠蠕动，提高胃肠推进率；能治疗风寒湿痹动物模型，减轻足跖肿胀，降低血清炎症细胞因子的水平，增加下丘脑促肾上腺皮质激素释放激素（CRH）含量，促进促肾上腺皮质激素（ACTH）的分泌和释放；明显抑制二甲苯所致小鼠耳廓肿胀，显著对抗蛋清所致大鼠足跖肿胀，抑制巴豆油所致大鼠炎性肉芽肿的增生，减少炎性渗出液；显著减少醋酸所致小鼠扭体次数，延长小鼠扭体潜伏期，明显延长热板刺激小鼠添后足潜伏期，提高热板小鼠痛阈值。

4. 合理配伍 选择正常动物或炎症动物模型、疼痛动物模型、痹证动物模型、寒证动物模型、心衰动物模型、阳虚便秘动物模型，研究附子配甘草、附子配干姜、附子配人参、附子配大黄等增效解毒的作用原理，筛选其有效组分、毒性组分、控毒组分，以及各组分配伍的最佳比例。结果，合理配伍，不仅可以减少毒性组分酯性生物碱的含量，而且能够降低毒性，增加疗效。

5. 掌握剂量疗程 选择大鼠心阳虚衰、小鼠阳虚便秘、小鼠肾阳虚、痛证、炎症、热证动物模型，采用均匀设计方法，研究不同给药剂量、不同给药时间的毒效关系。结果，生附子、盐附子、白附片、黑顺片等不同炮制饮片、不同给药剂量、不同给药时间针对不同的病证动物模型的毒效作用，具有明显差异；有效剂量、有效疗程内应用发挥治疗作用，超剂量、超疗程将产生毒性。

6. 掌握煎服方法 选择大鼠心阳虚衰、小鼠阳虚便秘、小鼠肾阳虚、痛证、炎症、热证等动物模型，研究不同煎煮时间（15 分钟、30 分钟、60 分钟、120 分钟、3 小时、4 小时、6 小时）的毒效作用，结果，生附子、白附片、黑顺片不同煎煮时间的毒效作用与酯性生物碱和总碱的含量有关；随着煎煮时间（15 分钟~6 小时）的延长，双酯型生物碱将水解成单酯型生物碱，毒性降低、药效增强，单酯型生物碱进一步水解成乌头胺，毒性降低非常明显。

第三节　中药毒性的影响因素与合理应用

中药毒性是客观存在的，但并不意味着任何中药，在任何情况下都会对人体造成伤害，引起毒性反应。中药使用后，是否对人体造成伤害，出现毒性反应，以及毒性的大小，主要与药物的毒性、机体的状态和临床是否合理应用有关。

一、药物因素

药物因素是影响中药毒性的首要因素，药物因素的核心是药物的质量。中药的质量主要与中药的品种、产地、炮制、制剂等相关，对中药毒性和毒作用产生直接的影响。

1. 品种 中药来源广泛、品种繁多、成分复杂，同一药名，基原不同，物质基础有别，药物的毒性差异明显。如白附子载于《名医别录》，列为下品，谓其"生蜀郡，三月采"。一般认为白附子是天南星科（Araceae）植物独角莲 Typhonium giganteum Engl. 的干燥块茎，商品名"禹白附"；也有认为白附子为毛茛科植物黄花乌头 Aconitum coreanum（H. Lév.）Ralp. 的干燥块根，商品习称"关白附"。而关白附含有乌头类双酯性生物碱，毒性很大。再如木通原名通草，始载《神农本草经》，列为中品；《药性论》始称之为木通。《本草图经》所载通草，包括木通、三叶木通或其变种白木通，《本草品汇精要》以木通为正名，清代《植物名实图考》提出山木通、小木通、大木通等，为毛茛科木通。马兜铃科关木通历代本草未见其描述，是近代的新兴品种。1963 年版《中国药典》同时收录了木通科木通属五叶木通、毛茛科铁线莲属川木通和马兜铃科马兜铃属关木通，但以后各版药典则将木通科木通属五叶木通删去，仅收录了川木通和关木通。关木通含马兜铃酸和马兜铃内酰胺，肾脏毒性明显，2005 年版《中国药典》后不再收录。

2. 产地 早在《诗经》中就有"山有枢，隰有榆"的记载，《神农本草经》强调"道地"（产地）的重要性，《神农本草经集注》指出 60 多种中药材何地、何种土壤生长者良，唐·孙思邈《千金翼方》有"药出州土"篇，首次把 519 种药物按产地分十三道集中论述，强调道地产区与中药质量、药性、效用的直接关系。现代研究也证明，同一种中药材，由于产地不同，质量有差异、毒性有区别。如吴茱萸为芸香科（Rutaceae）植物吴茱萸 *Euodia rutaecarpa*（Juss.）Benth.、石虎 *Euodia rutaecarpa*（Juss.）Benth. var. *officinalis*（Dode）Huang. 或疏毛吴茱萸 *Euodia rutaecarpa*（Juss.）Benth. var. *bodinieri*（Dode）Huang. 的干燥近成熟果实，始载于《神农本草经》，列为中品，有小毒。《神农本草经》以道地（吴地）命名，陈藏器曰："茱萸南北皆有，入药以吴地者为好，所以有吴茱萸之名也"。吴茱萸为多基原、多道地临床常用中药，贵州、重庆、四川地区为吴茱萸药材生产的最适宜区，湖南为石虎药材生产的最适宜区，贵州为疏毛茱萸生产的最适宜区。经四川省中医药科学院等单位，对 3 个基原（吴茱萸、石虎、疏毛吴茱萸）和重庆、贵州、湖南九个产地吴茱萸的急性毒性和肝靶器官毒性研究发现，吴茱萸 3 个基原之间无明显毒性差异，但毒性大小与产地相关，湖南黄雷、凉山产石虎毒性较小。

3. 炮制 是中医药独具特色的加工处理药材的方法，尤其对毒性中药的加工应用具有重要意义。经净选、加热、水浸或酒、醋、药汁等辅料处理，使毒性中药的有效成分易于转化或溶出，有毒成分明显减少，达到增效减毒的作用。如大毒中药川乌、草乌和有毒中药附子所含乌头碱，为双酯型生物碱，经过蒸煮炮制后，可改变毒性成分的结构，使其双型生物碱水解成为单酯型生物碱或无酯键的乌头原碱，毒性大大降低。又如，马钱子所含生物碱，能使人惊厥，甚至因惊厥而死亡，经砂炒后，马钱子生物碱含量明显降低；巴豆所含巴豆油，是峻泻的毒性成分，经过去油制霜后，降低其毒性成分的含量。再如，斑蝥、红娘子所含斑蝥素，能刺激黏膜而引起中毒，经加辅料米炒后，可破坏其毒性成分；半夏、白附子、天南星的毒性，经加辅料白矾、生姜制后，能消除或降低。但不依法炮制，也将增加毒性。如雄黄入药，传统只需研细或水飞，忌用火煅，火煅后会生成 As_2O_3，毒性极大增强，固有"雄黄见火毒如砒"之说。

4. 制剂 与剂型是影响药物毒性的重要因素之一，即能降低有毒中药的毒性，又能增加药物的毒性。如，细辛为常用中药，最早载于《神农本草经》，认为无毒，列为上品；《证类本草》《本草纲目》则认为细辛末使用不可过钱，否则导致通气闷塞，乃至死亡。在中医药界逐渐形成了"细辛不过钱，过钱命相连"的古训。但历史上使用的细辛包括了细辛属的多种植物，其主流品种为马兜铃科（Aristolochiaceae）植物北细辛 *Asarum heterotropoides Fr. Schmidt* var. *mandshuricum*（Maxim.）Kitag.、汉城细辛 *Asarum sieboldii* Miq. var. *seoulense* Nakai 或华细辛 *Asarum sieboldii* Miq. 的干燥全草。前两种习称"辽细辛"或"北细辛"，后者为华细辛。细辛的药效与毒性，主要与细辛挥发油相关。现代研究发现，细辛所有品种均存在甲基丁香酚、黄樟醚、榄香素这三种成分。甲基丁香酚为细辛的有效成分，占挥发油的 60%，起到镇咳、祛痰、止痛的作用；细辛的毒性成分主要为黄樟醚，是一种致癌物质，有呼吸麻痹作用，可到多种动物呼吸麻痹而死亡。辽细辛所含细辛挥发油和黄樟醚较华细辛高，毒性也较大；有毒成分黄樟醚较有效成分甲基丁香酚易挥发，经煎煮 30 分钟后，黄樟醚仅有原药材含量的 2%，此浓度已不足产生毒性。故细辛入散剂毒性较大，不可过钱，入煎剂安全。又如，注射剂，特别是静脉注射剂，注射后药物几乎 100% 直接进入全身循环，所以毒性比口服剂的毒性大。

二、机体因素

有毒中药必须到达机体的靶部位，并与靶分子相互作用，才可能引起毒性反应。毒性反应的大小、毒性反应量和（或）质的差异，与机体的物种差异、个体差异和机体状态有密切关系。

1. 物种差异 不同动物物种在遗传物质、解剖形态、生理功能和生化代谢过程均有差异，相同剂量及接触条件的有毒中药作用于不同人群和动物物种，毒性反应有很大的差异。如人对生物碱的敏感性比动物高 50~100 倍。同时，没有一种动物对任何毒物都敏感，但实验动物中一般总存在对某一种毒物的敏感性与人较接近的种属。如吗啡对犬产生麻醉作用，但引起猫出现剧烈的不安和痉挛，而人的反应与狗相似。苯胺在猪、犬体内转化为毒性较强的邻氨基苯酚，在兔体内则生成毒性较低的对氨基苯酚。而苯引起兔的血象改变与人相似，即白细胞减少和造血组织增生过盛。

2. 个体差异 患者个体间存在差异，对有毒中药的敏感性和耐受性也有所不同。如，《类经》有"人有能胜毒者，有不能胜毒者"的描述，《灵枢》有"胃厚色黑大骨及肥者，皆胜毒；故其瘦而薄胃者，皆不胜毒也"的论述。一般认为，青壮年及高大、肥胖、强壮的人耐毒性强，小孩、老年人及矮小、瘦弱的人耐毒性较差；长期接触有毒中药的人群，耐毒性较强。如，《金匮要略》在大乌头煎的服法中提出："强人服七合，弱人服五合"。又如，在四川栽培附子的地区，有冬季食用附子的习惯，对附子生物碱的耐受性比一般人强，服用超过常用量的附子亦不出现毒性反应。另外，不同性别、年龄、体质的患者，对药物的敏感性、耐受性和反应性不同。如雷公藤对生殖系统有损害，可导致男子精子密度下降和活动能力减弱，部分患者性功能减退，女子月经不调、闭经。婴幼儿、儿童、老年人、妊娠期妇女、哺乳期妇女等特殊人群，较一般人群更易发生不良反应，用药时，应从小剂量开始，逐渐加量，并应防止蓄积中毒。

3. 机体状态 机体处于健康、亚健康、疾病或超敏反应的不同状态，对有毒中药的毒性反应不尽相同。一般而言，亚健康或疾病状态往往会加剧或加速有毒中药毒性反应的出现。如肝肾疾病，影响有毒中药毒性物质吸收、分布、代谢与排泄的过程，P450 含量下降、活性降低，毒性物质排泄的半衰期延长，毒性反应的强度增加、周期延长。但按中医药理论和实践，针对疾病的状态，对证使用有毒中药，在有效剂量和疗程内，将发挥治疗作用，不产生毒性反应；而超剂量超疗程使用有毒中药，将加剧或加速毒性反应。免疫状态不同，过高或过低的免疫反应水平，都可能带来不良后果。如蟾蜍、苍耳子等可引起剥脱性皮炎；花粉等可引起湿疹皮炎样药疹；毛冬青、双黄连注射剂等可引起过敏性休克等。

三、临床应用

临床应用中药，要树立"有毒观念，无毒用药"的正确态度，要充分重视中药毒性的普遍性，应消除中药无毒的概念，高度重视中药临床用药的安全性。另一方面，临床使用有毒中药时，特别是大毒中药，不能畏首畏尾，随意降低剂量以求安全，忽视疗效，以致疗效不佳或毫无疗效，控制不住病势，导致病情恶化。在具体用药时，应做到依法应用、辨证使用、合理配伍、掌握剂量、控制疗程、用法恰当、中西合用，以及中毒救治等合理措施，消除或降低药物的毒性反应，在充分保证用药安全的前提下追求最佳疗效。应遵循《素问·五常政大论》的用药原则："大毒治病，十去其六；常毒治病，十去其七；小毒治病，十去其八；无毒治病，十去其九；谷肉果菜，食养尽之，无使过之，伤其正也"；应遵守《神农本草经》提出的从小剂量开始，逐步加量的原则，"若毒药治病，先起如黍粟，病去即止，不去倍之，不去十之，取去为度"；应杜绝严重不良反应事件发生。

1. 依法应用 临床应用中药，首先应依法合理使用，应按照国家基本药物、国家医疗保险工伤保险生育保险药物、处方与非处方药物、医疗机构中药制剂管理的要求，合理使用。尤其是有毒中药中大毒中药，必须按照《医疗用毒性药品管理办法》的要求管理和使用。

2. 辨证使用 中医治病，精于辨证，药证相符，效如桴鼓；药不对证，适得其反，对人体将造成伤害，出现毒性反应。如羊踯躅花临床用于治疗室上性心动过速，可使心率减慢，恢复正常，即治疗效果；但健康人或非适应证人服用，将出现心动过缓，即中毒反应。又人参是补气药，适用于气虚证候，若用于阴虚阳亢内有虚热者，就会出现头晕、心悸、失眠、鼻衄、口舌生疮、咽喉疼痛、便干、食欲减退等人参滥用综合征。

3. 合理配伍 是保证中药临床安全高效应用的重要环节。中药配伍是指有目的地按病情需要和药性特点，选择两味或两味以上的中药配合应用，以增强疗效、调节偏性、减低毒性或副作用的方法。《神农本草经》记载，药"有单行者，有相须者，有相使者，有相畏者，有相恶者，有相反者，有相杀者。凡此七情，合和视之"。中药之间配伍后，会发生某些相互作用，有的能增强或降低原有疗效，有的能抑制或消除毒副作用，有的则能产生或增强毒副反应。临床应用有毒中药时，就是要利用药物之间存在"相畏""相杀"的配伍关系，监制其毒性，使毒性减轻。如陶弘景《本草经集注》云："俗方每用附子，皆须甘草、人参、生姜相配者，正制其毒故也"，甘草、人参、生姜等与附子同用，可使附子的毒性大大降低。另一方面，要避免配伍不当，使药物的毒性增强，甚至产生新的毒性。如朱砂与昆布配伍，不仅二者的有效成分硫化汞和碘的含量明显下降，且会生成碘化汞，汞离子游离，导致汞中毒。尤其要注意"十八反""十九畏"。

4. 剂量疗程 中药毒性的大小是相对的，主要取决于用药剂量和用药时间。中药临床的用药剂量和用药时间，应因证而定、因方而别、因人而异、因地因时制宜，并根据病情的变化随时调整剂量和疗程，中病即止。若用量过大或用药时间过长，都会出现毒性。如山豆根含苦参碱，量大可引起痉挛，超量会导致死亡。苦杏仁在常量下使用，其所含的苦杏仁苷，被苦杏仁酶分解后产生微量剧毒物质氢氰酸，能抑制咳嗽中枢而起镇咳平喘作用，过量则中毒。又如含铅、汞的矿物类中药，长期服用，可因蓄积而引起毒性反应。长期或过量服用朱砂、赭石、六神丸等可引起肝、肾损害。尤其是治疗剂量与中毒剂量甚为接近的有毒中药，临床应用时，更应严格控制剂量和疗程，既要限制单次用药剂量，又要限制总服药量，同时还要防止药物在体内蓄积中毒。

5. 用法恰当 中药的临床应用方法十分广泛，尤其是给药途径、应用形式、煎煮方式、服药方法等都将直接影响药物的疗效和毒性。

（1）给药途径 中药的传统给药途径主要是口服和皮肤给药，还有吸入、舌下给药、直肠给药、鼻腔给药、阴道给药等多种途径。不同的给药途径，药物的吸收、分布、代谢与排泄的差异明显，直接影响药物的疗效和毒性。按毒性反应的强烈程度和出现的早晚情况，排列递减顺序为：静脉注射、呼吸吸入、腹腔注射、肌内注射、皮下注射、舌下给药、黏膜给药、口服给药、皮肤给药。一般而言，同样的有毒中药的毒性物质，经直肠灌注 1/2 的口服剂量，经皮下注入 1/4 的口服剂量，就能达到同样毒效。

（2）应用形式 中药临床应用的形式多样，有 40 多种剂型；随着科技的进步，新剂型还将不断涌现。《神农本草经》有"药性有宜丸者，宜散者，宜水煮者，宜酒渍者，宜膏煎者，亦有一物兼宜者，亦有不可入汤酒者，并随药性，不得违越"的记载，《苏沈良方》有"无毒者宜汤，小毒者宜散，大毒者宜丸"的论述。概言之，有毒中药的应用形式，应根据临床治疗疾病的需要、药物的性质和剂型的特点，选择合理的应用形式。

（3）煎煮方法 汤剂是中药临床最常用的剂型，煎煮的器具、用水、入药、浸泡，煎煮的火候、时间、次数等，均将影响药物的疗效和毒性。煎煮时，一般宜用瓷罐或砂锅，忌用铜、铁器；用水须洁净澄清，含矿物质、杂质少；入药的方式有先煎、后下、包煎、另煎、烊化、冲服。入药的方式、浸泡的时间与煎煮的火候、时间、次数都应根据药物的性状、性能、临床用途选用适宜的方法。如生川乌、生附子毒性极强，延长煎煮时间，促进乌头碱水解，使毒性减低。又如细辛煎 30 分钟，其毒性成分黄樟醚挥发 98%，毒性明显降低。但有些中药不能水煎，如朱砂只入丸散或冲服，不入汤剂，因煎煮遇高温则析出有毒的游离汞，增加毒性。

（4）服药方法　有毒中药处方用量虽然合理，一般不会引起中毒反应，但患者求治心切，过量服用也会引起中毒。服药时间不同，对药物的毒性亦有影响。如饱腹状态服药，由于药物被稀释，出现中毒的时间较迟，症状较轻；而空腹状态时服药，毒物很快被消化吸收，则迅速出现中毒症状。

（5）饮食宜忌　服用有毒中药后必须注意食物宜忌，以免药物与食物之间产生相互作用影响疗效甚至产生不良反应。一般而言，服用热性有毒中药时，不宜食用葱、蒜、胡椒、羊肉、狗肉等热性食物；服用寒性有毒中药时，应禁食生冷食物。

6. 中西合用　张锡纯《医学衷中参西录》创立"石膏阿司匹林汤"，开创中西药联合使用的先河。随着中西医结合工作的深入开展，中药西药同用防治疾病日益广泛，主要表现为以下三个方面。

（1）中西药合用，协同增效　黄连木香与呋喃唑酮合用，提高治疗痢疾的效果；金银花与青霉素合用，抑制耐药菌株有协同作用；延胡索与阿托品合用，止痛效果明显提高；枳实与庆大霉素合用，能提高庆大霉素在胆道的浓度，有利于胆囊炎的治疗。

（2）中西药合用，减轻或消除西药的毒副作用　甘草（或甘草酸）与链霉素同用，降低链霉素对第八对脑神经的损害；珍珠母粉与氯丙嗪合用，减轻或消除氯丙嗪对肝脏的损害。

（3）中西药合用，毒性增加　朱砂与西药溴化物、碘化钾合用，毒性增加，可引起药源性肠炎；含有机酸的中药与磺胺类药物合用，可以增加磺胺类药物的肾脏毒性；含钙丰富的中药与洋地黄类药物合用，增加洋地黄类药物的毒性；夏枯草、白茅根配服保钾利尿西药，则容易产生高钾血症；甘草与水杨酸同用，使溃疡病发生率增高。含鞣质的中药与四环素、红霉素及庆大霉素等抗生素同用，或与含金属离子钙剂、铁剂同服，可使中西药药效同时降低。

7. 中毒救治　有毒中药中毒救治的处理原则包括排除毒物、实施解毒、对症处理三个方面。

（1）排除毒物　临床发现中药中毒时，应立即停止用药；快速采用催吐、洗胃、灌肠等急救措施，防止毒性物质继续伤害人体，减轻中毒症状，争取治疗时机，减少死亡率。

（2）实施解毒　根据有毒中药毒性物质的性状、成分、作用靶器官，选择不同的解毒剂和解毒方法。中药的解毒剂一般有绿豆、甘草、生姜、蜂蜜等，还可根据中药"相杀""相畏"的配伍原则，选用中药解毒剂。中药解毒剂一般适宜于中毒轻者。

（3）对症处理　应根据毒性物质损害机体的状况，立即吸氧、补液，对症处理脱水、酸中毒、休克、肺水肿、急性肝肾功能衰竭等危重症候。

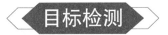

目标检测

答案解析

一、选择题

（一）单选题

1. 传统中医药将中药毒性分为（　　）

    A. 剧毒、大毒、小毒　　　　B. 大毒、中毒、小毒　　　　C. 大毒、有毒、小毒

    D. 剧毒、有毒、无毒　　　　E. 大毒、小毒、无毒

2. 甘草长期大量使用，停药后出现低钾血症、高血压、浮肿、乏力等，该毒性表现属于（　　）

    A. 毒性反应　　　　　　　　B. 后遗效应　　　　　　　　C. 副作用

    D. 过敏反应　　　　　　　　E. 依赖性

3. 长期服用牛黄解毒片、应用风油精等出现精神依赖，属于中药毒性反应中的（　）

    A. 依赖性　　　　　　　　　B. 特异质反应　　　　　　　C. 副作用

    D. 过敏反应　　　　　　　　E. 毒性反应

4. 对中药进行 LD_{50} 测定或最大耐受量测定，是属于（　）

    A. 特殊毒性试验　　　　　　B. 急性毒性试验　　　　　　C. 长期毒性试验

    D. 局部毒性试验　　　　　　E. 一般药理试验

5. 中药长期毒性试验一般需要设的剂量组是（　）

    A. 一组　　　　　　　　　　B. 两组　　　　　　　　　　C. 三组

    D. 四组　　　　　　　　　　E. 五组

6. 皮肤过敏性试验常选用的实验动物是（　）

    A. 豚鼠　　　　　　　　　　B. 小鼠　　　　　　　　　　C. 大鼠

    D. 家兔　　　　　　　　　　E. 小型猪

7. 以下中西药合用后毒性增强的是（　）

    A. 黄连与木香与呋喃唑酮合用治疗痢疾　　　　B. 甘草和水杨酸合用

    C. 延胡索与阿托品合用治疗腹痛　　　　　　　D. 枳实与庆大霉素合用治疗胆囊炎

    E. 珍珠母粉与氯丙嗪合用

8. 急性毒性是（　）

    A. 机体连续多次接触化学物所引起的中毒效应

    B. 机体一次大剂量接触化学物后引起快速而猛烈的中毒效应

    C. 机体一次大剂量或 24 小时多次给予动物受试药物（中药、复方、提取物等）短期内产生的
       毒性效应，甚至死亡效应

    D. 瞬间给予动物一定量化学物后快速出现的中毒效应

    E. 机体一周内接触化学物所引起的中毒效应

9. 以下不属于长期毒性试验剂量设定原则的是（　）

    A. 一般应设定三个剂量

    B. 高剂量应使动物全部死亡

    C. 高剂量应使动物出现明显毒性或严重的毒性反应或个别动物出现死亡

    D. 中剂量应使动物出现轻微或中等程度的毒性反应且其剂量在高低剂量之间并与二者成倍数
       关系

    E. 低剂量应高于药效学试验的最佳有效剂量且动物不出现毒性反应

（二）多选题

10. 中药的毒性类型有（　）

    A. 副作用　　　　　　　　　B. 毒性反应　　　　　　　　C. 过敏性反应

    D. 依赖性　　　　　　　　　E. 特异质反应

11. 中药毒性的影响因素中药物因素包括（　）

    A. 品种　　　　　　　　　　B. 产地　　　　　　　　　　C. 炮制

    D. 制剂　　　　　　　　　　E. 采收加工

12. 刺激性试验包括（　）

    A. 皮肤刺激试验　　　　　　B. 黏膜刺激试验　　　　　　C. 血管刺激试验

    D. 结膜刺激试验　　　　　　E. 溶血试验

13. 以下具有生殖毒性的中药有（　　）

    A. 川乌、草乌　　　　　B. 牵牛子　　　　　　　C. 甘草

    D. 芫花　　　　　　　　E. 半夏

二、名词解释

1. 毒性反应　　2. 特异质反应　　3. 中药急性毒性试验　　4. 中药一般药理试验

三、简答题

1. 中药毒性分级有哪些？

2. 中药毒性类型有哪些？

3. 影响中药毒性的因素有哪些？

书网融合……

思政导航　　　　　　本章小结　　　　　　微课　　　　　　题库

第三章　中药描述毒理学

PPT

◎ **学习目标**

知识目标

1. 掌握　中药毒理学研究方法的特点；重要毒性参数的定义及意义；急性毒性试验、长期毒性试验的定义和目的；遗传毒性、致突变性、遗传毒理学的定义；遗传毒性标准试验组合原则及试验结果综合评价；常用遗传毒性试验的原理；发育和生殖毒性定义。

2. 熟悉　毒作用带的定义及意义；安全限值的定义及意义；安全药理学研究的主要内容及目的。

3. 了解　中药生殖毒性试验、中药致癌试验、过敏性试验、刺激性试验、溶血性试验、光安全性试验、依赖性试验的主要研究方法；毒代动力学的目的与意义。

能力目标　通过本章学习，能理解和掌握中药毒理学研究方法特点、重要毒性参数的定义及意义，培养逻辑思维能力、具体问题推理能力和自我学习能力。

素质目标　通过本章学习，能够整合及灵活应用中药描述毒理学研究方法以指导中药毒性特征描述及安全性评价，具备开展中药毒性特征描述的基本科研素质和能力。

中药描述毒理学重点关注中药的毒性评价，即采用实验动物、器官、组织、类器官、细胞等材料进行适当的毒性试验，研究有毒中药对人体可能发生危害的剂量（浓度）、接触时间、接触途径以及危害程度等，为安全性评价、风险评估和管理法规制定提供毒理学信息。根据中药毒性特点，中药毒性试验包括一般毒性（单次给药毒性、重复给药毒性）试验、特殊毒性（遗传毒性、生殖/发育毒性、致癌性）试验、其他（溶血性、血管/肌肉刺激性、主动/被动过敏性、局部刺激性）试验、安全药理试验等内容。基于中药的特殊性，中药毒理学研究方法具有以下特点：①中医药理论指导，如相须、相使、相畏、相杀、相恶、相反等的配伍关系，对于中药毒理学试验的设计、结果评价等有指导意义。②多年临床应用经验的基础，有助于中药毒理学试验的结果判断。③试验结果的影响因素众多，重现性不够理想。一方面，中药物质基础复杂，且许多成分未知，联合作用于多个器官组织，作用较为广泛，因而毒性表现复杂，受个体因素和环境因素等影响，重现性差；另一方面，中药质量受诸多因素的影响，如基原、采收时间、炮制加工、提取工艺、制剂、配伍等，都必然会影响中药毒理学试验结果，导致重现性差。现代中药在提取、分离、纯化手段上引进了新工艺、新技术，采用了新剂型，有些甚至改变了传统的给药途径，这些因素可能会导致现代中药与传统中药在物质基础、生物利用度、生物学特性上的差异，也必将导致相同或相似中药在毒理学试验结果上的差异。

因此，要保证中药毒理学试验结果能充分反映药物对机体的毒性，首先应解决受试物的质量和稳定性问题，然后在中医药理论指导下，依据相关的毒理学试验技术指导原则，科学合理设计试验，选用合格实验动物或合适的试验体系，规范给药，如实记录，结合对有毒中药的传统认识，科学分析试验结果。从事中药新药安全性评价的实验室应符合《药物非临床研究质量管理规范》（GLP）的要求。

此外，由于中药成分复杂，传统多为口服入药或外用，进入机体后并非所有成分均能吸收，也非所有成分均有生物活性，或者需要经过体内生物转化而活化。因此，在进行体外试验时，若以中药提取物直接作用于试验对象，由于多成分的干扰而影响试验结果。为排除这些因素的影响，模拟中药临床作用特点，明确中药的毒性物质基础和作用机制，需采用一些特殊的研究方法，如血清毒理学研究方法。血清毒理学即在动物给药后得到含药血清，并用此含药血清进行体外试验，选择合适的观察指标，观察药物可吸收部分的直接作用，可较真实地反映药物在体内产生的毒作用。

第一节 毒性参数和安全限值

对外源化学物毒性的描述有两种主要方法，分别是比较相同剂量外源化学物引起的毒作用强度，或比较引起相同毒作用的外源化学物剂量。毒性参数即属于后者，可以分为毒性上限参数和毒性下限参数。毒性上限参数是指在急性毒性试验中以死亡为终点的各项毒性参数；毒性下限参数是指观察到的有害作用阈剂量及最大无有害作用剂量。常用指标包括：致死剂量、阈剂量、最大无作用剂量和毒作用带等。

一、毒性上限参数

毒性上限参数即致死剂量或浓度。在急性毒性试验中外源化学物引起受试实验动物死亡的剂量或浓度，称为致死剂量或浓度，通常按照引起动物不同死亡率所需的剂量来表示，可分为绝对致死量或浓度（certainly lethal dose，LD_{100} 或 absolute lethal concentration，LC_{100}）、半数致死剂量或浓度（median lethal dose，LD_{50} 或 median lethal concentration，LC_{50}）、半数耐受限量（median tolerance limit，TLm）、最小致死剂量或浓度（minimum lethal dose，MLD/LD_{01} 或 minimum lethal concentration，MLC/LC_{01}）和最大耐受剂量或浓度（maximum tolerated dose，MTD/LD_0 或 maximum tolerated concentration，MTC/LC_0）。

1. 绝对致死剂量或绝对致死浓度 是指引起一组受试实验动物全部死亡的外源化学物的最低剂量或浓度。

2. 最小致死剂量或最小致死浓度 是指一组受试实验动物中，仅引起个别动物死亡的外源化学物的最低剂量或浓度。由于一个群体中不同个体之间对外源化学物的耐受性存在差异，可能会有少数个体耐受性过高或者过低，因而造成绝对致死剂量或最小致死剂量出现增大或减小。

3. 半数致死剂量或半数致死浓度 是一个常用的指标，表示能引起一组受试实验动物50%死亡所需的剂量/浓度。LD_{50}/LC_{50} 数值越小，表明外源化学物的毒性越大。该指标能够较好地减少动物个体反应性差异的影响；而且对于剂量-反应关系的S形曲线而言，其50%反应率处的斜率最大，关系恒定。在应用该指标的时候，必须注明实验动物种类、暴露途径等条件，还应当注明95%的置信区间。在环境毒理学中，常用半数耐受限量（TLm）表示一群水生生物中50%个体在一定时间内（48小时）可以耐受（不死亡）的某种外源化学物的浓度。

4. 半数致死时间（lethal time，LT_{50}） 是指半数动物死亡所需要的时间。化学物的 LT_{50} 值表明毒性效应的时间过程，但是不能说明是否一个化合物的毒性比另一个化学物的毒性大。

5. 最大耐受剂量或最大耐受浓度 也称为最大非致死剂量或浓度，是指一组受试实验动物中，不引起动物死亡的外源化学物的最大剂量或浓度。

由于大多数中药的毒性相对较低，所以其给药量常常会达到最大可给药剂量或浓度。尽管动物不一定会出现显著的毒性反应，但可能会对其消化系统或者营养状况产生不良作用。

二、毒性下限参数

1. 阈剂量　化学物质引起受试对象中的少数个体出现某种最轻微的异常改变所需要的最低剂量称为阈剂量（threshold dose），又称最小有作用剂量（minimal effect level，MEL），包括急性阈剂量（acute threshold dose，Limac，为与化学物质一次接触所得）和慢性阈剂量（chronic threshold dose，Limch，为长期反复多次接触化学物所得）。

用不同的指标、方法观察外源化学物的毒作用，可以得到不同的阈剂量。易感性不同的个体可有不同的阈值，同一个体对某种效应的阈值也可随着时间而发生改变。因此，为安全起见应当采用敏感指标、敏感动物和足够数量的受试动物进行试验。

阈值是一种外源化学物使生物机体开始出现（毒）效应的剂量或浓度，即低于阈值时效应不发生，而达到阈值时效应将发生。目前一般认为，外源化学物的一般毒性（器官毒性）和致畸作用的剂量-反应关系是有阈值的（非零阈值），而遗传毒性致癌物和致突变物的剂量-反应关系是否存在阈值尚无定论，通常认为是无阈值（零阈值）。毒理学上著名的"百万小鼠 megamouse 试验"对遗传毒性致癌物 2-乙酰氨基芴（2-AAF）进行了大规模剂量-反应关系研究。结果提示，利用动物致癌试验精确研究低水平肿瘤发生率的剂量-反应关系是不可能的。

2. 观察到有害作用的最低水平　观察到有害作用的最低水平（lowest observed adverse effect level，LOAEL）是指在规定的暴露条件下，通过试验和观察，一种物质引起机体（人或实验动物）形态、功能、生长、发育或寿命某种有害作用的最低剂量或浓度。此种有害生物学改变应具有统计学意义和生物学意义。

3. 未观察到有害作用的水平　未观察到有害作用的水平（no observed adverse effect level，NOAEL）是指在规定的暴露条件下，通过试验和观察，一种物质不引起机体（人或实验动物）形态、功能、生长、发育或寿命可检测到的有害作用的最高剂量或浓度。

动物实验获得的 LOAEL 和 NOAEL 是计算参考剂量（reference dose，RfD）和确定安全系数（safety factor，SF）的关键参数，是制定人群安全限值的重要依据。在具体的试验研究中，比 NOAEL 高一个剂量组的试验剂量就是 LOAEL。但因其常受试验组数、每组样本量大小和剂量组距宽窄等因素的影响，故有一定的局限性。基准剂量（benchmark dose，BMD）被推荐用来替代 NOAEL 或 LOAEL。BMD 是指 ED_1、ED_5 或 ED_{10} 的 95% 置信区间下限。

此外，还有其他的毒性参数指标，如：最高非严重毒性剂量（highest non-severely toxic dose，HNSTD）指不会致死、导致危及生命的毒性或不可逆结果的最高剂量水平；10% 的动物出现严重毒性反应剂量（severely toxic dose in 10%，STD 10）是从 HNSTD 定义中引申为出现致死、导致危及生命的毒性或不可逆结果的剂量。

三、毒作用带

阈剂量作用下限与致死毒作用上限之间的距离称为毒作用带（toxic effect zone），是综合评价外源性化学物质毒性和毒作用特点的重要参数之一。分为急性毒作用带与慢性毒作用带。

1. 急性毒作用带（acute toxic effect zone，Zac）　为半数致死剂量与急性阈剂量的比值，即 $Zac = LD_{50}/Lim_{ac}$，Zac 值小，说明化学物质从产生轻微损害到导致急性死亡的剂量范围窄，引起死亡的危险性大；反之，则说明引起死亡的危险性小。

2. 慢性毒作用带（chronic toxic effect zone，Zch） 为急性阈剂量与慢性阈剂量的比值。Zch 值大，说明 Limac 与 Limch 之间的剂量范围大，由极轻微的毒效应到较为明显的中毒表现之间发生发展的过程较为隐匿，易被忽视，故发生慢性中毒的危险性大；反之，则说明发生慢性中毒的危险性小。

四、治疗指数

治疗指数（therapeutic index，TI）是指半数致死量与半数有效量之间的比值，即 $TI = LD_{50}/ED_{50}$，是新药研发的重要参考指标。TI 值越大，其安全性越高。

五、安全限值

动物实验的结果需要外推于人群以获得其安全限值（safety limit）。动物实验外推到人通常有三种基本的方法：利用不确定系数（安全系数）；利用药物动力学外推（广泛用于药品安全性评价并考虑到受体敏感性的差别）；利用数学模型。

外源化学物安全限值的制定需要考虑其毒效应是否存在可确定的阈值。对毒效应有阈值的化学物安全限值是指为保护人群健康，对生活、生产环境和各种介质（空气、水、食物、土壤等）中与人群身体健康有关的各种因素（物理、化学和生物）所规定的浓度和暴露时间的限制性量值，在低于此种浓度和暴露时间内，根据现有的知识，不会观察到任何直接和（或）间接的有害作用。也就是说，在低于此种浓度和暴露时间内，对个体或群体健康的危险度是可忽略的。安全限值可以是每日容许摄入量、最高容许浓度、参考剂量、可耐受摄入量等。

每日容许摄入量（acceptable daily intake，ADI）是允许正常成年人每日由外环境摄入体内的特定外源化学物质的总量。在此剂量下，终身每日摄入该化学物质不会对人体健康造成任何可测量出的健康危害。

最高容许浓度（maximal allowable concentration，MAC）系指某一外源化学物可以在环境中存在而不致对人体造成任何损害作用的浓度。

参考剂量（reference dose，RfD） 是指一种日平均剂量和估计值。人群（包括敏感亚群）终身暴露于该水平时，预期在一生中发生非致癌（或非致突变）性有害效应的危险度很低，在实际上是不可检出的。

对毒效应无可确定阈值的化学物，理论上在零以上的任何剂量，都存在某种程度的危险度。因而，对于遗传毒性致癌物和致突变物就不能应用安全限值的概念，只能引入实际安全剂量（virtual safe dose，VSD）的概念，即指与可接受的风险相对应的化学毒物的暴露剂量。

制定安全限值或 VSD 是毒理学的一项重要任务。

⬦ 第二节 安全药理学研究方法

一、概述

（一）安全药理学

安全药理学（safety pharmacology）这一术语最早出现于 ICH M3（支持药物进行人体临床试验的非临床安全性试验的时间安排）和 ICH S6（生物制品的非临床安全性评价）中，要求进行安全药理学试验以支持药物的人体临床试验。安全药理学主要是研究某受试物在治疗剂量及以上的暴露水平时，对生理功能潜在的非预期的药理学作用，这些非预期的药理学作用通常是不期望发生的，甚至对机体是不利的。根据人体不同器官系统对维持生命功能的重要性不同，可将人体器官系统进行分级。其中能够快速影响生命存活功能的重要器官系统，如心血管系统、呼吸系统和中枢神经系统，是需要在安全药理学试验中评价的最重要的器官系统。安全药理学研究的目的包括以下几个方面：确定药物可能关系到人的安全性的非期望药理作用；评价药物在毒理学和（或）临床研究中所观察到的药物不良反应和（或）病理生理作用；研究所观察到的和（或）推测的药物不良反应机制。

（二）追加的安全药理学研究

追加的安全药理学研究（follow – up safety pharmacology studies）是根据药物的药理作用和化学类型，估计可能出现的不良反应。如果对已有的动物和临床试验结果产生怀疑，可能影响人的安全性时，应进行追加的安全药理学研究，即对中枢神经系统、心血管系统和呼吸系统进行深入的研究。

（三）补充的安全药理学研究

补充的安全药理学研究（supplemental safety pharmacology studies）是评价药物对中枢神经系统、心血管系统和呼吸系统以外的器官功能的影响，包括对泌尿系统、自主神经系统、胃肠道系统和其他器官组织的研究。

安全药理学研究贯穿于新药研究全过程，可分阶段进行。在药物进入临床试验首次人体用药前，应完成对中枢神经系统、心血管系统和呼吸系统影响的核心组合（core battery）试验的研究。如有追加和（或）补充的安全药理学研究最晚应在批准上市前完成。安全药理学核心组合试验通常应遵循 GLP 规范，对追加和补充试验应该尽最大可能遵循 GLP 规范进行。

二、安全药理学核心组合试验

安全药理学核心组合试验的目的是研究受试物对人体重要生命功能的影响。心血管系统、呼吸系统和中枢神经系统通常被认为是重要的器官系统，因此，应列入核心组合试验中进行研究。

（一）中枢神经系统

通过对动物行为、学习记忆、神经生化、视觉、听觉和（或）电生理等指标进行检测，定性和定量评价给药后动物的运动功能、行为改变、协调功能、感觉/运动反射和体温的变化等，以确定药物对中枢神经系统的影响。例如，可采用功能组合试验（FOB）、改良 Irwin's 试验或其他适宜的试验方法。

（二）心血管系统

测定给药前后血压（包括收缩压、舒张压和平均压等）、心电图（包括 QT 间期、PR 间期、QRS 波等）和心率等的变化。建议采用清醒动物进行心血管系统指标的测定（如遥测技术等）。

如药物从适应证、药理作用或化学结构上属于易于引起人类 QT 间期延长类的化合物，例如抗精神病类药物、抗组胺类药物、抗心律失常类药物和氟喹诺酮类药物等，应进行深入的试验研究，观察药物对 QT 间期的影响。

（三）呼吸系统

测定给药前后动物的各种呼吸功能指标的变化，如呼吸频率、潮气量、呼吸深度等。动物的临床观察一般不适用于评价呼吸功能，因此，应采用适宜的方法如无约束全身体积描记法定量检测这些呼吸功能指标。

三、追加和补充的安全药理学试验

可以依据受试物的药理作用特点或化学分类推测其不良反应，此外，也可以从安全药理学核心组合试验结果、临床试验结果、药物警戒信息、体内或体外试验的结果以及文献报道引起对受试物潜在不良反应的关注。当这些潜在的不良反应导致对人体安全性产生担忧时，应适当地追加或补充安全药理学试验。

追加试验目的是为提供对核心组合试验所获信息更进一步的理解，或获得更多的信息，即对中枢神经系统、心血管系统和呼吸系统进行深入的研究。补充试验是用来评价受试物对核心组合试验或重复给药毒性试验未能阐明但存在安全担忧的其他器官系统的不良药效作用。

（一）追加的安全药理试验

1. 中枢神经系统 对行为、学习记忆、神经生化、视觉、听觉和（或）电生理等指标的检测。

2. 心血管系统 对心排血量、心肌收缩作用、血管阻力等指标的检测。

3. 呼吸系统 对气道阻力、肺动脉压力、血气分析等指标的检测。

（二）补充的安全药理试验

1. 肾脏/泌尿系统 观察药物对肾功能的影响，如对尿量、比重、渗透压、pH、电解质平衡、蛋白质、细胞和血生化（如尿素、肌酐、蛋白质）等指标的检测。

2. 自主神经系统 观察药物对自主神经系统的影响，如与自主神经系统有关受体的结合，体内或体外对激动剂或拮抗剂的功能反应，对自主神经的直接刺激作用和对心血管反应、压力反射和心率等指标的检测。

3. 胃肠系统 观察药物对胃肠系统的影响，如胃液分泌量和 pH、胃肠损伤、胆汁分泌、胃排空时间、体内转运时间、体外回肠收缩等指标的测定。

4. 其他系统 当受试物对某器官系统可能存在影响，并且其他试验尚未对其进行研究，应评价其对该器官系统的影响，例如，药物依赖性、骨骼肌、免疫功能和内分泌功能。

第三节　一般毒性作用研究方法

一、急性毒性试验

（一）概述

急性毒性试验（acute toxicity study）是指在不同的给药途径条件下，24 小时内一次或多次给予动物受试药物（包括中药复方制剂，从单一植物、动物、矿物等物质中提取得到的提取物及其制剂，新药材及其制剂，中药改良型新药制剂，经典名方制剂，天然药物及其制剂）后，短期（一般为 14 天）内观察受试药物所产生的毒性反应及动物死亡状况，包括一般行为和外观改变、大体形态变化以及死亡效应等。急性毒性试验的主要目的是初步估计受试药物毒性大小、提供有关药物可能的毒性靶器官及可能死亡原因的信息、提示在后续试验中需要重点观察的指标信息、为长期毒性试验剂量设计提供重要的参考依据、为临床用药的安全及监测提供依据、减少试验中的风险等。

（二）方法

单次给药毒性试验可采用两种哺乳动物（雌雄各半）进行试验，一般选用一种啮齿类动物和一种非啮齿类动物，给药途径应至少包括临床拟用途径。

中药急性毒性试验方法常用的主要包括半数致死量（LD_{50}）法、最大耐受量法和最大给药量法。

1. LD_{50}法　适用于毒性大的中药，是反映有毒中药半数动物死亡的剂量，是标志动物急性毒性反应程度的重要指标。常选用健康成年啮齿类动物大鼠、小鼠作为研究对象。动物实验一般采用口服和注射两种给药途径。

2. 最大耐受量法　适用于无法测出 LD_{50} 值的中药的安全性评估，通常采用一次或 24 小时内多次给予动物最大浓度、最大用量的受试药物，观察动物是否出现中毒症状及其他病理变化。但应注意，应用该法若动物未出现毒性，仅说明在该条件下未见明确的毒性反应，不代表受试物无毒性。

3. 最大给药量法　适用于因中药药物浓度或给药体积限制而无法测出 LD_{50} 或最大耐受量的中药急性毒性研究，如鼻腔喷雾剂、阴道洗剂、膏药、贴剂等。值得注意的是，应用该法未测出毒性仅说明在此给药体积、给药浓度及给药途径下，受试药物对某种动物无明显毒性，但不代表受试药物绝对无毒。

此外，还有近似致死量法、限量试验法、扩展试验法、固定剂量法等急性毒性试验方法。

给予受试药品后，对动物的观察间隔和频率应适当，以便能观察到毒性反应出现及恢复的时间、动物死亡情况等。应结合其他检测指标，如临床化学、组织病理学检查进行综合判断。

单次给药毒性试验的结果可作为后续毒理试验剂量选择的参考，也可提示一些后续毒性试验需要重点观察的指标，判断受试物引起的毒性反应性质、严重程度、可恢复性以及安全范围；根据毒性可能涉及的部位，综合大体解剖和组织病理学检查的结果，初步判断毒性靶器官。

二、长期毒性试验

（一）概述

长期毒性试验是重复给药毒性试验的总称，是指在不同的给药途径条件下，长期、反复给予受试药物后，长期观察实验动物的毒性表现，是药物非临床安全性评价的重要内容。长期毒性试验的主要目的应包括以下五个方面：①预测受试物可能引起的临床不良反应，包括不良反应的性质、程度、量-效（毒）和时-效（毒）关系，以及可逆性等；②判断受试物重复给药的毒性靶器官或靶组织；③确定 NOAEL、HNSTD 或 STD 10 等毒性相关指标；④推测第一次临床试验（first in human，FIH）的起始剂量，为后续临床试验提供安全剂量范围；⑤为临床不良反应监测及防治提供参考。

（二）方法

长期毒性试验通常采用两种实验动物进行评价，一种为啮齿类，另一种为非啮齿类。对于中药的长期毒性评价，啮齿类动物多选大鼠，非啮齿类动物多选 Beagle 犬，特殊情况下可选用其他种属或品系动物进行重复给药毒性试验，必要时选用疾病模型动物进行试验。

重复给药毒性试验原则上应设多个剂量组，以判断毒性与剂量的相关性。给药途径应与临床拟用途径一致。重复给药毒性试验中动物应给药频率不得低于临床使用频率，特殊类型受试物就其毒性特点和临床给药方案等根据具体药物特点设计给药频率。

支持药物临床试验及支持药物申报注册试验的重复给药毒性试验非临床评价试验期限详见表 3-1 和表 3-2。

表 3-1　支持药物临床试验

最长临床试验期限	重复给药毒性试验的最短期限	
	啮齿类动物	非啮齿类动物
≤2 周	2 周	2 周
2 周~6 个月	同临床试验	同临床试验
>6 个月	6 个月	9 个月

表3-2 支持药物申报注册试验

临床拟用期限	重复给药毒性试验的最短期限	
	啮齿类动物	非啮齿类动物
≤2周	1个月	1个月
2周~1个月	3个月	3个月
1~3个月	6个月	6个月
>3个月	6个月	9个月

给予受试药品后，对动物的观察间隔和频率应适当，以便能观察到毒性反应出现及恢复的时间、动物死亡情况等。应结合其他检测指标，如临床化学、组织病理学检查进行综合判断，重复给药毒性试验通常会伴随进行药物毒代动力学试验，由于中药成分比较复杂，应根据具体的情况判断是否需进行毒代动力学研究。

重复给药毒性试验的最终目的在于预测人体可能出现的毒性反应。通过科学分析、全面评价动物的毒性反应及判断毒性靶器官，描述毒性反应的性质和程度（包括毒性反应的起始时间、程度、变化规律和消除时间），探讨可能的毒性作用机制，并推断其与人体的相关性。

三、幼龄动物实验

儿童用药的安全性问题具有重要的社会意义，儿童的器官发育、药物在儿童体内的药物代谢动力学（以下简称药代动力学）特性（吸收、分布、代谢和排泄）都与成年人有很大的不同，会导致暴露量和毒性反应不同于成年人，通常采用幼龄动物毒理学试验来评估药物在儿童用药的安全性。幼龄动物毒理学试验，简称幼龄动物实验（juvenile animal study，JAS），主要目的是评估受试物对幼龄动物的生长和发育的作用，是否有与受试物相关的新的/独特的毒性发现或与年龄有关的敏感性差异，从而确定"关键的易感窗口期"（critical window of vulnerability）；一旦观察到受试物相关的影响，应确定其持久性和（或）可逆性。儿科用药的非临床开发计划取决于包括临床背景、药理学、药代动力学（ADME）、非临床体外和体内动物实验以及临床安全性数据［成年人和（或）儿童］等的综合评估，即证据权重法（weight of evidence，WoE）。ICH M3 和 S11 提出：只有当已有的非临床和临床研究数据被认为不足以支持儿科研究时，才应进行附加的非临床试验。该附加的非临床试验一般是指 JAS。

不同动物种属器官系统与人器官系统的比较发育的概况比较见表3-3。

表3-3 不同动物种属与人相比较的发育阶段

种属阶段	新生儿	婴幼儿	儿童	青少年	成年
大鼠（周）	0~1	1~3	3~9	9~13	>13
犬（周）	0~0.75	0.75~1.5	1.5~5	5~9	>9
食蟹猴（周）	2~4	5~6	6~36	36~60	>84
人（年）	0~0.1（28天）	0.1~2	2~12	12~16	>16

JAS 的给药期通常涵盖所担忧系统的生长和发育的关键/活跃阶段，给药方案应使在所担忧的发育期间能达到和维持相关暴露量。停药后，通常加入一个评估期来评价给药期间观察到的影响是否可逆、持续或者进展，是否导致发育后期出现影响等。应采用临床拟用给药途径，在实际操作困难且证明合理性的情况下，为获得足够的系统暴露，可使用替代的给药途径。

JAS 的核心终点指标包括死亡率和临床观察、生长、摄食量、性发育、临床病理学、解剖病理学、毒代动力学等。为阐述已确定担忧应纳入附加重点指标，包括其他生长终点、骨骼评估、其他临床病理学，其他解剖病理学、眼科检查、CNS 评估、生殖评估、免疫评估。

第四节　特殊毒性作用研究方法

中药特殊毒性试验是指受试药物（包括中药、复方、中药或复方的提取物、中成药）的致突变、致畸、致癌试验，其目的主要是证实受试药物有无"三致"毒性，为该药的临床受试人群提供参考信息，降低临床风险。

一、遗传毒性试验

（一）概述

1. 遗传　是指生物物种通过各种繁殖方式来保证世代间生命延续的过程，在这个过程中亲代通过遗传物质的传递，使子代获得亲代的特征。遗传的稳定是相对的，可能由于遗传物质在自我复制过程中的偶然失误，或者个体发育与生存受到复杂变化的内外环境条件的影响，造成亲代子代间或者子代与子代间出现不同程度的差异，这种差异称为变异。

2. 遗传毒性（genetic toxicity）　是指受试物对基因组的损害能力，包括对基因组的毒作用引起的致突变性及其他各种不良效应。致突变性（mutagenicity）是指受试物引起遗传物质发生改变的能力，包括基因突变和染色体畸变，这种改变可随细胞分裂过程而传递。由此可见，遗传毒性比致突变性有更广泛的检测终点和检测方法。遗传毒性包含了致突变性。研究物质的致突变性、致突变机制以及对健康危害的科学称为遗传毒理学（genetic toxicology）。

3. 遗传毒性试验　是指用于检测通过不同机制直接或间接诱导遗传学损伤的化合物的体外和体内试验，这些试验能检出 DNA 损伤及其损伤的固定。以基因突变、较大范围染色体损伤、重组和数目改变等形式出现的 DNA 损伤的固定，通常被认为是可遗传效应的基础，并且是恶性肿瘤多阶段发展过程中的重要因素。由于在人体已建立了某些特定化合物的暴露和致癌性的相关性，而对于遗传性疾病尚难以证实有类似的相关性，因此遗传毒性试验主要用于致癌性预测。此外，遗传毒性试验结果可能对致癌性试验的结果分析有重要作用。因此，在药物开发的过程中，遗传毒性试验的目的是通过一系列试验来预测受试物是否有遗传毒性，在降低临床试验受试者和药品上市后使用人群的用药风险方面发挥重要作用。

（二）方法

目前已建立的遗传毒性试验方法有 200 种以上，根据遗传终点可分为以下 6 类：DNA 损伤和修复试验、原核基因突变试验、非哺乳类真核细胞试验、哺乳动物基因突变试验、哺乳动物细胞遗传试验、生殖细胞致突变试验；根据试验系统，可分为两大类，即体内试验和体外试验。

1. 遗传毒性标准试验组合　由于没有任何单一试验方法能检测出所有的遗传毒性机制，因此，通常采用体外和体内试验组合的方法，以全面评估化合物的遗传毒性风险。这些试验相互补充，对结果进行判断时应综合考虑。

一般选择以下几类试验：①1 项原核基因突变试验，通常选细菌基因突变试验中的鼠伤寒沙门菌回复突变试验，简称 Ames 试验；②1 项体内哺乳动物细胞遗传试验，通常选小鼠体内骨髓细胞微核试验；③1 项体外哺乳动物细胞遗传试验或哺乳动物基因突变试验，通常选中国仓鼠细胞的染色体畸变试验或小鼠淋巴瘤 TK 基因突变试验。

标准试验组合应反映不同遗传终点，包括体外和体内试验，基本特征如下：①以一项细菌回复突变试验评价致突变性；②以哺乳动物细胞体外和（或）体内试验评价遗传毒性。目前，药物遗传毒性研究技术指导原则推荐两种标准试验组合。组合一：一项细菌回复突变试验；一项体外微核试验或体外中期相染色体畸变试验，或一项体外小鼠淋巴瘤细胞 Tk 基因突变试验；一项体内遗传毒性试验，通常为啮齿类动物造血细胞染色体损伤试验。组合二：一项细菌回复突变试验；采用两种不同组织进行的体内遗传毒性试验，通常是一项啮齿类造血细胞微核试验及第二项体内试验。

2. 标准试验组合的调整　建议采用标准试验组合并不意味着其他遗传毒性试验不充分或不合适，其他试验可作为标准试验组合以外的供选试验，以进一步验证或补充标准试验组合得到的遗传毒性试验结果。在某些情况下，标准试验组合中的一项或多项试验对于受试物不合适，需要根据情况进行调整：①对于一个受试物，以上组合中所有试验均为阴性结果时，可认为该受试物无遗传毒性；如果组合中有一个试验为阳性结果，则认为该受试物具有遗传毒性。对于标准试验组合得到阳性结果的受试物，根据其治疗用途，可以增加试验以进一步验证试验结果并研究毒性作用机制。②当受试物对细菌有高毒性时（如某些抗生素），仍应开展细菌回复突变试验，同时，还应进行一项体外哺乳动物细胞试验。③标准试验组合通常可检出具有遗传毒性作用警示结构的受试物，但是，对于具有某些特殊警示结构的化合物，如含有偶氮基团的分子、糖苷类和硝基咪唑类等，需要对标准组合方案进行调整，以防止假阴性结果出现。④某些不被全身吸收的特殊受试物，如一些放射影像剂、抗酸铝合剂、一些吸入用药、一些皮肤或其他局部用药，在体内遗传毒性试验中无法达到靶组织，则难以提供有用的信息。若在改变给药途径也不能提供足够的靶组织暴露且对暴露量最高的组织无合适的遗传毒性试验的情况下，可仅根据体外试验进行评价。⑤对于中药制剂，尤其是中药复方制剂，由于不溶物较多、成分复杂、溶解度较差、pH 等问题，难以进行体外试验，可只选择进行合适的体内试验。

3. 常用遗传毒性试验

（1）鼠伤寒沙门菌回复突变试验（Ames 试验）　是应用最广泛的检测基因突变的试验。其基本原理为：野生型的鼠伤寒沙门菌自身能合成组氨酸；而突变型的菌株不能合成组氨酸，因此在有组氨酸的培养基上可以正常生长，而在无组氨酸的培养基上不能生长；致突变物可以使鼠伤寒沙门菌从突变型回复突变为野生型，从而在无组氨酸的培养基上也能生长。根据在无组氨酸的培养基上生长的菌落数判断受试物是否为致突变物。

正向突变
野生型细菌 ←——————————→ 突变型细菌（组氨酸缺陷型）
回复突变

一般采用 5 种鼠伤寒沙门菌进行试验，常用的菌株为 TA97、TA98、TA100、TA102、TA1535。其中TA97、TA98 可以检测出移码突变型致突变物，TA1535 可以检测出碱基置换型突变物，TA100、TA102可以检测出移码突变型致突变物和碱基置换型突变物。常用的试验方法有点试法和平板掺入法，前者常用于预试验，以了解受试物对沙门菌的毒性和可能的致突变性，后者是标准试验方法。

（2）小鼠/大鼠骨髓细胞微核试验　微核与染色体损伤有关，是染色体或染色单体的无着丝粒断片或纺锤体受损伤而丢失的整个染色体，于细胞分裂后期遗留在细胞质中；末期以后，单独形成一个或几个规则的次核，包含在子细胞的细胞质内，比主核小。微核试验通过观察受试物能否产生微核，以判断其对染色体完整性的损害及所导致的染色体分离异常，检测受试物是否具有致突变性。

（3）体外染色体畸变试验　当细胞处于分裂中期相时，观察染色体形态结构和数目改变的试验称为染色体畸变试验。体外中期细胞染色体畸变试验是在分别有和无代谢活化条件下，将细胞培养物暴露于受试物一定时间，并经过有丝分裂中期相阻断剂（如秋水仙碱）处理，以阻断微管蛋白的聚合，抑制细胞分裂时纺锤体的形成，使分裂间期和前期的细胞停留在中期相，再通过细胞收获、制片染色和镜下观察，分析中期相细胞的染色体结构畸变，从而评估受试物的致突变作用，广泛应用于食品、化妆品和药品等的安全性评价。

（4）小鼠淋巴瘤 *Tk* 基因突变试验 随着细胞生物学技术的发展，在几十个基因座位上测出了突变体，包括营养需求型、细胞周期型、辐射及拟辐射敏感型、药物耐受型、溴尿嘧啶脱氧核苷依赖型以及其他遗传机制尚未阐明的改变，由此建立了多种哺乳动物类型基因突变试验系统，最常用的有 L5178Y/*Tk* +/− 和 V79（CHO）/HGPRT 系统。小鼠淋巴瘤细胞 L5178Y/*Tk* +/− 基因突变试验（mouse lymphoma assay，MLA）是一种正向突变试验，较细菌回复突变试验更灵敏。*Tk* 基因的产物胸苷激酶在体内催化从脱氧胸苷（TdR）生成一磷酸胸苷（TMP）的反应。如果在细胞培养物中加入胸苷类似物，如三氟胸苷（TFT）在胸苷激酶的催化下可生成三氟胸苷酸，进而掺入 DNA，造成致死性突变，使细胞死亡。若 *Tk* 基因发生突变，导致胸苷激酶缺陷，则 TFT 不能磷酸化而无法掺入 DNA，故细胞能在含有 TFT 的培养基中生长，表现出对 TFT 的抗性。根据突变集落形成数，计算突变频率，以判断受试物的致突变性。

（5）单细胞凝胶电泳技术（SCGE） 又称彗星试验。当各种内外源 DNA 损伤因子诱发细胞 DNA 链断裂时，DNA 的超螺旋结构受到破坏，在细胞裂解液作用下，细胞膜、核膜等膜结构受到破坏，细胞内的蛋白质、RNA 以及其他成分均扩散到细胞裂解液中，而核 DNA 由于分子量太大只能留在原位。在中性条件时，DNA 片段可进入凝胶发生迁移，而在碱处理和碱性电解质的作用下，DNA 发生解螺旋，损伤的 DNA 断链及片段被释放出来，由于这些 DNA 的分子量很小，所以在电泳过程中会离开核 DNA 向阳极移动，形成彗星状的图像，而未损伤的 DNA 部分保持球形。DNA 受损越严重，产生的断片越多并且片段越小，电泳时迁移的 DNA 量也就越大，迁移距离越长，荧光显微镜下可观察到尾长增加、尾部荧光强度增强。在一定条件下，DNA 迁移距离（彗星尾长）和 DNA 含量（荧光强度）分布与 DNA 损伤程度呈线性相关，因此，尾矩（尾部 DNA 的含量与尾长的乘积）成为定量测定单个细胞 DNA 损伤程度的主要依据。

（三）遗传毒性试验要求与结果综合评价

遗传毒性研究是药物安全性评价与药物整体开发进程的一个重要组成部分，其最终目的在于预测受试物潜在的遗传毒性或致癌性。中药遗传毒性试验研究时，受试方药的适用性问题、受试药的溶解性问题、代谢活化和阳性对照问题及结果的判断与评价问题是应特别注意的。

遗传毒性试验应符合毒理学试验的基本原则，即随机、对照、重复的原则。对照分为阴性对照和阳性对照。阴性对照通常是不加处理或者溶剂的对照，阴性对照除了无处理因素外，其他的条件与试验组完全一致，目的是为了获得试验系统的基础数据；阳性对照可采用已知能产生阳性结果的物质，目的是对试验进行质量控制，证明试验方法的可靠。

有些致突变物必须经过代谢活化才能起作用，称为前致突变物。由于微生物和培养的动物细胞缺乏体内试验中的代谢能力，所以在遗传毒理学试验中必须引入代谢活化体系才能检测出前致突变物。S9 是经酶诱导处理后的哺乳动物肝匀浆经 9000g 离心分离所得上清液，加上适当的辅因子和缓冲液混合而成，主要含有混合功能氧化酶，是国内外常规应用于体外致突变试验的代谢活化系统。其缺点是 S9 随实验动物物种或器官的不同而有差异，另含有大量的亲核物质可能影响试验的敏感性。

在致突变试验中，如最高剂量过低，得出的阴性结果就不可靠。对于体内试验，应当是受试物溶解度许可或染毒途径许可的最大剂量。如该最大剂量有一定毒性，则应是不引起动物死亡或严重抑制靶细胞生长及改变靶细胞形态的最大耐受量。体外试验中受试物的最高浓度主要取决于受试物对细菌/细胞的毒性和溶解度。对易溶解的无毒化合物，细菌试验应达到的最高浓度为 5mg/ml，哺乳动物细胞试验为 5mg/ml 或 10mmol/L（选用较低者）。在遗传毒性体外试验中，某些遗传毒性致癌剂只有在检测浓度高达可产生一定程度的细胞毒性时才可检出，但毒性过高又会影响对相应的遗传终点进行恰当的评价。中药、天然药物成分复杂，大多具有颜色，应综合考虑多方面因素，试验时应根据具体情况进行合理设计。

试验结束时，应首先回顾试验步骤和操作的正确性，剂量设计与对照组设置的合理性，然后进行观察。应首先注意阳性对照所用已知诱变剂的诱变能力是否与其剂量相符；其次应注意阴性对照中溶剂对照与空白对照的自发突变水平是否一致，与历史资料是否相符，在此基础上再判断试验结果的阳性或阴性。

试验结果的分析和评价是试验的必要组成部分，应对研究结果进行科学全面的分析与评价。在对遗传毒性试验结果进行评价时，应结合受试物的药学特点、药效动力学、药代动力学和其他毒理学研究的结果等信息进行综合分析。中药、天然药物还应结合处方组成特点、方中药味毒性情况、临床应用背景情况等进行综合分析。试验结果的评价最终应落实到临床研究受试者范围限定、风险效益评估以及必要防治措施的制定和应用上。

1. 体外试验结果评价

（1）体外试验阳性结果　①与阴性或溶剂对照组数据及背景数据比较有统计学意义；②有剂量相关性存在；③阳性结果具有重现性；④阳性结果并非由于体外独特的代谢活化途径或体外特殊的活性代谢物所致；⑤阳性结果不是由于培养条件所致，如极端的 pH、渗透压、细胞悬液中的沉淀物；⑥阳性结果不是由于试验过程中造成的污染所致；⑦排除其他可能的情况。

对于细菌回复突变试验出现阳性结果，应考虑受试物的纯度，以确定阳性结果是否污染物所致。例如，氨基酸（组氨酸或色氨酸）污染可能导致菌落数的升高而出现假阳性结果，因此细菌回复突变试验不适合检测可能会降解的肽类。另外，一些特殊情况下，细菌回复突变试验阳性结果并不提示对人体有遗传毒性潜力，例如当发生细菌特异性代谢时（如通过细菌硝基还原酶活化）。由于细菌回复突变试验的阳性结果提示 DNA 反应性，为评估对患者用药的潜在风险，需进行充分的追加试验以评价体内致突变和潜在致癌性。

对于体外哺乳动物细胞试验阳性结果，应采用下述的证据权重法进行分析，必要时进行追加试验。例如（包括但不限于）：①阳性结果是否归因于体内不存在的条件（如 pH、渗透压、沉淀物）；②阳性结果仅发生于产生最高细胞毒性的浓度：在小鼠淋巴瘤细胞试验中阳性结果发生于相对总细胞生长率减少 80% 时；在体外细胞遗传学试验中阳性结果发生于细胞生长抑制 50% 时。对于以上情况，如果应用证据权重法分析提示缺乏潜在遗传毒性，可采用标准试验组合，即一个体内试验即可。

（2）体外试验阴性结果　对于体外试验阴性结果，在一些特殊情况下需考虑进行进一步的试验，例如（包括但不限于）：受试物的化学结构或已知代谢特征提示标准的体外代谢活化技术（如啮齿类动物肝脏 S9）可能不适用；受试物的化学结构或已知活性提示采用其他试验方法或系统更合适。

2. 体内试验结果评价　在体内试验中，致突变作用与受检物能达到靶组织的剂量有关，体内试验方法可结合人体的吸收、分布、排泄，相对于体外试验的代谢系统更具相关性。因此，体内试验在遗传毒性试验中具有更重要的意义。尤其是当体外试验为确定的阳性结果而体内试验结果为阴性时，或者是当未进行体外哺乳动物细胞试验时更为重要。

若某受试物体外试验结果为阴性，一般仅需进行一种体内细胞遗传学试验。对于在一种或多种体外试验中显示有生物学意义的阳性结果的受试物，在进行一种体内细胞遗传学试验的基础上，采用骨髓或外周血以外的组织进行进一步的体内试验可提供更有用的信息。受试物体内作用的靶细胞以及体外试验的检测终点有助于选择附加的体内试验。如果体外与体内试验的结果不一致，对其中的差异应采用具体问题具体分析的原则进行考虑和分析。评价受试物的潜在遗传毒性时，应全面考虑各项试验结果、体内和体外试验方法的内在价值及其局限性。

3. 综合分析与评价　当遗传毒性试验结果为阳性时，对进入临床试验是否安全，应考虑所有的安全性资料，包括对所有遗传毒性资料的全面评价，以及拟进行的临床试验的性质。对于遗传毒性试验出现阳性结果，但不直接与 DNA 发生作用的受试物，不全都会带来明显的体内给药的风险。因此，当遗传毒性试验出现阳性结果时，建议提供有关遗传毒性机制的证据以及这种机制与预期体内暴露的相关性，或者通过试验排除为直接与 DNA 作用的机制，如证明受试物不使 DNA 烷化或 DNA 链断裂，并提供未观察到遗传毒性的剂量水平。若确认受试物可直接损伤 DNA，在极特殊情况下，可能会被允许用于危及生命的疾病（如晚期癌症），但不能在健康受试者中使用。

二、生殖和发育毒性试验

（一）概述

生殖毒性（reproductive toxicity）是指外来物质对雌性、雄性生殖系统，包括生殖细胞发生（排卵、生精）、卵细胞受精、胎儿形成与发育、妊娠、分娩和哺乳过程的损害作用，对交配受孕分娩哺育产生正常子代的能力的影响。生殖毒性研究目的是通过动物实验反映受试药物对哺乳动物生殖功能和发育过程的影响，研究也包括了发育毒性（developmental toxicity）的内容，一般将两者放在一起研究和讨论，称为发育和生殖毒性（developmental and reproductive toxicity，DART）。发育毒性则是药物对胚胎发育、胎仔发育以及出生幼仔发育的有害作用，表现为以下几点。①发育生物体死亡：着床前死亡、早期死亡、晚期死亡。②生长改变，即生长迟缓：生长发育指标比正常对照低。③结构异常：指胎儿形态结构异常，即畸形。④功能缺陷：包括器官系统、生化、免疫等功能的变化。

中药生殖毒性研究既是中药药性理论中妊娠禁忌的重要研究内容，又是中药研究和新药开发中安全性评价的重要内容之一，中药是否需要进行生殖毒性试验研究应按我国《药品注册管理办法》规定进行。目前对药物发育和生殖毒性进行安全性评价时，主要是以整体动物实验为主，体外研究主要用于生殖和发育毒性机制的研究。

1. 整体动物实验 目前，推荐的最常用的发育和生殖毒性试验设计分为三段。

（1）一般生殖毒性试验 即生育力和早期胚胎发育毒性试验（phase Ⅰ：study of fertility and early embryonic development to implantation）。

（2）致畸敏感期生殖毒性试验 即胚胎 – 胎仔发育毒性试验（phase Ⅱ：study for effects on embryo – fetal development）。

（3）围产期生殖毒性试验 即围产期发育（包括母体功能）毒性试验（phase Ⅲ：study for effects on pre/post natal development，including maternal function）。在进行药物发育和生殖毒性研究时，应根据药物的具体情况，还有其他的试验设计方案，如一代或多代生殖毒性试验、幼年动物的发育毒性评价等。

>>> 知识链接 o- -

生殖和发育毒性评价

生殖和发育毒性评价必须涵盖一个完整的生命周期，即从某一代动物受孕到其下一代动物受孕的全过程。一个完整的生命周期可分为以下 6 个阶段。

A 段：从交配前到受孕（成年雄性和雌性生殖功能、配子的发育和成熟、交配行为、受精）。

B 段：从受孕到着床（成年雌性生殖功能、着床前发育、着床）。

C 段：从着床到硬腭闭合（成年雌性生殖功能、胚胎发育、主要器官形成）。

D 段：从硬腭闭合到妊娠终止（成年雌性生殖功能、胎仔发育和生长、器官发育和生长）。

E 段：从出生到离乳（成年雌性生殖功能、幼仔对宫外生活的适应性、离乳前发育和生长）。

F 段：从离乳到性成熟（离乳后发育和生长、独立生活的适应能力、达到性成熟的情况）。

- -•

中药生殖毒性研究实验动物选择原则是：繁殖力强、产仔多、自然流产率低、死胎率低、对发育毒性反应敏感、胎盘结构和功能以及代谢过程与人类接近、实验指标易于观察的动物。但当前没有一种动物能完全符合上述条件，因此一般啮齿类动物多用大鼠、小鼠，非啮齿类动物多用家兔，但应注意不同动物在生殖毒性试验中的缺点，注意人和动物的差异性问题，如大鼠对致畸作用有较大的耐受性、自发畸形率低；家兔自发畸形率高、妊娠期长短不定；小鼠对致畸反应介于大鼠和家兔之间、自发畸形率略高于大鼠；豚鼠胎盘结构与人类接近但妊娠期长且产仔少；故无论选择哪种动物进行实验，结论都应慎重。

中药生殖毒性试验研究周期长，动物消耗量大，费时、费力且耗资，试验前应进行周密科学的试验设计，而受试方药剂量设置是个应特别重视的问题。另外，检查结果判定应坚持自始至终对试验过程中的各种现象和毒性表现进行细致的观察和及时客观的记录，以保证研究的质量和结果的可靠性。

2. 体外培养 在上述整体动物实验的基础上，为了进一步探讨中药生殖发育毒性机制和寻找快速、简便、经济的生殖毒性发育毒性检测方法，可以进行体外培养研究，如全胚胎培养、组织培养、细胞培养以及其他一些组织或细胞（如水螅匀浆）的培养。斑马鱼是一种广泛应用于生物学、医学及毒理学研究的实验动物，它们拥有短周期、高产卵量、生长迅速、易于养殖和管理等优点，而且可以在早期发育阶段进行多种化学物质的毒性试验。通过检测斑马鱼受精卵孵化率、畸形率、运动能力等指标测定受试物对受精卵或早期胚胎的影响，用来评估化学物质的毒性效应。

除此之外，由于生殖过程与生殖内分泌的精确调控密切相关，可通过内分泌细胞的培养了解中药对生殖系统的间接影响，如采用下丘脑组织体外孵育和腺垂体组织块培养或腺垂体细胞培养研究中药对下丘脑、腺垂体的内分泌功能的影响。

（二）整体动物实验方法

1. 生育力与早期胚胎发育毒性试验（Ⅰ段） 生育力和早期胚胎发育毒性试验（fertility and early embryonic developmental toxicity）又叫Ⅰ段生殖毒性试验，旨在观察雌雄动物由交配前到交配期直至胚胎着床给予受试物对雌雄动物生育力和雌性动物胚胎早期发育的不良影响，以评价药物对动物生殖系统产生的毒性或干扰作用，此研究过程包括对生育过程 A 段和 B 段进行评价。评价内容包括配子成熟度、交配行为、生育力、胚胎着床前阶段和着床等。对于雌性动物，应对动情周期输卵管转运、着床及胚胎着床前的发育进行检查。对于雄性动物，应观察生殖器官组织学检查方法可能检测不出的功能性影响（如性欲、附睾精子成熟度等）。

2. 胚胎-胎仔发育毒性试验（Ⅱ段） 胚胎-胎仔发育毒性试验（study for effects on embryo-fetal development，EFD）又叫致畸毒性试验或Ⅱ段生殖毒性试验，包括对上述生命周期的 C 阶段至 D 阶段的研究。此期生殖毒性试验主要评价从胚泡着床到硬腭闭合的器官形成期，此期间胚胎对各种外源性物质特别敏感，是发生形态结构畸形的敏感期。评价内容包括妊娠动物较非妊娠雌性动物增强的毒性（母体毒性）、胚胎和胎仔死亡、生长改变和结构变化等。

3. 围产期毒性试验（Ⅲ段） 围生期生殖毒性试验又叫Ⅲ段生殖毒性试验或出生前与出生后发育毒性试验（pre-and postnatal developmental toxicity，PPN），涵盖从生育过程 B 段到 F 段的研究，主要检测从胚胎着床到幼仔离乳给药对妊娠/哺乳的雌性动物以及胚胎和子代发育的不良影响，旨在观察在围生期和哺乳期给予受试物对胎仔出生前、出生后生长发育的影响，确定受试物是否可通过胎盘和乳汁到达新生儿。

4. 一代（多代）生殖毒性及幼龄动物毒性试验 要观察毒物或药物对亲代（P）生殖全过程和子代（F1）生长、发育以及生殖过程的影响，仅作三段生殖毒性试验是不够的，必须进行多代生殖毒性试验。一代生殖毒性试验是指仅亲代（F0）动物直接暴露于受试物，仔 1 代（F1）经母体子宫即哺乳暴露于受试物；二代生殖毒性试验是指仅对两代动物成体染毒，即 F0 代直接暴露于受试物，F1 代既有直接暴露也有通过母体暴露，仅 F2 代经母体子宫及哺乳暴露于受试物。此外，对试验结果进行评价还应该包括受试物剂量与生育力、临床体征、体重变化及其他毒性效应是否存在剂量-反应关系。二代生殖毒性试验中子代接触有害物质的时间较长，符合人类生活中长期低剂量接触有害物质的特点，弥补了一代生殖毒性试验不能观察受试物对子代生殖和发育的影响不足，可用于检测直接或间接对生殖系统有毒性作用的物质。

三、致癌试验

（一）概述

致癌试验的目的是在动物中识别潜在致癌作用，从而评价人体中的相关风险。由于致癌动物试验花费高、周期长、动物使用数量大，所以药物致癌试验的必要性判断就显得尤为关键。确定药物是否需进行致癌试验的最基本考虑是患者的最长用药时间和来源于其他试验研究（例如毒代动力学试验和遗传毒性试验）的任何担忧因素，也应考虑以下因素：预期患者人群、与潜在致癌性有关的前期研究结果、系统暴露程度、与内源性物质的异同、相关试验设计或与临床研究阶段相关的致癌试验时间安排等）。如果在任何种属动物中进行的重复给药毒性试验提示受试物具有免疫抑制作用、激素活性或其他被认为对人体是一种危险因素的活性，那么这种信息就应在进一步评价潜在致癌性的试验设计中予以考虑。

我国《中药新药研究指南》中规定：对于中药有效成分及其制剂、中药新药材制成的制剂、中药材新的药用部位制成的制剂、无法定标准的中药材代用品、来源于无法定标准中药材的有效部位制剂或者含有无法定标准药材的现代中药复方制剂中，如果含有与已知致癌物有关、代谢产物与已知致癌物质相似的成分或长期毒性试验中有细胞毒作用及对某些脏器和组织细胞有异常显著促进作用、致突变试验为阳性的中药新药，要求进行致癌作用试验。

目前常先进行受试物构-效关系分析、致突变组合试验、细胞恶性转化试验等对受试物进行初步筛查，若试验结果为阳性，才进行下一阶段的分析，如长期动物致癌试验。构-效关系分析是利用理论计算和统计分析工具来研究化合物结构与其生物学效应之间的定量关系。该方法具有快速、经济、有效的特点，但目前尚无较为全面的构-效关系分析系统。致突变组合试验在致突变作用节有详细的介绍，因此本节着重介绍恶性转化试验、长期动物致癌试验以及附加体内致癌试验。

（二）方法

1. 体外细胞恶性转化试验　在化合物筛选阶段，体外试验数据如细胞转化试验数据是有价值的。细胞恶性转化是指外源因素对体内培养细胞所诱发的恶性表型改变，包括细胞形态、细胞增殖速度、染色体畸变、在动物中的成瘤性等。其中，形态转化是判断细胞转化最常用的指标，能在敏感宿主中具有成瘤性是最具有说服力的证据。体外细胞转化试验能直接反映受试物的致癌作用，目前有三类细胞可应用于细胞转化试验：①原代细胞，如叙利亚仓鼠胚胎细胞（SHE 细胞）、人类成纤维细胞、小鼠皮肤或大鼠支气管上皮细胞等；②细胞系，常用如 BALB/C-3T3、C3H10T1/2 和 BHK-21；③病毒感染细胞，如劳舍尔白血病病毒感染的 Fisher 大鼠胚胎细胞和猿猴腺病毒感染的 SHE 细胞。试验的观察终点是恶性变的细胞。本试验所指转化大多数为形态转化或恶性前期转化，它们可以发展成为真正的恶性变，也可能不一定形成肿瘤，这是本试验的局限性。因此，对于其阳性结果的解释仍应持慎重态度，仅提示受试物具有致癌的可能性，却不能代替动物实验做出肯定的结论。

2. 长期动物致癌试验　是目前鉴定动物致癌物最可靠、应用最多的传统方法，也是最终的判定方法。在致癌试验中，动物的品种、品系、年龄、性别、肿瘤自发率、靶器官特异性等因素非常重要。国际人用药品技术要求协调会（ICH S1B）对致癌性试验基本要求包括一项长期的啮齿类动物致癌性试验，通常是大鼠 2 年致癌性试验；小鼠致癌性试验，一般是转基因小鼠试验，包括 p53 + / - 缺失模型、TgAC 模型、TgHras2 模型、XPA 缺失模型等。鉴于致癌过程的复杂性，任何单一的试验方法都不可能预测人用药物的所有潜在致癌性。一项长期啮齿类动物致癌性试验是检测潜在致癌性的基本方案，同时附加一项其他体内致癌性试验，后者可作为长期致癌性试验的补充，并提供长期致癌性试验不易得到的其他信息。

在长期致癌性实验动物种属的选择方面，应综合考虑药理学、重复给药毒性、受试物的代谢特性、毒代动力学和给药途径。在缺乏更倾向于某一种属的确切证据时，推荐选择大鼠，原因大致是：①大鼠似乎比小鼠更敏感；②小鼠肝脏对非遗传毒性化合物的高敏感性而形成的肿瘤，并不总与人致癌性风险相关；③非遗传毒性化合物在大鼠中更易进行机制研究；④介导药物生物转化的 P450 同工酶的研究，即在代谢特性方面的研究大多局限于大鼠，而不是小鼠；⑤大鼠的可操作性更强；⑥目前已有的短期和中期体内致癌试验模型大多选用小鼠。尽管有上述考虑，某些情况下，从作用机制、代谢或其他方面考虑，小鼠或另一种啮齿类动物可能更适合用于长期致癌性试验以评价人类风险。

对于药物在啮齿类动物模型中发现的致癌作用证据，应根据肿瘤发生率和潜伏期、啮齿类动物模型与人体药代动力学比较，以及其他辅助研究或机制研究数据（这些数据可为评价发现的作用于人体相关性提供有用信息）进行评价。对来自一项长期致癌性试验和其他适当的试验研究所得到的全部数据进行科学评价和判断的"证据权重法"，可提升对人体致癌性风险的评价。

第五节　其他毒性研究方法

一、过敏性试验

过敏反应分为Ⅰ、Ⅱ、Ⅲ、Ⅳ四型。其中Ⅰ型过敏反应是了解得最多的一种类型，目前采用的过敏性试验方法多数是根据Ⅰ型过敏反应发病机制的不同环节而设计建立的。

中药、天然药物为一种外源性物质，也可能作为过敏原引发机体产生过敏反应。进行何种过敏性试验应根据药物特点、临床适应证、给药方式、过敏反应发生机制、影响因素等确定。通常局部给药发挥全身作用的药物（如注射剂和透皮吸收剂等）需考察Ⅰ型过敏反应，如注射剂需进行主动全身过敏试验和被动皮肤过敏试验，透皮吸收剂需进行主动皮肤过敏试验。吸入途径药物应采用豚鼠吸入诱导和刺激试验。黏膜给药应结合受试物的特点参照经皮给药过敏性试验方法进行。Ⅱ型和Ⅲ型过敏反应可结合在重复给药毒性试验中观察，如症状、体征、血液系统、免疫系统及相关的病理组织学改变等。经皮给药制剂（包括透皮剂）应进行Ⅳ型过敏反应试验，包括豚鼠最大化试验或豚鼠封闭斑贴试验或其他合理的试验方法，如小鼠局部淋巴结试验等。

具体试验方法应根据给药途径、过敏反应发生机制、影响因素和临床意义等进行选择，如主动皮肤过敏试验、主动全身过敏试验、被动皮肤过敏试验等，也可采用其他的检测方法，但需阐明其合理性并说明具体方法及操作流程。

二、刺激性试验

刺激性是指中药、天然药物制剂（包括活性成分和赋形剂）经皮肤、黏膜、腔道、肌肉、血管等非口服给药制剂给药，经局部吸收或注射后对给药部位以及全身产生的毒性作用，包括对血管、肌肉、黏膜等的刺激性。刺激性试验是观察动物的血管、肌肉、皮肤、黏膜等部位接触受试物后是否引起红肿、充血、渗出、变性或坏死等局部反应。中药、天然药物制剂，包括活性成分和组分、配伍后产生的新成分、体内代谢物、制备过程中的杂质、辅料及制剂的理化性质（如 pH、渗透压等）等均可能是导致给药部位发生毒性的因素。因此，为了指导临床合理用药，提示临床应用时可能出现的毒性反应和程度、安全剂量或浓度、安全范围、临床研究监测指标、解毒或解救措施等，应进行中药、天然药物制剂局部应用的毒性试验。

常用的刺激性试验方法包括血管刺激性试验、肌肉刺激性试验、皮肤刺激性试验、黏膜刺激性试验等，其中黏膜刺激性试验又包括眼刺激性试验、直肠刺激性试验、阴道刺激性试验、口腔用药刺激性试验、滴耳剂刺激性试验、滴鼻剂和吸入剂刺激性试验等。

三、溶血性试验

溶血性是指药物制剂引起的溶血和红细胞凝聚等反应。溶血性反应包括免疫性溶血与非免疫性溶血。溶血性试验是观察受试物是否能够引起溶血和红细胞凝聚等现象的试验。

凡是注射剂和可能引起免疫性溶血或非免疫性溶血反应的其他局部用药制剂均应进行溶血性试验。溶血试验包括体外试验和体内试验，常规采用体外试管法评价药物的溶血性，若结果为阳性，应与相同给药途径的上市制剂进行比较研究，必要时进行动物体内试验或结合重复给药毒性试验，应注意观察溶血反应的有关指标（如网织红细胞、红细胞数、胆红素、尿蛋白，肾脏、脾脏、肝脏继发性改变等），如出现溶血时，应进行进一步研究。

四、光安全性试验

很多药物在光照条件下均可以对人体产生从急性到慢性、从可逆到不可逆的损害。药物的光安全性评估包括对药物光化学特征、非临床研究数据以及人体安全信息的综合性评估，目的在于确定是否需要风险最小化措施来预防人体不良事件的发生。光安全性评价通常分为四类：光毒性、光过敏性、光遗传毒性和光致癌性评价。其中，光毒性和光敏性评价最为常见，对人用药物更有意义，并将这两种反应合称为光敏反应，即用药后皮肤对光线产生的不良反应。

光毒性是由光诱导的皮肤对光反应化合物的急性反应，是指药物吸收的紫外光/可见光能量在皮肤中释放导致皮肤损伤的作用，是光敏反应中最常见的一种反应，具有剂量依赖性，其临床表现与晒伤相似，表现为红斑、水疱、皮肤增厚、瘙痒、色素沉着、溃烂等症状。体外光毒性可采用 3T3 NRU – PT、红细胞光毒性法、人皮肤模型、Photo – RBC 试验、人角化细胞法、人淋巴细胞法等，体内光毒性评价方法可以根据药物是系统给药还是皮肤外用，选择猪、兔、豚鼠、大鼠或小鼠等种属，合理设计给药频率、照射时间点、照射剂量、辐照度、照射时长、光源等。原则上只要有皮肤分布的药物，应进行光毒性检测。若已知受试物的化学结构或其代谢产物提示有光毒性作用，或曾有报道具有光毒性作用的中药制剂，建议做皮肤光毒性试验。

光过敏性是指药物经光化学反应生成光产物从而导致的免疫反应，光过敏性反应是光介导下的以细胞免疫应答为基础的迟发性过敏反应，属Ⅳ型迟发型过敏反应，其发生时间相对较长，且有一定的潜伏期，通常用以豚鼠模型为主，也有采用鼠耳肿胀、人体血清蛋白结合试验等方法评价。

光遗传毒性是指在光照条件下，化合物被活化而产生遗传毒性作用。目前主要评价方法包括 Photo-Ames 试验、Photo-HPRT 试验、Photo-MLA 试验、Photo-彗星试验等。

光致癌性是指药物直接（光化学致癌作用）或间接增加紫外照射相关的皮肤肿瘤的发生。目前符合 GLP 法规的模型是 SKH1（hr/hr）裸小鼠模型，但其结果的人体预测性不确定。

五、依赖性试验

（一）概述

药物依赖性（drug dependence）是指由于药物对生理或精神的药理作用而使机体产生反复用药的需求，以使其感觉良好或避免感觉不适。

药物依赖性包括精神依赖性和躯体依赖性。精神依赖性又称心理依赖性，是指基于药物的奖赏特性或在没有药物时产生的精神痛苦，机体对药物使用的控制力下降的一种状态。躯体依赖性是指反复用药后机体产生生理适应的一种状态，表现为突然停药或剂量明显减少后产生戒断症状。一种具有依赖性的药物，精神依赖性和躯体依赖性可能同时存在，也可能分离存在。此外，药物耐受性也是一种与药物滥用可能相关的效应。耐受性是指反复使用某种药物后机体产生生理适应的一种状态，表现为机体对药物的敏感性降低，需增大剂量才能产生原有的效应。躯体依赖性或耐受性的存在并不决定一种药物是否具有滥用潜力，但是，如果一种药物具有奖赏性质，则其诱导躯体依赖性或耐受性的能力可能会影响其总体滥用潜力。具有滥用潜力的药品通常具有中枢神经系统（central nervous system，CNS）活性，并产生欣快（或其他情绪变化）、幻觉或与 CNS 抑制剂/兴奋剂一致的效应。受试物是否具有 CNS 活性是进行非临床依赖性试验的前提条件。

（二）依赖性行为学试验

在确定药物和（或）其主要代谢产物具有 CNS 活性后，应进行与依赖性相关的行为学试验。一般情况下，评价药物依赖性需完成三类特异性的依赖性试验：药物辨别试验、自身给药试验和戒断评价试验。药物依赖性试验内容的选择需综合依赖性潜力早期评估结果、前期药理毒理资料（药效动力学、毒理学、药代动力学、安全药理学等）、已有的人体试验提示信息，以及人和动物的代谢差异性等，并进行合理的试验设计。

总之，在对受试物依赖性风险评估中，应充分利用所有的非临床研究数据，并结合药学、药理毒理和临床研究信息，进行科学客观的分析和综合评价，以判断是否具有依赖性潜力，提示是否需要进行人体依赖性潜力评估试验以及为人体依赖性试验设计提供信息，并提示药物分类信息，指导临床合理应用，避免药物滥用的发生。

六、毒代动力学

毒代动力学（toxicokinetics，TK）研究是安全性试验不可分割的组成部分，是新药毒理研究的重要手段之一，已成为药物非临床和临床试验间的桥梁，与非临床药代动力学、药物代谢、重复给药毒性试验等一起成为新药安全性评价的标准组合，其研究目的是获知药物在毒性试验中不同剂量水平下的全身暴露程度和持续时间，预测药物在人体暴露时的潜在风险。

中药毒代动力学通过在毒性试验条件下探索可能产生的毒性作用及其性质、确定毒性靶器官和评价出现毒性的原因，预测动物毒性反应与人类可能出现不良反应之间的关系，对中药的临床前安全性进行全面和综合的评价，提高临床前安全性评价的可参考价值，为中药的临床安全性评价提供更为可靠的依据。

中药毒代动力学研究对中药质量控制、中药研究开发和临床合理用药具有重要的理论和应用价值：①了解在毒性剂量下，中药毒性成分的全身暴露及其与毒性反应的剂量和时间的关系；②评价中药在不同动物种属、性别、年龄、机体状态（如妊娠状态）等的毒性反应；③评估重复给药对机体是否有蓄积性；④通过毒性及其暴露信息来指导人体试验起始剂量、安全范围等的设计，并根据暴露程度来指导临床安全监测；⑤揭示中药、复方中药以及中西药联合用药时增效减毒的作用机制，更好地理解中药方剂的配伍理论；⑥在新药研发方面，为结构修饰药效/毒性成分提供依据，对大量新型先导化合物的研发有参考价值；⑦对毒代动力学特征的考察比较，可有效区分中药的药效、毒性物质，有针对性地去除毒性成分，提高中药用药安全性；⑧通过考察毒代动力学相关参数，有效指导药物剂型的改进，增加生物利用度，实现靶向性给药。

　　毒代动力学试验通常伴随毒性试验进行，常被称为伴随毒代动力学试验。不同的试验包括安全药理试验、单次给药毒性试验、重复给药毒性试验、体内遗传毒性试验、生殖毒性试验、致癌性试验等，如能进行毒代动力学试验，将会为非临床研究评价提供更充分的信息支持。

目标检测

答案解析

一、单选题

1. NOAEL 指的是（　　）

　　A. 慢性阈剂量　　　　　　　　　　　　B. 观察到有害作用的最低水平

　　C. 最大耐受量　　　　　　　　　　　　D. 最大无作用剂量

　　E. 未观察到有害作用的水平

2. 急性毒性试验一般观察时间是（　　）

　　A. 1 天　　　　　　　　B. 1 周　　　　　　　　C. 2 周

　　D. 3 周　　　　　　　　E. 4 周

3. 慢性毒作用带为（　　）

　　A. 半数致死剂量与慢性阈剂量的比值　　B. 急性阈剂量与慢性阈剂量的比值

　　C. 最小致死剂量与急性阈剂量的比值　　D. 最小致死剂量与慢性阈剂量的比值

　　E. 半数致死剂量与急性阈剂量的比值

4. Ames 试验结果阳性时表现为（　　）

　　A. 有菌落生成　　　　　　　　　　　　B. 有大量菌落生成

　　C. 有集落生成　　　　　　　　　　　　D. 与阴性对照菌落数有显著性差异

　　E. 与阴性对照集落数有显著性差异

5. 致畸作用的毒理学特点是（　　）

　　A. 有致畸敏感期，剂量反应关系曲线陡峭，物种差异明显

　　B. 无致畸敏感期，剂量反应关系曲线陡峭，物种差异明显

　　C. 有致畸敏感期，剂量反应关系曲线平缓，物种差异明显

　　D. 无致畸敏感期，剂量反应关系曲线平缓，物种差异明显

　　E. 有致畸敏感期，剂量反应关系曲线平缓，无物种差异

6. 下列不属于基因突变的是（　　）

　　A. 颠换　　　　　　　　B. 转换　　　　　　　　C. 倒位

　　D. 移码突变　　　　　　E. 大段损伤

7. 致畸作用的敏感期是（　　）

　　A. 着床期　　　　　　　B. 器官发生期　　　　　C. 胎儿期

　　D. 新生儿期　　　　　　E. 胚泡形成期

二、简答题

1. 简述遗传毒理学评价中，确定试验可入选的原则。

2. 简述化学致癌物筛查的基本思路。

3. 简述 Ames 试验的原理。

书网融合……

思政导航　　　　　　本章小结　　　　　　题库

第四章 中药机制毒理学

PPT

 学习目标

知识目标

1. 掌握 中药机制毒理学的概念及核心问题。

2. 熟悉 机体对有毒中药进行生物转运的途径和过程。

3. 了解 有毒中药的毒性作用机制。

能力目标 通过本章的学习，使学生熟悉中药机制毒理学的概念，了解有毒中药在机体内的 ADME 过程及有毒中药的毒性作用机制。

素质目标 通过本章学习，认识、理解中药机制毒理学，初步具备开展中药机制毒理学研究的科研素养和创新能力。

中药机制毒理学是研究有毒中药对机体产生损害作用的细胞、生化和分子机制。中药机制毒理学与中药描述毒理学、中药管理毒理学共同构成中药毒理学的三大支柱。中药机制毒理学的主要任务是探讨有毒中药引起生物系统毒性效应的过程，为阐明有毒中药毒性作用本质、预测毒性，建立有效预防中毒措施及指导临床安全用药提供依据。

中药机制毒理学的核心问题是毒性物质与机体的交互作用。一方面，机体通过一系列毒性中药代谢动力学过程而影响毒性物质（或其代谢产物）的去向和结局，并在不同水平上启动应答防御与修复机制，以保护内环境的稳定。另一方面，中药毒性物质（或其代谢产物）通过一系列毒性中药效应动力学过程，与体内靶分子发生共价结合（如 DNA、蛋白质等生物大分子）或非共价结合（如膜受体、细胞内受体或某些酶等），甚至发生自由基反应等，最终导致机体分子、细胞和组织在结构和功能上的紊乱，从而对机体造成损伤。

具体而言，有毒中药的毒性作用机制包括：①有毒中药如何经吸收进入机体并通过多种屏障转运至一个或多个靶部位；②进入靶部位的有毒中药或其活性代谢物、自由基（终毒性中药）如何与体内靶分子发生交互作用；③终毒物如何引起机体分子、细胞和组织水平功能和结构的紊乱；④机体如何启动不同水平的修复机制应对及当机体修复功能低下或毒性作用所造成的结构或功能紊乱超出机体修复能力时会对机体产生何种损害。

有毒中药从环境进入机体到产生有害效应，可分为三个阶段。

（1）接触相（exposure phase） 即有毒中药的成分、理化性质、接触浓度或剂量，以及进入体内的途径等。

（2）中药毒代动力学相（toxicokineties phase） 即有毒中药进入体内的吸收、分布、转化和排泄过程。

（3）中药毒效动力学相（toxicodynamics phase） 即指有毒中药与机体内源靶分子相互作用，引起毒效应的过程。

有毒中药对哪些靶器官或组织产生有害作用取决于其毒性成分、理化性质以及与靶分子的亲和力；引起毒作用的性质和毒性强度，取决于毒性成分在体内的生物转化及其在靶器官或靶组织的剂量。

中药机制毒理学研究资料主要有以下用途：①阐明有毒中药对机体产生毒性的作用机制。根据对有毒中药的一般作用机制和在不同物种体内生物转化差异的了解，即可准确预测有毒中药对不同物种的相对毒性作用，为毒作用的外推、证实在实验动物观察到的效应是否直接与人相关提供科学依据。②预测有毒中药毒性作用的结果，建立防控或对抗毒性效应的措施，有助于有毒中药相关制剂的开发和临床安全合理用药的指导。同时，对于有毒中药，明确其毒性作用机制，可通过合理配伍降低其毒性。如附子具有回阳救逆、补火助阳的功效，可用于亡阳虚脱、心阳不足等症；临床用药时可通过辨证论治、合理配伍，使中药达到减毒而不失效的效果，如四逆汤中附子、干姜和甘草合用，干姜中的6-姜酚、甘草中的甘草酸可以降低附子中的乌头碱类成分的心脏毒性。

◈ 第一节　体内的生物转运

毒性中药代谢动力学或中药毒代动力学是研究机体对有毒中药作用及其规律的一门交叉科学。生物机体对于有毒中药的作用包括吸收（absorption）、分布（distribution）、代谢（metabolism）和排泄（excretion），简称为 ADME 过程。其中吸收、分布和排泄具有共性，即都是毒性中药穿越生物膜的过程，其本身的结构和性质不发生变化，故统称为生物转运（biotansportation）。代谢则不同，是有毒中药在细胞内发生一系列化学结构和理化性质改变而转化为新衍生物的过程，故称之为生物转化（biotransformation）或代谢转化（metabolic transformation）。由于有毒中药转化为新衍生物及其被排泄到体外的结果都是使其原形在体内的数量减少，故代谢与排泄过程又合称为消除（eliminaion），是中药毒代动力学研究中普遍使用的概念。ADME 各过程之间密切关联，彼此相互影响，通常可以同时发生。毒性中药的吸收、分布、代谢及排泄等体内过程，决定了其毒性反应的发生、发展和消除。

中药毒代动力学研究目的在于：①描述中药毒性反应与毒性剂量间的量-效关系；②了解中药中毒剂量与吸收率之间的关系；③确定中毒时中药在体内的蓄积部位与程度（时-效关系），预测其毒性作用的靶器官（组织），并解释中毒机制；④明确重复给药对毒代动力学的影响；⑤明确是中药本身还是其代谢产物引起的毒性反应。机体对有毒中药进行生物转运和生物转化的途径如图 4-1 所示。

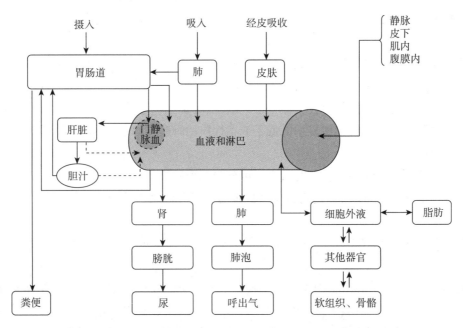

图 4-1　机体对有毒中药进行生物转运和生物转化的途径

一、吸收

有毒中药通过机体细胞膜进入血液循环的过程称为吸收。吸收的主要部位是胃肠道、肺和皮肤。其中毒性中药通过胃肠道吸收多数是被动转运形式，因此脂溶性大、解离度小的药物更容易被吸收。此外不同中药剂型可对毒性中药的吸收产生不同影响，剂型不同，吸收程度和速度不同，吸收速度快且吸收量多的药物产生更明显的毒性反应。不同剂型其毒性反应相差悬殊，常用剂型毒性反应风险大小排序为：静脉注射剂 > 肌内注射剂 > 酒剂、汤剂、合剂 > 糖浆剂、混悬剂 > 散剂 > 微丸、颗粒剂 > 水丸 > 糖衣片 > 蜜丸。但也有例外，如乌头类及一些含生物活性物质的中药，其毒性成分可因加热而破坏，汤剂毒性消失或减弱；也有的中药加热后毒性反而增强，如山豆根；苦杏仁中苦杏仁苷被肠道微生物水解产生较多的氢氰酸，所以苦杏仁口服的毒性大于静脉注射。

（一）经胃肠道吸收

胃肠道是毒性中药吸收最主要部位之一，许多环境毒性中药进入食物链，并与食物一起从胃肠道被吸收。毒性中药的吸收可发生于整个胃肠道，甚至是在口腔和直肠中，但主要在小肠，其次是胃。

1. 胃　毒性中药在胃内吸收主要通过简单扩散过程。对于弱有机酸和弱有机碱，只有大多数以非解离态存在时才易于吸收，因此它们的吸收速率与程度取决于自身的 pK_a 和胃肠道内的 pH。由于胃液酸度极高（pH 1.0 ~ 2.0），弱有机酸类物质多以未能解离形式存在，所以容易吸收；但弱有机碱类物质，在胃中离解度较高，一般不易吸收。

2. 小肠　小肠内的吸收主要也是通过简单扩散。小肠内酸碱度相对趋向中性（pH 6.6），化学物解离情况与胃内不同。例如，弱有机碱类在小肠主要呈非解离状态，因此易被吸收。弱有机酸与此相反，例如苯甲酸在小肠中不易被吸收。但事实上由于小肠具有极大表面积，绒毛和微绒毛可使其表面积增加600 倍左右，因此小肠也可吸收相当数量的苯甲酸。此外，小肠黏膜还可以通过滤过过程吸收分子量为100 ~ 200Da 以下的小分子，胃肠道上皮细胞亦可通过胞饮或吞噬过程吸收一些颗粒状物质。存在于肠道黏膜上皮细胞刷状缘膜上的主动转运蛋白多药耐药蛋白 1（MDR1）和 乳腺癌耐药蛋白（BCRP）可将其底物（如环胞霉素、紫杉醇、长春新碱、秋水仙素等）由细胞内排回肠腔，使它们难以被吸收，而通过抑制 MDR1 活性可以提高抗肿瘤药物的疗效。此外，经胃肠道吸收的化学物通过门静脉系统首先到达肝脏，进行生物转化后，再进入体循环，这种现象称为首过消除（first pass elimination）。可使经体循环到达靶器官的毒性中药原型数量减少，明显影响其所致毒效应的强度与性质。

3. 影响毒性中药经消化道吸收的因素　除了与胃肠道内的酸碱度有关外，还受下列因素影响：①化学物的结构和理化性质；②胃肠蠕动情况；③胃肠道内的食物；④肠道菌群。

（二）经呼吸道吸收

呼吸道是吸收气体（挥发性药物）和粉尘等有毒中药的主要途径，肺是主要的吸收器官。从鼻腔到肺泡，整个呼吸道各部分由于结构不同，对药物的吸收情况也不同，以肺泡吸收为主。化学物经肺吸收的速度相当快，仅次于静脉注射。另外，经呼吸道吸收的化学物可直接经肺静脉进入全身血液循环，并在全身组织器官分布，避免了肝脏的首过消除作用，故毒性较强。

中药如斑蝥、砒霜、生半夏、生南星的粉末和巴豆蒸汽，均可经口、鼻吸入肺部，并迅速进入血液循环，其吸收速度是毒性中药进入胃肠血液循环的 20 倍。生草乌可导致犬呼吸频率加快、呼吸幅度增大。

（三）经皮吸收

皮肤是将机体与环境有害因素分隔开来的主要屏障。皮肤主要由表皮层和真皮层构成。中药中一些膏剂、擦剂、栓剂等外用剂型，主要通过皮肤进行吸收。其中位于表皮最上层的角质层含有紧密堆积的死亡角化细胞，是毒性中药经皮吸收的限速屏障。毒性中药经皮吸收的方式主要有简单扩散和被动扩散两种形式。

1. 简单扩散 即通过表皮屏障或皮肤附属器如汗腺、皮脂腺和毛囊吸收。

2. 被动扩散 化学物在进入皮肤的毛细血管和淋巴管之前必须穿过数层细胞，决定被皮肤吸收速率的关键部位是角质层。所有毒性中药都是通过被动扩散穿过角质层的，其过程分为 2 个阶段。

（1）第一阶段为穿透阶段 即穿透角质层的屏障作用，但速度较慢。人类角质层较厚的部位（如手掌、足底）吸收较慢，阴囊、腹部皮肤较薄，毒性中药较易被吸收。在通过角质层时，脂溶性毒性中药透过角质层的速度与其脂/水分配系数成正比，水溶性毒性中药的吸收与其分子量有关，分子量较小的较易穿透角质层而被吸收。

（2）第二阶段为吸收阶段 须经过皮肤的颗粒层、棘细胞层、基底层和真皮，各层细胞都是孔状结构，不具备屏障功能，毒性中药极易透过，然后通过真皮的大量毛细血管和毛细淋巴管进入全身血液循环。这些细胞层中含有非选择性的多孔水相扩散介质，其屏障作用远小于角质层。

在表皮层毒性中药被吸收的速率取决于局部血流、空隙液体运动等。毒性中药通过角质层是经皮吸收的关键，因此毒性中药腐蚀角质层后，被吸收的速率将显著加快。角质层的含水率也影响毒性中药吸收，如角质层含水率增加 3～4 倍，则由于组织变得紧凑，毒性中药吸收速率可增加 2～3 倍。

（四）经其他途径吸收

毒性中药除通过上述三种途径吸收外，毒理学试验还经常采用静脉、腹腔、皮下、肌内注射等途径染毒实验动物。静脉注射可使受试物直接入血，不存在吸收过程，往往导致最为迅速、明显的毒效应。腹腔血液供应丰富、表面积很大，故经腹腔注射的受试物吸收速度快，吸收后主要经门静脉进入肝脏，再进入体循环。皮下、肌内注射易受局部血液量和毒性中药剂型的影响，吸收速度相对较慢，但可以直接进入体循环。

中药可通过呼吸、皮下、胃肠道及静脉等各种途径进入机体，对血管产生毒性，其首先与血管细胞接触后再到达各自的靶部位发挥血管毒性。如乌头生物碱类主要是双酯型生物碱，可引起心律失常、心悸、胸闷气急等；含砷药物砒霜、雄黄等可造成各种房室传导阻滞。

二、分布

分布（distribution）是指有毒中药通过吸收部位进入血液或其他体液后，由循环系统运送到全身各脏器组织的过程。进入血液的毒性中药在某些组织蓄积而浓度较高，如果毒性中药对蓄积器官造成毒性损伤，即称这些器官为靶器官；未显示明显的毒作用，则这些组织器官被称为贮存库（storage depot）。中药被吸收入血后通过血循环向各器官、组织、细胞扩散的程度取决于血流量的大小以及组织器官部位的血管通透性。

（一）毒性中药在组织器官中的分布

毒性中药在机体内的分布往往并不均匀，到达各组织器官的速度也不相同。组织器官的血流量及毒性中药与组织器官的亲和力是影响其分布的关键因素。在初始分布阶段，影响分布的主要因素是组织器官的血流量，之后取决于化学物与组织器官的亲和力。随着时间的推移，在受到毒性中药经膜扩散速率及其与器官组织亲和力的影响下，还可能发生再分布（redistribution），即毒性中药首先分布到血流量大的组织器官，然后再向肌肉、皮肤或脂肪等血流量少的组织器官转移的现象。

（二）毒性中药在组织中的贮存

当毒性中药的吸收速度超过代谢与排泄的速度，以相对较高的浓度富集于组织器官的现象称为蓄积

（accumulation）。毒性中药在体内的贮存具有双重意义：①对急性中毒具有保护作用，可减少在靶器官中的化学物的量。②具有潜在的危害。任何毒性化学物在蓄积部位的浓度都与血浆的浓度保持平衡，当血液中游离毒性化学物被清除后，贮存库中的化学物与血浆中的游离型化学物间的动态平衡被打破，蓄积部位的毒性化学物可能被稀释放入血液，成为游离型化学物的来源，具有潜在的危害。中药毒性成分可与机体某些部位结合，或溶解在机体某些部位，只有游离型成分可通过机体的某些部位，呈结合型或溶解型的毒性中药可明显改变其分布的特征。

1. 与血浆蛋白结合作为贮存库 血浆中各种蛋白质都可以结合大量的毒性中药，其中，白蛋白结合能力最强，可与各类型化学物结合。由于血浆蛋白的相对分子质量大，任何与之结合的毒性中药不易跨膜转运，导致与血浆蛋白结合的毒性物质无法立即分布到组织器官中，因此可延缓消除过程及延长毒性中药的毒效应。由此，毒性中药与血浆蛋白的结合可以认为是毒性中药的暂时贮存库，是机体的一种保护机制。毒性中药与血浆蛋白结合后，具有以下特点。

（1）可逆 毒性成分与血浆蛋白的结合是可逆的，其在血液中维持结合与游离的动态平衡。游离型毒性成分被吸收进入血液后，部分与血浆蛋白结合，但随着其游离型浓度的降低（分布到组织或被消除），与血浆蛋白结合的毒性成分又可解离。

（2）储存 游离型毒性成分与血浆蛋白结合后毒理活性暂时消失，结合物分子变大不能通过毛细血管壁而暂时"储存"在血液中，使其不能到达靶位发挥作用。

（3）置换 毒性成分与血浆蛋白结合特异性低，而可供毒性成分结合的血浆蛋白及结合位点有限，两个毒性成分可能竞争与同一蛋白结合而发生置换现象。

2. 肝脏和肾脏作为贮存库 肝脏和肾脏既是机体内化学物代谢和排泄的重要器官，又是某些外源化学物贮存的重要场所。肝脏和肾脏的细胞中含有一些特殊的结合蛋白，肝脏和肾脏与外源化学物的亲和力较强，例如，肝脏存在配体蛋白类（ligandin）谷胱甘肽-S-转移酶和 Y 蛋白（Y-protein），能与许多有机酸、一些有机阴离子、偶氮染料及皮质类固醇结合，使这些有毒的化学结合物在肝脏中贮存。

肾脏由于其特殊的结构和功能，对药物的毒性作用极具易感性，是药物毒性作用极为常见的靶器官。马兜铃科关木通长期使用引发的肾毒性主要为急性或亚急性进行性、不可逆性肾功能损害，日久导致肾功能衰竭。中药光慈菇中的秋水仙碱、秋水仙胺可导致急性肾小球肾炎。

3. 脂肪组织作为贮存库 脂肪组织是脂溶性有机物易于分布和蓄积的场所。脂溶性毒性中药能大量贮存在脂肪中而不显示毒效应，对机体具有一定的保护作用，只有在脂肪被动用、外源化学物重新成为游离状态时，才会显示毒效应。许多毒性中药成分具有很高的脂溶性，进入体内后很容易通过生物膜进入组织细胞。因此，亲脂性毒性成分易分布于脂肪组织，甚至蓄积储存起来。

4. 骨骼组织作为贮存库 骨骼组织中某些成分与某些外源化学物有特殊亲和力，因此这些物质在骨骼中的浓度很高，骨骼也可作为这些物质贮存沉积的场所，一些矿物类的毒性中药，如朱砂、雄黄、芒硝等溶解后，释放出来的无机元素与骨骼表面物质发生交换，并沉积在骨骼组织中储存。

（三）毒性中药在分布过程中的屏障

造成毒性中药在各器官中分布不均衡的另一因素是机体的很多部位对于毒性中药的透过具有明显的屏障作用，因此不受或较少受到这些毒性中药的危害。屏障是机体阻止或延缓外源性化学物由血液进入某种组织器官的一种生理保护机制。机体内较为重要的屏障有血-脑屏障（blood-brain barrier，BBB）、胎盘屏障（placental barrier）等，但这些屏障均不能有效地阻止亲脂性物质的转运；还有血-眼屏障、血-睾屏障等也可以保护相关组织或器官，使其减少或免受外源化学物的损害。

毒性中药作用于生殖细胞或作用于胚胎或胎儿，引起细胞死亡，生物合成减少，分化程度改变，形态发育障碍，最终表现为胚胎生长迟缓、功能不全、结构畸形甚至死亡。高剂量草乌和乌头碱可影响体外大鼠胚胎生长发育和器官形态分化，诱发以心脏和神经系统为主的器官畸形；朱砂、轻粉长期使用造成汞蓄积，可引起早期胚胎毒性。

三、排泄

排泄（excretion）是毒性中药及其代谢产物经由不同途径排出体外的过程，是机体物质代谢全部过程中的最后一个环节。毒性中药的排泄过程包括对化学物原型和其代谢产物以及结合物的排泄。毒性中药可通过不同的途径排出体外，主要经尿、粪便和呼出气排出，有些化学物还可通过分泌腺随乳汁、汗液、唾液、毛发和指甲等排出体外。

（一）经肾排泄

肾是排泄毒性中药最重要的器官，其主要排泄机制有肾小球滤过、肾小管重吸收和肾小管分泌。

1. 肾小球滤过和肾小管重吸收　肾小球滤过是一种被动转运，肾小球毛细血管有较大的膜孔（70nm），除相对分子质量大的（超过 60 000Da）或与血浆蛋白结合紧密的物质外，大部分毒性中药或其代谢产物均可经肾小球滤过到达肾小管，进入肾小管腔的化学物随尿液排出体外或被肾小管重吸收。脂/水分配系数高的毒性中药可以以简单扩散的方式进入肾小管上皮细胞并被重新吸收入血液，而水溶性高的毒性中药则随尿液排泄。弱酸性物质在 pH 较高、弱碱性物质在 pH 较低的尿液中多数处于解离状态，可被大量排出体外。因此，可以使用药物改变尿液的 pH，以促进特定毒性中药的排泄。如弱酸性的马兜铃酸类化合物中毒时用碳酸氢钠碱化尿液可促使其排出体外。

2. 肾小管分泌　多为主动转运过程，与蛋白结合的毒性中药也可经此方式转运。被分泌到肾小管腔内的毒性中药可经尿液排出体外，也可被重吸收。与其他主动转运系统一样，经肾小管分泌的毒性中药也存在竞争现象。经肾小球滤过的小分子血浆蛋白也可被肾近曲小管重吸收。如果毒性中药与这些血浆蛋白结合，就可造成近曲小管的损伤。

（二）经粪便排泄

粪便排泄是毒性中药排出体外的另一个主要途径。进入胃肠道的化学物可通过以下几种途径随粪便排出。

1. 混入食物中的化学物　经胃肠道摄入，但未被吸收的毒性中药可与没有被消化吸收的食物混合，随粪便排泄。

2. 随胆汁排出的化学物　这是经粪便排泄毒性中药的主要来源。各种毒性中药在胃肠道中被吸收后，随同血液通过门静脉系统进入肝并进行生物转化。经过生物转化形成的代谢产物及某些毒性中药原型可以直接排入胆汁，最终随粪便排出体外。有些药物分子如强心苷类药物经肝脏代谢后排入胆并随胆汁到达小肠被水解，游离型分子被重吸收，这个过程称为肝肠循环（hepatoenteral circulation）。对于该类成分的毒性中药应注意用药量。

3. 肠道排泄的化学物　毒性中药可经被动扩散从血液直接转运至小肠，也可在小肠黏膜经生物转化后排入肠腔。小肠细胞的快速脱落是化学物进入肠腔的另一种方式。肠道排泄的过程相对缓慢，生物转化速率低，肾、胆汁清除量少的物质主要以此种方式排泄。在大肠还存在有机酸和有机碱的主动排泄系统，肠道菌群是粪便的主要成分之一，肠道菌群可摄取毒性中药并对其进行生物转化，粪便中的许多化学物都是细菌的代谢产物。

（三）经肺随呼出气排泄

许多气态外来化合物可经呼吸道排出体外。例如，一氧化碳、某些醇类和挥发性有机化合物都可经肺排泄。经肺排泄的主要机制是简单扩散，排泄的速度主要取决于肺泡壁两侧有毒气体的分压差、呼吸速度和肺部的血流速度。溶解于呼吸道分泌液的外来化合物和巨噬细胞摄入的颗粒物质，将随呼吸道表面的分泌液排出。

（四）其他排泄途径

如乳汁、唾液、汗腺、肺、肠道等。乳汁的 pH 略低于血浆，许多能进入乳腺的碱性毒性中药成分可从乳汁排泄。

第二节 有毒中药的毒性作用机制

有毒中药对生物机体的毒性作用主要取决于其暴露途径和程度，还与化学物的结构性质、机体的遗传学差异、环境因素、化学物的联合作用等有关。有毒中药毒性成分、毒作用及其特征的定性和定量描述，对于全面探讨和评价其潜在风险是非常必要的。在此基础上，充分阐明有毒中药的毒性作用机制，可以更加清楚地解释描述毒理学研究资料，有助于准确评估有毒中药和中药有毒成分毒性效应的发生概率和特征，发现中毒的诊断指征、明确诊断标准，制定中毒的预防和救治策略，为其合理应用提供理论依据；同时，对毒性中药毒性作用机制的研究还有利于对生物机体基本生理、生化过程及疾病病理过程的深入认识。

由于毒性中药种类和数量繁多，大多数毒性中药的毒作用机制尚未完全阐明，有毒中药的毒作用机制研究更是如此。一些比较确定的研究表明，不同毒性中药的毒作用机制不完全相同，而且其复杂程度亦存在较大差异。目前认为，多数毒性中药毒作用的发生至少经历如下过程：毒性中药的 ADME 过程；进入靶部位的终毒性中药与内源性靶分子发生相互作用；毒性中药引起机体分子、细胞和组织器官水平功能和结构的紊乱；机体启动不同修复机制以应对毒性中药的毒作用，但当机体修复功能低下或毒性中药引起的功能或结构紊乱超过了机体的修复能力时，机体即会出现组织坏死、肿瘤等损害作用。毒性中药也可以通过影响基因的转录、mRNA 的降解和翻译等过程来调控基因的表达，这是表观遗传调控模式（图 4 - 2）。

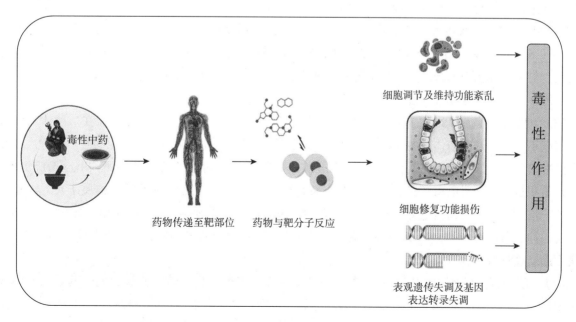

图 4 - 2 有毒中药毒作用的发生机制

一、毒性中药从暴露部位到靶部位

（一）从暴露部位进入体循环

1. 毒性中药的吸收 绝大多数毒性中药是通过细胞扩散穿越上皮屏障到达毛细血管，其吸收率与其在吸收表面的浓度有关，取决暴露速率及化学物的溶解度。毒性中药吸收率与暴露部位的面积、发生吸收过程的皮肤特征（如皮肤角质厚度、上皮下微循环）以及毒性中药的理化性质有关。脂溶性通常是影响毒性中药吸收的最重要理化特征。一般而言，脂溶性化学物比水溶性化学物更容易被吸收。

2. 毒性中药进入体循环前的清除 毒性中药从机体暴露部位转运到体循环过程中可能被清除，常见的有从胃肠道吸收的化学物，这些化学物在通过体循环分布到达机体其他部位之前，首先要通过胃肠道黏膜细胞、肝和肺。肠上皮细胞和肝细胞均含有丰富的药物（毒性中药）代谢酶和药物（毒性中药）转运蛋白。毒性中药经胃肠道吸收进入体循环之前，一部分在药物（毒性中药）转运蛋白的作用下从肠上皮细胞快速泵回肠腔，另一部分在肠肝药物（毒性中药）代谢酶的作用下迅速代谢，最终只有一部分毒性中药可越过黏膜屏障进入体循环。

（二）从体循环进入靶部位

进入体循环并溶解在血浆中的中药毒物通过毛细血管内皮经水相细胞间隙和穿细胞孔道（又称细胞窗孔），再穿越细胞膜而进入细胞外间隙进行扩散分布。影响毒性中药分布的主要因素包括脂溶性、分子大小与形状和电离度。脂溶性化合物迅速通过扩散进入细胞，而高度离子化和亲水性的中药毒物（如筒箭毒碱和氨基糖苷）主要局限于细胞外空间，除非有特异的膜载体系统可用于转运这类毒性中药。毒性中药通过分布过程到达其作用靶部位，也可能分布到增毒的部位，通常是细胞内酶所在部位，也是终毒性中药形成部位。某些机制促进毒性中药分布到靶部位，而另一些机制妨碍毒性中药分布到靶部位。

1. 促进毒性中药分布到靶部位的机制

（1）**毛细血管内皮的多孔性** 肝脏和肾小管周围毛细血管具有较大的孔道（直径为 $50 \sim 150nm$），可容许与蛋白质结合的中药毒物通过，有利于化学物在肝脏与肾脏的蓄积。

（2）**专一化穿质膜转运** 毒性中药可通过专一化离子通道和膜转运蛋白转运到细胞内靶部位。例如，$Na^+ - K^+ - ATPase$ 促进一价铊离子的蓄积，电压门控的钙通道容许阳离子如铅或钡离子进入，可兴奋细胞。借助载体蛋白的转运，百草枯进入肺细胞，$\alpha-$覃毒环肽和微囊藻毒素进入肝细胞，赭曲霉素和汞离子的半胱氨酸结合物进入肾小管细胞。

（3）**细胞器内的蓄积** 具有可质子化的氨基和亲脂特征的两性中药毒物可蓄积在溶酶体和线粒体内并引起不良效应。溶酶体中的蓄积是通过 pH 陷阱（trapping）作用（即非质子化的胺扩散进入酸性细胞器内部被质子化，从而阻止其外流）。胺与溶酶体磷脂的结合削弱了其降解作用，引起磷脂沉着症。线粒体蓄积过程是通过电离子渗透来实现的，胺在膜间腔（线粒体逐出质子处）被质子化，由此形成的阳离子借助此处强烈的负电势（$-220mV$）而进入基质腔，损害 $\beta-$氧化与氧化磷酸化过程。例如，重要的抗心律失常药胺碘酮（amiodarone）通过"陷落"进入肝溶酶体和线粒体中，分别引起磷脂沉着症、微囊型脂肪变性及其他肝损害。

（4）**细胞内色素的结合作用** 黑色素是一种细胞内的多聚阴离子芳香族聚合物，其具有的结合作用是某些化学物，如有机和无机阳离子及多环芳烃，蓄积在含色素细胞中的一种机制。这种结合作用是可逆的。黑色素结合毒性中药的释放被认为是引起氯丙嗪和氯相关的视网膜毒性、MPTP（1－甲基－4－苯基－1,2,3,6－四氢吡啶，神经毒剂）和锰引起的黑质神经元损害，以及多环芳香化合物导致黑色素瘤的原因。

2. 妨碍毒性中药分布到靶部位的机制

（1）血浆蛋白的结合　一旦毒物，如 DDT（双对氯苯基三氯乙烷）和 TCDD（四氯二苯并–p–二噁英），与血浆高相对分子质量蛋白质或脂蛋白结合，就不能透过毛细血管扩散，即使其透过孔道离开血液，亦难以渗透过细胞膜。绝大多数中药毒物必须与蛋白质解离才能离开血液进入细胞。因此，化学物与血浆蛋白的牢固结合推迟了毒作用的产生和延长排除过程。

（2）专一化的屏障　脑毛细血管具有很低的水渗透性，因为它们的内皮细胞缺乏孔道并通过极其紧密的连接联系在一起。这种血–脑屏障能阻止除了能被主动转运的化学物外的其他亲水化学物进入大脑。生殖细胞与毛细血管被多层细胞分隔，精母细胞被支持细胞包裹，这种细胞紧密联结形成血–睾屏障，可阻止水溶性毒性中药进入生殖细胞。妊娠期母体和胎儿之间的胎盘屏障可限制亲水性毒性中药从母体进入胎儿。但上述屏障对脂溶性毒性中药均无效。

（3）蓄积部位的分布　中药毒物蓄积在某些组织或细胞中却不产生毒作用。例如，高亲脂性的物质如氯代烃杀虫剂蓄积在脂肪细胞中，而铅通过取代羟磷灰石中的钙而沉积在骨骼中，这种蓄积作用减少了中药毒物在其靶部位的利用度，而作为一种暂时的保护机制。然而，当脂肪快速消耗时，杀虫剂可从脂肪细胞中释放，重新进入体循环并分布到神经组织等靶部位，这可能是暴露于杀虫剂的鸟类迁徙期间和冬季食物受限时死亡的原因之一。

（4）与细胞内结合蛋白的结合　毒性中药与细胞内非靶部位的蛋白结合也能暂时减少其在靶部位的浓度。例如，在急性镉中毒时金属硫蛋白与镉结合，可减轻镉对细胞的毒作用。

（5）从细胞内排出　细胞内的毒性中药可转运回细胞外间隙。这种现象发生于脑毛细血管内皮细胞。这些细胞在其腔膜上含有一种 ATP 依赖的膜转运蛋白，称为多种药物耐受蛋白或 P–糖蛋白，这种蛋白可将化学物从细胞内排出，对血–脑屏障具有重要作用。卵母细胞、肠上皮细胞、肝细胞和肾小管上皮细胞均包含丰富的 P–糖蛋白。胎盘组织丰富的 P–糖蛋白对阻止环境致畸物通过胎盘屏障引起对胎儿的损害具有重要的保护作用（图 4–3）。

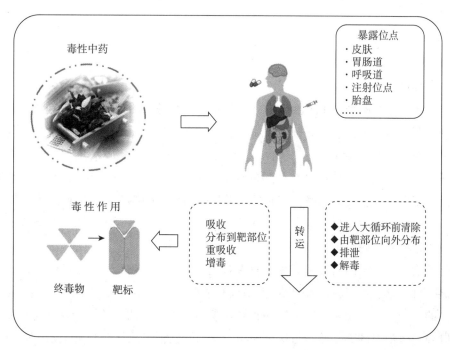

图 4–3　毒性中药的传递过程

二、终毒物与靶分子的反应

毒作用是由终毒物与靶分子的反应所介导的，在不同生物学组织结构水平（如靶分子本身、细胞器、细胞、组织和器官，甚至整个机体）上引起的功能失常与损伤。终毒物与靶分子的交互作用触发毒作用时须考虑4个方面：①靶分子的属性；②终毒物与靶分子之间反应的类型；③终毒物对靶分子的效应；④必须考虑终毒物改变生物学微环境，如关键内源分子、细胞器、细胞和器官的微环境（非终毒性中药与靶分子反应）所引起的毒性（图4-4）。

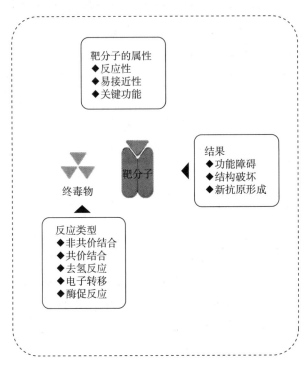

图4-4 终毒性中药与靶分子的反应

（一）靶分子的属性

认识与鉴别参与毒作用的靶分子虽然重要，但要获得一个潜在的靶分子的清单几乎是不可能的。具有毒理学意义的重要靶标是大分子，如核酸（特别是 DNA）和蛋白质。在小分子中，膜脂质最为常见，而辅因子如辅酶 A 和吡哆醛较少涉及。

内源性分子作为一个靶分子必须具有合适的反应性和（或）空间构型，以容许终毒物发生共价或非共价反应。而为了发生这些反应，靶分子必须接触足够高浓度的终毒物，因此，处于反应活性化学物邻近或接近其形成部位的内源性分子常常是靶分子，具有反应活性代谢物的第一个靶分子是催化这些代谢物形成的酶或邻近的细胞内结构。

并非所有化学物与靶分子的结合都会发生有害效应。CO 通过与亚铁血红蛋白结合而引起毒性，也可与细胞色素 P450 的铁结合，而极少出现或不出现有害效应。终毒物与细胞内各种蛋白共价结合（包括酶和结构蛋白的结合）已经被证实，但哪一种蛋白参与有毒理学意义的结合目前还不确定。乙酰氨基酚引起的某些肝线粒体蛋白的芳基化，与这种药物引发的肝损害可能具有因果关系，因为乙酰氨基酚的非肝毒性异构体与这些蛋白质不易发生共价结合。相反，由乙酰氨基酚引起的许多胞质蛋白的芳基化可能是不重要的，因为这种药物的非肝毒性异构体也可以芳基化这些蛋白质。不出现不良后果的蛋白质共价结合甚至可能代表某种形式的解毒（通过占有具有毒理学意义的靶分子）。

（二）反应的类型

终毒物可以非共价或共价的形式与靶分子结合，也可通过去氢反应、电子转移或酶促反应而改变靶分子。

1. 非共价结合（noncovalent binding）　这类结合可能是由于非极性交互作用或氢键与离子键的形成，具有代表性的是终毒物与膜受体、细胞内受体、离子通道以及某些酶等靶分子的交互作用。由于这些化学物原子的空间排列，使它们可与内源性分子的互补部位结合，因而表现出毒作用。非共价结合的键能相对较低，所以这种结合通常是可逆的。如马钱子中的士的宁与甘氨酸受体结合等。

2. 共价结合（covalent binding）　由于共价结合的键能较高，通常是不可逆的，可持久地改变内源分子，因此具有重要的毒理学意义。共价加合物的形成常见于亲电毒性中药，如非离子和阳电子亲电物以及自由基阳离子。这些毒性中药也可与生物大分子如蛋白质和核酸中的亲核原子发生反应。

3. 去氢反应（hydrogen abstraction）　自由基可迅速从内源化合物去除氢原子。将这些化合物转变为自由基。例如，从巯基化合物（R—SH）去除氢形成硫基自由基，这种自由基是其他巯基氧化产物如次磺酸（R—SOH）和二硫化物（R—S—S—R）的前身。自由基能从游离氨基酸或蛋白质氨基酸残基的 CH_2 基除去氢，转变为羰基化合物。这些羰基化合物与胺类反应，形成与 DNA 或其他蛋白质的交联。从 DNA 分子中的脱氧核糖去除氢产生 C-4′-自由基，这是 DNA 断裂的最初步骤。

4. 电子转移（electron transfer）　部分中药毒物能将血红蛋白中的 Fe^{2+} 氧化为 Fe^{3+} 形成高铁血红蛋白血症。例如，亚硝酸盐能氧化血红蛋白，而 N-羟基芳胺（如氨苯砜羟胺）酚类化合物（如 5-羟伯氨喹）和肼类（如苯肼）与氧合血红蛋白共氧化，形成高铁血红蛋白与过氧化氢。

5. 酶促反应（enzymatic reaction）　少数毒素通过酶促反应作用于特定靶蛋白。例如，蛇毒含有破坏生物分子的水解酶如蛋白水解酶，可破坏纤维蛋白原，引起严重出血。

总之，大多数终毒物借助其化学反应性作用于内源性分子上，具有一种类型以上反应性的毒性中药可以通过不同机制与不同的靶分子反应。例如，醌类可以作为电子受体启动巯基氧化或导致脂质过氧化的自由基反应，同时也可以作为软亲电物共价键合于蛋白巯基。

三、终毒物扰乱细胞的调节及维持致毒

有毒中药与靶分子反应可能会引起细胞功能失调，细胞器官的协调活动依赖于每个细胞执行精确的程序，长期程序决定细胞的命运，即细胞分裂、分化或凋亡；短期程序控制分化细胞进行的活动，决定其分泌成分的多少，转运或代谢的功能。只有当细胞具有完整的结构和功能，才能正确执行这些程序，因此当有毒中药引起细胞的调节功能紊乱时，必然会导致细胞毒性。

中药毒引起的细胞功能紊乱与靶分子功能有关，如靶分子与调节作用有关，可呈现出细胞活动失调；如靶分子行使细胞外部功能，则可影响其他细胞即由它组成的器官或系统的活动。

根据分子受影响的情况，中药毒物引起的细胞调节功能及维持功能紊乱可分为以下几种类型。

（一）终毒物引起细胞调节功能紊乱致毒

细胞受信号分子所调节，信号分子激活与信号转导网络所联系的细胞受体，而信号转导网络将信号传递给基因的调节区域或功能蛋白质，激活受体，导致通过磷酸化使特定的蛋白质发生化学修饰，从而激活或抑制蛋白质。控制细胞命运的程序主要影响基因表达，而调节日常活动的程序主要影响功能蛋白质的活性。

1. 信号转导失调　许多细胞外信号分子，如细胞因子、激素、生长因子等，最终都能作用于转录因子。转录因子磷酸化是最常见的活化机制。这些稳态反应是通过控制极其复杂的信号进程而实现的。

因而，当暴露于中药毒物分子时，这些细胞信号进程将受到干扰。信号干扰可以引起凋亡失调、过度或缺乏的炎症反应、肿瘤形成、发育不全、致畸及许多其他毒性反应。

在多细胞生物体中控制细胞功能是机体的一项重要生物功能。如果其控制过程出现异常，很可能导致疾病的发生。在有毒中药的影响下，细胞可发生一系列影响内稳态平衡的改变。细胞必须能够感知内稳态的改变并作出相应的反应，从而维持细胞的增殖、分化和凋亡等主要功能的相互协调。在细胞功能协调过程中或不能调节内稳态平衡时，细胞将增强适应性反应能力，诱导分解代谢酶的产生或激活细胞防御机制。细胞色素 P450 酶系就是细胞应对毒性损伤的例证之一，细胞维持内稳态平衡的过程被称为细胞信号转导途径，它是链接感受器（受体）和决定细胞命运的效应器（如转录因子、酶）的信号转导级联，多级的级联信号系统共同构成了复杂的生物网络系统，从而决定细胞的表型和细胞的生物学表现。例如，川楝子中川楝素在体内可以蓄积，且在肝脏蓄积较其他组织脏器明显，因此肝毒性更明显。川楝子的肝毒性机制与炎症反应、过氧化损伤、肝细胞毒性和激活肝细胞色素氧化酶 P450（CYP450）有关。此外，川楝子可使内脏淤血，脑血管扩张充血，脑胶质细胞和小血管周围间隙明显增加，从而导致神经毒性。

2. 信号产生失调 益肾填精类中药可调节下丘脑垂体激素，而垂体激素作用于外周内分泌细胞的表面受体，促进其分泌外周激素，同时垂体激素的产生又受到外周激素的负反馈调控。例如，肉苁蓉含有微量生物碱和结晶性中性物质，有提高垂体 – 肾上腺皮质系统功能的作用，并能促进抗体形成。

3. 细胞活动失调 细胞的活动由膜受体信号分子调控，膜受体通过调节 Ca^{2+} 进入胞浆或刺激细胞内第二信使，改变磷酸化蛋白的活性，并立即产生细胞功能改变的级联反应。钙超载作为多种毒性中药引起细胞损伤或死亡的最终共同通路这一概念已逐渐被接受。毒性中药诱导的细胞内钙浓度升高可以引起多种细胞改变。在早期、可恢复的细胞损伤阶段，这些改变包括细胞骨架改变和气泡形成、核染色质聚集、线粒体浓缩等，而晚期不可逆损伤主要以磷脂酶 A 活化和线粒体膜通透性改变为特征。

在细胞凋亡的情况下，胞内钙浓度升高导致钙依赖性核酸内切酶活化，引起 DNA 断裂，最终导致程序性细胞死亡；胞质钙浓度升高引发的坏死性细胞死亡以膜对不同离子的通透性改变、线粒体系统关闭、渗透压失调、非特异性 DNA 分解为特征。细胞钙失调也可引起细胞信号机制和基因活化改变，这些改变在毒性中药引起的细胞分化和致癌效应中发挥重要作用。

大量的研究表明，细胞 Ca^{2+} 浓度的持续增高可能活化各种不同组织和细胞的毒性机制，因而被称为"细胞死亡的最终共同途径"。例如，乌头类有毒中药具有遗传毒性和细胞毒性，其所含的双酯型生物碱（主要是乌头碱）可影响钙离子通路等相关基因表达，影响细胞代谢、凋亡、三联体转运活性、信号传导、细胞周期等活动，引起细胞骨架破坏，细胞内线粒体和内质网损伤、细胞能量代谢和神经递质分泌异常、细胞内环境紊乱和细胞内钙超载，从而导致心脏、神经系统、生殖系统等多个靶器官毒性。

（二）终毒物引起细胞维持功能紊乱致毒

细胞内维持功能受损：细胞为维持正常生存环境，必须合成内源性生物大分子，整合大分子复合物、细胞膜和细胞器以维持其内环境稳定，并产生能量供机体生命活动。终毒物可干扰这些功能，从而影响细胞的生存，导致细胞中毒死亡，其机制主要有以下几个方面。

1. 与关键细胞大分子结合 毒性中药与关键细胞大分子的共价结合是一种已被广泛接受的毒性中药引起细胞损伤的作用机制之一。活性代谢产物与细胞成分结合，继而引起组织坏死是毒性中药引起靶器官特异性损伤的原因之一。毒性中药通常与结构蛋白、关键酶、脂质和核酸结合。结合反应通常发生在亲电的活性中间产物和亲核的巯基、氮基或羟基基团之间。当共价结合超出了细胞修复能力时，人们认为这种结合是一种不可逆的过程。

中药毒物通常通过与生物体内关键大分子的相互作用来干扰细胞的生理进程，进而产生毒作用，常见的包括中药毒物与体内大分子通过非共价键结合而产生的可逆相互作用（如离子对、氢键、疏水性的相互作用等），中药毒物与生物大分子的非共价性相互作用与中药毒物自身特异的化学结构密切相关，包括中药毒物和生物大分子结合体的吻合程度及靶点中药毒物浓度。例如，雄黄的毒性主要是其水溶性成分 As_2O_3 所致，毒作用机制主要有：①与细胞中大分子巯基结合后影响细胞内多种酶活性，导致细胞呼吸代谢异常；②导致机体抗氧化抑制而氧化损伤加重；③As_2O_3 可与各种蛋白质分子的羧基、磷酸基、酚羟基等结合成砷－蛋白质复合物，导致活性蛋白功能障碍。

中药毒物或其亲电性活性代谢产物与蛋白质靶点的反应可能会导致各种毒理学的后果。这一反应取决于特定靶蛋白质和组织，与中药毒物结合的蛋白质不能发挥关键的作用，从而导致这些蛋白质所在细胞的功能障碍。当中药毒物剂量足够高时，其可以引起组织毒性和细胞死亡。此外，中药毒物共价修饰的蛋白质可以被宿主免疫系统视为外源物质，引起蛋白质自身的免疫响应和免疫过敏反应，如果免疫过敏反应强烈，则会产生靶组织毒性。

2. 细胞能量改变　细胞能量的产生和利用对于所有类型的细胞存活均至关重要，某些类型细胞，如脑细胞、心肌细胞、肾细胞等，当其产生和利用能量物质的能力下降时，对毒性物质尤其敏感。任何可以直接或间接影响这些机制的化合物均有可能产生有害效应。例如，肾细胞在运输过程与线粒体能量学之间具有紧密联系。$Na^+-K^+-ATPase$ 活性最高并且重吸收钠最多的肾段线粒体密度也最高，这些肾近端小管对那些可以干扰线粒体功能的毒性中药极为敏感，可直接影响线粒体功能的毒性中药最终均会引起细胞死亡。

线粒体 DNA（mitochondrial DNA，mtDNA）是唯一存在于细胞核以外的遗传物质，以双股闭合环状分子形式存在，遗传信息量较小，但对维持正常细胞生命活动至关重要。由于 mtDNA 的结构特殊，线粒体极易成为外源有害因素毒作用的重要靶点。mtDNA 损伤可能影响细胞能量代谢等过程，干扰电子呼吸链传递，导致 ATP 合成减少，继而导致细胞毒性。许多环境有害因素都可造成 mtDNA 的损伤，如电离辐射、药物、环境毒性中药、病原微生物等。外界因素损伤 mtDNA 的机制较为复杂，包括形成加合物、影响正常蛋白质表达、干扰细胞周期、引起氧化损伤、修饰酶失活等，例如，苍耳子对肝脏的毒性机制，使肝细胞线粒体能量代谢异常，导致肝细胞代谢异常。苍术苷对体内糖代谢有影响，促进糖酵解及糖原分解而抑制糖异生，这种代谢功能的变化导致体内先出现一个短暂的高糖时相，随后转变为低糖时相，导致呼吸抑制、低氧血症、组织缺氧、酸中毒和肾脏损害。

3. ATP 耗竭　ATP 作为生物合成的化学物质和能量的主要来源，在细胞维持中起到核心作用。ATP 驱动离子转运蛋白，如质膜的 Na^+-K^+-ATP 酶、质膜和内质网膜的 $Ca^{2+}-ATP$ 酶、溶酶体酶，以及含神经递质的囊泡 H^+-ATP 酶。这些泵为各种细胞功能提供了基础条件。中药毒物可从以下几个方面干扰 ATP 合成：①干扰氢向电子传递链传递，如黄芪、黄连等；②引起线粒体 DNA 损伤，从而损害由线粒体基因组编码的特定蛋白质，如补骨脂中的补骨脂素等；③抑制 ATP 合酶的活性。

4. 细胞外环境受损　中药毒物可干预细胞对其他细胞、组织和器官的支持。例如肝细胞从循环除去胆固醇和胆红素，分别将其转化为胆酸和胆红素葡萄糖醛酸苷，继而排入胆汁消除。有毒物质还可影响肝脏产生凝血因子，虽然并未损伤肝脏本身，但可导致机体出血。

四、终毒物破坏修复机制致毒

许多有毒中药能改变生物大分子，若不及时修复，则可导致机体受到更严重的损害。修复的机制十分复杂，可发生在分子水平，涉及蛋白质、脂质和遗传物质；其同时也可发生在细胞组织层面，表现为凋亡和增生。若修复功能紊乱，则在分子、细胞、组织等层面表现为组织坏死、纤维化及化学致癌。

（一）分子修复

受损的分子可以通过许多不同方法来修复。一些化学改变，如蛋白质硫醇氧化和 DNA 甲基化很容易被逆转，对于发生化学改变的 DNA 和过氧化的脂类，常见的修复有水解去除分子受损的单元和插入新合成的单元，有的受损分子甚至完全分解并重新合成。

1. 蛋白质修复 硫醇键对许多蛋白质发挥功能是必需的，硫醇的氧化可以被硫氧化还原蛋白等还原酶所逆转。修复氧化的血红蛋白是通过由细胞色素 b5 开始的电子传递链实现的。而细胞色素 b5 可以由依赖 NADH（nicotinamide adenine dinucleotide，还原型辅酶Ⅰ）的细胞色素 b5 还原酶还原再生。蛋白变性时分子伴侣如热休克蛋白大量合成，这对折叠变化的蛋白质很重要。受损的蛋白质也可以通过蛋白质水解而清除。

2. 脂类修复 过氧化的脂类修复过程很复杂，包括一系列还原剂、谷胱甘肽过氧化物酶、谷胱甘肽还原酶等，其过程中被氧化的还原剂需要 NADPH（还原型辅酶Ⅱ）再生。

3. DNA 修复 尽管 DNA 极易与亲电物质和自由基反应，但核内 DNA 还是非常稳定的。原因是它一方面被包裹于染色体中，另一方面还有几种修复机制来纠正这一改变。某些共价 DNA 改变可直接被一些酶所逆转，如 DNA 光裂解酶可以在紫外线作用下断裂嘧啶与嘧啶的结合键。这种具有色基的酶只有在光接触细胞中才起作用。

（二）组织修复

对于有再生能力的组织来说，损伤修复是通过受损细胞凋亡或坏死以及组织再生来完成的。

1. 凋亡 细胞损伤引发凋亡被认为是受损细胞的主动清除，是组织修复过程。凋亡作为组织修复的方式，只对于那些由不断更新的细胞（如骨髓、呼吸或胃肠道上皮组织）或在特定条件下可分化的细胞（如肝实质细胞）组成的组织有意义，因为在这些组织中凋亡细胞可以很快被替代，而对于由不可再生细胞组成的器官或组织（如神经元等）而言，凋亡对组织修复的意义大大减弱。

2. 增生 组织是由各种细胞和细胞外基质组成的，钙黏蛋白可使细胞相互黏附，而连接蛋白通过在缝隙连接这些钙黏蛋白从而内在地结合相邻细胞，整合素连接细胞与细胞外基质。因此，受损组织的修复不仅包括细胞和细胞外基质的再生，还应包括新形成成分的再生。

3. 组织损伤的副反应 组织修复时除了替代损伤细胞和细胞外基质外，细胞损伤激活的局部巨噬细胞和内皮细胞会导致炎症反应，改变急性期蛋白的产生并导致发热等。

（三）修复失败导致的毒性

1. 组织坏死 细胞损害发展为组织坏死的进程可以被两种修复机制所阻断：凋亡和细胞增生，受损细胞可启动凋亡，从而防止受损细胞坏死和相继的炎症反应，阻碍毒性损害的进程。另一种阻断毒性损害扩散的修复过程是受损部位临近细胞的增生，是迅速和完全修复受损组织及防止坏死的一种手段。

2. 纤维化 是一种病理状态，它以细胞基质内异常成分过度沉积为特点，是组织修复的一种特殊表现。纤维化不仅包括细胞外基质的过度积累，也包括组成成分的改变，如胶原和层粘连蛋白也在纤维化过程中不成比例地增加。

五、有毒中药毒作用的经典遗传及表观遗传机制

（一）经典遗传机制

1. 基因表达失调 药物分子可通过直接作用于顺式作用元件，也可通过作用于转录环节、细胞内信号通路环节和细胞外信号分子的合成、贮藏或释放环节，导致基因表达失调。如刺梨中含有的烷化剂物质亚硝酸胺等干扰细胞内信号传导系统引起胸腺细胞凋亡。药物在中毒剂量时，能通过干扰信号传导

的任何步骤影响细胞活动，使细胞活动失调。例如，关木通的肾毒性具有明显的剂量依赖性，随着剂量的增大，肾毒性增强。同时，关木通中的马兜铃酸类物质具有致突变性，可导致肾脏、胃、膀胱、皮肤等多器官细胞 DNA 损伤，长期用药诱发相应肿瘤。

2. 转录失调　遗传信息从 DNA 转录到 mRNA，主要转录因子（TF）与基因的调节，或由启动区域的相互作用所控制。通过与该区域核苷酸序列结合，活化的 TF 促进前起始复合物形成，启动相邻基因的转录。药物可与基因启动区域、TF 或前起始复合物的其他元件相互作用，从而影响转录。药物可模拟内源配基（如激素）与 TF 结合，影响基因表达。

（二）表观遗传机制

表观遗传学（epigenetics）是与遗传学相对应的一个学科概念，表观遗传是指 DNA 序列不发生变化，但基因表达却发生了可遗传改变，这种改变在发育和细胞增殖过程中能稳定传递。其显著特点是在 DNA 序列没有发生改变的情况下，基因表达调控发生改变，并最终导致表型的变化。表观遗传调控主要包括 DNA 甲基化、组蛋白修饰、染色体重塑和非编码 RNA 等，它们在正常的生长发育等生命过程及疾病的发生发展中起着非常重要的作用。终毒物可通过影响这些表观遗传调控来影响基因表达，毒性中药毒作用的表观遗传机制是毒理学科新的研究领域。毒性中药的毒性作用可导致 DNA 甲基化异常、组蛋白修饰异常、染色质重塑以及非编码 RNA 表达异常。在毒性中药毒性效应评价、毒性作用机制及毒性中药的防控方面应重视表观遗传效应及机制的研究，才可全面评价毒性中药的毒性作用和疾病发生的机制，为有害因素的危险性评价和管理提供更准确的资料。

>>> **知识链接** ○---

不同于化学药品的 S 型剂量-效应关系，中药是基于药物具有偏胜之性的基本特性和多成分、多靶点、低剂量、云效应的整合作用，通过"适度调节原理"达到校正身体的"偏性"，以调整人体平衡状态的作用，基于"低浓度促进，高浓度抑制"的 Hormesis 兴奋抑制量-效关系可能更能体现中药"调治"特点的双向作用。近年来，国际上一些便捷、高效、可靠的新技术、新方法陆续引入中药微小毒性研究领域并得到高度关注，如 Caco-2 细胞、斑马鱼、四膜虫、受体结合试验、Microtox 技术等。

--●

目标检测

答案解析

一、选择题

（一）单选题

1. 有毒中药在体内的吸收、分布、排泄过程称为（　　）

　　A. 生物转化　　　　　　　B. 生物转运　　　　　　　C. ADME 过程

　　D. 消除　　　　　　　　　E. 代谢

2. 毒物排泄的主要途径是（　　）

　　A. 肠道　　　　　　　　　B. 唾液　　　　　　　　　C. 汗液

　　D. 肾脏　　　　　　　　　E. 胆汁

3. 关于药物毒性作用的靶分子，正确的描述是（　　）

　　A. 通常是 ATP　　　　　　B. 通常是辅酶 A　　　　　C. 通常是一些高能化合物

　　D. 通常是活性氧　　　　　E. 通常是生物大分子

（二）多选题

4. 终毒物与靶分子结合的类型有（　　）

A. 非共价结合   B. 共价结合   C. 去氢反应

D. 电子转移   E. 酶促反应

二、简答题

1. 简述影响毒性中药在组织器官中分布的关键因素。

2. 简述妨碍毒性中药分布到靶部位的机制。

书网融合……

思政导航   本章小结   题库

第五章　中药管理毒理学

PPT

 学习目标

知识目标

1. 掌握　毒理学安全性评价的定义及基本内容；风险分析、风险评估及健康风险评估的定义；健康风险评估的主要步骤；药品非临床试验管理规范（GLP）的定义。

2. 熟悉　管理毒理学定义；国内外有关中药早期立项、非临床、临床安全性评价、上市后安全性再评价等阶段安全性评价相关政策法规、标准、规范。

3. 了解　ICH 指导原则。

能力目标　通过本章学习，能理解和掌握管理毒理学定义、毒理学安全性评价、风险分析的主要框架、基本内容及相关政策法规、标准、规范，培养逻辑思维能力、分析和解决具体问题能力、自我学习能力。

素质目标　通过本章学习，能够整合及灵活应用管理毒理学研究方法和政策法规、标准、规范以指导中药毒理学安全性评价和风险评估，具备开展中药安全性评价和风险评估的基本科研素质、法制意识和能力。

管理毒理学（regulatory toxicology）属于管理科学范畴，同时也是毒理学的一个分支，是将毒理学的原理、技术和研究结果应用于化学物管理，以达到防止人类中毒性健康危害的发生和保护环境的目的。具体地说，管理毒理学是应用实验毒理学研究和流行病学调查等资料，进行健康风险评估，同时结合技术条件和社会经济状况等因素综合考虑，制定卫生标准，为政府提出管理决策和采取预防措施，达到保护人类健康的目的。

最早的毒物管理是从预防急性毒性开始的。急性毒性以化学物质对动物的半数致死剂量或半数致死浓度为主要参数作为毒性分级的依据，对剧毒和高毒化学物质进行严格控制，防止其危害人群和环境。多年的管理实践表明，单靠毒性分级标准不能有效防止中毒事件的发生。例如，1984 年印度博帕尔因剧毒物质异氰酸甲酯泄漏事故，给当地居民带来巨大的灾难，造成 3600 多人死亡；1999 年，比利时、荷兰、法国、德国相继发生因二噁英污染导致畜禽类产品及乳制品染毒事件；19 世纪 50 ~ 60 年代在欧洲出现的反应停致新生儿畸形更曾经让人谈之色变。一次又一次的教训使人们深刻认识到，科学评价外源化学物产生毒害的可能性，并依法对其进行监督管理具有深远的社会意义。管理毒理学在管理法规制定、实施和执行的社会实践中逐步发展成为一门必需的重要学科。

管理毒理学的核心内容是外源性化学物的毒理学安全性评价、风险评估以及相关法规、卫生标准的制定及贯彻执行，其特点既有预防医学的自然科学属性，又有卫生行政管理的政策特征。对外源化学物进行毒理学安全性评价、环境污染调查和暴露人群健康损害的流行病学调查，再经过综合分析做出风险评估，此过程属于自然科学行为；而依据风险评估确定可接受风险、提出安全限值和管理办法，经卫生管理部门批准和颁布，并用行政手段强制执行，该过程则属于行政行为。在管理毒理学涉及的各方中，行政管理部门是决策机构，具有法定的权威性，毒理学家则以可靠而有效的研究成果为化学物质管理提供科学依据。一方面毒理学研究资料为毒物的健康风险评估提供试验证据，为合理制定法规和采取各种管理控制措施提供科学依据；另一方面，这些法规和管理控制措施又对毒理学提出了更高的要求，促进了实验毒理学等相关学科的发展。如世界各国卫生法规要求药品在上市前必须进行毒理学安全性评价，在销售前必须获得管理部门的许可。目前，国际上对新药临床前安全性评价及临床试验已有统一的标准，即注册药品登记技术要求的人用药品技术要求国际协调理事会（ICH）所制定的各种相关文件。我国药品监督管理的立法工作在改革开放后逐步得到加强。自 1985 年《中华人民共和国药品管理法》（以下简称《药品管理法》）开始实施到 1992 年《药品生产质量管理规范》（GMP）的颁布，表明我国药品监督管理由立法开始逐步向规范方向发展。在化学药物非临床安全性试验规范的基础上，中药新药非临床安全性评价的法规和指导原则从无到有，渐成体系。

>>> 知识链接 •---

　　ICH 由欧洲共同体、日本和美国三方组成。ICH 每两年召开一次国际性大会。从 ICH - 1（1991 年）开始，至今已连续召开了 7 次会议。ICH 指导原则包括药效（efficacy，E）、安全性（safety，S）、质量（quality，Q）和多学科（multidisciplinary，M）四个部分。到目前为止，安全性部分共颁布了 8 个方面试验 15 项指导原则：S1 致癌性评价试验，S2 遗传毒性评价试验，S3 药物动力学评价试验，S4 重复给药毒性试验，S5 生殖毒性试验，S6 生物技术药物的安全性评价试验，S7 安全性药理评价试验，S8 免疫毒性评价试验。

---•

◈ 第一节　安全性评价

一、基本概念

（一）安全

　　安全（safe）是指一种化学物质在规定的使用方式和用量条件下，对人体健康不产生任何损害，即不引起急性、慢性中毒，亦不至于对接触者（包括老、弱、病、幼和妊娠期妇女）及后代产生潜在的危害。

（二）安全性

　　安全性（safety）是一种相对的、实用意义上的安全概念，是指在一定接触水平下，伴随的风险很低，或其风险水平在社会所能接受的范围之内的相对安全概念。安全性和风险实际上是从不同的角度反映同一个问题。

（三）毒理学安全性评价

　　毒理学安全性评价（toxicological safety evaluation）按照规定的毒理学程序和方法，通过动物实验和对人群的观察，阐明某种物质的毒性及潜在的危害，提出其安全接触限值，综合评价人类使用该物质的安全性。

二、毒理学安全性评价的基本内容

（一）毒理学安全性评价程序的选用原则

　　人类在日常生活和生产中接触和使用的化学物质有农药、食品、工业化学品、化妆品、药品等，因其种类、用途不同，毒理学安全性评价的程序和内容也不同，一般根据化学物质的种类和用途来选择国家标准、法规规定及行业规范中相应的程序。我国现有的较有代表性的安全性评价程序有《食品安全性毒理学评价程序》《农药毒性试验方法暂行规定》《化妆品安全性毒理学评价程序和方法》《药品管理法》《化学危险品安全管理条例》。毒理学安全性评价通常采用分阶段试验或分层测试的原则，即各种毒性试验按一定的阶段顺序进行，根据化学物质的特点、人们接触化学物质的方式以及化学物质对健康可能造成的危害等各方面因素，划分毒理学试验的阶段，明确各阶段的试验项目。为了在最短的时间内，用最经济的办法，取得最可靠的试验结果，实际工作中常常是先安排试验周期短、费用低、预测价值高的试验，根据前一阶段毒性试验的结果，判断是否需要进行下一阶段试验，并有针对性地选择进一步的试验项目和观察指标。

（二）毒理学安全性评价各阶段试验项目

1. 第一阶段　一般包括急性毒性试验和局部毒性试验。急性毒性试验主要有急性经口毒性试验、急性经皮毒性试验和急性吸入毒性试验三类。通过测定 LD_{50} 或 IC_{50}，初步了解待评物质的急性毒作用强度、性质及可能的靶器官，为急性毒性分级、标签管理及后续毒理学试验的剂量选择提供依据。局部毒性试验对有可能与皮肤、黏膜或眼接触的待评物质进行安全性评价，其目的是获得待评物质的局部刺激作用和致敏作用的资料。包括皮肤原发性刺激试验、眼刺激试验和皮肤致敏试验。化妆品的毒理学安全性评价尚需进行皮肤光毒和光变态反应试验。

2. 第二阶段　一般包括短期重复剂量毒性试验和遗传毒性试验。短期重复剂量毒性试验主要有 14 天和 28 天经口（经皮或吸入）毒性试验，其目的是了解待评物质与机体重复接触后是否具有蓄积毒性或可能造成的潜在危害。遗传毒性试验包括原核细胞基因突变试验、真核细胞基因突变和染色体畸变试验、微核试验或骨髓细胞染色体畸变试验，其目的是初步判断待评物质是否具有遗传毒性，进而估测其潜在的遗传危害和致癌可能性。

3. 第三阶段　一般包括亚慢性毒性试验、生殖与发育毒性试验和毒物动力学试验。亚慢性毒性试验是指人或实验动物连续接触较长时间、较大剂量的外源性化学物所出现的中毒效应。其目的是研究外源性化学物亚慢性毒性剂量-反应关系，了解受试物亚慢性毒性的性质、特点和靶器官，确定其观察到有害作用的最低水平（LOAEL）和未观察到有害作用的水平（NOAEL），为慢性毒性试验和致癌试验的剂量设计提供依据。

生殖与发育毒性试验包括一般生殖毒性试验、致畸试验、围生期生殖毒性试验和一代（二代）生殖毒性试验。其目的是检测待评物质对生殖过程及发育的影响。

毒物动力学试验是研究外源性化学物质在吸收、分布、生物转化和排泄过程中随时间发生的量变规律，用数学模式系统地分析和阐明化学物质在体内的部位、浓度与时间的关系，并研究化学物质的理化性状、染毒途径、染毒剂量、环境因素和机体条件等对这种动态行为的影响，探讨这种动力学过程与毒效应强度和时间的关系。毒物动力学研究不仅为外源性化学物质安全性评价和卫生标准制订提供科学依据，也对阐明毒作用机制、动物资料外推于人等方面具有重要意义。

4. 第四阶段　一般包括慢性毒性试验和致癌试验。慢性毒性试验的目的主要是检测机体长期反复暴露于待评物质所产生的毒性作用，确定靶器官并获得慢性暴露的 LOAEL 和（或）NOAEL；阐明外源性化学物质毒作用的性质、靶器官和中毒机制；为制定该化学物质的人类接触的安全限量标准及进行风险评估提供毒理学依据。致癌试验的目的在于检测待评物质的致癌作用，根据药品注册管理办法的相关规定，对于临床预期连续用药 6 个月以上（含 6 个月）或治疗慢性复发性疾病而需经常间歇使用的药物等，均应提供致癌性试验或文献资料以提示人体长期用药的致癌性风险。

一般而言，化学物在登记、生产、销售之前，通常必须进行第一、二阶段的试验。凡属我国首创的化学物质，一般要求选择第三阶段甚至第四阶段的某些有关项目进行测试，特别是对其中产量较大、使用面广、接触机会较多或化学结构提示有慢性毒性、遗传毒性或致癌性可能者，必须进行全部四个阶段的试验。对于有一定毒性资料的仿制品，若生产单位能证明其产品的理化性质、纯度、杂质成分和含量与国外原产品相似，并经一项急性毒性试验和诱变性试验结果与国外产品或文献资料一致，一般不再继续进行试验，可参考国外有关资料或规定进行评价；产品质量或毒理学试验结果与国外资料或产品不相同者，必须完成第一、二阶段的试验。

（三）人群暴露资料

人群暴露资料是评价待评物质对人体损害作用最直接、最可靠的证据，在毒理学安全性评价中具有决定性意义。在实际工作中，应根据动物实验结果和待评物质本身的理化性质等，选择适当的观察指标，进行流行病学调查，尽可能搜集人群暴露资料，包括对中毒事故的原因调查、对环境和职业暴露人群的监测、对药物毒性的临床观察以及对志愿人员的试验与检测等。

第二节 风险分析

危害（hazard）是指当机体、系统或（亚）人群暴露时可能产生有害作用的某一种因子或者场景的固有性质。

风险（危险性/危险度，risk）是指在具体的暴露条件下，某一种因素对机体、系统或（亚）人群产生有害作用的概率。

风险分析（risk analysis）是对机体、系统或（亚）人群可能暴露于某一危害的控制过程，包括风险评估（risk assessment）、风险管理（risk management）和风险交流（risk communication）。

风险评估包括环境风险评估（environment risk assessment）和健康风险评估（health risk assessment）。健康风险评估是在综合分析人群流行病学调查、毒理学试验、环境监测和健康监护等多方面研究资料的基础上，对化学物质损害人类健康的潜在能力进行定性和定量的评估，以判断健康损害的发生概率和严重程度，其目的是确定可接受的风险和实际安全剂量，为行政管理部门制定卫生和环保管理法规、卫生标准提供科学依据。健康风险评估由四个步骤构成：危害识别（hazard identification）、危害表征（hazard characterization）（剂量-反应关系评定，dose-response relationship assessment）、暴露评定（exposure assessment）和风险表征（risk characterization）。

一、危害识别

危害识别也称危害鉴定，属定性评价，是风险评估的第一步。该部分工作的内容主要是收集化学物质危害相关的资料，然后判定毒物危害的性质。目的是确定待评化学毒物对接触者能否引起损害效应，损害效应的性质、特点和强度，化学物质与损害效应之间是否存在因果关系。

（一）危害识别的科学依据

危害识别首先要全面收集已有的相关资料，目前主要采用证据权重法进行危害识别。证据权重法对不同科学研究资料的权重依次为：流行病学研究资料、毒理学研究资料和定量结构-反应关系研究资料。

1. 待评物质的资料 待评物质的化学结构和理化性质、用途、使用方式和范围，以及有关该物质在环境中的稳定性，能否发生化学反应或转化为毒性更强或更弱的衍生物等。这些资料一般通过查阅有关文献获得或由生产厂家提供，但有时需经实验室检测确定。结构-活性关系（structure-activity relationship，SAR）的研究对危害识别具有重要意义，常可估测待评物质引起危害的潜力。如 N-亚硝胺或芳香胺类化合物与致癌活性有密切关系。

2. 流行病学调查资料　人群流行病学调查资料来自接触某种或几种化学物质的人群，直接反映接触造成的结果。在危害识别中应尽可能获取人群流行病学调查资料，通过对各种接触方式的人群抽样或志愿者的流行病学调查可以获得在动物实验中不能获得的资料，可以为危害识别提供最有价值的科学依据。

3. 毒理学试验资料　由于通常难以获得理想的人群接触某化学物质的直接资料，故毒理学试验资料是危害识别中最常用的资料，也是进行危害识别的主要依据。毒理学试验可以根据需要人为地控制试验条件，排除环境、年龄、性别、染毒方式等方面混杂因素的影响，获得较为确定的待评物质与机体损害效应间的因果关系资料，如剂量-反应关系、毒作用靶点、蓄积性、致畸性、生殖毒性、致突变性、致癌性以及代谢动力学特性等参数，进而为评价和预测化学物质对健康造成影响的可能性提供依据。毒理学试验资料外推至人用于风险分析时，必须考虑物种差异带来的不确定性。

（二）危害效应分类

在危害鉴定过程中，根据待评物质所致危害效应的性质和剂量-反应关系类型等可将危害效应分为有阈值效应和无阈值效应。有阈值效应是指在规定的时间期间内，机体摄入化学物质的剂量或浓度在一定水平时对健康发生了某种影响，如果低于该水平则不会检测到该种影响，这个水平就是阈值水平，或称为阈剂量。一般的生理、生化异常和器官、组织的病理改变都属于有阈值效应。发育毒性和胚胎毒性引起的结果目前也被认为属于有阈值效应，这样的化学物应该按有阈值化学物进行评定。通常认为化学物的致癌作用（特别是遗传毒性致癌物）、致体细胞或生殖细胞突变作用在零以上的任何剂量均可发生，其剂量-反应关系是无阈值的，应按照无阈值化学物进行评定。

二、危害表征（剂量-反应关系评定）

危害表征（剂量-反应关系评定）是危害的定量描述，是风险评估的第二步，其目的是通过分析流行病学调查资料和动物毒理学研究资料，阐明不同剂量水平的待评物质与暴露群体出现有害反应率之间的定量关系，确定特定接触剂量下某人群危险度的基准值（criteria）。

（一）有阈值化学物的剂量-反应关系评定

1. 参考剂量（RfD）　在概念上类似于每日容许摄入量（ADI），为日平均接触剂量的估计值，其单位为 mg/（kg·d），是指人群（包括敏感人群）在此剂量下终生接触被评定的化学物质，发现由其引起的非致癌或非致突变有害效应的危险度可低至不能检出的程度。

2. 不确定系数（uncertainty factor，UF）　又称安全系数（SF）、外推系数（extrapolation coefficient）或转换系数（transfer coefficient）。由于人类对多数化学物的毒性反应比动物敏感，在把动物实验结果外推至人的过程中，存在许多不确定因素造成的误差，故在计算 RfD 时，把实验动物的 NOAEL 或 LOAEL 缩小一定倍数来校正误差，确保安全，这一缩小的倍数即不确定系数。

在实际应用时，UF 又分为标准化不确定系数（UFs）和修正系数（modifying factor，MF）两部分，它们的关系为 UF = UFs × MF。确定 RfD 时，UF 的选择主要受到以下因素的影响：①在人群内部推导到易感亚群或易感个体的不确定性，一般取 10 倍系数；②从实验动物资料外推到人的不确定性，一般取 10 倍系数；③从亚慢性毒性试验资料推导慢性毒性试验结果的不确定性，最大可取 10 倍系数；④当以 LOAEL 替代 NOAEL 计算 RfD，最大可取 10 倍系数；⑤当用于推导的资料库不完整（如实验物种太少，缺乏生殖毒性资料等）时，最大可取 10 倍系数；⑥考虑研究的科学性以及上述各项未能包括的不确定因素时，常取修正系数（MF）< 10；⑦当研究中的不确定因素可由 UFs 予以充分估计时，MF 取值为 1。

如果 UF 太大,说明毒性资料不完全,不确定因素过多,因而计算所得的 RfD 的精确性较差,缺乏可信度。

3. 基准剂量 随着医学统计学的进展和计算机的普及应用,促进了新概念和新方法的发展,美国环境保护署(Environmental Protection Agency,EPA)提出了用基准剂量(benchmark dose,BMD)来计算 RfD,其方法是将按剂量梯度设计的动物实验结果以最适模式计算,求得阳性效应5%发生率的剂量及其95%置信区间的下限值。该方法考虑了试验组数、每组实验动物数、终点指标离散度等整个试验的各种参数。

(二)无阈值化学物的剂量-反应关系评定

遗传毒性致癌物及致突变物的致癌或致突变效应在除零以外的所有剂量均可能发生。毒理学试验研究不能直接确定 NOAEL 以下剂量范围内的剂量-反应关系,对这一类化学物质进行评价的关键是确定低剂量范围内的剂量-反应关系,并预测危险人群在特定接触水平下发生癌症的危险度。

1. 数学外推模型 对于无阈值化学物特别是致癌物的低剂量外推,目前主要是通过数学外推模型来估算,即推断当致癌物的剂量相当于人类实际暴露水平时与其致癌效应发生概率之间的关系。外推 NOAEL 以下剂量-反应关系的数学模型有多种,常用的有四类:数学外推模型、机制模型、以生理学为基础的毒物动力学模型、以生物学为基础的剂量-反应模型,选用适宜的模型对于正确评价化学物的致癌或致突变危险度至关重要。

2. 致癌强度指数 美国 EPA 致癌物评价组制定的致癌强度指数(carcinogenic potency index),就是实验动物或人终生接触致癌物剂量为 $1mg/(kg \cdot d)$ 时的超额危险度。当以动物实验资料为依据时,其值为剂量-反应关系曲线斜率的95%置信限上限;当以人类资料为依据时,其值为该斜率的最大可能估计值(maximum likelihood estimate,MLE),同样用 $mg/(kg \cdot d)$ 表示。该值越大,则单位剂量致癌物所引起的动物或人的终生超额危险度越大。

三、暴露评定

暴露评定是风险评估的第三步,其目的是确定危险人群接触待评化学毒物的总量并阐明接触特征,为风险分析提供可靠的接触数据或估测值。如经此阶段认定待评化学毒物与人群无接触,或虽有接触但不能引起健康危害,则风险评估可不再向下进行。

(一)暴露评定的基本要素

1. 暴露特征 暴露(exposure)是指一种或一种以上的化学、物理或生物因子与人体在时间和空间上的接触。暴露人群特征分析包括暴露途径、暴露的时间和频率、亚人群(高暴露或高敏感人群)的暴露特征以及个体暴露水平等。

2. 暴露水平估测 通过环境监测和生物监测的资料来估算接触水平,同时还应注意其他方式的接触,如食物、饮水及生活环境等。

3. 污染来源 包括污染物的来源、其在环境(空气、土壤、水体)或食物中的浓度或含量;以及分布、转运、转化的情况和规律等。

4. 暴露的变异性 包括个体内、个体之间、不同人群之间、时间之间和空间之间(如不同国家、地区)暴露的差异。

(二)暴露量的计算

1. 环境浓度的检测 正确选择采样点及采样时间,准确测定各种环境介质中待评物质的浓度,同时监测其他干扰因子,以进一步确定待评物质与暴露人群健康损害的因果关系。

2. 人体暴露量的估算 人体暴露量通常以日平均暴露剂量（average daily dose，ADD）或终身日平均暴露剂量（life average daily dose，LADD）表示，单位为 mg/（kg·d）。ADD 适用于短期暴露的待评物质，LADD 则适用于长期低浓度暴露的待评物质，如致癌物等。在实际情况中，待评物质常存在于多种环境介质中，通过多种途径进入机体，因此在暴露评定时需确定待评物质在各种环境介质中的浓度及人群可能暴露途径，然后估算出各介质、各途径的暴露量，最后得到总暴露量。此外，暴露剂量与靶器官剂量并非总是平行，后者才是导致健康损害的关键，因此估测暴露剂量时要结合健康效应检查进行。

四、风险表征

风险表征亦称风险裁决（risk judgment），是风险评估的最后一步。将危害鉴定、剂量-反应关系评定、暴露评定工作中的评定结果进行综合分析、判断，测算待评化学物在接触人群中引起危害概率（即危险度），为管理部门进行外源化学物的风险管理提供依据。

◎ 第三节 中药安全性评价相关政策法规、标准、规范

药物安全性评价可分为早期立项、非临床、临床安全性评价、上市后安全性再评价等阶段。包括中药、天然药物等在内的药物安全性评价必须遵循国家药品监督管理局（NMPA）以及人用药品技术要求国际协调理事会（ICH）等制订的有关法律法规、指导原则和指南。

一、立题/早期阶段的安全性研究

药物早期安全性评价属于药物成药性开发的研究之一，早期药物发现阶段对受试品种进行安全性的评价，如开展物质基础、作用机制及毒性反应检测等研究，以初步评估是否具有开发成药物的潜能。

人用药品技术要求国际协调理事会（ICH）协调了欧盟、日本和美国三方监管机构对支持不同阶段临床试验的非临床安全性试验的要求，发布了 ICHM3（R2）：Guidance on Nonclinical Safety Studies for the Conduct of Human Clinical Trials and Marketing Authorization for Pharmaceuticals（2009），ICH S1 ~ S12（safety guidelines）系列指导原则，全面地展示了药物非临床安全性试验的研究内容和技术要求。我国药品监督管理局转化国外现有指导原则，修订、完善了指导原则体系内容，并制定了国内药品非临床研究系列技术指导原则。目前开展早期毒性快速预测和筛选，主要包括体外遗传毒性筛选、高通量生殖与发育毒性筛选、体内一般毒性筛选、体外致癌性筛选、心脏毒性筛选、局部毒性筛选等。

>>> 知识链接 ◦ -

国内药品技术指导原则（非临床安全性评价部分）见表 5-1。

表 5-1 国内药品技术指导原则（非临床安全性评价部分）

安全性评价内容	指导原则
一般毒性	药物单次给药毒性研究技术指导原则（2014-05-13）
	药物重复给药毒性研究技术指导原则（2014-05-13）
	药物毒代动力学研究技术指导原则（2014-05-13）
	中药、天然药物急性毒性研究技术指导原则（2007-08-23）
	中药、天然药物长期毒性研究技术指导原则（2007-08-13）
免疫毒性	药物免疫毒性非临床研究技术指导原则（2024-01-18）
	中药、天然药物免疫毒性（过敏性、光变态反应）研究技术指导原则（2007-08-23）
遗传毒性	药物遗传毒性研究技术指导原则（2018-03-15）

续表

安全性评价内容	指导原则
心脏毒性	药物安全药理学研究技术指导原则（2014 – 05 – 13） 药物 QT 间期延长潜在作用非临床研究技术指导原则（2014 – 05 – 13） 中药、天然药物一般药理学研究技术指导原则（2007 – 08 – 23）
生殖与发育毒性	药物生殖毒性研究技术指导原则（2006 – 12 – 19）
局部毒性	药物刺激性、过敏性和溶血性研究技术指导原则（2014 – 05 – 13） 中药、天然药物局部刺激性和溶血性研究技术指导原则（2007 – 08 – 23）
致癌性	药物非临床依赖性研究技术指导原则（2022 – 01 – 07） 药物致癌试验必要性的技术指导原则（2010 – 04 – 22）

二、非临床安全性研究

中药非临床安全性评价，是指注册申请中药新药所需提供的动物体内或体外的毒理学试验和安全药理试验数据与评价资料，包括安全药理试验、单次给药毒性试验、重复给药毒性试验、遗传毒性试验、生殖毒性试验、致癌性试验、依赖性试验、局部耐受性试验（刺激性、过敏性、溶血性等）及其他毒性试验等。其目的是了解中药受试物的毒性剂量水平、确定安全剂量范围、发现毒性反应、寻找毒性靶器官或靶组织、了解毒性的可逆程度，为临床试验的设计和风险控制策略的制定以及产品上市提供支持性依据。

药品非临床试验管理规范（GLP）是为了保证新药临床前研究安全性试验资料的真实、完整和可溯源，对药物非临床安全性评价研究机构制定的基本要求；旨在规范新药非临床安全性研究的规范性、科学性与可重复性。1978 年美国食品药品管理局（FDA）颁布了世界上第一部药品安全性评价研究规范《药品非临床安全研究工作质量管理规范》，规定对于此后不符合 GLP 标准的实验室出具的药物非临床安全性研究资料不予承认。此项法规标志着现代 GLP 的出现，通过强化非临床安全研究的质量管理，大大提高了药物非临床安全性评估质量。我国从 1991 年开始起草 GLP，1993 年我国国家科学技术委员会发布第 16 号令，于 1994 年 1 月 1 日开始实施《药品非临床研究质量管理规定（试行）》。1998 年 6 月国家药品监督管理局成立，GLP 的执法主体变为国家药品监督管理局。1999 年 3 月国家药品监督管理局发布《新药审批办法》，同年 5 月开始施行。1999 年 10 月 14 日，国家药品监督管理局发布《药品非临床研究质量管理规范（试行）》，并于 1999 年 11 月 1 日起正式施行。2001 年 12 月 1 日起施行的《药品管理法》第三十条规定："药物的非临床安全性评价研究机构和临床试验机构必须分别执行药物非临床研究质量管理规范、药物临床试验质量管理规范。"从此 GLP 监督管理进入了强制执行的法制阶段。2003 年 8 月 6 日，国家食品药品监督管理局正式颁布《药物非临床研究质量管理规范》，印发《药物非临床研究质量管理规范检查办法（试行）》，对规范行业行为、推动药品研发、确保药品质量起到了积极的推动作用。2006 年国家食品药品监督管理局发布的"关于推进实施《药物非临床研究质量管理规范》"的通知中明确要求："自 2007 年 1 月 1 日起，未在国内上市销售的化学原料药及其制剂、生物制品；未在国内上市销售的从植物、动物、矿物等物质中提取的有效成分、有效部位及其制剂和从中药、天然药物中提取的有效成分及其制剂；中药注射剂的新药非临床安全性评价研究必须在经过 GLP 认证，符合 GLP 要求的实验室进行。否则，其药品注册申请将不予受理"。从此新药非临床安全性评价试验研究和评价与新药注册申请密切结合在一起，推动 GLP 认证，保证了药品非临床安全性评价的试验质量。随着我国药物非临床安全性评价研究能力的提升和新研发领域的涌现，以及新技术、新方法的应用，2017 年 7 月 27 日，国家食品药品监督管理总局修订并颁布《药物非临床研究质量管理规范》，

2023 年 1 月 19 日国家药品监督管理局发布《药物非临床研究质量管理规范认证管理办法》（2023 年第 15 号），进一步调整和细化规范内容，以适应行业发展和监管工作的需要。

（一）中药非临床安全性研究

中医药是中华文明的瑰宝，传承与创新是推进中医药现代化发展的必经之路。1984 年颁布的《药品管理法》首次从法律层面明确地将中药纳入药品进行管理，我国于 2005 年 10 月 1 日开始正式施行《药品注册管理办法》，该版药品注册管理办法中涉及中药研究开发和注册审评要求，并将中药划分为 9 类：有效成分及其制剂为第 1 类，新药材为第 2 类，新的中药材代用品、药用部位分别为第 3、4 类，有效部位及其制剂为第 5 类，中药复方为第 6 类，第 7、8 类分别为改给药途径、改剂型，第 9 类为中药仿制药。该版药品注册管理办法强调"中药新药的研制应当符合中医药理论，注重临床实践基础"，同时形成了以物质基础为主要核心的分类标准，标志着我国中药注册管理初步成型。2020 年版《药品注册管理办法》（国家市场监督管理总局令第 27 号）出台，同年《中药注册分类及申报资料要求》（2020 年第 68 号）发布，该规定不再以物质基础为唯一标准进行中药分类，将中药的注册分类总体上简化为 4 类，即中药创新药、中药改良型新药、古代经典名方中药复方制剂及同方同名药，其中前 3 类为中药新药。为全面落实《中共中央国务院关于促进中医药传承创新发展的意见》，并与新修订《药品管理法》《药品注册管理办法》有机衔接，2023 年国家药品监督管理局对《补充规定》进行修订，并将《补充规定》的名称修改为《中药注册管理专门规定》（2023 年第 20 号），该专门规定中对人用经验的证据权重提升到了评审高度。历年来，这些法规条文在新的药品注册监管形势下不断完善，对指导和规范中药新药的研发、注册、申报、审评、审批起到良性导向作用。

在技术要求层面，从 2007 年迄今，《药品注册管理办法》配套的技术指导原则在不断补充和更新，涉及一般性技术指导原则、变更相关研究、特殊疾病领域、含毒性药材及其安全性问题品种处理等多个维度。2021 年以来国家药监局药审中心发布《中药改良型新药研究技术指导原则（试行）》《古代经典名方中药复方制剂毒理学研究技术指导原则（征求意见稿）》《同名同方药研究技术指导原则（试行）》，2014 年以来国家药品监督管理部门发布的中药、天然药物非临床评价研究技术指导原则是目前中药注册申报主要参考的规范性文件；《天然药物新药研究技术要求》（国食药监注〔2013〕17 号）和《中药、天然药物注射剂基本技术要求》（国食药监注〔2007〕743 号）是天然药物研究的基本要求。此外，自 2017 年中国正式加入世界贸易组织（WTO）成为 ICH 成员国后，中药和天然药物的非临床评价研究还需要遵循国际毒理学通用性指导原则。

中药的注册申请根据不同的类别以及既往临床人用情况，完成主要毒理学试验，支持进入临床研究（表 5 - 2）。

表 5 - 2　中药注册申报安全性研究资料

类别		非临床研究
1. 中药创新药	1.1 中药复方制剂	（1）采用传统工艺，具有人用经验的，一般应提供单次给药毒性试验、重复给药毒性试验 （2）采用非传统工艺，但具有可参考的临床应用资料的，一般应提供安全药理学、单次给药毒性试验、重复给药毒性试验资料 （3）采用非传统工艺，且无人用经验的，一般应进行全面的毒理学试验 （4）临床试验中发现非预期不良反应时，或毒理学试验中发现非预期毒性时，应考虑进行追加试验

续表

类别		非临床研究
1. 中药创新药	1.2 中药提取物及其制剂	(1) 立题来自试验研究，缺乏对其安全性的认知，应进行全面的毒理学试验 (2) 立题来自传统应用，生产工艺与传统应用基本一致，一般应进行安全药理学试验、单次给药毒性试验、重复给药毒性试验、必要的毒性试验
	1.3 新药材及其制剂	应进行全面的毒理学研究
2. 中药改良型新药	2.1 改善给药途径	根据改良的目的和立题依据，开展相应的非临床研究
	2.2 改剂型	
	2.3 增加功能主治	
	2.4 改辅料或生产工艺	
3. 古代经典名方中药复方制剂	3.1 按古代经典名方目录管理的中药复方制剂	一般包括单次给药毒性试验、重复给药毒性试验
	3.2 其他来源于古代经典名方的中药复方制剂	
4. 同名同方药		(1) 同名同方药的工艺、辅料变化经研究评估不引起药用物质基础或者药物吸收、利用明显改变的，一般无需开展非临床安全性研究和临床试验 (2) 对药用物质基础或药物吸收、利用的影响难以评估的，一般需进行毒理试验

（二）国际非临床安全性研究

在世界范围内，包括美国、欧盟、日本、韩国等国家，中药的使用越来越广泛。在美国，从植物材料、藻类、大型真菌或它们的组合物制备的产品被定义为植物药（botanical drug），在欧盟，以一种或多种草药物质、一种或多种草药制剂，以及一种或多种草药物质与一种或多种草药制剂复方作为活性组分的任何一种药用产品被称为传统草药（traditional herbal medicinal products，THMPs）。美国食品药品管理局（FDA）、欧洲药品监督管理局（EMA）在考虑植物药/传统草药的特点基础上，对其安全性评价制定了总体规则，提出了有别于化学药物和其他高度纯化药物的要求，如 2006 年 FDA 药物评价和研究中心（CDER）修订并发布的《植物药研究指导原则》（12/2016），欧盟药品审批中心内部设立的欧盟草药药品委员会（HMPC）所制定的非临床技术指南文件《传统草药产品上市许可/注册申请的非临床资料指南》（EMEA/HMPC/32116/2005）、《固有应用草药产品及传统草药产品的营销许可/注册的非临床文件》（EMEA/HMPC/32116/2019）、《草药物质/制剂遗传毒性的评估》（EMEA/HMPC/107079/2007）、《传统草药产品或草药产品的遗传毒性测试的测试材料选择》（EMEA/HMPC/67644/2009）等。

三、临床安全性研究

新药的临床安全性评价是新药上市前临床研究的核心问题之一，也是指导临床医师合理、规范用药的重要保障。2002 年颁布的《药品注册管理办法》规定："药物的临床试验（包括生物等效性试验），必须经过国家药品监督管理部门批准，且必须全面遵循《药物临床试验质量管理规范》（GCP）。"2003年出台了《药物临床试验质量管理规范》等药物临床试验质量控制的指导性文件。在 2017 年加入 ICH后，参考 ICH E6（R2）：Integrated Addendum to Good Clinical Practice（GCP）（2016 年）基础上，国家食品药品监督管理总局会同国家卫生计生委员会修订发布了《药物临床试验治疗管理规范》（2020 版），以深化药品审评审批制度改革，鼓励创新，进一步推动我国药物临床试验规范研究和提升质量。

为指导中药新药临床试验开展，1987 年卫生部发布《中药新药临床试验指导原则》。2002 年国家药品监督管理局全面修订了指导原则并发布了《中药新药临床研究指导原则》，初步形成了中药新药临床评价技术体系。随着新的药品政策法规的修订完善，临床研究相关的技术要求也不断发布，以指导更科学化、可操作性更强、更符合中医药特点地开展临床研究。国家药监局药审中心颁布了《中药新药临床研究一般原则》及针对多个特定适应证中药新药临床研究技术指导原则。《证候类中药新药临床研究技术指导原则》于 2018 年出台，首次将中医药传统思维与现代循证医学方法论相结合，鼓励在主治为证候的中药复方制剂的临床研究中采用电子化手段辅助评估。

2007 年版《药品注册管理办法》及相应的配套文件《中药注册管理补充规定》（2008 年）规定新药临床安全性评价工作是通过 Ⅰ～Ⅲ 期的临床试验，为上市审批及说明书项目提供充分的数据支持，上市后 Ⅳ 期临床试验进一步关注新药的安全监测及合理应用。Ⅰ 期临床试验进行药代动力学试验和耐受性试验，耐受性试验主要是对初次进行人体试验的受试物进行单次给药及多次给药试验，以考察在不同剂量下人体的耐受情况，为后续的临床试验给药方案提供安全性方面的信息。Ⅱ 期临床试验是对新药应用于患者的有效性及安全性作出初步评价，推荐安全的临床给药剂量。Ⅲ 期临床试验为新药上市前扩大的临床试验阶段，目的在于对新药的有效性、安全性进行社会性考察。Ⅳ 期临床试验是新药上市后在广泛使用条件下考察疗效和不良反应，尤其是罕见不良反应。2020 年版《药品注册管理办法》及其配套文件《中药注册管理专门规定》（2023 年第 20 号）指出"中药新药研制应当坚持以临床价值为导向"，强调临床价值的评估，同时将人用经验数据纳入支持注册的证据体系中。各注册分类根据其中医理论和人用经验情况均可有多样化的临床研究路径："中药新药的研发应当结合中药注册分类，根据品种情况选择符合其特点的研发路径或者模式，基于中医药理论和人用经验发现、探索疗效特点的中药，主要通过人用经验和（或）者必要的临床试验确认其疗效，基于药理学筛选研究确定拟研发的中药，应当进行必要的 Ⅰ 期临床试验，并循序开展 Ⅱ 期临床试验和 Ⅲ 期临床试验"。

四、上市后安全性再评价

上市前临床试验安全性评价内容通常包括药物暴露程度、不良事件（含死亡、其他严重不良事件和其他重要不良事件）、临床试验室评估、生命体征、体格检查发现和其他安全性相关观察结果等；然而，药品上市前的安全性评价受到许多因素限制：①临床试验病例数少，观察期较短；②种族差异、个体差异、性别、年龄、病理状态等机体方面的因素会导致临床研究结果的不确定性；③中药成分复杂，且存在用药方式、环境因素等方面的差异。因此药品经批准上市后还应继续进行安全性监测，有计划地进行临床研究，如新药用于特殊人群（老年人、儿童、妊娠哺乳期妇女、肝肾功能异常者等）安全性研究；药品相互作用的研究；长期用药（终身用药）的安全性、有效性研究等，以全面评价临床新药罕见、迟发不良反应和药物相互作用，保障用药安全，促进合理用药。

2007 年版《药品注册管理办法》设立了监测期，对药品上市后进行安全性监测；《药品管理法》《药品生产监督管理办法》《药品注册管理办法》都要求：药品上市许可持有人应当持续开展药品风险获益评估和控制，制定上市后药品风险管理计划，主动开展上市后研究，对药品的安全性、有效性和质量可控性进行进一步确证，加强对已上市药品的持续管理。2020 年版《药品注册管理办法》增设药品上市后变更和再注册一章，充分体现 2019 年修订《药品管理法》强化药品上市后研究和变更管理相关要求，要求持有人主动开展药品上市后研究，对药品的安全性、有效性和质量可控性进行进一步确证，加强对已上市药品的持续管理，明确药品上市后变更分类及申报、备案和报告途径。

依法建立药品不良反应（adverse drug reaction，ADR）监测报告制度，开展 ADR 监测报告工作，是及时、有效控制药品风险、保障公众用药安全的重要措施。2001 年 12 月颁布实施的《药品管理法》第 71 条明确规定"国家实行药品不良反应报告制度"，标志着我国的 ADR 监测工作步入了法制化轨道。为加强上市药品的安全监管，规范药品不良反应报告和监测的管理，保障公众用药安全，2004 年 3 月，国家食品药品监督局和卫生部共同颁布实施了《药品不良反应报告和监测管理办法》，明确了各级食品药品监管部门、各级卫生行政主管部门的职责，确立了药品生产、经营、使用单位的法定报告和监测的责任。《药品不良反应报告和监测管理办法》（卫生部令第81号）于2010年12月13日经卫生部部务会议审议通过，并于2011年7月1日起施行，进一步加强药品不良反应监测评价体系和能力建设。

中药不良反应监测工作起步较晚，中药不良反应监测技术体系和组织体系有待于进一步建立和健全。目前我国加强了中药注射剂和含有毒中药材中成药的不良反应监测，并对已上市的中药新药进行重点药品集中监测，及时监测、反馈和控制中药不良反应。中药成分复杂，加之患者状态、用药方式、环境因素等方面的差异和影响，由此而产生的中药安全性问题非常复杂，可能同时涉及多个系统与器官，临床表现具有多样性和不可预知性。如中药注射剂中的主要有效成分虽已是精制纯化物，但其成分仍很复杂；即便经过注册审批的中药注射剂，也存在着质量控制问题。我国《药品不良反应报告和监测管理办法》规定的药品不良反应是指合格药品在正常用法用量下出现的与用药目的无关的有害反应，不包括用药不当、医疗事故和药品质量问题而引起的有害反应。因此，中药的安全性问题需进行客观认识、分析和评价，重视中药中毒的临床报道，正确对待中药毒性。

五、逐渐完善的中药审批体系

由于中药安全性研究起步较晚，基础薄弱，评价方式方法大多仿照化药以物质基础的化学属性作为主要标准，不完全适合中医药的特点，也尚未形成一个完整的体系。国内外中药严重不良反应事件提升了相关部门对中药安全性的重视程度和监测力度，加大了立项投资的力度。在管理上强化了在GLP规范下提高中药安全性评价的质量。首先建立了四个专题集成数据库（有毒中药数据库、中药不良反应期刊文献数据库、古代相关文献数据库和国外植物药不良反应相关文献与信息数据库），可支持各种结构化信息（元数据检索）与非结构化信息（全文检索）的复杂组合检索。目前，制约中药安全性评价的瓶颈问题是缺乏适合中药特点的有效方法，针对国家ADR病例报告数据库中有关中药不良反应的中药品种，我国开展了"双黄连注射剂ADR回顾性研究""马兜铃酸及其相关中成药安全性文献评价"和"葛根素注射液安全性研究"等评价工作，对中药安全性评价模式进行了积极探索。随着各相关学科技术的渗入，新技术、新方法已逐步应用于中药安全性的评价，如蛋白质组学、代谢组学、毒物基因组学的研究思路拓展了中药毒理学研究思路。特别是注意到中药多成分的代谢特点、肠道菌群对物质基础的转化以及化学成分对肝药酶诱导或抑制作用对中药安全性评价的影响。

目前新药的毒理学研究已由开发的后期被动参与转变为全程主动指导，将药物毒理学研究贯穿于新药发现、临床前安全评价、临床试验和上市后监督与跟踪整个过程，形成中药全生命周期监管体系。中药安全性评价新技术新方法不断突破，评价体系也逐渐完善。近年来，国家层面多次提到要制定适合中医药特色的审评审批制度。2017年国务院印发了《关于深化审评审批制度改革鼓励药品医疗器械创新的意见》，提出"建立完善符合中药特点的注册管理制度和技术评价体系"。2019年《关于促进中医药传承创新发展的意见》、2021年《关于全面加强药品监督能力建设的实施意见》均提出了"构建中医药理论、人用经验、临床试验相结合的中药注册审评证据体系（简称'三结合'评审证据体系）"。国家药品监督管理局和药品审评中心也先后发布了《关于促进中药传承创新发展的实施意见》等一系列法规、规章和指导原则以推动"三结合"审评证据体系的构建。

答案解析

目标检测

一、单选题

1. 健康风险评估的核心内容是（ ）

    A. 定性评定　　　　　　B. 定量评定　　　　　　C. 剂量-反应关系确定

    D. 毒性评定　　　　　　E. 危害性评定

2. 致癌试验属于（ ）

    A. 毒理学安全性评价第一阶段　　　　　B. 毒理学安全性评价第二阶段

    C. 毒理学安全性评价第三阶段　　　　　D. 毒理学安全性评价第四阶段

    E. 毒理学安全性评价第五阶段

3. GLP 是指（ ）

    A. 良好农业规范　　　　B. 良好生产规范　　　　C. 良好卫生规范

    D. 良好流通规范　　　　E. 良好实验室规范

4. ICH 指导原则不包括（ ）

    A. 药效　　　　　　　　B. 安全性　　　　　　　C. 质量

    D. 成药性　　　　　　　E. 多学科

5. 新药上市后在广泛使用条件下考察疗效和不良反应的试验是指（ ）

    A. Ⅰ期临床试验　　　　B. Ⅱ期临床试验　　　　C. Ⅲ期临床试验

    D. Ⅳ期临床试验　　　　E. Ⅴ期临床试验

二、名词解释题

1. 毒理学安全性评价　　　2. 风险分析

三、简答题

安全性评价和风险分析的联系和区别是什么？

书网融合……

思政导航　　　　　　　本章小结　　　　　　　题库

第六章　配伍禁忌

PPT

学习目标

知识目标

1. **掌握**　配伍禁忌与"十八反""十九畏"概念。
2. **熟悉**　"十八反""十九畏"的毒性表现。
3. **了解**　中西医结合用药配伍禁忌的情况。

能力目标　通过本章学习，掌握中药传统配伍禁忌的内容，熟悉中西医结合用药配伍禁忌现状，了解配伍禁忌的评价方法与研究思路。

素质目标　通过本章学习，增强对配伍禁忌的了解，增强安全用药的意识，培养开展配伍禁忌研究的科研素质。

配伍禁忌是指两种或以上的药物合用时，由于药物之间的相互作用，导致药理效应过度增高或降低，超出机体耐受范围，或出现毒副作用增强现象，故不宜合用。中药配伍是中医临床最主要的应用形式，不当配伍不仅无益于治疗，甚至危害健康。因此，中药配伍禁忌受到历代医家的高度关注和重视，是涉及临床用药安全的核心问题之一，更是中药毒理学的重要研究内容。

中药配伍原则首见于我国最早的药学专著《神农本草经》，记载"药有阴阳配合，子母兄弟，根茎花实，草石骨肉，有单行者，有相须者，有相使者，有相畏者，有相恶者，有相杀者，凡此七情，合和视之，当用相须、相使者良，勿用相恶、相反者，若有毒宜制，可用相畏、相杀者，不尔勿合用也"。在此七情配伍原则中，相恶、相反属于配伍禁忌的范畴，特别是相反配伍，又称反药，属于较为严格的配伍禁忌。后世在此基础上，总结出广为流传的"十八反"和"十九畏"配伍禁忌。但是从中医临床来看，"十八反"和"十九畏"配伍禁忌并不是绝对的禁用，故这些配伍禁忌一直存在争议。可出于用药安全的考虑，一般仍主张"十八反"和"十九畏"尽可能慎用。

目前，中药配伍禁忌已成为中医药研究的重要领域。2011年国家基础研究发展计划（973计划），设立了"基于'十八反'的中药配伍禁忌理论基础研究"项目，通过对反药组合致毒增毒作用的构成比例、用药剂型、量-毒-效关系等方面的系统研究揭示禁忌实质，从反药组合妨害治疗作用角度阐明减效机制，从合理利用反药配伍使宜忌因素相互转化，在痼疾、险症、急症等复杂病证中发挥独特效用等研究角度入手，系统评价与研究了以"十八反"为代表的中药配伍禁忌，为基于临床经验积累的"十八反"等中药配伍禁忌的合理性提供了大量现代研究结论，开拓了中药配伍禁忌研究的新局面。同时，更多的创新技术和方法开始被应用于反药配伍研究。例如，通过药物代谢过程中的P450酶活性来研究反药的相互作用和配伍关系；通过胚胎干细胞试验，从细胞毒性和分化抑制的角度探索药物的毒性；以及采用系统毒理学方法，采用转录组学、蛋白组学和代谢组学等多种组学联用技术，观察实验动物在摄入反药配伍后的基因谱、蛋白质谱和代谢谱的变化，同时借助生物信息学和计算毒理学技术，系统地分析药物与机体的相互作用等。这些研究结果进一步深入揭示了中药的配伍禁忌科学实质，丰富了中药配伍禁忌理论的内容。

总之，来源于实践经验认识的"十八反""十九畏"经验理论是宝贵的，不能简单地以"是"或"否"，或"反"或"不反"来下结论。只有综合考虑剂量、配比、用法、机体状态等要素，结合毒理学和其他相关领域的研究结果，方能得出科学的结论，为临床安全用药提供指导。因此，在临床用药时，应充分考虑这些因素，谨慎选择用药方案。

第一节　"十八反"配伍禁忌

"十八反"源于《神农本草经》提出的七情相反概念，在此后历代具有代表性的本草著作中。随着本草学知识的不断丰富，反药的内容也在不断增加。所谓"十八"之数，首见于《蜀本草》，其后宋金元时期医家注重于配伍禁忌，逐渐归纳为"十八反"，并以歌诀的形式流传于世。金元时期张从正《儒门事亲》"十八反歌"，为现今流行最广的"十八反歌诀"。歌曰："本草名言十八反，半蒌贝蔹及攻乌，藻戟遂芫俱战草，诸参辛芍叛藜芦"。其中涉及基本药物 19 种，乌头、半夏、白蔹、瓜蒌、白及、贝母；甘草、甘遂、芫花、大戟、海藻；藜芦、细辛、芍药、苦参、人参、丹参、玄参、沙参。传统上认为"十八反"配伍属于增毒的配伍关系。近年来，不少学者在"十八反"药物相互作用、配伍关系、宜忌条件以及化学本质和生物学基础等方面进行了大量研究，对揭示中药"十八反"的科学内涵做了一些有益的工作。下面按反乌头类、反甘草、反藜芦三组配伍禁忌分别进行介绍。

一、反乌头类配伍禁忌

传统认为半夏、瓜蒌、贝母、白蔹、白及与乌头类属相反配伍。常用的乌头类中药包括川乌、草乌、附子及其炮制品。

（一）毒性表现

传统文献认为半夏、瓜蒌、贝母、白蔹、白及反乌头类，类似七情的"相反"配伍，但缺乏有力的证据，争议颇大，目前尚无定论，尤其从临床角度看，配伍有相辅相成和相反相成（即不破不立）两种观点，但最好审慎为佳。

1. 传统文献记载　历代医籍如《本草经集注》《儒门事亲》《本草纲目》等均明确记载"乌头反半夏、栝楼、贝母、白蔹、白及"。但亦有部分医家则认为乌头与半夏此二药同用有"相反相成"之功，将其合用治多种疑难杂症。半夏与乌头类同用最早见于《金匮要略》，附子粳米汤以附子、半夏同用，治疗寒邪内阻，阴寒湿浊上犯出现腹中雷鸣疼痛、胸胁逆满呕吐之证；赤丸以乌头、半夏同方，治寒饮腹痛，手足厥逆。《太平惠民和剂局方》所载青州白丸子以乌头、半夏同用，治风痰入络，手足麻木，半身不遂，口眼歪斜，痰涎壅塞。《扁鹊心书》附子半夏广皮生姜汤，又名附子半夏汤，以附子、半夏合用，治胃虚冷痰上攻，头目眩晕，眼昏呕吐等证。

2. 现代临床报道　半夏与乌头类配伍致毒增毒的临床报道较少，仅有少数个案。中毒反应出现时间 10 分钟～1.5 小时不等，毒性表现首先可见舌、咽、口腔、面部麻木，继而出现消化和心血管不良反应症状，可见上腹部不适、恶心呕吐、心悸、气短、乏力、胸闷憋气、全身乏力、心音低钝、心动过缓伴心律不齐等，严重者可见呼吸困难、四肢抽搐、不能平卧、全身麻痹、神志模糊、瞳孔缩小、对光反射存在、调节反射迟钝等神经系统不良反应。

但临床也有少数报道以半夏与乌头类配伍取效者，如用于治疗眩晕、寒性腹痛、脾肾阳虚泄泻、类风湿性关节炎、慢性胃炎等。《中国药典》虽在川乌、制川乌、草乌、制草乌、附子条下均指出不宜与半夏、瓜蒌、贝母、白蔹、白及同用，但也收载了 5 个含"十八反"配伍的成方制剂，其中 4 个含有反乌头类配伍，分别为阳和解凝膏（含生川乌、生草乌、生附子、白及、白蔹）、安阳精制膏（含生川乌、生草乌、白及、白蔹）、少林风湿跌打膏（含生川乌、生草乌、白及、白蔹）、庆余辟瘟丹（含川乌、姜半夏、丁香、郁金）。

（二）毒性物质基础

乌头碱、新乌头碱、次乌头碱等双酯型生物碱是乌头类药材的有效成分也是毒性成分。研究发现，生川乌及制川乌，在与生半夏共煎后的双酯型生物碱含量都明显高于单煎液，而其与法半夏的共煎液中双酯型生物碱含量则明显降低。而草乌与生半夏配伍水提合煎液与草乌与法半夏配伍水提合煎液比较，双酯型和单酯型生物碱均明显增加，醇胺型生物碱明显降低。生半夏、清半夏、姜半夏有抑制附子水煎液中双酯型生物碱分解的作用，而法半夏没有上述作用。说明生半夏抑制双酯型生物碱向单酯型生物碱的转化，而法半夏能有效促进其分解转化。

>>> **知识链接** •--

炮制方法对乌头类药材双酯型生物碱的影响

乌头类药材传统常用漂洗、高温蒸煮等方法进行炮制，以起到减毒的效果。现代研究认为，乌头类药材的双酯型生物碱如乌头碱、新乌头碱、次乌头碱等，既是其主要毒性成分，又是镇痛、抗炎的有效成分。乌头碱经加热水解成苯甲酰乌头原碱，继续加热水解则可变成毒性更小的乌头原碱，毒性最终仅为乌头碱的 $1/4000 \sim 1/2000$。因此加水、加热处理（包括干热法、湿热法）的炮制工艺都能促进乌头碱水解反应，从而达到降低乌头类药材毒性的目的。但若炮制太过，水解完全，则药效降低。因此乌头类药材毒性的降低决定于毒性强的双酯型生物碱的分解或水解程度，药效的强弱亦与双酯型生物碱的水解程度有关。

---•

生川乌与生半夏、瓜蒌子、全瓜蒌、瓜蒌皮、浙贝母、白及的共煎液中双酯型生物碱含量高于生川乌单煎液，而生川乌经过与浙贝母合并煎煮后，有毒成分乌头碱、次乌头碱以及新乌头碱的含量显著提高。而与法半夏、川贝母、白蔹共煎液中，双酯型生物碱含量变化微弱或有所减少。制川乌与白蔹配伍时，随着白蔹比例的增加，生物碱类成分在煎煮液中的量呈现降低的趋势，而沉积物中生物碱的量增加。

（三）毒理研究

1. 基础毒性

（1）急性毒性　乌头、半夏两者配伍应用可使毒性增加。用川乌、姜半夏的单煎、单煎混合、混合煎剂分别灌胃小鼠，结果川乌及姜半夏单煎混合及混合煎剂（浓度均为 50%）的小鼠 72 小时死亡率较 100% 的单煎剂显著提高，其毒性超过 2 倍量的乌头煎剂。比较草乌提取液、草乌与生半夏合煎液、草乌与法半夏合煎液灌胃小鼠，计算 LD_{50}，发现与单用草乌相比，草乌与生半夏配伍后 LD_{50} 减小，毒性增大；草乌与法半夏配伍后 LD_{50} 增大，毒性减小。皮肤急性毒性试验结果表明，乌头与生半夏配伍比例为 1：2 毒性较大，1：1 毒性较小，特别是生半夏剂量超过乌头时毒性增加最为明显。

与瓜蒌或白及配伍，草乌的毒性随着瓜蒌或白及用量的增大而增强；而草乌与半夏配伍小鼠死亡率没有出现上升，反而随着半夏用量的增大呈现下降的趋势。

（2）长期毒性　连续 15 天给予小鼠乌头半夏水煎剂，单乌头组血清 ALT、AST 值升高，单半夏组 AST 升高，合用组 ALT、AST、LDH 值均升高；单乌头组肝脏系数增加，合用组肝、肾脏器系数均增加。乌头与半夏合用时对小鼠毒性增强。

附子、半夏配伍用药后，对心脏有明显的毒性反应，对肾脏和肝脏形态也有影响。姜半夏和附子配伍对小鼠的毒性没有提高。根据《中华本草》总结的动物学数据，乌头生品和炮制品与法半夏配伍未见毒性，可以推测，半夏炮制后与附子配伍，安全性有所提高。

全瓜蒌、瓜蒌皮、瓜蒌子和天花粉分别与生、制草乌配伍后，毒性增强，肾实质、肾小球和肾小管的损伤更显著。

2. 毒性机制 乌头与半夏相伍会抑制细胞色素氧化酶 CYP1A2、CYP3A1 酶活性，两者在药物代谢中均有重要作用，若其活性被抑制，在联用药物治疗时就不能保证药物完全代谢，可能会产生药物毒性。这从一个角度证明了乌头半夏相伍的部分相反机制。

研究草乌与生半夏、法半夏配伍后乌头碱、新乌头碱与次乌头碱 3 个毒性成分毒代动力学变化后发现，生半夏可使草乌中双酯型生物碱的吸收程度与速率增加，法半夏可使草乌中双酯型生物碱的吸收程度与速率减小。提示药味的炮制状态会对反药配伍的毒性产生影响。

在野百合碱诱导的肺动脉高压模型大鼠肺动脉高压晚期，附子和浙贝母组合与单独药物相比，显著导致模型大鼠右心室扩张，心肌细胞凋亡显著增加，加重心脏损伤。其作用与反药组合抑制 PDK1/Akt/PDE4D 轴以及随后协同激活 βAR-Gs-PKA/CaMKII 信号通路有关。

二、反甘草配伍禁忌

传统认为海藻、大戟、甘遂、芫花与甘草属相反配伍。

（一）毒性表现

传统文献认为甘草反甘遂、大戟、芫花、海藻，但合用后是否毒性增强缺乏有力证据，存在争议，也无定论，但临床应审慎。

《神农本草经》《新修本草》《证类本草》《大观本草》《增广和剂局方药性总论》等历代文献均记载有"甘草，反大戟、芫花、甘遂、海藻"。但古今临床均有应用者，因此历代医家争议较大。如《金匮要略》甘遂半夏汤以甘遂与甘草同用，《外科正宗》海藻玉壶汤以海藻与甘草同用，《儒门事亲》通气丸以海藻、甘草同用，玉箸散以甘草、甘遂同用，《三因极一病证方论》大豆汤亦以甘草与甘遂同用，《兰室秘藏》散肿溃坚汤以海藻与甘草同用等。故《本草求真》曰"甘草反大戟、芫花、甘遂，亦有并用不悖，惟深达精微者始可知之"。

现代临床有用甘遂与甘草配伍研末外用治疗疟疾、蛔虫症；水煎熏洗患处，治疗寒冷性多形条斑。内服可用于治疗食管癌、肝硬化、腹腔积液等疾病。也有学者用芫花、甘遂、大戟配伍甘草自拟组成的宽胸逐饮祛瘀汤和膈下攻坚破积汤，分别治疗多例恶性肿瘤、结核性脓胸、支气管哮喘、冠心病、肥胖症、胆囊炎、急性淋巴管炎、疥疮及渗出性胸膜炎等有效；用甘遂、芫花、大戟等配伍生甘草组成的追风下毒丸，治疗鼻衄、牙衄和噎膈等 19 种疾病有效；用川乌、草乌、瓜蒌、半夏、白蔹、白及、川贝、浙贝母、藜芦、丹参、玄参、沙参、苦参、人参、细辛、赤芍、白芍、芫花、甘遂、京大戟、海藻、甘草、黄芩、黄连、防风和五灵脂等组成的拮抗丸，治疗湿痰喘咳、心脾不足、心血瘀阻、痰痹心阳、脾肾阳虚、脾胃虚弱、痰凝气滞、气滞血瘀、寒湿痹痛等病证有效，未见明显毒性反应。此外《中国药典》成方制剂收载周氏回生丸，含甘草、红大戟配伍。

反甘草的配伍临床报道存在矛盾。临床有海藻与甘草导致不良反应的报道。海藻与甘草同用于治疗恶性肿瘤、子宫肌瘤、乳腺小叶增生等疾病，以收软坚散结、化痰消瘀之功，其间偶有不良反应发生。患者表现为腹痛、胸闷气短、心悸、继之神志不清、恶心、伴胃脘痛、继之呕吐等，经排除其他因素，确定为甘草与海藻同用所引起。综上，反甘草的配伍有较多临床应用报道，但也可见不良反应的案例，故临床慎用为佳。

（二）毒性物质基础

大戟中毒性物质主要为二萜类和甾萜类成分；甘遂中主要毒性物质为二萜醇（酯）类成分；芫花

中主要毒性物质为芫花酯甲、芫花酯乙等二萜原酸酯类。大戟、芫花、甘遂与甘草配伍后其有毒物质可能与甘草酸通过氢键形成复合物而增溶；多糖类物质以及蛋白质类等生物大分子化合物，在一定条件下或可稳定大戟、甘遂毒性成分二萜醇（酯）和二萜原酸酯类成分的存在状态而增毒。

（三）毒理研究

1. 急性毒性 芫花与甘草合煎，无论灌服还是腹腔注射，随着甘草配伍剂量的增加，小鼠的 LD_{50} 亦随之相应下降，说明芫花的毒性随之增强。海藻与甘草合煎剂小鼠腹腔注射，随着甘草配伍剂量的增加，小鼠的 LD_{50} 亦随之相应地下降，说明海藻的毒性随之增强。大戟与甘草合煎剂小鼠腹腔注射的 LD_{50} 值比单独给药大戟煎剂大，说明配伍甘草并未增加大戟毒性。

比较《中国药典》收载的海藻药材的两个品种海蒿子或羊栖菜，与生甘草配伍及其在复方中加减配伍对小鼠急性毒性的影响，发现海蒿子与生甘草合煎出现显著毒性，而羊栖菜与生甘草合煎未出现明显毒性，说明海藻与甘草反药配伍的毒性与海藻的品种有关。

2. 长期毒性

（1）甘草、芫花反药组合 对大鼠心、肝、肾脏，生殖、消化和中枢神经系统等有一定损害作用，存在着配伍禁忌。芫花：甘草（1∶3）大鼠灌胃给药2个月，药典剂量范围内可见对生殖系统的影响，出现睾丸、附睾脏器系数下降，重度慢性前列腺炎症，精子数减少，个别子宫卵巢脏器系数偏高、子宫充血出血；还可见对消化系统和中枢神经系统的影响，出现小肠重量增加，雌鼠血钾降低，自发活动减少。芫花：甘草（5∶1）大鼠灌胃给药2个月，剂量范围超出药典，可见对泌尿系统的毒性，出现肾脏系数增加，BUN/Cr增加，肾小静脉血栓，肾间质充血；芫花与甘草配伍后对肝功能及心肌酶谱等指标的影响有加重的趋势，尤其是ALT、肌酸激酶（creatine kinase，CK）、LDH、α-HBDH值最为明显，大鼠心脏间质血管充血、肝血管充血、肝细胞细胞肿胀、肾小球间质充血、肾小管上皮轻度红肿。

（2）京大戟-甘草反药组合 毒性作用主要表现为：雌鼠血钾降低，且呈剂量依赖性；体重下降，大便稀软；肝脏脂肪病变；对雄性大鼠心脏有毒性作用，部分可见心肌炎；BUN、Cr值均显著升高，总剂量一定时，甘草所占比例越大，肾脏系数、BUN值增加越大。

（3）甘遂-甘草反药组合 毒性作用主要表现为：LDH、α-HBDH升高；有灶性心肌炎病变。大鼠肝系数随给药量增加而升高，但雌鼠表现为随甘遂比例增加而明显升高，雄鼠表现为随甘草比例增加而明显升高，出现肝脏点状坏死和（或）肝内小胆管慢性炎。对肾脏毒性反应表现为肌酐升高。

（4）海藻-甘草反药组合 毒性作用主要表现为：海藻与甘草比例为1∶1时，剂量在药典用量高限2倍范围内，未表现出明显毒性反应。海藻-甘草比例偏离1∶1时，海藻剂量超过药典用量高限2倍，随甘草和比例降低，LDH和HBDH升高，表现出心脏毒性；随甘草比例升高，TBIL和AST升高，表现出肝脏毒性。甘草和海藻1∶2配伍与1∶4配伍应用会导致肝脏组织氧化-抗氧化平衡紊乱及肝脏组织的损伤，而甘草和海藻1∶1配伍应用对肝脏氧化-抗氧化平衡的维持具有一定效应。海藻-甘草合用导致大鼠血中乳酸脱氢酶和羟丁酸脱氢酶含量升高，病理组织检查显示心肌炎性病变；海藻-甘草合用导致大鼠血中天冬氨酸氨基转移酶升高，肝脏点状坏死；海藻-甘草合用升高大鼠血中肌酐含量，病理组织检查显示肾脏间质性炎；氯离子与正常组相比显著降低；综上，海藻-甘草反药组合会导致体内电解质平衡失调，海藻-甘草反药组合在大鼠体内的毒性靶器官为心脏、肝脏和肾脏。

3. 毒性机制 "藻戟遂芫俱战草"配伍毒性机制包括以下几个方面。

（1）反甘草药对配伍后的体内代谢过程发生变化 海藻与甘草配伍比例变化会导致海藻玉壶汤毒性和药代动力学特征变化，不仅显著影响药物的吸收速率和吸收程度，也改变了药物在体内的分布和消除，而使全方毒性增强。研究还发现，海藻与甘草配伍后增加甘草次酸在大鼠肾脏组织的积蓄，抑制肾脏组织中的HSD11B2的表达，造成醛固酮-皮质醇系统紊乱，可能是海藻-甘草反药组合产生肾毒性的主要机制。

反甘草药对配伍后还会对 P450 酶活性的存在抑制或诱导作用。大戟、甘遂、芫花与甘草合用后对 CYP1A2 的活力具有非常显著的抑制作用。甘遂、芫花与甘草配伍后对 CYP2E1 活性的诱导能力增强致使毒性增强，促使其所含的前致癌物质和前毒物转化为致癌物和毒物导致对机体的毒性作用。

研究相反药对甘遂-甘草的大鼠血浆代谢组学发现，甘遂-甘草水提物升高大鼠血清丙氨酸氨基转移酶、天冬氨酸氨基转移酶，造成肝损伤，与干扰磷脂代谢和氨基酸代谢有关。

（2）反甘草药对配伍后毒性物质溶出增加而增毒　海藻-甘草不同比例配伍会导致总砷、As(Ⅲ)、DMA 含量升高，对 As(Ⅴ) 的溶出影响不显著，表明海藻-甘草混合煎煮由于相互作用会促进砷的溶出增加，导致两药合煎后毒性增强。甘草能促使海藻中毒性砷的溶出提高，导致毒性增强。海藻中毒性成分溶出增加是海藻与甘草配伍禁忌的可能机制之一。

甘草与甘遂在煎煮过程中甘草酸能与甘遂甾萜类成分形成分子复合物，增加了甘遂的毒性成分甾萜类物质的溶出率，使煎液的毒性成分增加而使毒性增强。

芫花/醋芫花与甘草合煎时，随甘草比例升高，芫花中二萜类毒性成分溶出明显升高，尤其对芫花酯甲、芫花酯乙及芫花酯己的溶出影响最为显著。芫花乙酸乙酯部位与甘草酸共煎煮后促进毒性成分芫花酯甲的溶出，并使该部位形成分布均一的纳米颗粒，有利于成分吸收，从而致毒性增强。

三、反藜芦配伍禁忌

传统认为，诸参（一般认为包括人参、丹参、玄参、沙参、苦参）、细辛、芍药（包括白芍、赤芍）反藜芦。

（一）毒性表现

传统文献记载参类、细辛、芍药反藜芦，但现代临床无合用产生不良反应的报道，但传统文献和现代临床均认为细辛和藜芦本身有毒，虽然目前缺乏"相反"的有力证据，但最好避免合用。

1. 传统文献记载　《神农本草药》最早提出"藜芦反五参"，《儒门事亲》"十八反歌诀"云"诸参辛芍叛藜芦"，但未言明"诸参"所包括的具体药物。在此问题上，各家观点不甚一致，争议不休。明清间藜芦所反参药共有 23 组不同记载，与藜芦相反的参药共 7 种，为人参、沙参、玄参、苦参、丹参、紫参（《普济方》）、西洋参（《本草纲目拾遗》）；其中，紫参、西洋参及北沙参（《本草从新》）为前所未提。近、现代以来，藜芦反"诸参"的认识尚未统一，近代的文献统计，共十五种参反藜芦的提法，包括人参、沙参（南、北沙参）、苦参、丹参、玄参、党参、紫参、西洋参、明党参、太子参、珠儿参、佛手参、华山参、空沙参。

2. 现代临床报道　由于藜芦为剧烈的涌吐药，现代少有使用，使用反藜芦药对更为罕见。偶有临床报道细辛与藜芦同用的辛藜滴鼻剂对慢性鼻炎及慢性鼻窦炎有较好疗效，但未出现明显毒性反应。

（二）毒性物质基础

利用超高效液相色谱 – 飞行时间质谱联用技术研究不同配伍比例的丹参藜芦的化学指纹图谱，并分析毒性生物碱在不同比例配伍混煎前后溶出量的变化，同时利用小鼠的急性毒性试验来考察配伍后的毒性变化规律。当固定藜芦用量为 LD_{50} 且藜芦比例大于丹参时，藜芦定、伪介芬胺等生物碱溶出高于或与藜芦单煎液相当，但随着丹参比例增加，上述生物碱溶出呈逐渐下降趋势，当丹参比例大于藜芦时，生物碱溶出低于藜芦单煎液. 不同比例丹参藜芦配伍急性毒性试验毒性变化规律与上述生物碱含量的变化趋势吻合，表明上述毒性生物碱可能是藜芦与丹参特定比例配伍后毒性增强的主要化学标志物。

（三）毒理研究

1. 急性毒性　藜芦及人参配伍可使小鼠出现中毒症状，以呼吸系统、神经系统、消化系统中毒症状明显，可致呼吸抑制，窒息死亡；与藜芦单煎组比，人参藜芦配伍组的 LD_{50} 降低，小鼠死亡时间缩短，死亡数增加，说明两药配伍毒性增强。当藜芦与人参 $1:2.63$ 配比（藜芦用量为 $1.14g/kg$，人参为 $3g/kg$）时，动物死亡最多，毒性变化也最为明显。

藜芦与苦参配伍的试验表明，单用藜芦可明显减慢小鼠心率，配伍苦参后可使藜芦减慢心率的作用明显减弱，并使兔心律失常率增加，且多表现为室性期前收缩。

藜芦与南沙参、北沙参在 $1:1$ 配伍时合煎液灌胃小鼠计算 LD_{50}。发现合煎液毒性大于合并液，提示南沙参、北沙参与藜芦共煎过程可能对藜芦中毒性成分的溶出产生了影响，进而表现为合煎液毒性大于合并液毒性。

藜芦和细辛共同作用产生毒性作用，且藜芦起主要作用，当藜芦给药剂量低于临床安全最高限时，藜芦与细辛合用可视为安全；当藜芦用量是细辛用量 $3\sim6$ 倍时，毒性明显。藜芦中含有的甾体生物碱等能使血压下降，心跳减慢，呼吸抑制；而细辛含有的挥发油二甲基丁香酚等能引起呼吸兴奋、血压上升，两者药理作用相反，故不宜配伍。

藜芦与白芍配伍应用，可导致小鼠出现蹒跚、躁动不安，并伴有耳血管扩张，尸检可见小鼠心、肝、肾、脾等脏器充血、出血。

除上述毒性外，藜芦与人参、太子参、细辛与白芍配伍灌胃小鼠，呕吐、腹泻、便血、厌食、嗜睡、昏迷、翻正反射消失、躁动、器官充血或出血的发生率均更高

2. 长期毒性 藜芦与人参配伍水提液灌胃大鼠 8 周后，大鼠心脏组织出现明显损伤，可导致心肌散在性坏死和炎细胞浸润灶。配伍低、中、高 3 个剂量对大鼠心脏毒性影响程度均明显高于藜芦单药，显示藜芦人参配伍合用可明显增强藜芦的心脏毒性。

丹参与藜芦共煎液给小鼠灌胃 22 天，丹参藜芦 $1:2$ 与 $1:4$ 比例配伍出现显著肾脏损伤，同时肾脏组织 GSH-Px 活性降低伴随 MDA 含量升高。同时发现，丹参藜芦不同比例配伍使用可减弱丹参单独使用时的肝肾功能保护作用，甚至诱发显著的肾脏损害，其原因与肾脏组织氧化 – 抗氧化平衡紊乱相关。

3. 毒性机制 藜芦生物碱类成分为其毒性物质。藜芦与诸参配伍后，均观察到藜芦生物碱溶出增加的现象。藜芦与人参共煎后，藜芦所含藜芦胺和芥芬胺在合煎后溶出量增大，生物碱成分增加；计米亭碱、3-当归酰棋盘花胺在合煎液及合并液再煎液中的量均升高。丹参与藜芦合煎后也发现因有毒成分藜芦定含量增加而致毒。苦参与藜芦合煎后，苦参碱溶出率显著降低，而藜芦对心脏有毒的成分藜芦生物碱溶出量增大。藜芦生物碱还与苦参药材中的生物碱类成分相互作用形成复合物，稳定其存在状态，延缓其在体内的代谢过程而致毒性增强。沙参、玄参与藜芦配伍后也可使藜芦中毒性生物碱溶出和生物利用度提高，具有"增毒"作用。藜芦中含有的藜芦碱等生物碱类毒性成分，与诸药配伍后可能与其中所含有机酸等酸性成分相互作用成盐，有助于毒性成分的浸出而致毒性增强。

赤芍与藜芦配伍使用对小鼠肾脏损伤作用明显，其中赤芍 – 藜芦 $2:1$ 比例配伍损伤最严重，同时肾脏组织 GSH-Px 活性降低伴 MDA 含量升高其原因与肾脏组织氧化 – 抗氧化平衡紊乱相关。

第二节 "十九畏" 配伍禁忌

中药配伍禁忌"十九畏"共涉及 19 味药材，10 组配伍禁忌药对，具体包括：硫黄 – 朴硝（芒硝），水银 – 砒霜，狼毒 – 密陀僧，巴豆 – 牵牛子，丁香 – 郁金，牙硝（芒硝）– 三棱，川乌、草乌 – 犀角，人参 – 五灵脂，官桂（肉桂）– 赤石脂。为了保护濒危野生动物，犀角已在 20 世纪 90 年代被禁止入药，因此川乌、草乌与犀角的配伍实际上不会发生，故本节对该药对内容不作叙述。

一、毒性表现

"十九畏"中有些药味具有显著毒性，是公认的毒性中药。如水银可导致汞中毒，严重时导致循环衰竭、急性肾功能衰竭、肝脏损害等。砒霜可导致砷中毒，大量摄入时因急性心肌损害而在数小时内死亡，慢性砷中毒亦会表现出色素沉着、角化过度或疣状增生等皮肤损害症状。硫黄摄入过量，容易引起心跳异常、胸闷、头痛、呕吐及腹泻等呼吸系统和神经系统、肠胃的毒性反应。狼毒可导致休克甚至流产。巴豆中毒表现为剧烈腹痛腹泻，严重者甚至休克死亡。牵牛子可致黏液血便、尿血等毒性作用。但上述表现多为其单用时的中毒症状，相畏者同用是否毒性增加，尚无定论。

（一）传统文献记载

"十九畏"一词的提出，大致在宋金元时期，其歌诀首载于《珍珠囊补遗药性赋》。广为熟知的是明代刘纯《医经小学》所载"十九畏歌诀"，曰"硫黄原是火中精，朴硝一见便相争。水银莫与砒霜见，狼毒最怕密陀僧。巴豆性烈最为上，偏与牵牛不顺情。丁香莫与郁金见，牙硝难合京三棱。川乌草乌不顺犀，人参又忌五灵脂。官桂善能调冷气，若逢石脂便相欺。大凡修合看逆顺，炮炙燀煿要精微"。

"相畏"在《神农本草经》中是指一种药物的毒性或副作用能被另一种药物降低或消除。而自宋代后，开始出现相畏与相恶混淆的情况。李东垣认为"彼所畏者，我必恶之；我所恶者，彼亦畏我"，将"相畏"与"相恶"并提，认为二者是互相依存的配伍关系。明清时期，则"相畏""相恶""相反"混用，如《药鉴》《雷公炮制药性解》中称"巴豆畏牵牛"，而《本草纲目》《得配本草》则称"巴豆恶牵牛"，《本草蒙筌》还有"巴豆反牵牛"的记载。同时期对"十九畏"的"药物七情"归属仍存有争议，如《本草纲目》虽记载了"十九畏"中的全部反药组合，但未将"十九畏"全部归入"相反"范畴，且所涉及的"十九畏"反药组合也存在"相恶"与"相畏"混用的现象。总之，分析明清时期的记载描述，"十九畏"中药味的配伍关系更接近于"相恶""相反"等概念。现代，《中国药典》（1963年版）在"凡例"中明确规定："注明畏、恶、反，系指一般情况下不宜同用"。此后历版《中国药典》均将中药配伍禁忌"十八反""十九畏"的内容，纳入于相关药材的使用注意项中，并注明不宜同用。如《中国药典》收载的与"十九畏"相关的内容，分别记录在相关各药的"【注意】"项中。其中包括：硫黄不宜与芒硝、玄明粉同用，狼毒不宜与密陀僧同用，巴豆不宜与牵牛子同用，郁金不宜与丁香、母丁香同用，三棱不宜与芒硝、玄明粉同用，肉桂不宜与赤石脂同用，人参、人参叶不宜与五灵脂同用。由于《中国药典》中已经不再收录水银、砒霜、犀角，所以没有反映出"水银畏砒霜，川乌、草乌畏犀角"的相关内容。至于"十九畏"中药物之间究竟是单向性制约关系，还是互制关系，一直没有定论。

虽然"十九畏"是熟知的配伍禁忌，但在古今文献中均不乏"十九畏"药物合用的情况。唐代《备急千金要方》中"柏子仁丸"含肉桂与赤石脂配伍。宋代《圣济总录》记载的含有十九畏同方配伍方剂多达143首，涉及7对"十九畏"药对。《太平惠民和剂局方》"熟干地黄丸"中官桂与赤石脂同用；《校注妇人良方》定坤丹中人参与五灵脂同用；明代《普济方》中关于十九畏同方配伍方剂有44首，涉及9对药对；《全国中药成药处方集》中也载有"十九畏"同方配伍方剂125个。据统计，"十九畏"的同方配伍应用具有不均衡性，以肉桂－赤石脂应用最多，其次为人参－五灵脂、丁香－郁金、乌头类－犀角、巴豆－牵牛，而水银－砒霜、牙硝－三棱、硫黄－朴硝、狼毒－密陀僧内服几乎不用，仅少数配伍外用治疗皮肤病。

（二）现代临床报道

随着社会对临床用药安全重视程度的提高，加之历版《中国药典》多对"十九畏"药物注明"不宜同用"，故"十九畏"临床合用的情况不多，公开报道甚少。在"十九畏"的九个组合里面，本身就含有剧毒药物的组合已罕见使用，能够发生合用的，且临床应用较多的有丁香－郁金、肉桂－赤石脂、人参－五灵脂、芒硝－三棱四种情况，其中又以前三种情况稍多。

《中国药典》一部收载的含"十九畏"药对的共有 7 个成方制剂，其中丁香－郁金同方配伍 3 次，分别为通窍镇痛散、十香返生丸、庆余辟瘟丹；肉桂－赤石脂同方配伍 2 次，分别为补脾益肠丸、女金丸；人参－五灵脂同方配伍 1 次，为化癥回生片；芒硝－三棱同方配伍 1 次，为木香槟榔丸。其余组合未出现。

对丁香－郁金、肉桂－赤石脂、人参－五灵脂三对"十九畏"配伍组合分别进行了临床观察，其中丁香－郁金组 21 例（以治胁痛、脘腹痛为主证者），肉桂－赤石脂组 13 例（以治腹泻、腹痛为主证者），人参－五灵脂组 14 例（以治局部疼痛为主证者）。将三组药物分别粉碎装胶囊，比例分别为丁香：郁金为 1：2，肉桂：赤石脂为 1：4，人参：五灵脂为 1：1。三组药物均按临床常规量连续服用 20 天，结果均未见毒性反应。同时，丁香－郁金与其他药味配伍临床治疗呃逆、胃痛、呕吐、胸痹、带状疱疹后遗神经痛；肉桂－赤石脂配伍治疗小儿腹泻；人参－五灵脂配伍用于治疗见"气虚血瘀证"证候的子宫内膜异位症性不孕、输卵管性不孕、排卵障碍性不孕等，均并未见不良反应。

二、毒性物质基础

巴豆所含的巴豆毒蛋白具有强烈的细胞原浆毒，巴豆油对胃肠道黏膜具有强烈的刺激和腐蚀作用；牵牛子所含牵牛子苷在肠道中分解为牵牛子素导致消化道毒性。而巴豆－牵牛子配伍后上述主要有毒成分溶出增多。人参、红参、生晒参与五灵脂配伍后，人参皂苷含量显著下降。肉桂与赤石脂配伍后肉桂酸和肉桂醛含量均下降，且下降程度与赤石脂比例有关。

三、毒理研究

（一）急性毒性

有学者对"十九畏"的 8 个组合（水银－砒霜除外）进行小鼠急性毒理试验，给药剂量相当于人常规剂量的 104 倍。丁香－郁金灌胃后动物未见不良反应，但腹腔注射后表现为蜷缩、腹泻，对外界音响刺激反应减弱等现象。硫黄－朴硝腹腔注射后，出现自主活动降低、不思饮食、蜷缩，灌胃也出现相似现象，但反应较轻。三棱－朴硝灌胃后动物未见异常反应，腹腔注射表现为强刺激性。牵牛－巴豆灌胃动物排黑便，腹腔注射自主活动减弱。官桂－赤石脂组灌胃及腹腔注射均表现为食欲不振、蜷缩，但 6、12 小时恢复正常；人参－五灵脂灌胃无不良反应，但腹腔注射表现为先兴奋、后抑制样作用。从上述结果可以发现，腹腔注射给药的毒性明显强于灌胃给药，表明同样剂量下毒性反应与给药方式相关。然而，用注射给药的试验结果来解释传统经口给药的临床效应值得考虑，必须十分慎重。此外，狼毒－密陀僧组灌胃与腹腔注射，动物均活力增强，同时饮食量提高。

（二）长期毒性

巴豆霜－牵牛子按三种配比（每日每千克体重分别给巴豆霜 6g＋牵牛子 15g、巴豆霜 6g＋牵牛子 30g、巴豆霜 6g＋牵牛子 7.5g），灌胃小鼠连续两周，小鼠体重均较巴豆霜或牵牛子单用组明显下降，死亡率显著增加，而单用组未见死亡，说明合用导致毒性增强。

狼毒大戟－密陀僧组合（每日每千克体重分别给狼毒大戟 5g＋密陀僧 2g），灌胃小鼠连续 11 天，小鼠白细胞计数（WBC）明显降低，并明显降低胸腺指数及脾脏指数，表明合用对免疫器官有明显影响。试验过程中，合用组动物皮毛不光滑，稍显烦躁，均出现死亡，提示二药合用毒性较单用为高。

应当指出，"十九畏"的毒性程度在很大程度上取决于剂量大小和配比，而现有报道的毒理学试验中给药剂量与配伍比例多不同，所以不同试验条件下得出的结果缺少可比性。到目前为止，尚未有统一标准判断"十九畏"的毒性试验方法与结果，对"十九畏"的毒理学研究仍处于探索阶段，规范、系统、深入的研究尚待开展。

第三节　中西药配伍禁忌

中西药联用是我国临床用药的一大特色，具有上百年的历史，并在临床上广泛应用。主要形式包括中西药复方制剂和联合使用中西药。中西药联用并非简单的中药和西药的叠加，而是在各自医学理论的指导下，取长补短，发挥出单独使用中药或西药无法达到的治疗作用。然而，由于两类不同属性的药物广泛合用，增加了应用的复杂性。临床和试验研究表明，不当的中西药联用可能导致拮抗作用或改变药物的某些性质，从而降低药效或增加毒副反应，甚至引发药源性疾病。因此，在使用中西药联用时，需要谨慎对待，根据病情和药物性质进行个体化治疗。

一、中西药联用的起源与发展

明末清初，随着西医思想在中国的传播，开始出现中西药联用现象。张锡纯等人提倡"取其精华，弥补不足"，创制石膏阿司匹林汤治疗高热，并尝试用中医药理论描述阿司匹林药性，谓"石膏之性，又最宜与西药阿司匹林并用。盖石膏清热之力虽大，而发表之力稍轻。阿司匹林味酸性凉，最善达表，使内郁之热由表解散，与石膏相助为理，实有相得益彰之妙"，开创了中西药联用先河。张山雷创制外科樟丹油膏（铅丹、氧化锌、樟脑、冰片、凡士林），也是早期中西药联用处方的代表。

中华人民共和国成立后，随着"西学中"的倡导与盛行，中西医结合得到迅速发展。随着高校中西医结合专业设置和中西医结合医院建立，中西药联用得到进一步推进。《中西药物相互作用》《中西药合用指南》《中成药与西药临床合理联用研究》等著作，对中西药联用进行了研究和总结。当前，对中西药物联合应用的研究正在逐渐深入，不仅在提高疗效方面取得了进展，尤其对相互作用机制和产生的不良反应等方面的研究也日益受关注。

二、中西药联用的不良反应表现

临床和试验研究显示，若中西药物联合使用不当，可能导致相互抵消作用或改变药物特性，进而降低药效、增加毒副作用，甚至引发药源性疾病。中西药联用不良反应表现如下。

（一）拮抗作用导致治疗作用减弱

不合理的中西药联合使用，可能导致中药、西药或两者的疗效都减弱，从而导致疗效降低或治疗失败。一方面，中西药联合使用会导致有效成分被破坏或产生络合物，妨碍吸收，从而导致疗效降低。例如，黄连、黄柏、黄芩等清热解毒药物能够杀灭乳酸杆菌，与乳酶生同服可导致乳酶生的作用降低或失效。另一方面，中西药之间可能发生相互拮抗作用，导致疗效降低。例如，平肝息风类中药具有中枢抑制作用，与中枢神经兴奋药合用时会产生药理性拮抗作用。此外，含铁、铝、钙和（或）镁的中药与四环素类抗菌药物同时服用时，四环素类抗菌药物分子含有酰胺基和多个酚羟基，能与钙、铁、镁、铝等离子产生化学反应生成络合物，降低溶解度，难以被胃肠道吸收，从而降低疗效。

此外，中西药联用也可能影响中西药物的相互作用和配伍。例如，含麻黄的中成药如麻杏石甘片、止咳定喘膏、防风通圣散等含有麻黄碱，能够兴奋 α 受体和发挥拟肾上腺素作用，使血压升高。如果与降压药同用，会影响降压药的疗效。因此，在使用中西药联合治疗时，应注意药物的相互作用和配伍关系，以避免不良反应的发生。

（二）协同作用导致用药过度

若药理活性相似或具有协同作用的中西药联合应用时，若不进行剂量调整，可能会引发过度的用药反应，导致不良反应。如银杏叶制剂与阿司匹林联合用于治疗脑血管疾病时，阿司匹林的抗血小板聚集作用与银杏叶中的银杏内酯对血小板活化因子的抑制作用相结合，则可能会引发出血。含有蟾酥、夹竹桃等强心苷成分的中草药与地高辛、毒毛花苷 K 等强心苷药物联合使用时，由于强心苷类药物的安全范围相对狭窄，两者合用可能会产生较强的强心效应，甚至引发中毒反应。

（三）联合用药产生毒性反应

不合理的中西药联合使用可能会导致药物毒性增加，引发不良反应或药源性疾病，甚至导致死亡。一方面，中西药联合会产生有毒化合物。例如，含汞中药（如朱砂）与溴化物、碘化物同服时，可生成有毒的溴化汞和碘化汞，引发药源性肠炎。另一方面，中西药联合会增加药物不良反应的风险。例如，含有大量钙的中药（如珍珠、龙骨等）与强心苷类药物合用时，可能导致心律失常或传导阻滞。此外，乌梅、山楂、五味子等含有机酸的中药与磺胺类抗菌药物同时使用时，可酸化尿液，增加磺胺类药物对肾脏的毒性，引发尿血、急性肾功能衰竭等。

三、常见的中西药不合理联用

（一）酸性和碱性药物联用

酸性和碱性药物联用时，会产生中和作用，从而降低疗效。例如，含有有机酸的中药如青皮、乌梅、白芍、陈皮、枳实和山楂，以及中成药如五味子糖浆和保和丸等，应避免与碱性西药如碳酸氢钠、氢氧化铝、氨茶碱和复方氢氧化铝等联用。另一方面，碱性中药如煅龙骨、煅牡蛎和硼砂等，也不宜与酸性西药如阿司匹林和甲氧氯普胺等联用。黄连上清丸、小金丸和二妙丸等中药制剂含生物碱成分，碱性较强，与氨基糖苷类抗生素联用可能会增强其耳毒性和肾毒性。另外，山楂丸和保和丸等中药制剂含有有机酸，与磺胺类药物配伍时，会降低磺胺的溶解度，使尿液酸化，从而可能导致泌尿系统损害。酸性中药与弱酸性药物如阿司匹林、吲哚美辛和布洛芬等联用时，可导致有机酸类药物肾脏的重吸收增加，进而加重肾脏的负担。

（二）含金属离子的西药与含鞣质的中药联用

西药中的金属离子在与含有鞣质的中药联用时，可能会发生化学反应，产生沉淀物质，从而影响药物的吸收，导致药效降低。例如，西药硫酸锌、铁剂、氢氧化铝等与含有鞣质的大黄、儿茶、地榆、五倍子、石榴皮等中药不宜联用。而含有鞣质的中药在与 B 族维生素联用时，两者会发生永久结合并排出体外；与胃蛋白酶、胰酶联用时，会降低酶的治疗效果或使其失效；在与多种抗生素（如四环素、氯霉素、红霉素）联用时，会降低抗生素的活性，影响药物的吸收；此外，与含生物碱的药物（如阿托品、山莨菪碱、颠茄片、士的宁、麻黄碱、硝苯地平等）联用时，会产生沉淀，降低疗效。这些情况都需要在使用药物时特别注意。

（三）西药与含金属离子的中药联用

中药中含有的金属阳离子，如镁、钙、铝、铁等，如龙骨、石决明、石膏、牡蛎、自然铜、明矾等，以及一些中成药如牛黄解毒丸、牛黄上清丸等，与四环素类抗生素一同服用，可能会产生一种难以溶解的物质，影响药物的吸收和疗效。此外，维生素 C 与含铅、铁离子的中药联用时，铅、铁离子可加速氧化分解维生素 C，使其无法发挥正常作用。

　　同时，强心苷类西药与含钙离子中药（如珍珠母、石决明、石膏、龙骨、牡蛎及其制剂等）一同使用时，两者可能产生协同作用，但同时也会增强药物的毒性。当含钙中药与洋地黄类西药合用时，钙离子会增强心肌收缩力并抑制 Na^+–K^+–ATP 酶的活性，从而增强洋地黄的毒性作用，可能引发心律失常和传导阻滞等严重症状。

　　含汞的中药如朱砂以及一些中成药如冠心苏合丸、活络丹、紫雪丹、朱砂安神丸等，与一些西药如碳酸钾、溴化钠、硫酸亚铁、碘化钠等联用时，可能会生成化合物碘化汞、溴化汞等有害物质，导致出现类似赤痢的症状，从而引发药源性肠炎。

　　另外，含有硫化砷的中药如雄黄以及一些中成药如牛黄解毒丸、六神丸、安宫牛黄丸等，与一些西药如亚硝酸盐类、亚铁盐等联用时，会产生硫化砷酸盐，从而明显降低治疗效果。当含有硫化砷的中药与硝酸盐、硫酸盐联用时，会在胃液中产生微量硫化砷、硫酸、硝酸，从而增强药物的毒性。这些信息可以帮助人们了解药物间的相互作用，合理用药。

（四）其他

　　含糖皮质激素的鹿茸、甘草与水杨酸衍生物长时间联用，会增强消化道溃疡的发生率；与降糖药物格列本脲、胰岛素、苯乙双胍等联用，会升高血糖水平，降低药物效果。川乌、草乌、附子及其中成药或煎剂如小活络丸、三七片等，与氨基糖苷类（链霉素、庆大霉素、卡那霉素）联用，会增强对听神经的毒性，产生耳鸣、耳聋。另外，雷公藤及其制剂与氯霉素联用，含氰苷的中药（如桃仁、苦杏仁、白果、枇杷仁等）及其制剂与有中枢抑制作用的西药（如硫喷妥钠、可待因、巴比妥盐类、安定等）联用，帕吉林及含罗布麻、夹竹桃等强心苷类中药的成药与强心苷类西药的联用，以上都极易导致毒副作用的叠加。含有水合性鞣质的石榴皮、四季青、酸枣根、五倍子等药物，对肝脏具有损伤作用，与四环素、丙戊酸钠等损害肝脏功能的药物同时使用时，会增强毒性反应，增加中毒性肝炎的风险。同时，氨茶碱与麻黄混合使用不仅会增加产生毒性的概率，还会降低药物本身的药效。另外，硝酸酯类药物如硝酸甘油和硝酸异山梨酯等与含有雄黄的药物（如安宫牛黄丸、六神丸等）同时使用，会在胃肠道分解产生的少量硝酸与雄黄里的硫化砷氧化，增加药物的毒性。

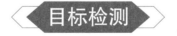

答案解析

一、选择题

（一）单选题

1. 中药配伍原则首见于著作（　　）

　　A.《黄帝内经》　　　　　　B.《难经》　　　　　　C.《神农本草经》

　　D.《新修本草》　　　　　　E.《证类本草》

2. 现今流行最广的"十八反歌诀"是（　　）提出的

　　A. 张元素　　　　　　　　B. 刘完素　　　　　　C. 王好古

　　D. 张丛正　　　　　　　　E. 张景岳

3. "十八反"源于中药"七情"配伍原则中的（　　）原则

　　A. 相反　　　　　　　　　B. 相畏　　　　　　　C. 相杀

　　D. 相恶　　　　　　　　　E. 相须

4. 广为熟知的"十九畏歌诀"记载于著作（　　）

    A.《证类本草》   B.《汤液本草》   C.《医经小学》

    D.《本草纲目》   E.《得配本草》

5. 巴豆与（　　）配伍属于"十九畏"配伍禁忌

    A. 人参   B. 丁香   C. 五灵脂

    D. 官桂   E. 牵牛子

（二）多选题

6. 半夏与（　　）配伍构成"十八反"配伍禁忌

    A. 川乌   B. 草乌   C. 附子

    D. 陈皮   E. 狼毒

7. （　　）已用于配伍禁忌的现代研究

    A. 药物代谢研究技术   B. 胚胎干细胞研究技术   C. 系统毒理学研究技术

    D. 生物信息学研究技术   E. 计算毒理学研究技术

二、名词解释题

配伍禁忌

三、简答题

中西药联用不良反应表现有哪些？

书网融合……

思政导航　　　　　　　　本章小结　　　　　　　　题库

第七章　中药毒理学的研究思路与方法

PPT

◎ 学习目标

知识目标

1. **掌握**　中药毒理学的研究思路要点；控毒方法体系；有毒中药中毒救治的处理原则。
2. **熟悉**　中药创新药物的毒理学研究所涉及内容。
3. **了解**　运用于中药毒理研究的新技术、新方法。

能力目标　通过本章学习，能理解和掌握中药毒理学的研究思路要点、控毒方法体系、有毒中药中毒救治的处理原则，培养逻辑思维能力、分析和解决具体问题能力、自我学习能力。

素质目标　通过本章学习，能够整合及灵活运用中药毒理学的研究思路和中药创新药物毒理学研究实验内容以指导中药毒理学安全性评价，具备开展中药安全性评价的基本科研素质和能力。

　　有毒中药毒性物质基础、毒作用机制和增效解毒原理研究的思路，创新中药发现与评价的毒理学研究方法，现代毒理学与多学科交叉发展的中药毒理学研究新技术，不仅有助于阐明有毒中药的毒性表现、毒性机制、毒性成分及毒性靶器官，指导中药创新药物安全有效可控的发现与开发，而且对中药毒性理论创新、有毒中药临床科学合理应用和创新中药产业发展具有重要意义。

≫ 第一节　中药毒理学的研究思路

　　有毒中药的毒理学研究，不仅要按照描述毒理学、机制毒理学和管理毒理学的要求进行现代毒理学阐释，而且要在中药毒性理论指导下，发挥中医药优势特色，揭示有毒中药的毒性物质基础、毒作用机制、毒代动力学过程，建立控毒方法体系，制定中毒解救措施，为有毒中药临床合理应用和成药开发及产业化提供科学依据。

一、中药毒性理论指导

　　中药毒性理论指导是中药毒理学的重要组成部分，也是指导临床安全用药的重要理论依据。由于毒效二重性是药物作用的基本特性，因此在加强中药毒性理论指导中，有必要对中药毒性内涵等内容进行历史溯源，对中药毒性的传统与现代认识进行比较与探讨。

　　中药"毒"的认识源远流长。中药毒性理论指导，首先不能脱离中医理论，应以整体观念与辨证论治为精髓，强调与人的关联性以及药证的相符性。其次，中药毒性并非孤立的概念，与中药本身特性与使用等多种因素相关，因人、因地、因时，炮制、配伍不当，改变给药途径、剂型和工艺、药物相互作用（尤其是中西药合用）等都可能造成中药安全性事件。再者，在充分认识中药毒性研究的重要性、紧迫性同时，不应盲目照搬化学药的研究模式，应加强中药毒性调控要素体系的研究，重视毒性中药的临床运用与机体的相关性研究。从而，坚持中药毒性理论指导，发挥中医药优势特色，应用现代毒理学技术方法，建立中药安全性评价模式，阐明中药毒性发生机制。

二、毒性物质基础确定

中药毒性物质基础多样，按毒性物质基础与药效物质基础关系，主要分为三类。①毒性物质基础与药效物质基础完全不同，如生半夏中的毒针晶、青木香含有的马兜铃酸、白果中含有的银杏毒素氰苷；②毒性物质基础与药效物质基础完全相同，如雷公藤中的生物碱、麻黄含有的麻黄碱、马钱子中含有的士的宁；③在不同的病理（病证）状态下，毒性物质基础与药效物质基础的角色可以发生转换，毒效关系密切，如草乌、川乌、附子所含酯性生物碱。

毒性物质基础和药效物质基础的确定是中药毒理学研究的关键。中药毒性物质的含量高低只是中药毒性的化学表征，并不能完全代表中药的毒效关系。因此，近年来利用 HPLC、GC－MS、HPLC－MS、HPLC－MS－NMR 等联用技术，建立中药指纹图谱，进行毒效物质基础研究，为有毒中药毒效物质基础的确定提供了更加可靠的方法。

三、毒性作用机制揭示

在已开展的中药毒性研究中，主要集中在急性毒性试验、亚急性毒性试验和长期毒性试验上，指标选择主要集中在组织形态学指标和生化学指标等方面，对作用靶点、毒性产生机制等方面研究有限。有毒中药的毒性物质多样，毒作用复杂。目前，常见的几类毒性物质的毒作用机制研究较为清晰，可参考本书第二章第二节。

应加强中药毒性作用机制揭示，建立既符合中医药临床实际又与国际接轨的中药毒性界定与评价标准体系，深入研究毒作用靶器官、靶细胞、靶分子，应用系统毒理学和多组学的技术方法，整合分子、细胞、组织等不同研究层次的高通量信息，系统研究有毒中药毒性物质与机体的相互作用，构建多水平、多尺度的预测模型，建立静态网络分析预测、动态网络模拟和有害结局路径等研究模型，全面解析毒理学机制、发现新的生物标志物及定性定量评估毒性物质基础的安全性，从分子水平和系统层次阐释有毒中药多成分、多靶点、多途径、多层次的毒作用机制。

四、毒代谢动力学研究

有毒中药对机体的毒作用，主要取决于两个因素，即毒性物质的固有毒性和暴露剂量，以及毒性物质及其代谢物的毒代动力学过程。而有毒中药毒代动力学研究主要是：①描述毒性试验中药物全身暴露量和剂量与时间的关系。②描述重复给药的暴露延长对代谢过程的影响，包括对代谢酶的影响，如药物代谢酶的诱导或抑制等。③解释药物在毒性试验中的毒理学发现或改变，如药物与毒性相关性分析、无毒现象的甄别等。④评价药物在不同种属、性别、年龄、状态如疾病或妊娠的毒性反应，支持非临床毒性研究的动物种属选择和用药方案。⑤分析动物毒性表现对临床安全性评价的价值，如药物蓄积引起的肝毒性或肾脏损害，毒性的定量和定性推导（如安全范围预测、毒性靶器官的确定等），可为后续安全性评价提供信息。⑥毒代动力学研究结合非临床毒理学试验，可为临床Ⅰ期起始剂量选择、剂量范围探索、毒性反应及其严重程度分析等提供更充足的信息支持，降低临床试验安全性风险，缩短药物研发周期。

有毒中药剂量越大，所致机体发生量反应的强度应该会越大，或出现质反应的发生率应该越高；有毒中药在靶器官存留的时间越长，产生毒效应的可能性就越大。但是，相同暴露剂量的不同有毒中药到达靶器官的量可能相差悬殊，存留时间亦可能差别很大，其根本原因在于机体对有毒中药毒性物质的处置过程不同，即生物机体对于毒性物质的处置包括吸收（absorption）、分布（distribution）、代谢（metabolism）和排泄（excretion），简称为 ADME 过程。ADME 过程是一个彼此密切关联，相互影响的复杂过程。在这一过程中，吸收、分布和排泄具有共同特征，即外源性毒物穿过生物膜，且其本身的结构和性质没有发生变化，故统称为生物转运；而在代谢过程中，毒性物质则可以转化形成新的衍生物，其结构和性质均发生了改变，因而称之为生物转化或代谢转化。毒代动力学就是研究有毒中药不同剂量在 ADME 过程中随时间而发生动态变化的规律，即通过建立数学模型，得出各项动力学参数，以定量描述机体对有毒中药毒性物进行处置的特征。毒代动力学研究对于明确靶器官、揭示有毒中药毒性物质基础或其代谢物的水平与毒效应强度、性质之间的关系、探讨中毒机制等具有非常重要的意义。

五、控毒方法体系建立

中药有毒无毒以及毒性强弱都是相对的，除了研究中药毒性靶器官、靶细胞、靶分子等，深入研究和有效控制与中药毒性相关的因素，加强减毒增效、以毒攻毒等研究，也至关重要。有毒中药控毒增效的方法，主要包括选用正品药材、控制毒性，依法炮制、控制毒性，对证用药、控制毒性，合理配伍、控制毒性，掌握煎服方法、控制毒性，控制剂量疗程、控制毒性。

中药来源广泛、品种繁多、成分复杂，同一药名，基原不同，物质基础有别，药物的毒性差异很大。因此，选用正品药材是控制毒性的重要方法。炮制是对毒性中药的加工应用具有减毒增效的重要意义。如马钱子所含生物碱士的宁，能使人惊厥，甚至因惊厥而死亡，经砂炒后，马钱子生物碱明显降低。药证相符，效如桴鼓；药不对证，适得其反，对人体将造成伤害，出现毒性反应。如羊踯躅花临床用于治疗室上性心动过速，可使心率减慢，恢复正常，即是治疗效果；但健康人或非适应证人服用，将出现心动过缓，即是中毒反应。合理配伍是保证中药临床安全高效应用的重要环节。中药配伍是指有目的按病情需要和药性特点，选择两味或两味以上的中药配合应用，以增强疗效、调节偏性、减低毒性或副作用的方法。临床应用有毒中药时，就是要利用药物之间存在"相畏""相杀"的配伍关系，监制其毒性，使毒性减轻。

除此之外，临床用药剂量和用药时间，因证而定、因方而别、因人而异，因地因时制宜，中病即止。若用量过大或用药时间过长，都会出现毒性。尤其是治疗剂量与中毒剂量甚为接近的有毒中药，临床应用时，更应严格控制剂量和疗程，既要限制单次用药剂量，又要限制总服药量，同时还要防止药物体内蓄积中毒。

六、中毒救治措施制定

有毒中药中毒救治的处理原则，主要包括排除毒物、实施解毒、对症处理三个方面。

◎ 第二节　中药创新药物的毒理学研究

中药注册分类包括中药创新药、中药改良型新药、古代经典名方中药复方制剂、同名同方药 4 类。中药创新药指处方未在国家药品标准、药品注册标准及国家中医药主管部门发布的《古代经典名方目录》中收载，具有临床价值，且未在境外上市的中药新处方制剂。中药创新药物的研究包括创新药物的发现、评价与开发几个方面。中药创新药物研究是一项涉及药学、药理毒理、临床等多学科研究的系统工程。药学研究研究内容包括固定处方药味和给药途径；明确药材基原及药用部位、饮片炮制方法、制备工艺；建立质量标准，基本完成安全性相关的质量控制研究，达到质量基本可控；保证临床试验用样品质量稳定。而中药安全性评价的毒理学研究，始终贯穿于中药创新药物的全过程。

>>> **知识链接** o--

中药注册分类

中药改良型新药指改变已上市中药的给药途径、剂型，且具有临床应用优势和特点，或增加功能主治等的制剂。

古代经典名方中药复方制剂是指来源于古代经典名方的中药复方制剂，古代经典名方是指符合《中华人民共和国中医药法》规定的，至今仍广泛应用、疗效确切、具有明显特色与优势的古代中医典籍所记载的方剂。

同名同方药指通用名称、处方、剂型、功能主治、用法及日用饮片量与已上市中药相同，且在安全性、有效性、质量可控性方面不低于该已上市中药的制剂。

--•

毒理学研究包括：单次给药毒性试验，重复给药毒性试验，遗传毒性试验，生殖毒性试验，致癌性试验，依赖性试验，刺激性、过敏性、溶血性等与局部、全身给药相关的制剂安全性试验，其他毒性试验等。根据其品种特点，对其安全性的认知不同，毒理学试验要求会有所差异。新药材及其制剂，应进行全面的毒理学研究。采用传统工艺，具有人用经验的，一般应提供单次给药毒性试验、重复给药毒性试验资料。对于采用非传统工艺，但具有可参考的临床应用资料的，一般应提供安全药理学、单次给药毒性试验、重复给药毒性试验资料。中药增加功能主治，需延长用药周期或者增加剂量者，应说明原毒理学试验资料是否可以支持延长周期或增加剂量，否则应提供支持用药周期延长或剂量增加的毒理学研究资料。中药创新药，应尽可能获取更多的安全性信息，以便于对其安全性风险进行评价。概言之，中药创新药物毒理学研究主要包括急性毒性、长期毒性、局部毒性、安全药理、特殊毒性、免疫毒性、依赖性等方面的毒理学试验。

（一）急性毒性试验

急性毒性试验是指在不同的给药途径条件下，24 小时内 1 次或多次给予动物受试药物后，短期（最长到 14 天）内观察受试药物所产生的毒性反应及动物死亡状况。

中药急性毒性试验方法常用的主要包括 LD_{50} 法、最大耐受量法和最大给药量法。其目的主要是初步估计受试药物毒性大小、提供有关药物可能的毒性靶器官及可能死亡原因的信息、提示在后续试验中需要重点观察的指标信息、为长期毒性试验剂量设计提供重要的参考依据、为临床用药的安全及监测提供依据、减少试验中的风险等。

（二）长期毒性试验

长期毒性试验是指在不同的给药途径条件下，长期、反复给予受试药物后，长期观察实验动物所表现的毒性特征。

中药长期毒性研究动物实验方法主要有口服给药长期毒性试验、注射给药长期毒性试验和皮肤外用药长期毒性试验。但应注意，长期毒性试验结果的判定与药效学实验结果的统一性问题和两种动物长毒实验结果的不一致性分析。

（三）局部毒性试验

局部毒性试验是指观察中药创新药物是否对机体局部产生刺激性、溶血性、过敏性、光敏性等毒性的研究方法。

局部毒性试验主要目的研究所观察到的药物不良反应和病理生理毒性作用机制、确定受试药物可能关系到人的安全性的非期望出现的毒性反应、为临床研究和安全用药提供参考信息。刺激性试验是考察动物的血管、肌肉、皮肤、黏膜及眼等部位接触受试物后是否引起红肿、充血、渗出、变性、坏死或结膜充血、水肿及分泌物增多等局部反应，包括血管刺激性、肌肉刺激性、皮肤刺激性、眼刺激性、肠黏膜刺激性和子宫黏膜刺激性等试验。溶血性试验是指观察受试物是否引起溶血和红细胞凝集的反应，体外溶血性试验是评价中药有无溶血作用的常用方法，但体外试验结果易致假阳性，故试验结果仅供参考。皮肤过敏性试验是观察外用中药较长时间接触皮肤后，对机体是否产生如红斑、丘疹、瘙痒等过敏性反应的试验方法。全身过敏性试验是评价注射剂有无过敏性的常用方法，豚鼠是目前公认的进行过敏性试验的最适动物，但应注意没有一种动物的反应机制与人类完全相同这个事实，结论宜审慎。皮肤光敏性试验主要用于预测皮肤外用中药对人类的光敏性危险发生率，分为皮肤光敏试验和光毒性试验两种。

（四）安全药理试验

安全药理试验是指除中药创新药物主要药效学以外广泛的药理作用研究，也称为系统药理学研究，是在一次性给予动物试验药物后观察其对动物中枢神经、心血管和呼吸等系统的影响研究。

安全药理试验主要目的是确定受试药物可能关系到人的安全性的非期望出现的药物效应、评价受试方药在毒理学或临床研究中观察到的药物不良反应及病理生理作用、研究所观察到的不良反应和病理生理作用并推测药物导致不良反应的作用机制、为临床研究和安全用药提供信息、为长期毒性试验设计和开发新的适应证提供参考。安全药理学试验主要是观察药物对中枢神经、心血管和呼吸系统的影响，此外，根据研究发现和药物的特点还可进行后续试验，包括药物对消化系统、泌尿系统等的影响。

（五）特殊毒性试验

特殊毒性试验是指进行中药创新药物的致突变、致畸、致癌试验，其目的主要是证实受试药物有无"三致"，为临床该药的受试人群提供参考信息，降低临床风险。

特殊毒性试验中致突变研究方法主要包括以遗传基因突变为指标的试验、以染色体畸变为指标的试验、以 DNA 损伤为指标的试验。生殖毒性试验包括一般生殖毒性、致畸敏感期生殖毒性、围产期生殖毒性 3 个方面，可分别判定受试物对妊娠前和妊娠初期生殖毒性、胚胎毒性和致畸性，分娩、哺乳及胎儿晚期发育、出生后生长和发育毒性的可能影响。致癌试验是在中药研究和新药开发的安全性评价中试验周期最长、试验费用高昂、动物消耗量大的一种试验。我国中药新药致癌试验要求中对致癌试验的动物选择、剂量设置、试验结果评估与判断标准均有规定。若中药有效成分及其制剂、中药新药材制成的制剂、中药材新的药用部位制成的制剂、无法定标准的中药材代用品、来源于无法定标准中药材的有效部位制剂、含有无法定标准药材的现代中药复方制剂中，如果含有与已知致癌物有关、代谢产物与已知致癌物质相似的成分或长期毒性试验中有细胞毒作用及对某些脏器和组织细胞有异常显著促进作用、致突变试验为阳性的中药新药，要求进行致癌试验。致癌性试验结果的判断标准是：给药组出现了对照组没有发生的肿瘤类型；对照组和给药组均发生肿瘤，但给药组肿瘤发生率高于对照组；与对照组比较，给药组有更多不同器官和组织发生肿瘤；对照组和给药组之间的肿瘤发生率虽然没有差异，但给药组的肿瘤发生时间比对照组早，符合上述条件之一的可判定受试物致癌阳性。

（六）其他毒性试验

免疫毒性试验主要是针对具有免疫抑制或者免疫增强潜在毒性的中药创新药物开展的毒理学评价；依赖性试验是针对具有潜在精神依赖性或者躯体依赖性的中药精神神经系统创新药物开展的毒理学研究。

免疫系统毒性包括多种不良反应，这些不良反应主要包括免疫应答的抑制或增强。免疫应答抑制能够导致机体对感染因子或肿瘤细胞的抵抗力下降。免疫应答增强能够放大自身免疫性疾病或超敏反应。

药物或药物－蛋白结合物也可能被机体识别为异物从而诱发抗药反应，其后的药物暴露能够导致超敏反应（变态反应）。

第三节　中药毒理研究的新技术、新方法

中药毒理研究是发展我国中医药的重要环节。中药毒理研究方法和技术是中药毒理学学科形成和发展过程中的不可或缺的必备条件。基于中药多成分、多靶点、多环节的作用特点和中医药属性，决定了中药毒理学研究也必须进一步结合现代科学技术而不断改进和完善。系统毒理学、计算毒理学、量子毒理学、替代毒理学、病证毒理学、网络毒理学、分子病理学、生物信息学等多学科互相渗透，催生出大量新技术新方法，推动中药毒理研究进一步发展。

（一）替代毒理学技术

替代毒理学技术将成为未来中药毒性评价技术的发展方向之一，即使用器官、组织或细胞作为试验材料，并替代传统基于动物的毒性试验方法。研究内容包括肝毒性、神经毒性、胚胎毒性、遗传毒性等。随着分子生物学技术的发展，越来越多新模型应用在中药毒性研究。中药肝毒性新模型包括诱导人多潜能干细胞分化肝细胞模型、基于3D打印的三维肝细胞模型、三维肝细胞芯片、凝胶包埋肝细胞模型等。中药神经毒性新模型包括神经发育模型、定向神经纤维生长模型、多细胞三维共培养模型等。中药胚胎毒性新模型包括全胚胎模型、微团模型、胚胎干细胞模型等。中药遗传毒性新模型包括皮肤组织模型、气-血屏障模型、胚胎干细胞模型等。如，开发了一种多层微流控装置来模拟肾单位，含肾小球、肾小囊、近端管腔以及管周毛细血管功能单元。在该微型装置中，人工肾血流和肾小球滤液流同时循环来模拟肾单位功能。可用于研究药物对肾细胞的损伤，通过测量多种生物标记物，研究引起肾细胞损伤的机制。构建某一器官的最小功能单元以及模拟体内环境，存在一定的局限性。机体是一个复杂结构，各组织、器官之间存在相互作用影响。多器官芯片致力于建立多组织、多器官模型，目前包括肝脏－心脏芯片系统、肝脏－肾脏芯片系统等。如，通过构建人体肝－肾器官芯片对马兜铃酸Ⅰ的毒性研究发现，马兜铃酸Ⅰ经肝器官芯片代谢后，对人体肾小管上皮细胞的细胞毒性显著增加。与此同时，采用低等动物，如鱼、昆虫类等开展的试验也可视为替代毒理学技术。如，斑马鱼模型已应用到中药毒理学研究的各方面，包括筛选和确认毒性作用、毒性成分，确定中药毒性靶器官及其毒性机制、界定量-毒效关系及评价可代替资源的安全性等。上述模型克服了传统动物实验周期长的缺点，打破了"3R"原则（reduction、replacement、refinement）的限制，为从事中药开发的研究者提供选择，促进了中药毒理研究的发展。

（二）病证毒理学技术

病证毒理学（disease-syndrome-based toxicology）为2016年肖小河教授首次提出的中药毒理学新模式。病证毒理学传承创新中医"有故无殒"毒效思想，以临床真实世界和体内外病证易感模型为安全性评价主要模式，采用药物流行病学、临床循证医学、系统毒理学和预测毒理学等方法，对比研究中药在不同病证人群和体内外病证易感模型中的毒性特异性和敏感性差异规律。中药病证毒理学中"病证"即包括中医概念上的"病"和"证候"，也包括西医概念的"疾病"和"症状"，还包括遗传、代谢、免疫和体质等对疾病的微观和宏观认知。病证毒理学突破了常规毒理学在评价中药特异质毒性方面的局限性，开辟了中药特异质毒性研究新方向，标志着中药安全风险防控将从"以药找毒"向"因人避毒"方向的重要转变，为科学化解何首乌、补骨脂、淫羊藿等传统"无毒"中药安全性问题提供了强有力的理论和技术支持。

（三）网络毒理学技术

网络毒理学技术是通过构建特定的网络模型来描述研究对象的毒理学性质。其原理与网络药理学相似。通过对所建立网络模型因果关系的分析，探讨其毒性成分和机制。近年来，网络毒理学技术在中药毒理研究中发展迅速，该方法适应中药毒性的多成分、多靶点、多效应等特点，可运用于预测与分析毒性成分、阐述其致毒机制、诠释中药配伍禁忌理论的科学内涵等方面。如，通过网络毒理学技术，发现商陆皂苷 A、H 和棕榈酸为商陆致毒的重要成分，其肾毒性主要涉及氧化应激、细胞凋亡、炎症反应、代谢紊乱、自噬等生物学途径。

（四）分子对接技术

分子对接的思想来源于 Fisher E. 的"锁钥理论"，即"锁"进入"钥匙"形成稳定结合的首要条件是他们在空间形状上能互相匹配。中药毒理学研究中，分子对接技术往往与网络毒理学技术一起应用。根据有效毒性成分 – 靶点网络选取核心毒性成分，作为分子对接的配体，从毒性靶点 PPI 网络中选取毒值排名前 10 位的核心靶点作为分子对接的受体。将核心毒性成分输入 Pubchem 数据库以 SDF 格式保存其 3D 结构。将核心毒性靶点的 CAS 号输入 PDB 数据库，优化分辨率为 0～3.0Å，下载 3D 结构。可使用 Discovery Studio 将受体进行加氢、去水、模拟缺失环状区域，并预测结合口袋；将配体进行加氢，计算其同分异构体。也可利用 CDOCKER 模式预测核心化合物与核心靶点的潜在结合模式，计算 CDOCKER 相互作用能值。

（五）植入式生理信号无线遥测技术

植入式无线遥控遥测技术是指将神经电极埋置于颅内，直接从大脑皮层提取皮层脑电、直接对神经元进行电刺激并以无线的方式双向通信的研究方法，实现了实时的数据解析采集功能，可用于长时间测量清醒无束缚的动物的心电、脑电、体温和血压等生理参数。本技术在中药药理学中的应用主要集中在中药安全药理研究，客观、准确地监测药物干预后动物清醒和无创伤性条件下的生理指标（心血管、呼吸、中枢神经系统、代谢等），符合"3R"原则，符合《药品非临床研究质量管理规范》（GLP）阶段动物实验的要求。

（六）膜片钳技术

膜片钳技术是通过记录单个细胞上通过离子通道的离子电流来反映单个细胞电生理的技术，使电生理研究深入单个细胞层面。应用该技术，不仅能记录单细胞电流和全细胞电流，还可直接观察和分辨单离子通道电流及开闭时程，或区分离子通道的离子选择性，发现新的离子通道和亚型。在中药毒理研究中，该技术目前主要用于检测中药心脏的毒副作用。采用膜片钳技术，记录心肌细胞离子通道电流，从而研究待测对象潜在的心脏毒性。全自动膜片钳技术，在此基础上，通过平板芯片电极作为记录离子通道电流，自动化细胞膜离子通道信息测量，实现了高通量的离子通道功能筛选模式，具有直接性及高精确性的特点。

（七）微电极阵列芯片技术

微电极阵列是指在玻璃或者硅基底上，用微电子加工技术将 Au、Ir 或者 Pt 等金属沉积其上形成电极和引线，采用钝化层保护引线，在电极上暴露与细胞接触区域，传输并记录细胞动作电位频率、幅度、波形以及速度等参数的细胞传感器。提供了一种长期无损监测细胞电生理活动的方法，通过高通量通道，把从具有电活性细胞构成的神经网络中获得的数据传输出来。在中药毒理研究中，目前主要用于检测中药心脏的毒副作用，检测心肌细胞生长和电信号传递过程，进行电生理分析。实时无标记细胞分析系统（RCTA）是反映细胞生物学状态及变化的一种新型的细胞检测技术通过将微电极阵列技术与检测传感器系统相结合，由生物传感器板、阻抗测定单元、阻抗转换单元、实时分析和数据处理单元组成。目前在心脏毒理研究中应用较多，衍生了专用于监测分析心肌细胞的 RTCA Cadio 系统。在试验过程中能够灵敏和定量地实时监测存活率、心肌细胞综合电生理和阻抗振幅，检测离子通道和非离子通道调节剂对心肌细胞的影响，高速采集电信号活动，同时测量细胞兴奋收缩耦合，提供细胞收缩与舒张的相关数据如跳动强度、周期变化等，生成响应曲线，以评估药物存在下的心肌细胞是否发生心律失常事件，可以作为临床前心律失常风险评估的可靠方法，为评估药物临床安全性及心肌毒性测试提供有效数据。

（八）激光扫描共聚焦显微镜技术

激光扫描共聚焦显微镜技术是形态学、分子细胞生物学、药理学等学科研究手段的新工具。在荧光显微镜成像的基础上加装激光扫描装置，结合数据化图像处理技术，采集组织和细胞内荧光标记图像，在亚细胞水平观察钙等离子水平的变化。可运用于组织和细胞中荧光标记的分子和结构的检测、细胞内离子浓度定量或半定量测量、荧光光漂白及恢复技术、细胞间通信研究、光解笼锁活化技术等。目前，该技术广泛应用于中药毒理研究中。如，在乌头碱心脏毒性的研究中，应用激光扫描共聚焦显微镜，结合细胞荧光图像定量分析技术，检测染毒后，心肌细胞 Cx43 蛋白在其羧基端第 368 位丝氨酸残基（Ser368）位点磷酸化状态的改变；运用激光扫描共聚焦显微镜，实时动态监测和记录染毒前后，心肌细胞质和胞核内游离 Ca^{2+} 振荡模式的变化。

（九）高内涵筛选技术

高内涵筛选是一种以细胞为检测对象，通过显微成像法记录多孔板内细胞的图像并通过分析图像中的信息来解析细胞内物质活动的技术。在保持细胞结构和功能完整的前提下，通过运用多种荧光探针标记细胞，利用自动化荧光图像获取及处理系统，同时监测细胞水平多种表型参数，以实现药物对细胞状态或特定作用的多维、高效表征。该技术已成功用于肝毒性、肾毒性、心脏毒性和神经毒性中药组分或成分筛选。如，采用高内涵筛选技术，从细胞氧化应激和线粒体毒性角度初步明确异补骨脂查尔酮、补骨脂定和补骨脂酚为补骨脂潜在肝毒性成分。补骨脂二氢黄酮甲醚和补骨脂二氢黄酮虽可促进肝细胞整体活性氧水平升高，但对线粒体超氧化物累积无明显作用。

（十）现代分析技术

现代分析技术，包括紫外分光光度法（UV）、原子吸收光谱法（AAS）、荧光光谱法（FS）、高效液相色谱法（HPLC）、气相色谱法（GC）、高效液相色谱－质谱联用技术（HPLC-MS）、气相色谱－质谱联用技术（GC-MS）等，被应用到中药毒理学中，特别是毒代动力学中血药浓度的测定方面，起着越来越重要的作用和地位。其中，UV 用于中药毒理学研究时，主要用于检测血液中药物浓度。其应用波长范围为 200～400nm 的紫外光区、400～850nm 的可见光区。仅能检测具有芳香环或共轭双键结构的有机化合物。在中药毒理学中，AAS 主要用于中药中金属元素的吸收、分布和消除等中药毒代动力学参数的研究及某些中药矿物药的体内过程研究。GC 是最先兴起的具有分离和分析两种功能的测定技术，它适合于挥发性成分或通过衍生化后能够气化的成分的定性、定量分析，具有灵敏度高、分离效率高等特点。在中药毒理研究中，气相色谱法主要应用于血药浓度的测定。HPLC 法不受药物的热不稳定性和挥发性限制，具有样品量少、适用范围广、预处理简单等优点，在中药毒理学研究中是一种快速、灵敏、专一的体内药物浓度测定方法。

如，利用 HPLC 分析方法，伴随长期毒性试验设置卫星组大鼠，分别在给药第一天和连续给药 26 周时进行毒代动力学试验。测定血浆大黄酸浓度，观察其经时过程，根据所测血药浓度计算毒代动力学参数，考察大黄酸在大鼠体内是否产生蓄积，为临床用药提供参考依据。随着分析技术的发展与提高，一些联用技术已在体内药物分析中得到了广泛应用，如色谱－质谱联用技术（GC-MS，LC-MS）。联用技术集中了两种方法的优势，提高了分析的自动化程度，在中药毒理学中特别是毒性物质血药浓度测定方面起着非常重要的作用，与上述其他分析方法相比，应用更为广泛。如，采用 HPLC-MS 方法研究大鼠给予马兜铃酸后尿液代谢图谱，从中发现了尿稀酸和马尿酸两种可反映药物毒性的生物标志物，可用作评价马兜铃酸毒性的生物学指标；采用 GC-MS 分析服用士的宁中毒的患者的血液样品，结果中毒剂量下士的宁在体内消除符合一级动力学过程。

（十一）基因芯片技术

基因芯片技术是一种通过 DNA 双链或 DNA-RNA 互补杂交检测特定 DNA 序列的高通量技术，其基本原理是将大量寡核苷酸分子固定于支持物上，然后与标记的样品进行杂交，通过检测杂交信号的强弱进而判断样品中靶分子的数量。现已在功能上大致分为 3 个主要类别：基因表达谱芯片、SNP 基因分型芯片和甲基化芯片。基因芯片技术集传感器技术、材料学、基因分子识别、计算机图像及分子生物学信息处理等为一体，具有高效、快速、高通量和半定量的特点，在新基因探索、疾病诊断、药物筛选及毒理基因组学研究等方面都有广泛的应用。在中药毒理研究中，可采用基因芯片技术从基因表达水平研究药物的毒副作用。如，利用基因芯片技术研究了蟾酥对大鼠心脏的急性毒性及其组方成麝香保心丸后的配伍减毒机制，通过表达谱芯片检测药物作用后的基因表达差异，对差异表达基因进行了生物信息学研究。结果表明，蟾酥可以通过干扰离子稳态和肌动蛋白构建来影响心脏的收缩，还会引发铁离子蓄积，最终能导致细胞凋亡；当蟾酥组方成麝香保心丸后，上述影响均不明显，体现了中药配伍的减毒作用。

（十二）组学技术

组学包括基因组、转录组、表观遗传组、蛋白质组、代谢组、离子组、微生物组等，其均可采用相应的组学技术进行高通量整体分析。基因组学在中药毒性研究中的应用主要体现在毒理基因组学这一衍生学科的发展。毒理基因组学利用基因组学手段和资源，将毒理学与传统基因组学结合，形成毒性机制相关信息，从多基因、多生物途径甚至整个表达调控网络进行研究。中药毒性研究中，毒理蛋白质组学旨在探索被毒性物质作用的生物样本中蛋白质表达和修饰的变化，并协助定量和定性评估；也可通过筛选差异蛋白、相关信号通路等多途径阐明中药的毒性机制，保证临床用药安全、可控。如，用 iTRAQ 技术结合液相色谱－串联质谱的定量蛋白质组学方法评估半夏在小鼠体内引起的蛋白表达变化，发现其中 37 个蛋白的功能与神经系统发育有关，预示口服半夏可能引起胎儿神经系统异常。在中药毒理研究中，代谢组学应用更为常见，涉及肝脏毒性、心脏毒性、神经系统毒性等多方面。应用代谢组学对中药所致器官损伤进行整体研究，对指导临床安全用药有积极意义；代谢组学可定量测定参与代谢途径的低分子内源性代谢物，预测中药毒性，提供安全用药依据，从生理与代谢途径的相关性角度阐明减毒增效机制。如，进行血清代谢组学研究，发现制何首乌可能导致氨基酸代谢、能量代谢和胆汁酸代谢紊乱，且致肝损伤呈现明显的剂量依赖性，为进一步研究不同剂量制何首乌的肝毒性提供理论依据。微生物群可通过直接或间接代谢而调节药物的毒性和疗效。微生物组学在毒性研究中应用较少，主要集中在通过转化中药的活性成分而降低或消除某味中药的毒副作用。除此之外，基于中药"多靶点、多成分、多途径"的复杂特性，可运用基因组学、转录组学、蛋白质组学、代谢组学等从不同层面及整体观角度解释分子水平的复杂性，通过对多组学数据的整合分析，有利于系统性地研究毒作用机制、确认毒作用靶点，并对其做出安全性评价。如，采用蛋白质组学与代谢组学探讨马兜铃酸致肾损伤的靶向分子机制，首次揭示了马兜铃酸靶向蛋白破坏代谢生物合成过程，直接影响脂质代谢、氨基酸代谢等，引起线粒体功能障碍，诱导肾脏细胞凋亡，为马兜铃酸肾病的发病机制提供新的见解。

（十三）报告基因技术

报告基因技术是通过把已确定的顺式调控序列剪接到报告基因上来控制基因的活性，这些反应元件可以对宿主细胞中基因调控和表达的变化起反应，从而就可以直观地"报道"细胞内与基因表达有关的信号级联。报告基因在中药靶点鉴定领域应用广泛。中药毒理研究中，主要应用方向包括中药对靶基因启动子活性影响检测、中药对靶信号通路的调控等。如，通过将构建的孕烷 X 受体 PXR（pregnane X receptor，PXR）报告基因质粒及细胞色素 P450 家族 3A4 代谢酶 CYP3A4 报告基因质粒转染进入肝癌 HepG2 细胞，构建筛选体系，5～20μM 的没食子酸、槲皮素、木犀草素、山奈酚、芹菜素及白藜芦醇干预 24 小时，发现何首乌中的 6 种潜在的具有肝损伤活性成分对 CYP3A4 代谢酶活性均具有抑制或激活作用。上述结果提示其他药物与何首乌配伍时应注意潜在的药物相互作用，以提高安全性和有效性。

（十四）细胞膜色谱技术

细胞膜色谱（cell membrane chromatography，CMC）技术以含靶标受体的活性细胞膜为固定相，利用药物与膜受体之间的特异性识别和亲和力，从中药复杂体系中快速筛选出能与目标受体结合的活性成分。通过选择不同类型的膜受体可筛选出针对不同疾病的中药活性成分，通过将 CMC 与 HPLC 和 MS 联用，可大幅提高活性成分的筛选和鉴定效率。中药毒理学研究中，目前 CMC 主要用于中药注射剂致敏成分的筛选。过敏性疾病通常由 I 型过敏反应和类过敏反应引起，其特异性受体 Mas 相关 G 蛋白偶联受体 X2（MrgprX2）被证明是类过敏反应的关键受体。如，采用 MrgprX2/CMC-LC-MS 系统，从生脉注射液中筛选出引起类过敏反应的潜在致敏成分人参皂苷 Rd、Ro、R93。采用 MrgprX2/CMC-HPLC-ESI-MS/MS 系统从丹参注射液中筛选出丹酚酸 A、丹酚酸 C、异丹酚酸 C 三种过敏原成分。上述研究为相关中药注射剂中潜在致敏成分的高效筛选提供了可靠方法，控制致敏成分的含量有助于提高中药注射剂的临床用药安全。在中药注射剂的实际临床应用中，导致过敏和类过敏反应发生的因素较为复杂，且部分致敏成分同时也是药效成分，因此下一步可对潜在致敏成分的量-效关系及与其他潜在致敏因素的相关性方面进行研究。

（十五）CRISPR/Cas9 基因编辑技术

典型的 CRISPR/Cas 系统由重复和间隔单元组成的 CRISPR 阵列（存储位点）和一个 *Cas* 基因座位组成。Cas 蛋白的功能就像一把分子剪刀，而向导 RNA（guide RNA，gRNA）是引导它到相应位置的导航系统。CRISPR/Cas9 的技术原理即利用一段与靶序列互补的 sgRNA 引导 Cas9 蛋白对特异靶向 DNA 进行识别和切割，使 DNA 双链断裂，产生特异性 DNA 双链断裂（DSB），促使细胞的非同源末端连接或同源重组修复对双链断裂进行修复。可在 DSB 形成后，向细胞内导入靶位点的同源序列作为修复模板，然后进行同源重组修复，实现基因的精准编辑。目前，通过 CRISPR/Cas9 系统的基因编辑技术可以实现高效的基因敲除、敲入、精确的点编辑以及单碱基编辑。该技术目前在中药毒理研究中应用较少，主要是 CRISPR/Cas9 系统实现基因敲除，筛选毒性的相关基因。

（十六）机器学习算法

在药物研发过程中，药物毒性的合理预测对药物研发、减少药物临床试验风险至关重要。机器学习的精髓就在于让机器模拟人的思考过程，计算机利用已有的数据训练得出某种模型，并利用此模型进行毒性预测。在药物毒性预测领域，研究人员将各种算法应用到预测的各个环节，开发多种毒性预测模型，在致癌性、致突变性、肝毒性等"毒性终点"方面也取得了重大进展。采用机器学习算法，可以大批量、低成本、快速地进行中药安全性评估；可以对早期阶段的虚拟化合物进行相关的毒性预测；通过分析其所含的潜在毒性化合物及作用靶点，预测药物毒性机制。其中，深度学习能够从化合物数据中构建自己的抽象化学描述符来指示相应的毒性基团，相较其他算法有更大的优势。但属于"黑盒模型"，缺少对预测结果的解释性。

除上述新技术或新方法外，还有一些新技术和方法已经或将在未来用于中药毒理学研究，如表面等离子体共振技术、等温滴定量热技术、微透析技术等。随着新技术新方法的不断涌现，中药毒理研究在中药的主要毒性作用、毒代动力学、减毒方法等方面取得重要进展，将推动中药毒理学科学体系的更为完善。

目标检测

答案解析

一、单选题

1. 中药控毒方法包括（　　）

    A. 炮制　　　　　　　　B. 催吐　　　　　　　　C. 洗胃

    D. 吸氧　　　　　　　　E. 补液

2. 中毒解救措施包括（　　）

    A. 正确煎服　　　　　　B. 选用解毒剂　　　　　C. 对证用药

    D. 控制剂量　　　　　　E. 选用正品药材

3. 中药创新药物的研究不包括（　　）

    A. 中药毒理学研究　　　B. 中药药理学研究　　　C. 中药现代制剂研究

    D. 基原鉴定　　　　　　E. 厌氧发酵

4. 病证毒理学技术核心思想为（　　）

    A. 阴阳五行　　　　　　B. 五运六气　　　　　　C. 有故无殒

    D. 治则　　　　　　　　E. 恒动观

5. 下列有关网络毒理学技术描述，错误的是（　　）

    A. 适应中药毒性的多成分、多靶点、多效应等特点

    B. 是通过构建特定的网络模型来描述研究对象的毒理学性质

    C. 可运用于预测与分析毒性成分

    D. 可运用于阐述其致毒机制

    E. 用器官、组织或细胞作为试验材料

二、名词解释题

长期毒性试验

三、简答题

1. 简述安全药理学试验的主要研究内容。

2. 简述中药毒理研究中可用到的现代分析技术。

书网融合……

思政导航　　　　　　　　本章小结　　　　　　　　题库

各 论

第八章　解表药

PPT

 学习目标

知识目标

1. 掌握　解表药的共性毒理特点；细辛、苍耳子的毒性表现、毒性成分、毒性反应与毒作用机制、控毒方法与中毒救治；麻黄和柴胡的毒性表现和毒性成分。

2. 熟悉　麻黄和柴胡的毒性反应和控毒方法。

3. 了解　解表药的概念，每个药的历史沿革，麻黄和柴胡的毒作用机制和中毒救治。

能力目标　通过本章学习，理解解表药药性与其毒性的关系，初步形成解表药毒理学研究的思路，会运用神经系统毒性、消化系统毒性、心血管系统毒性、特殊毒性等方法开展解表药毒理学研究。

素质目标　通过本章学习，形成对常见解表药毒性和安全用药的意识，初步具备开展解表药毒性研究的科研素养和创新能力。

凡以发散表邪，解除表证为主要功效的药物称为解表药。本类药多味辛，质轻扬，主入肺、膀胱经，偏行肌表。解表药具有解表达邪的功效，通过发汗解表而达到发散表邪、解除表证、防止表邪入里、控制疾病发展的目的。部分解表药尚兼有止咳平喘、利水消肿、解肌透疹、祛风除湿等作用。解表药临床主要用于外感表证，部分药物可用于咳喘、水肿、风疹、麻疹初期、风湿痹痛等兼见表证者。表证是指六淫外邪（外界的各种致病因素）侵犯人体的浅表部位（皮肤、肌肉、经络、肺卫）所出现的一组证候，临床以恶寒发热、头痛身重或鼻塞咳嗽、舌苔薄白、脉浮为主要临床表现，与现代医学中的上呼吸道感染（感冒、流感等）、多种传染病和急性感染性疾病初期的症状表现相似。表证根据外感病邪性质的不同，临床有风寒表证和风热表证的区别，故解表药常分辛温解表药和辛凉解表药两类，前者以发散风寒为主，药性多属辛温，代表药有麻黄、桂枝、细辛、荆芥、防风、苍耳子等；后者以发散风热为主，药性多属辛凉，代表药有柴胡、葛根、薄荷、桑叶、菊花等。解表药的毒性具有以下共同特点。

（1）毒性物质　主要有生物碱类、苷类和挥发油类。生物碱如麻黄中的麻黄碱和伪麻黄碱；苷类如苍耳子所含苍术苷、羧基苍术苷，柴胡所含柴胡皂苷；挥发油类成分有细辛所含黄樟醚、甲基丁香酚，柴胡所含挥发油等，这些成分也是其辛味的主要物质基础。

（2）毒性表现　主要引起神经系统、消化系统、心血管系统毒性，部分药物还具有致癌、致畸和致突变毒性。如麻黄中的麻黄碱可引起中枢兴奋、血压升高以及肝损伤，严重中毒还会损伤中枢神经元；苍耳子的中毒反应轻型中毒以皮肤损害为主，可引起接触性皮炎，慢性蓄积中毒可引起肝肾损伤，急性中毒可导致机体多器官功能衰竭而致死；细辛挥发油可使中枢神经系统先兴奋后抑制，并可导致心律失常，甚至呼吸中枢麻痹而死；柴胡临床应用以肝毒性最为常见，还可见中枢神经系统毒性；细辛具有致癌、致突变作用；麻黄、苍耳子、细辛还具有生殖毒性。

（3）控毒方法　剂量既是保证药物临床有效性的关键，也是保证用药安全的重要因素，临床应用应避免长期、大剂量使用，中病即止，以避免药物慢性蓄积中毒，且根据临床需要选择合适剂型；应注意合理配伍以减轻毒性，如麻黄与桂枝配伍可减弱麻黄的中枢兴奋作用，柴胡与白芍配伍可逆转大剂量柴胡诱发的肝脏氧化应激及炎症反应；临床应用时，还应按需选择适宜的炮制品，如苍耳子炒品、柴胡醋制品毒性均小于生品。

◈ 第一节　发散风寒药

麻　黄

本品为麻黄科植物草麻黄 *Ephedra sinica* Stapf、中麻黄 *Ephedra intermedia* Schrenk et C. A. Mey. 或木贼麻黄 *Ephedra equisetina* Bge. 的干燥草质茎，主产于山西、河北、甘肃、内蒙古、新疆等地。秋季采割绿色的草质茎，晒干。生用、蜜炙或捣绒用。麻黄味辛、微苦；性温，归肺、膀胱经。具有发汗解表、宣肺平喘、利水消肿的功效，用于风寒感冒、胸闷喘咳、风水浮肿等。一般而言，发汗解表宜生用；止咳平喘宜用蜜麻黄，多用于表证已解，气喘咳嗽；麻黄绒作用缓和，老年人、小儿及体虚患者宜用麻黄绒。麻黄主要含生物碱、挥发油、黄酮、多糖等，具有发汗、解热、抗病原微生物、抗炎、镇痛、镇咳、平喘、祛痰、利尿等药理作用。

【历史沿革】

麻黄始载于《神农本草经》，被列为中品。在历代本草著作中麻黄基本皆为"无毒"，但麻黄多服，易伤正气，如《神农本草经》认为麻黄"不可多服，令人虚"。麻黄中所含麻黄碱是制造冰毒的前体，故我国将麻黄列为特殊监管药物品种。

【毒性表现】

麻黄的临床毒性表现常见于神经系统、心血管系统，也可引起肝脏毒性等。临床上，麻黄中毒的常见原因有用量过大、疗程过长、炮制不当、配伍失当等；麻黄口服中毒量为 30~45g，一般在服后 30 分钟至 2 小时出现，症状为烦躁不安、头痛头晕、耳鸣、失眠、恶心呕吐、焦虑、癫痫、心慌气短、血压升高、心律失常等；重度中毒者还会引起排尿困难、休克、心动过缓，最后可因心力衰竭、心室颤动及呼吸衰竭而死亡；长期使用亦会导致急性心肌梗死、心脏骤停或猝死；偶见麻疹样红斑过敏反应。麻黄的不当使用除了引起神经系统和心血管系统不良反应外，还可能会引起急慢性肝炎，甚至造成肝功能衰竭等较为严重的肝损害。人口服过量麻黄碱（治疗量的 5~10 倍）可引起中毒，出现兴奋、烦躁不安、头晕、耳鸣、心悸、失眠、血压升高、瞳孔散大、排尿困难等，严重者还会引起焦虑症、妄想症和癫痫的发作，甚至心肌梗死或死亡；此外，临床亦有麻黄碱不合理使用引起肝损害的报道。

【毒性成分】

麻黄生物碱中的苯丙胺类成分是麻黄主要的有效成分，也是其主要毒性成分，包括麻黄碱和伪麻黄碱，麻黄碱毒性远远大于伪麻黄碱。

【毒性反应】

麻黄具有急性毒性、长期毒性和生殖毒性。

（一）基础毒性

1. 急性毒性　麻黄水提物昆明种小鼠灌胃的 LD_{50} 为 93.78g/kg，ICR 小鼠灌胃的 LD_{50} 为 156.14g/kg，

小鼠腹腔注射的 LD_{50} 为 620mg/kg；麻黄碱 ICR 小鼠灌胃的 LD_{50} 为 689mg/kg，麻黄碱小鼠腹腔注射的 LD_{50} 为 260mg/kg；伪麻黄碱昆明种小鼠灌胃的 LD_{50} 为 2.41g/kg，SD 大鼠灌胃的 LD_{50} 为 1.55g/kg。

2. 长期毒性　硫酸麻黄碱对大鼠、小鼠为期 13 周的毒性试验表明，浓度超过 1g/L 时，动物的主要症状为易兴奋和多动症，体重增加减缓。

（二）特殊毒性

生殖毒性　将 SD 孕鼠进行传统的致畸试验，于妊娠的第 6～15 天灌胃给予伪麻黄碱 50、100、200mg/kg，孕鼠至妊娠的 20 天处死后观察母鼠及胎仔的情况，研究显示伪麻黄碱对孕鼠的生殖能力以及胚胎的形成（包括活胎数、吸收胎数、性别比例）无明显影响，但伪麻黄碱 200mg/kg 组孕鼠的总增重下降、死胎数明显增多，活胎体重明显降低，提示该剂量伪麻黄碱能产生一定的母体毒性和胚胎毒性。

【毒作用机制】

麻黄碱既能直接与肾上腺素受体结合，又可作用于肾上腺能神经末梢，促进去甲肾上腺素释放；能兴奋大脑皮层和皮层下中枢，尤其是呼吸和血管运动中枢，使心肌兴奋，收缩力增强，小动脉收缩，血压增高，心动过速；大剂量使用会抑制心脏，使心动过缓，心跳停止。伪麻黄碱升压作用和中枢作用较弱。麻黄碱与伪麻黄碱口服吸收快，能迅速分布到肺、肾脏，且能透过血-脑屏障，这一代谢特征与麻黄的中枢兴奋作用密切相关。

（一）靶器官毒性机制

1. 神经毒性机制　麻黄神经毒性的成分主要是麻黄碱，麻黄与麻黄碱在一定剂量范围内，可兴奋中枢神经系统，增加大鼠的自主活动，但高剂量的麻黄则对大鼠的自主活动产生抑制作用，说明动物正常的生理功能已经受到了严重的影响。麻黄和麻黄碱的中枢神经毒性的生理学基础是麻黄碱透过血-脑屏障激活了静息状态下的神经元，导致神经元过度兴奋，从而出现了兴奋、震颤、失眠等一系列与治疗无关的临床症状；麻黄以及麻黄碱对中枢神经系统的兴奋作用可能是通过介导 cAMP/PKA 通路产生的，麻黄碱可以通过激活 cAMP/PKA 通路上调节立早基因 c-fos 的表达，引起神经细胞和中枢神经的兴奋性，且麻黄碱在体外细胞模型和体内环境中都可以通过激活 cAMP/PKA 通路诱导细胞的兴奋性，进而引起大鼠的自主活动的增加和紧张焦虑情绪的产生。

长期服用麻黄会导致大鼠大脑出现明显的神经变性，其中前额叶皮层的影响最大。麻黄神经系统毒性机制与上调兴奋性氨基酸类神经递质的释放有关，且神经元的过度兴奋可能会进一步导致中枢多巴胺神经元的损伤。麻黄碱抑制中枢多巴胺神经元活性与诱导大脑氧化应激损伤及 NLRP3 炎症小体的活化有关。SD 大鼠灌胃给予 7.5、15、30g 生药/kg 麻黄水煎液及 48mg/kg 麻黄碱，连续 7 天，可显著兴奋神经中枢，表现为减少大鼠进入高架桥开臂的次数和停留时间，增加大鼠的焦虑情绪，引起大鼠额叶皮层发生兴奋性变化，迅速升高兴奋性氨基酸含量；但连续口服麻黄可造成大鼠额叶皮层部位的组织损伤，出现神经细胞凋亡、氧化应激产物增加、抗氧化酶活力降低的毒性反应。昆明种小鼠灌胃给予 10g 生药/kg 麻黄水煎液，连续 14 天，小鼠自主活动明显增加，避暗潜伏期明显缩短，错误次数增加，中枢多巴胺神经元活性减弱，大脑海马、纹状体、皮层病理损伤，多巴胺（dopamine，DA）、多巴胺转运体（dopamine transporter，DAT）表达明显减少，机制研究发现与脑组织中超氧化物歧化酶（superoxide dismutase，SOD）活力显著降低，丙二醛（malondialdelyde，MDA）、一氧化氮（nitric oxide，NO）、一氧化氮合酶（nitric oxide synthase，iNOS）含量显著升高，Nod 样受体蛋白 3（NOD-like receptor 3，NLRP3）、凋亡相关斑点样蛋白（apoptosis-associated speck-like protein containing CARD，ASC）、半胱氨酸天冬氨酸蛋白酶 1（Cysteinyl aspartate specific proteinase 1，Caspase-1）蛋白表达显著升高有关。

恒河猴给予麻黄碱肌内注射 0.4~1.6mg/kg，连续 8 周，恒河猴出现神经行为异常，其大脑皮层神经元损伤，前额叶皮层和海马中的促肾上腺皮质激素释放因子（corticotropin-releasing factor，CRF）表达升高，并可引起神经元变性和凋亡。

2. 心血管毒性机制 麻黄过量使用会导致心率加快，心肌耗氧量和心排血量增加，可阻碍房内和房室传导，这可能是其成分麻黄碱急性中毒导致的心律失常，麻黄的心脏毒理机制与增强交感神经的兴奋性相关，麻黄中的麻黄碱过度激动 α、β_1、β_2 受体，一方面能收缩毛细血管，使外周血管阻力升高；另一方面加强心肌收缩力，提高心排血量，从而升高血压，临床超剂量应用麻黄碱会引起血压升高和心慌。

麻黄煎剂按 20g 生药/kg、10g 生药/kg、2g 生药/kg 灌胃给予家兔，连续 7 天，麻黄高剂量给药组（20g 生药/kg、10g 生药/kg）家兔心脏组织结构损伤，累及全心，心肌酶谱出现以活性显著增高为主的紊乱变化；心电图波形异常，P 波、R 波群振幅增大，PR 间期延长，心率减慢，而且损伤在一定范围内呈现剂量累积效应。

3. 肝毒性机制 长期服用麻黄可引起肝损伤。出生 7 天的昆明种小鼠采用递增剂量连续腹腔注射麻黄碱溶液 15 天，剂量为 2~4g/L，可导致仔鼠肝重显著降低，肝脏有不同程度的损伤，肝板萎缩，肝血窦扩张，细胞界限模糊，内皮细胞脱落，肝组织中抗氧化物酶活性降低，MDA 含量升高。麻黄碱可通过氧化应激和去极化诱导人肝星形细胞 LX-2 线粒体损伤，增加细胞内活性氧的生成和基质蛋白酶的耗竭进而导致 PINK1-Parkin 激活引起线粒体自噬，过度的线粒体自噬会导致细胞代谢和生物能瓦解，并最终导致细胞死亡，可能是麻黄碱致肝损伤的主要机制之一。

（二）毒代动力学

人口服麻黄碱生物利用度高，在胃肠道快速吸收，能迅速分布到肝、肺、肾脏，且能透过血-脑屏障，在脑组织中大量分布，这一药代特征与麻黄的中枢兴奋作用密切相关，在人体内的消除半衰期（$t_{1/2}$）为 6 小时左右，原形化合物的肾排泄是麻黄碱从体循环中消除的主要途径；代谢分析表明，以原型经尿排泄的麻黄碱类比例为：麻黄碱 40.9%、伪麻黄碱 72.2%；伪麻黄碱药代动力学特征与麻黄碱基本一致。

【控毒方法】

麻黄的控毒方法主要有对证用药、规范炮制、合理配伍、控制剂量等。麻黄发汗力强，多用于风寒表实证，凡表虚自汗、阴虚盗汗和肺肾虚喘者当慎用。炮制可调节麻黄药性，现代研究发现，蜜炙和制绒可降低麻黄中生物碱和挥发油含量以缓和药性，蜜炙麻黄小鼠灌胃的 LD_{50} 低于生麻黄。配伍用药以增强麻黄药效和缓和其药性是中医临床应用麻黄的另一个特点，如麻黄汤中麻黄与桂枝相须为用在增强发汗解表功效的同时，桂枝也可缓解麻黄引起中枢兴奋的副作用。桂枝拮抗麻黄所诱导的神经兴奋毒性的机制有：抑制麻黄对中枢神经系统神经元的激活，如抑制麻黄对 cAMP/PKA 的激活，减少氧化应激损伤，通过抑制 NLRP3 炎症小体拮抗炎症反应等，且呈一定量-效正相关关系。对于麻黄大剂量引发不良反应的风险，中医临床可采用特殊用药方法进行毒性预防，如需要大剂量的麻黄时采用"少量多次频服"。

【中毒救治】

出现中毒症状者，应立即停药，并尽快催吐或洗胃、导泻。可用 1:5000 的高锰酸钾洗胃，用硫酸镁或硫酸钠导泻。如有高度兴奋时，可用氯丙嗪对抗麻黄碱毒性，因其具有减弱皮质兴奋过程、降血压和扩张血管作用，且能抑制中枢呕吐和抗惊厥、降体温等作用。忌用氨茶碱等中枢兴奋剂，因其与麻黄碱有协同作用。

细 辛

本品为马兜铃科植物北细辛 *Asarum heterotropoides* Fr. Schmidt var. *mandshuricum*（Maxim.）Kitag.、汉城细辛 *Asarum sieboldii* Miq. var. *seoulense* Nakai 或华细辛 *Asarum sieboldii* Miq. 的干燥根和根茎。前二种习称"辽细辛"，主产于辽宁、吉林、黑龙江；后一种习称"华细辛"，主产于陕西。夏季果熟期或初秋采挖，除净地上部分和泥沙，阴干，切段，生用。细辛味辛性温，有小毒。归心、肺、肾经。具有解表散寒、祛风止痛、通窍、温肺化饮的功效，用于风寒感冒、头痛、牙痛、风湿痹痛、鼻鼽、鼻渊、鼻塞流涕、痰饮喘咳等。细辛中所含挥发油既是其主要活性成分，也是其毒性成分，还含有木脂素类、黄酮类、酰胺类、生物碱、菲类等非挥发油类成分，具有解热、抗炎、镇痛、抗菌、抗病毒、强心、止咳平喘、抗过敏、镇静、抗惊厥、免疫调节等作用。

【历史沿革】

细辛首载于《神农本草经》，列为上品，历代本草或医书多记载细辛无毒。《本草发挥》明确指出细辛"有小毒"，《本草新编》曰："细辛止可少用而不可多用，亦止可共用而不能独用。多用则气耗而痛增，独用则气尽而命丧。"自古有"细辛不过钱"的说法。

【毒性表现】

细辛主要表现为神经系统、心血管系统、呼吸系统和消化系统等毒性。临床上，细辛中毒的主要原因有直接吞服单方的散剂用量过大、较大剂量入汤剂煎煮时间过短、疗程过长、配伍不当等；其神经毒性主要表现为头痛头胀、烦躁不安，甚至可致颈项强直、意识不清等危重症状；心血管系统不良反应有胸闷不适、心跳加快、心律失常、血压升高等；呼吸系统毒性最突出表现为呼吸急促、有窒息感等，甚至可致呼吸麻痹而死亡。治疗剂量的细辛偶可导致恶心、呕吐、腹痛等胃肠道不良反应，大剂量细辛长期服用有一定的肝毒性。

【毒性成分】

细辛的毒性一般认为与其挥发油有关，其中黄樟醚、甲基丁香酚存在于不同的细辛品种中，是细辛挥发油中的主要毒性成分。细辛基原为马兜铃科植物，但其药用部位根及根茎中含有的马兜铃酸Ⅰ、Ⅱ含量极低，主要为马兜铃酸Ⅳa，无明显毒性。

>>> **知识链接** o- -

基于毒性成分谈细辛药用部位变更

细辛基原为马兜铃科植物，对细辛不同药用部位的马兜铃酸类成分进行测定表明，根和根茎含有的马兜铃酸Ⅰ为痕量，远低于其茎、叶等地上部分，《中国药典》自 2005 年版起将细辛的药用部位由原来的全草改为根和根茎入药，以控制其马兜铃酸的含量。当前研究发现，中药细辛的主要毒性物质是其所含的挥发油，主要有黄樟醚、甲基丁香酚等，其中黄樟醚是其主要毒性成分。

- -•

【毒性反应】

细辛有急性毒性、长期毒性和特殊毒性（致癌、致突变和生殖毒性），散剂毒性大于水煎剂，毒性主要来源于挥发油。

（一）基础毒性

1. 急性毒性 细辛不同剂型、不同品种、不同给药方式，其毒性存在差异。细辛散剂毒性较大，北细辛散剂和华细辛散剂中毒症状相似，所有死亡小鼠死前均有烦躁不安、呼吸困难、蹦跳的中毒症状，最后全身痉挛而死。北细辛 3 种制剂灌胃小鼠，其中散剂 LD_{50} 为 4.8g/kg、水煎剂最大给药量为

240g/kg、挥发油 LD_{50} 为 2.53ml/kg（126.5g/kg），以散剂毒性最大，其次为挥发油。华细辛、汉城细辛挥发油（1ml油均相当于50g生药）小鼠灌胃 LD_{50} 分别为 3.13、1.92ml/kg。细辛挥发油和去油水煎液等剂量灌胃小鼠，挥发油导致70%小鼠死亡，而去油水煎液未引起小鼠死亡。甲基丁香酚小鼠腹腔注射 LD_{50} 为 456.67mg/kg。

2. 长期毒性　细辛不同剂型与剂量产生的毒性强度和表现不同，且表现为多靶官毒性。北细辛散剂以 0.27、0.81、1.35g/kg 灌胃大鼠连续4周，1.35g/kg 组大鼠血清肝肾功能指标丙氨酸氨基转移酶（alanine aminotransferase，ALT）、总胆红素（total bilirubin，TBiL）、尿素氮（urea nitrogen，BUN）、肌酐（creatinine，Cr）、球蛋白均显著升高，0.81g/kg 组大鼠血清 TBiL、球蛋白含量及 0.27g/kg 组血清球蛋白含量显著增加，说明细辛长期应用有肝肾毒性，尤以 1.35g/kg 组为甚；0.81g/kg 组心率减慢，血清肌酸激酶（creatine kinase，CK）、肌酸激酶同工酶-MB（creatine kinase isoenzyme MB，CK-MB）、乳酸脱氢酶（lactic dehydrogenase，LDH）、羟丁酸脱氢酶（hydroxybutyrate dehydrogenase，HBDH）含量升高，1.35g/kg 组 LDH 含量升高，CK、CK-MB 和 HBDH 含量恢复至正常，说明长期较大剂量服用细辛可能有心脏毒性，引起心率减慢和心肌酶水平升高。

以 0.18、0.95、1.72g/kg 北细辛散剂灌胃大鼠4周，可导致大鼠血清 ALT、TBiL 明显升高、动脉血氧分压（ PaO_2 ）和动脉血氧饱和度（ SaO_2 ）明显降低，肺泡-动脉血氧分压差（ $AaDO_2$ ）升高；细辛长期毒性对大鼠肝组织形态学的影响主要表现为急性肝炎样损伤，导致肝细胞膜通透性增加，甚至坏死，且能影响肝脏对胆红素的摄取、结合和排泄功能；对大鼠肺组织形态学的影响主要在肺的呼吸部，能引起大鼠肺换气功能障碍，导致低氧血症，引起Ⅰ型慢性呼吸衰竭；并可导致以不同程度炎性细胞浸润、纤维组织增生、组织充血为主要特征的肾损害；且细辛对大鼠肝脏、肾脏、肺组织的损害是一种可逆性损害，停药恢复2周后，肝功能、动脉血气明显好转，肝、肾、肺组织的损害也明显减轻。以3、6、12、24g/kg 华细辛水煎液灌胃大鼠连续4周，也可引起多脏器毒性，6～24g/kg 引起不同程度的肺损伤，12～24g/kg 引起不同程度的肝、肾损伤。

（二）特殊毒性

1. 致癌　细辛挥发油中的黄樟醚和甲基丁香酚具有潜在致癌作用。黄樟醚可致啮齿类动物肝癌，少数可引起肺癌和食管肿瘤。甲基丁香酚对 F344/N 大鼠和 B6C3F1 小鼠均具有致癌作用，除了引发肝部肿瘤外，还可在腺胃底部区域诱发罕见的神经内分泌腺瘤。

2. 致突变　在 ICR 小鼠中进行伤寒沙门菌回复突变试验、体外染色体畸变试验观察到细辛可诱导 DNA 损伤，细辛水煎液 1、2g/kg 能显著增加小鼠骨髓嗜多染红细胞微核形成率。细辛油（1/2 LD_{50} ）腹腔注射小鼠连续3天可导致骨髓细胞微核率显著增高。采用鼠伤寒沙门菌 TA100 进行细菌回复突变试验发现甲基丁香酚的羟基代谢物具有致突变作用。

3. 生殖毒性　细辛水煎液 0.25、0.5、1、2g/kg 连续灌胃5天，均可明显诱导小鼠精子畸形；0.3μl/ml 细辛挥发油可导致斑马鱼鱼卵发育畸形。

【毒作用机制】

细辛挥发油可直接作用于中枢神经系统，初期兴奋，后则抑制，使随意运动及呼吸运动减退，反射消失，最终导致呼吸麻痹而死亡，这是细辛导致神经系统毒性的重要机制，另外，线粒体氧化损伤和功能障碍也参与了其神经毒性；肝脏毒性机制与过度氧化应激所诱发的脂质过氧化损伤有关；心脏毒性机制与线粒体损伤引起心脏供能减少有关；肺毒性机制与肺部炎症因子有关；细辛灌胃后黄樟醚的浓度高，吸收完全；细辛对风寒湿证模型大鼠肾脏毒性存在病/证-毒-效的相关性。

（一）靶器官毒性机制

1. 神经毒性机制　细辛中的挥发油可直接作用于中枢神经系统，初期兴奋，后则抑制，特别是对呼吸系统的抑制，逐渐使随意运动及呼吸运动减退，反射消失，最终导致呼吸麻痹而死亡，这是细辛导致神经系统毒性的重要机制。黄樟醚和甲基丁香酚可诱导 PC12 细胞线粒体发生氧化损伤和功能障碍，细胞形态发生明显变化，细胞核异常，凋亡细胞增多，活性氧（reactive oxygen species，ROS）形成增加和 SOD 水平降低。北细辛根散剂使大鼠的乙酰胆碱酯酶（acetylcholinesterase，AChE）和酪氨酸羟化酶（tyrosine hydroxylase，TH）含量减少，进而影响儿茶酚胺类和胆碱能递质的含量，从而对呼吸中枢产生抑制作用。细辛含药血清激活延髓背侧呼吸组（dorsal respiratory group，DRG）的吸气神经元（inspiratory neuron，INs）及对 DRG 延迟外向整流钾离子通道 IK 的激活作用是细辛抑制呼吸中枢的离子机制。

2. 肝毒性机制　大鼠灌胃北细辛散剂 0.27、1.35g/kg，连续 28 天，血清 ALT、天冬氨酸氨基转移酶（aspartate aminotransferase，AST）、碱性磷酸酶（alkaline phosphatase，ALP）显著升高，肝损伤程度随剂量增加而加重，肝组织中 MDA、脂质过氧化物（lipid peroxide，LPO）含量显著增加，而抗氧化酶 SOD、谷胱甘肽过氧化物酶（glutathione peroxidase，GSH-Px）、过氧化氢酶（catalase，CAT）活性显著降低，提示细辛可以改变肝脏的氧化应激水平，诱发脂质过氧化损伤。

3. 肺毒性机制　北细辛散剂灌胃大鼠 1.35g/kg 连续 28 天，可使大鼠肺组织中 AMPK、Caspase 3、NF-κB 和 Rag2 蛋白表达上调，同时下调 Bcl-2 的表达，提示炎症因子在细辛引起的肺毒性中起作用。

4. 心脏毒性机制　大鼠灌胃北细辛散剂 0.27、0.81、1.35g/kg，连续 28 天，细辛对心脏的功能和结构造成了一定的损害，线粒体的损伤是其一个主要靶标，使线粒体肿胀、变性、坏死，线粒体的异常导致糖代谢紊乱与三羧酸循环障碍，引起心脏供能减弱。

此外，细辛对肺、肝、肾毒性的共有毒性机制为促进 γ-氨基丁酸（γ-aminobutyric acid，GABA）转化为谷氨酸（glutamate，Glu），导致 Glu 浓度增加，GLU/GABA 比值增大，肺、肝、肾组织神经兴奋性增强，另外，细辛还可提高谷氨酸受体 GRIN2B 的表达，进一步强化细辛对肺、肝、肾组织的神经兴奋毒性。

（二）毒代动力学

大鼠灌胃细辛提取物 20g/kg，血清中黄樟醚的浓度很高，t_{max} 为 13.00 小时，$t_{1/2}$ 为 2.44 小时，平均保留时间为 18.39 小时。

（三）毒效相关性

肾脏毒效相关性　以正常和风寒湿证模型大鼠为研究对象，从肾功能和肾脏组织形态方面探讨细辛对正常及风寒湿证模型大鼠毒性的差异，探讨病/证-毒-效的相关性，试验分为正常组，风寒湿证模型组，正常大鼠 0.18、0.95、1.72g/kg 组，风寒湿证 0.18、0.95、1.72g/kg 组，模型组的血清 Cr、BUN、胱抑素 C、尿 β₂ 微球蛋白和 24 小时尿蛋白浓度均显著升高；正常组给予 0.18、0.95、1.72g/kg 细辛散剂，连续 8 周，上述肾功能指标均显著升高，且随着给药剂量的增加，其升高幅度相应增加，肾脏病理损伤程度也逐渐加重；与模型组相比，风寒湿证 0.18g/kg 组的 BUN、尿 β₂ 微球蛋白、24 小时尿蛋白浓度无明显差异，Cr 和胱抑素 C 则明显下降，而 0.95、1.72g/kg 组上述指标均有不同程度的升高，其中以 1.72g/kg 组升高最为显著，且肾脏切片可见肾小球毛细血管及肾间质充血明显，小管上皮细胞肿胀坏死等病变，病理损伤程度也最为严重，说明细辛用于风寒湿证大鼠在一定剂量范围内主要为治疗作用而无肾毒性，当剂量过大时则导致肾毒性。

【控毒方法】

临床用药可通过选择合适剂型与用量、延长煎煮时间、辨证用药、合理配伍等方式来控制细辛的毒性，达到安全有效的用药目的。剂型与细辛毒性关系十分密切，《中国药典》记载细辛的用法用量为 1~3g，散剂每次服 0.5~1g，外用适量。细辛的传统应用中强调"细辛不过钱"（3.125g），适用于散剂，即"单用末"而言，散剂毒性远大于水煎剂，应小量使用；以汤剂入药且在久煎的情况下，则可在辨证的前提下"过钱"使用，文献和现代临床研究发现，细辛用于复方配伍时用量多大于3g，这是由于有毒成分黄樟醚有很强的挥发性，随着煎煮时间的延长，含量下降，进而毒性降低；且细辛及其制剂中马兜铃酸类的含量远低于其引起急性毒性的含量，控制剂量和时间服用细辛是相对安全的。细辛主咳逆、痹痛，寒证适宜，凡热证、阴虚血燥者忌用。临床用药时，细辛配伍附子、麻黄、川芎、人参、五味子、石膏、黄连、白芍等可减毒增效；细辛经甘草炮制后可减毒存效。

【中毒救治】

细辛中毒救治的一般方法为：早期催吐，洗胃；有痉挛、狂躁等症状时，可用安定或巴比妥钠；尿闭时导尿或口服氢氯噻嗪。但具体救治措施应视临床症状而定，大多中西并用，中医救治宜清热解毒、涤痰镇痉，可用安宫牛黄丸或紫雪丹治疗。

苍耳子

本品为菊科植物苍耳 *Xanthium sibiricum* Patr. 的干燥成熟带总苞的果实。主产于山东、江苏、湖北。秋季果实成熟时采收，干燥，除去梗、叶等杂质；生用或炒去刺用。苍耳子味辛、苦，性温；有毒。归肺经。具有散风寒、通鼻窍、祛风湿、止痛的功效。用于风寒感冒、头痛、鼻渊、鼻衄、鼻塞流涕、风疹瘙痒、湿痹拘挛。主要含有倍半萜内酯类、水溶性苷类、酚酸类、挥发油、脂肪酸类、蛋白质类成分，具有抗菌、抗炎、镇痛、抗过敏、降血糖、抗肿瘤等作用。

【历史沿革】

苍耳子始载于《神农本草经》，名葈耳实，列为中品。《本草品汇精要》载"味苦甘，性温，有小毒，入肺、肝经"。传统文献和现代临床报道均认为苍耳子有毒，《中国药典》中苍耳子列为"有毒"。

【毒性表现】

苍耳子的中毒反应以消化系统损害、皮肤系统为主要表现，还涉及泌尿系统、神经系统、心血管系统等多系统损害，其中以肝脏、肾脏等实质性脏器损害最为严重，严重者可致死。苍耳子中毒原因与用药部位、超剂量使用、炮制不当、超疗程使用或误食等因素有关。苍耳子用量过大，如成年人用量在30g以上，或误食鲜苍耳子10粒以上、苍耳苗50g以上，儿童食苍耳子5~6粒都可引起中毒。

苍耳子中毒反应类型主要有轻型中毒、急性中毒和慢性中毒。潜伏期短的轻型中毒常见于外敷未成熟苍耳子、捣碎苍耳子或苍耳子水煎液，以变态反应引起的皮肤损害为主，症见局部瘙痒、红肿及大片红斑，上有多数丘疹及大小不等的水疱，并伴有渗出。首次敷药后2小时即可见皮疹、接触性皮炎等。苍耳子急性中毒最典型的中毒反应为头晕头痛、恶心呕吐，严重时可见抽搐、低血糖等症状。急性中毒严重者可出现昏迷、惊厥、呼吸困难，甚至引起心脏、肝脏、肾脏等实质性器官的损伤而诱发多脏器功能衰竭，中毒后24~96小时死亡。潜伏期长的慢性中毒多在连续服药后数天，最长可在连续服药3个月后出现，如连续服用引起蓄积性中毒，以肝（肾）损害发生率较高，苍耳子的不良反应即以慢性蓄积性中毒为主；消化系统症状主要为恶心、呕吐、腹部疼痛，重者频繁呕吐，并可出现黄疸，甚可出现消化道出血、肝脏肿大压痛，肝功能检查可见 ALT、AST 明显升高，病理组织学检查可见肝脏退行性改变或坏死；苍耳子慢性中毒亦可引起肾脏损害，大部分中毒患者尿中均有不同程度的蛋白质和颗粒管型，损害较严重者可见眼睑浮肿，甚至出现无尿和少尿，部分患者可见尿素氮升高、血尿及蛋白尿，肾功能异常和急性肾功能衰竭是最常见的肾损伤类型，急性肾功能衰竭是中毒死亡的主要原因。苍耳子还可引起胸闷、心慌气短、血压下降、心律失常、房室传导阻滞等心血管系统症状，以及药物性血小板减少性紫癜等。

【毒性成分】

苍耳子的主要毒性成分为水溶性苷类中的苍术苷和羧基苍术苷，羧基苍术苷的毒性明显大于苍术苷；此外，苍耳子蛋白也有一定毒性。

【毒性反应】

苍耳子具有急性毒性、长期毒性和生殖毒性，生品毒性大于炒品。

（一）基础毒性

1. 急性毒性　苍耳子水提物的急性毒性大于醇提物。苍耳子炒品水提物、炒品醇提物、生品水提物、生品醇提物灌胃昆明种小鼠的 LD_{50} 分别为 155.9、317.8、167.7、275.4g/kg；小鼠腹腔注射苍耳子水提物的 LD_{50} 为 0.93g/kg；苍术苷小鼠腹腔注射的 LD_{50} 为 434mg/kg，大鼠腹腔注射为 143mg/kg，犬静脉注射为 15mg/kg；小鼠腹腔注射、皮下注射和灌胃羧基苍术苷的 LD_{50} 分别为 2.9、5.3、350mg/kg。

2. 长期毒性　苍耳子、炒苍耳子分别以 0.585、1.755 和 5.265g/kg 进行灌胃 12 周的大鼠长期毒性试验，在给药 9 周后部分动物体重增长缓慢甚至体重减轻、血清 BUN、Cr 水平升高，出现一定程度的肝肾组织病理损伤，且生品损伤略强于炒品。

（二）特殊毒性

生殖毒性　苍耳子提取物对斑马鱼胚胎发育有毒性，使斑马鱼胚胎的孵化率降低，还可加快斑马鱼胚胎心率和增加其游行速度。

【毒作用机制】

苍耳子的肝、肾毒性"量-时-毒"关系较为明确，肝脏毒性机制与诱导肝脏氧化应激损伤和引起肝细胞线粒体功能障碍而导致肝细胞能量代谢异常等有关；肝肾毒性机制还与影响氨基酸、糖类、脂质等代谢有关；苍术苷在大鼠体内的吸收速度很快，消除速度亦快，其毒代动力学行为呈非线性动力学特征。

（一）靶器官毒性机制

肝肾毒性机制　苍耳子生品、清炒品、砂炒品分别按 1.3、6.5、13.0g/kg 灌胃小鼠，分别灌胃给药 1、7、14 天，生品引起小鼠血清 ALT、AST、BUN、Cr 含量显著升高，及肝、肾组织病理学损伤，且有毒性有明显的时间和剂量依赖性，而清炒和砂炒品的上述毒性程度明显减轻。体外肝细胞毒性研究显示，苍耳子对 L-02 肝细胞具有细胞毒性和诱导凋亡作用，生品、炒品的 IC_{50} 分别为 2.8、4.774mg/ml，炒品毒性相比生品毒性降低；另羧基苍术苷对 L-02 细胞的增殖抑制作用较苍术苷强。由苍耳子、苍术苷和羧基苍术苷导致肝脏毒性机制与诱导肝脏出现氧化应激有关，大量自由基破坏了肝脏内氧化系统与抗氧化系统的平衡，导致肝脏发生脂质过氧化损伤；其肝毒性机制还与影响肝细胞能量代谢，导致肝细胞线粒体功能障碍密切相关。此外，代谢组学研究发现，苍耳子的肝毒性还可能与其影响氨基酸、糖类、脂质等代谢有一定关系。

（二）毒代动力学

大鼠灌胃 12.5、25、50g/kg 的苍耳子提取物，苍术苷在大鼠体内的吸收速度很快，消除速度亦快，苍术苷在大鼠体内的毒代动力学行为呈非线性动力学特征。高、中、低浓度的苍术苷的主要药代动力学参数为 AUC_{0-t} 分别为 132.70、222.90、345.20μg·h/L，C_{max} 分别为 41.98、24.61、263.40μg/ml，t_{max} 分别为 0.38、1.85、0.27 小时，$t_{1/2}$ 分别为 13.64、9.62、9.61 小时。

【控毒方法】

苍耳子的控毒方法主要有依法炮制、控制剂量、合理配伍等。临床应用苍耳子发生中毒，往往是因为炮制不当造成，生品的毒性要强于炒品，苍耳子经过炒制加工一定程度上减轻了其急性毒性；苍耳子的临床用药应避免过量，对于慢性疾病的长期用药需警惕慢性蓄积中毒，用药期间应加强观察用药反应，还应结合患者的年龄、体质等具体情况给药。此外，应合理配伍控制毒性，研究发现苍耳子、辛夷配伍急性毒性小于苍耳子单煎液，黄芪配伍苍耳子可降低苍耳子的肝脏毒性，尤以配伍比例 2∶1 效果最佳。

>>> **知识链接** ◦---

苍耳子炒制前后毒性变化及减毒机制

苍耳子生、炒品均可使肝脏组织的 AST、ALT、MDA 的含量升高，但苍耳子炒品较苍耳子生品对肝脏的损伤轻，表明苍耳子炒制后具有减毒的作用，其减毒机制是苍耳子中毒性大的成分羧基苍术苷经炒制后，由于加热反应脱去羧基，变成苍术苷，从而显著降低羧基苍术苷的含量，而毒性较小的苍术苷含量虽有增加，但从整体上来看，苍耳子炮制后的毒性明显降低；试验研究也证实了炒制后可减少炎症因子的释放及调控 HMGB1-TLR4/（NF-κB）炎症通路，抑制肝细胞凋亡，达到炮制减毒目的；此外，加热炮制还可使毒蛋白变性而减毒。

---◦

【中毒救治】

苍耳子中毒无特殊解毒剂，救治方案主要以对症、排毒、补液和保护脏器为主。皮肤损害给予抗过敏、对症治疗。口服苍耳子中毒早期采用催吐、洗胃、导泻、补液、利尿以促进毒物的排泄；晚期采取生理盐水高位灌肠、止血、保肝、止痉、防低血糖、抗休克等急救措施。

◈ 第二节　发散风热药

柴　胡

本品为伞形科植物柴胡 *Bupleurum chinense* DC. 或狭叶柴胡 *Bupleurum scorzonerifolium* Willd. 的干燥根。按性状不同，分别习称北柴胡及南柴胡。北柴胡主产于河北、河南、辽宁；南柴胡主产于湖北、江苏、四川。春、秋二季采挖，除去茎叶及泥沙，干燥，切段，生用或醋制用。柴胡味辛、苦，性微寒，归肝、胆、肺经。功效为疏散退热、疏肝解郁、升举阳气。用于感冒发热、寒热往来、胸胁胀痛、月经不调、子宫脱垂、脱肛。柴胡主要含柴胡皂苷（a、c、d、b_1、b_2 等）、挥发油、多糖、黄酮类成分，尚含有甾醇类、氨基酸、木脂素类及香豆素类成分。具有解热、抗炎、抗病原微生物、抗细菌内毒素、增强免疫功能、镇静、镇痛、镇咳、抗癫痫、保肝、利胆、降血脂、抗抑郁、调节胃肠平滑肌运动等作用。

【历史沿革】

柴胡始载于《神农本草经》，被列为上品，历代本草未将其列为有毒之品，但在应用过程中，柴胡的毒性逐渐被认识。《医学入门》记载："元气下绝，阴火多汗者，误服必死"。现代，柴胡的不良反应事件也时有发生，有患者在服用柴胡及其复方后出现不同程度的肝损伤及间质性肺炎等。

【毒性表现】

柴胡中毒的毒性表现常见于消化系统，即长期、大剂量应用柴胡所导致的肝毒性最为常见，也可见于中枢神经系统、呼吸系统毒性及引起溶血反应，肝毒性是柴胡引起的主要毒副作用，肝毒性表现为氨基转移酶的异常升高、黄疸、肝炎、急性重型肝炎等；神经毒性常见症状有呼吸加快、心率增加、间歇性或持续性抽搐、活动缓慢、认知功能障碍、神经中枢抑制导致死亡等；柴胡引起的呼吸系统毒性，主要指日本的小柴胡汤大规模中毒事件中引起的间质性肺炎；柴胡中多种皂苷成分有溶血活性，溶血毒性强弱为柴胡皂苷 d > 柴胡皂苷 a > 柴胡皂苷 b_1 > 柴胡皂苷 b_2 > 柴胡皂苷 c。此外，柴胡注射液临床应用偶可引起患者头晕、恶心、气短、胸闷、呼吸急促、面色苍白、口唇发绀等，甚至引起患者过敏性休克和死亡。

【毒性成分】

柴胡皂苷、挥发油是柴胡主要的药效物质，也是其主要的毒性物质，均会引起不同程度的肝毒性和神经毒性；柴胡皂苷类成分还会引起溶血毒性等，其中柴胡皂苷 a、d 产生的毒性较强。柴胡注射液会引起过敏反应。

【毒性反应】

1. 急性毒性　柴胡醇提组分毒性大于水提组分。北柴胡挥发油给大、小鼠灌胃 LD_{50} 分别为 2.081、3.118ml/kg。柴胡总皂苷粗提物（柴胡总皂苷含量为 24.9%）灌胃小鼠的 LD_{50} 为 94.974g 生药/kg；柴胡皂苷小鼠、大鼠灌胃的 LD_{50} 分别为 446.7、591.95mg/kg，死亡大鼠急性毒性主要表现为安静怠动，继而出现步态不稳、腹卧昏睡、心率加快、呼吸急促、连续性抽搐、神经抑制而死亡；柴胡皂苷 d 小鼠灌胃给药的 MLD 为 770.47mg/kg，小鼠腹腔注射的 LD_{50} 为 62.338mg/kg，柴胡皂苷 a 小鼠灌胃给药的 MLD 为 790.5mg/kg，腹腔注射小鼠的 LD_{50} 为 72.511mg/kg。

2. 长期毒性　大鼠灌胃北柴胡总皂苷 60、30、15mg/kg 连续 45 天，可导致大鼠体重下降，血清 ALT、AST、总胆红素、总蛋白、BUN 水平明显增高，白蛋白明显降低，肝脏质量和肝体比值增大，病理学检查可见不同程度的肝组织损伤，且随剂量的增加而逐渐加重，说明长时间给予柴胡皂苷可造成大鼠明显的蓄积毒性，其毒性损伤部位以肝、肾损伤为主，经过 30 天恢复期观察，其脏器损伤基本可恢复。柴胡对大鼠肝毒性损伤程度与柴胡剂量、柴胡总皂苷含量均呈"量-毒"关系，肝脏典型病理变化有肝细胞嗜酸性变、肝细胞玻璃样变、炎细胞浸润、肝索结构变化、肝细胞坏死等，或可导致肝纤维化。大鼠灌胃北柴胡挥发油 0.19～0.42ml/kg（相当于柴胡生药 92.6～204.7g/kg）连续 30 天，可造成大鼠 ALT、AST 活性显著升高，肝体比值增大，肝细胞呈现水肿、脂肪性及嗜酸性等变化，肝毒性呈现较为明显的"量-时-毒"关系。

【毒作用机制】

柴胡皂苷可诱导肝脏脂质过氧化、抑制线粒体呼吸功能、诱导脂质和蛋白质代谢受损及影响肝脏对药物的代谢能力等途径导致肝脏毒性；其神经毒性机制与减少新生神经元的数量而抑制海马神经发生，以及诱导神经元凋亡有关；柴胡皂苷口服吸收差，生物利用度低，药-时曲线符合二室模型；柴胡抗肝损伤作用与其肝毒性存在密切剂量正相关。

（一）靶器官毒性机制

1. 肝毒性机制　大鼠灌胃北柴胡总皂苷 100、50、25mg/kg 连续 60 天，或灌胃北柴胡挥发油 0.19、0.28、0.42ml/kg（含生药量 487.387g/mL）连续 15 天，均可致大鼠血清 ALT、AST 水平升高，血和肝组织内 MDA 含量增加，SOD 活性下降，血中总巯基(—SH)、GSH 含量下降，GSH-Px 活性下降，上述变化随剂量增加而加重；大鼠肝脏线粒体呼吸控制率（PCR）、磷氧比值（P/O）、呼吸耗氧量、ATP 含量和 ATP 酶活性均明显降低；说明柴胡皂苷及柴胡挥发油致大鼠肝毒性损伤机制与机体氧化应激后诱导脂质过氧化、组织内活性分子巯基损耗而造成肝组织损伤；抑制线粒体呼吸功能、影响肝脏能量代谢造成肝脏毒性损伤有关，同时，柴胡肝毒性机制还与脂质和蛋白质代谢受损、影响肝脏对药物代谢能力有关。

柴胡皂苷 a 对人肝细胞 L-02 的 IC$_{50}$分别为 5.47μmol/L（孵育 24 小时）、5.22μmol/L（孵育 48 小时），柴胡皂苷 d 对人肝细胞 L-02 的 IC$_{50}$分别为 2.26μmol/L（孵育 24 小时）、1.79μmol/L（孵育 48 小时），伴有培养液上清中 SOD 活性降低、MDA 和 LDH 含量升高，表明柴胡皂苷 a、d 通过氧化损伤破坏肝细胞膜，使细胞发生损伤而发挥毒性。柴胡皂苷 d 抑制 PDGF-βR/p38 MAPK 信号通路，造成线粒体损伤，L-02 肝细胞线粒体膜电位水平下降，诱发下游凋亡通路的激活，进而诱导凋亡产生，同时能激活细胞膜上的 fas 受体，使 Caspase-8 激活，切割 Bid 为 tBid，并将凋亡信号传递至线粒体，进一步产生促进细胞凋亡的作用。柴胡皂苷 a 可以诱导内质网应激，激活与内质网应激相关的 PERK/eIF2α/ATF4/CHOP 通路、IRE1-TRAF2 通路、ATF6 通路和 AMPK/mTOR 通路，促进 L-02 细胞自噬，诱导肝细胞毒性。

2. 神经毒性机制 柴胡皂苷 d 会导致小鼠海马依赖性认知缺陷，损害小鼠学习和记忆，并通过减少小鼠新生神经元的数量来抑制海马神经发生而表现出神经毒性，柴胡皂苷 d 通过 GSK3β/β-catenin 信号通路以浓度依赖性方式抑制海马原代神经元干/祖细胞的活力和增殖，柴胡皂苷 d 诱导的海马神经毒性还与柴胡皂苷 d 增加膜通透性和提高细胞内 Ca^{2+}浓度导致培养的皮质神经元凋亡有关。

（二）毒代动力学

柴胡皂苷类药物口服吸收差，生物利用度低，在体内以原形存在的很少。大鼠单次静脉注射柴胡皂苷 a 5mg/kg，药-时曲线呈二室模型，主要药代动力学参数 t_{max} 为 5 分钟，C_{max} 为 1907μg/L，$t_{1/2β}$ 为 100.6 分钟，CL 为 86.7ml/（min·kg），V_d 为 21.89L/kg；柴胡皂苷 d 的药-时曲线为双峰，T_{max} 分别为 1.45 小时和 6.48 小时，C_{max} 分别为 83.81μg/ml 和 119.63μg/ml，产生双峰可能与肝肠循环有关，其药动学特点为吸收慢，清除也慢。

（三）毒效相关性

柴胡具有保肝作用，可用于治疗肝炎及肝纤维化，另一方面，柴胡具有明确的肝毒性，肝脏是其毒效共有靶器官，在相同机体状态下，剂量是决定其发挥毒性还是效作用的核心要素，柴胡毒效成分具有较高的一致性，呈明显的"量-效-毒"正相关。此外，柴胡对神经系统、肺脏也呈现一定的毒效相关性。

1. 肝毒效相关性 采用大鼠肝纤维化模型，给予 0.90~3.60g/kg 柴胡醇提物灌胃 21 天，柴胡醇提物可改善大鼠饮食、饮水和活动情况，明显降低血透明质酸（hyaluronic acid，HA）、层粘连蛋白（laminin，LN）、Ⅳ型胶原（type Ⅳ collagen，Ⅳ-C）、Ⅲ型前胶原肽（type Ⅲ procollagen，PCⅢ）等指标含量和肝脏系数，病理组织学改变减轻；但 3.60g/kg 组 ALT、AST 水平反跳升高，血 BUN、Cr 水平增高，说明柴胡醇提物可以明显改善大鼠肝纤维化程度，且量-效关系良好，同时 3.60g/kg 的柴胡醇提物会产生一定的肝脏、肾脏的伴随毒副作用，尤其肝脏为重。

1.77μmol/L 柴胡皂苷 a 对酒精性脂肪肝斑马鱼模型表现出肝保护作用，且对健康幼鱼无毒性作用，5.30μmol/L 柴胡皂苷 a 对酒精性脂肪肝幼鱼无肝毒性且具有肝保护作用，对健康幼鱼具有肝毒性作用；5.62μmol/L 柴胡皂苷 a 对生理和病理模型均具有肝毒性，说明柴胡保肝及肝毒性"量-效-毒"关系较为明确。

2. 神经毒效相关性 柴胡有效成分能够改善神经功能，对缺血再灌注脑损伤起到保护作用。柴胡皂苷 a 可调节脑外伤大鼠海马神经元自噬情况，对脑损伤引发的脑水肿、神经功能障碍等具有保护作用；柴胡总皂苷通过增加小鼠海马脑源性神经营养因子（brain-derived neurotrophic factor，BDNF）及酪氨酸激酶 B（tyrosine kinase B，Trk B）等表达，促进神经突触的发生逆转皮质酮损伤引起的小鼠抑郁样行为及学习记忆障碍。但柴胡临床应用所引发的神经毒性仅次于肝毒性，神经毒性主要是柴胡皂苷通过诱导产生急性毒性中毒或认知功能障碍，严重的神经毒性会抑制神经中枢诱发死亡。

3. 肺毒效相关性 柴胡皂苷 d 调节克雷伯杆菌肺炎大鼠免疫功能，保护肺组织，缓解大鼠肺组织损伤和纤维化；柴胡多糖可通过抑制炎症反应，减轻内毒素血症大鼠肺损伤。但是长期大量服用柴胡也可以引起肺脏毒性，柴胡可抑制肺间质中胶原纤维的合成和降解，破坏细胞外基质的屏障作用，造成易形成间质性肺炎的组织学环境。

【控毒方法】

柴胡的控毒方法主要有控制剂量和疗程、合理配伍、依法炮制等。给药时间和服用剂量是影响柴胡毒性的主要因素，柴胡皂苷、柴胡挥发油对小鼠和大鼠的毒性研究发现，给药时间长、服用剂量大的小鼠和大鼠的肝毒性明显增强，呈现明显的肝毒性"量–时–毒"正相关性；患者长期或过量服用柴胡相关制剂，可能出现不同的不良反应，增加了患者肝损伤的风险。合理的配伍可以改善柴胡引起的肝损伤风险，减轻柴胡的毒性，研究发现柴胡与甘草、白芍、当归、黄芩配伍关联程度强，而且甘草、白芍、当归、黄芩具有多成分拮抗柴胡肝毒性的作用，可以通过多种机制发挥改善肝功能损伤的功效，柴胡–白芍配伍药对可通过改变肠道菌群组成、增加肠道中具有糖苷酶活性的相关菌的丰度，从而促进柴胡皂苷在体内的代谢转化，进而减轻对肝脏谷胱甘肽合成酶的抑制作用，并进一步通过调节氧化应激和 NF–κB/NLRP3 信号通路逆转大剂量柴胡诱发的肝脏氧化应激损伤及炎症反应，发挥配伍减毒作用。醋制后的柴胡毒性较生品减小，醋制后其对 L–02 细胞生物膜毒性降低，还可提高细胞的抗氧化活性而减毒，且陈醋制柴胡对肝肾代谢的影响小于米醋制柴胡。

【中毒救治】

柴胡中毒后应立即停药，并采取积极措施进行对症治疗和支持治疗。柴胡注射液临床应用导致过敏性休克发生时，立即停用致过敏药物，平卧，吸氧，保持呼吸道通畅，建立静脉通道，立即肌内注射肾上腺素 1mg，静脉注射地塞米松 20mg。心搏骤停者即行心脏复苏术，直接静脉注射肾上腺素 1mg 和地塞米松 50mg，肾上腺素每隔 3 ~ 5 分钟重复一次，静脉注射呼吸三联针（用于抢救呼吸衰竭患者时用的三种呼吸兴奋剂：尼可刹米、盐酸洛贝林、盐酸二甲弗林的联合用药）加用阿托品及升压药。

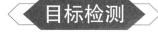 目标检测

答案解析

一、选择题

（一）单选题

1. 关于麻黄毒性表现及毒作用机制的阐述，错误的是（   ）

　　A. 麻黄与麻黄碱在一定剂量范围内，可兴奋大脑皮层和皮层下中枢

　　B. 长期服用麻黄会导致大鼠大脑出现明显的神经变性，其中前额叶皮层的影响最大

　　C. 麻黄碱与伪麻黄碱口服吸收较慢，能透过血–脑屏障，这一代谢特征与麻黄的中枢兴奋作用密切相关

　　D. 麻黄过量使用会导致心慌气短、血压升高、心律失常等

　　E. 麻黄的心脏毒理机制与增强交感神经的兴奋性相关

2. 有关细辛的毒性反应，下列说法正确的是（   ）

　　A. 北细辛的急性毒性强度：挥发油＞散剂＞水煎剂

　　B. 细辛散剂的毒性较大

　　C. 长期服用细辛的大鼠，肝脏、肾脏和肺功能损害，心功能抑制，并且不可逆转

D. 北细辛的急性毒性强度：水煎剂 > 挥发油 > 散剂

E. 细辛挥发油未见明显的致癌、致畸、致突变作用

3. 苍耳子的毒性成分主要是（　　）

A. 羧基苍术苷及苍术苷 　　　B. 苍耳子油 　　　　　C. 生物碱

D. 苍耳子皂苷 　　　　　　　E. 苍耳子醇

4. 关于解表药的常用控毒方法，下列叙述错误的是（　　）

A. 合理配伍 　　　　　　　　B. 避免药物慢性蓄积中毒 　　C. 对证用药

D. 避免过量使用 　　　　　　E. 临床应用应选生品

5. 关于柴胡的毒性，下列叙述错误的是（　　）

A. 柴胡水提组分毒性大于醇提组分

B. 柴胡长期毒性主要表现为肝、肾的蓄积毒性

C. 柴胡皂苷肝毒性机制与诱导肝细胞脂质过氧化有关

D. 柴胡保肝及肝毒性存在较为明确"量-效-毒"关系

E. 可通过合理配伍降低柴胡引起的肝损伤风险

（二）多选题

6. 临床苍耳子中毒原因主要有（　　）

A. 误食鲜苍耳子 　　　　　　B. 超剂量使用 　　　　　C. 未用生品

D. 外敷未成熟苍耳子 　　　　E. 超疗程使用

7. 柴胡的毒性成分包括（　　）

A. 柴胡皂苷 d 　　　　　　　B. 柴胡黄酮 　　　　　　C. 柴胡皂苷 a

D. 柴胡多糖 　　　　　　　　E. 柴胡挥发油

二、简答题

1. 简述细辛常见的毒性表现。

2. 简述麻黄神经毒性机制。

书网融合……

思政导航　　　　　　本章小结　　　　　　题库

第九章　清热药

⦿ 学习目标

知识目标

1. 掌握　清热药的共性毒理特点；绵马贯众、鸦胆子、千里光、北豆根、山豆根的毒性表现、毒性成分、毒性反应与毒作用机制、控毒方法；栀子、三颗针、白鲜皮、紫草、青蒿的毒性表现和毒性成分。

2. 熟悉　苦木的毒性反应和控毒方法。

3. 了解　清热药的概念，每个药的历史沿革，飞扬草、紫萁贯众、臭灵丹草、重楼、翼首草、草乌木的毒作用机制和中毒救治。

能力目标　通过本章学习，理解清热药药性与其毒性的关系，初步形成清热药毒理学研究的思路，会运用肝毒性、心血管系统毒性、神经系统毒性、消化系统毒性、生殖系统毒性、特殊毒性等方法开展清热药毒理学研究。

素质目标　通过本章学习，形成对常见清热药毒性和安全用药的意识，学会辩证看待清热药的功效及毒性，初步具备开展清热药毒性研究的科研素养和创新能力。

凡以清解里热为主要功效，用以治疗里热证的药物，称为清热药。本类热药多性寒凉，味多苦、辛，沉降入里。具有清热泻火、清热解毒、清热燥湿、清热凉血或清虚热等功效，主要用于里热证。里热证是由于外感六淫、入里化热，或因五志过激、脏腑偏盛，内郁化火所致的一类证候。根据里热证发病原因、病情发展变化阶段的不同可分为实热和虚热两类，实热又可进一步分为气分热、营血分热、湿热和热毒疮疡等多种类型。清热药常分为五大类：清热泻火药清解气分实热，主治热在气分，以壮热、汗出、口渴、舌苔黄燥、脉洪大等为主要表现，常见于现代医学感染性疾病的急性期，有相似的临床表现，常用方药有石膏、知母、栀子和白虎汤等。热入营血多表现为发热烦躁、神昏谵语，或血热妄行如吐血、衄血、肌肤发斑等，常见于感染性疾病并伴有凝血系统功能紊乱的衰竭期等。清解营血分实热，常用方药有地黄、玄参、牡丹皮和清营汤等。湿热内蕴或湿邪化热所致的湿热证，多表现烦热口苦、黄疸、泻痢、小便黄赤等，常见于一些慢性感染性疾病及真菌感染性疾病，如肝炎、胆囊炎、肠炎、阴道炎、湿疹等。清热燥湿药主要用于清解湿热，热毒证由火热壅盛引起，可表现为疮痈、疔肿、丹毒、斑疹、咽喉肿痛、痄腮、痢疾等，常见于感染性疾病所引起的发热以及伴随的病理变化，包括多种化脓性感染（如疮疡、肺痈、肠痈等）和部分病毒感染（如流感、乙脑等），具清热解毒的作用，常用方药有黄芩、黄连、黄柏、金银花、连翘、大青叶、板蓝根、蒲公英和黄连解毒汤等。虚热是指阴液受损、精亏血少所致阴虚内热之证，多表现为骨蒸潮热、手足心热或夜热早凉、低热不退、口干咽燥、大便秘结等，常见于感染性疾病后期、久病大病后的虚弱等。清虚热药常用方药有地骨皮、银柴胡和青蒿鳖甲汤等。根据中医临床里寒证的常见病因及临床症状，清热药分为五大类，常见于现代医学临床主要表现为高热烦渴、温毒发斑、神昏谵语、痈肿疮毒、溲赤便结、苔黄脉数等。中医学认为，温、热、火三者属性相同，程度有异，温盛为热，热极为火，故统称为热。里热证多见于现代医学中的多种急性传染病、感染性疾病，也包括一些非感染性疾病，如某些变态反应性疾病、出血性疾病和肿瘤等。清热药的毒性具有以下共同特点。

（1）毒性物质　主要有生物碱类、萜类、内酯类、苷类、木质素等。生物碱如中千里光、半枝莲中的吡咯里西啶生物碱（PAs：千里光次碱和千里光次酸）、北豆根中的蝙蝠葛碱、青藤碱、北豆根碱、三颗针生物碱、白鲜皮中的白鲜碱、苦木总生物碱等；萜类如紫萁贯众中的绵马贯众醇、铁线蕨酮、异铁线蕨酮、7-羊齿烯等；内酯类如穿心莲的穿心莲内酯、水溶性衍生物亚硫酸氢钠穿心莲内酯、鸦胆子内的苦木内酯类；苷类如栀子苷；酚类化合物鸦胆子中所含的苯三酚类化合物；还有青黛中的靛玉红、青蒿的青蒿素、青蒿琥酯、蒿甲醚、鱼腥草中含有的马兜铃内酰胺、鬼臼的木脂素衍生物鬼臼毒素、重楼的甾体皂苷类化合物重楼皂苷等。

（2）毒性表现　主要引起消化系统毒性（包括肝毒性）、心血管系统、神经系统、部分药物还有生殖毒性、致突变毒性和致癌性、致畸性。如千里光、栀子苷、白鲜、北豆根总生物碱和蝙蝠葛碱、青黛中主要活性成分靛玉红、翼首草的翼首草毒素A、小檗碱、山豆根、藤黄的藤黄酸、重楼的重楼皂苷Ⅰ、四季青的鞣质均具有不同程度的肝毒性；白薇中的白薇素有强心苷样中毒反应，北豆根总生物碱（如蝙蝠葛碱、蝙蝠葛苏林碱）、大剂量的天花粉、高浓度的小檗碱、龙胆、藤黄酸、山豆根总碱（苦参碱、氧化苦参碱、金雀花碱和槐果碱）、苦木总生物碱、紫草素均具有心血管系统毒性；过量应用栀子及其成分、穿心莲、北豆根具有肾毒性；清热药药性寒凉，大部分具有消化系统不良反应，穿心莲、小檗碱、黄连总生物碱和盐酸巴马汀、龙胆、藤黄酸、山豆根、白头翁服用过量均有可能会出现胃肠道的不良反应以及过敏的症状；天花粉蛋白、山慈菇、飞扬草、槐定碱、重楼偏诺皂苷和薯蓣皂苷具有生殖毒性；龙胆、鬼臼、山豆根、槐定碱、苦参碱、氧化苦参碱、绵马贯众有中枢神经系统毒性；金银花的绿原酸、板蓝根可导致变态反应；板蓝根、靛玉红、鱼腥草、山慈菇致畸致突变作用。

（3）控毒方法　主要是对证用药、合理配伍、依法炮制和控制剂量。本类药物适用于热证，应根据里热证的虚实、病位和主要症状的不同对证用药；因药性苦寒，易伤脾胃，因此寒证及脾胃虚寒患者谨慎使用。本类药物中有很多具有致畸致突变生殖毒性，故妊娠期妇女应慎用或禁用。根据患者年龄和身体状况确定用药剂量，如肝肾功能不全或脾胃虚弱的患者和儿童应酌情减少用量，如绵马贯众强调用量，其次应合理配伍使用。临床用药时合理选择炮制品种，藤黄合理炮制后毒性可降低，根据其急性毒性试验毒性由大到小为：生品＞山羊血制＞清水制＞荷叶制＞豆腐制＞高压蒸制。炮制成绵马贯众炭之后寒性减轻，止血作用增强。山豆根药效和毒性的大小与煎煮时间的长短密切相关，加热煎煮时间越长，药效愈低，毒性愈大。

第一节　清热泻火药

PPT

栀　子

本品为茜草科植物栀子 *Gardenia jasminoides* Ellis 的干燥成熟果实。主产于江西、湖南、湖北、浙江。9～11月果实成熟呈红黄色时采收，除去果梗及杂质，蒸至上气或置沸水中略烫，取出，干燥。生用或炒焦用。栀子苦、寒；有小毒。归心、肺、三焦经。功效为泻火除烦、清热利湿、凉血解毒；外用消肿止痛。用于热病烦闷、湿热黄疸、淋证涩痛、血热吐衄、目赤肿痛、热毒疮疡；外治扭挫伤痛。主要含环烯醚萜类、黄酮类、三萜类、有机酸酯类、多种微量元素等，有保肝、利胆、抗病原微生物、镇痛、镇静、解热、抗炎、抗胰腺炎、抗抑郁、降血压、降血糖、调节脂代谢、抗动脉粥样硬化等作用。

【历史沿革】

栀子原名卮子，最早记载于《神农本草经》，列为中品。《本草经疏》载"栀子禀至苦大寒之气，苦寒损胃而伤血"，对栀子损伤脏器进行了描述。《中国药典》及相关专著未明确记载其有毒性，但近年相关研究初步揭示了其毒性成分及表现。

【毒性表现】

栀子中毒的毒性表现常见于胃肠道、肝脏、肾脏，以肝毒性和肾毒性为主。

栀子中毒的常见原因为用量过大，超过规定剂量时会诱发严重的肝毒性，表现为显著增加肝脏中总胆汁酸含量，下调有关胆汁酸代谢及转运的相关基因表达，导致肝脏内胆汁酸积聚，诱发肝脏损伤，肝质量增加、肝指数增大、肝细胞均出现肿胀和坏死行为；肾毒性表现为肾曲管不同程度肿胀，肾腔内有粉红物质沉积，部分曲管坏死，聚合管内有大量蛋白性渗出物及淋巴细胞浸润；胃肠道反应主要为腹泻、呕吐、不耐受。

【毒性成分】

栀子苷是栀子的主要毒性成分，也是主要有效成分。栀子中的环烯醚萜类成分经口服后首先会在肠道菌群的作用下脱去糖基，生成相应苷元，如京尼平或栀子酸苷元。京尼平的过量会导致肝肾损伤，其毒性与浓度呈相关性。京尼平在大鼠体内主要分布在肝脏内，京尼平苷在大鼠体内主要分布在肾脏。

【毒性反应】

栀子有长期毒性，栀子水提物、醇提物、栀子苷均具有不同程度的肝毒性，过量应用栀子及其成分也可能造成肾脏损伤。

长期毒性 大鼠灌胃栀子水提物 3、10、30g/kg，给药 7、14、28 天后采血，结果 10、30g/kg 使血清 ALT、AST、ALP、TBA、TBIL、GLDH 显著升高，14、28 天的血清指标显著增高。10 倍临床等效剂量的栀子可对肝脏造成明显损伤，此剂量（11.7g 生药/kg）折合栀子苷的剂量为 0.15g/kg。以 3.08g/kg 的水提物、1.62g/kg 的醇提物、0.28g/kg 栀子苷分别对大鼠灌胃给药，血清中 AST、ALT 水平升高，均具有明显的肝脏毒性，病理检测可见肝细胞水肿明显，并伴有大量细胞坏死，细胞间质呈现明显的淋巴细胞浸润；体外研究显示，11.7g/kg 栀子可引起 HepG2 细胞存活率和 Mn-SOD 活性显著下降，而活性氧（ROS）和 MDA 含量均显著上升。栀子苷灌胃大鼠 25、50、100mg/kg 连续 26 周，在给药 4 周时无明显毒性反应；至第 13 周时，50、100mg/kg 使雄性大鼠的一些脏器相对重量显著增加；至 26 周时 100mg/kg 导致雄性大鼠 ALT、AST、白细胞、红细胞和血红蛋白水平以及肝、脾相对重量异常，雌性大鼠肝脏、胸腺和肾脏的相对重量显著异常，雄性大鼠肝组织病理形态异常、色素沉积，尿液分析有明显变化，其毒性呈明显"量-时-毒"正相关。

【毒作用机制】

（一）靶器官毒性机制

1. 肝脏毒性机制 其主要毒性成分是栀子苷，栀子苷经过机体肠道代谢生成的京尼平是栀子中最强的肝毒性成分，京尼平进一步转化为京尼平二醛，京尼平二醛与肝脏蛋白的共价结合应该是栀子肝毒性发生的有效路径。栀子产生肝毒性的机制可能有：①抑制机体胆汁酸代谢与转运，造成胆汁酸大量聚集从而损伤肝脏；②抑制肝微粒体 CYP3A2 酶活性，减弱肝脏代谢，造成毒性成分积累而损伤肝脏；③破坏机体氧化平衡系统，产生氧化应激反应，激活 TFs、NF-κB 和 MAPK 等通路，造成肝细胞损伤；④通过自身一系列代谢产物与肝脏蛋白共价键结合而损伤肝脏。

2. 肾脏毒性机制 ①抑制肾小管上有机阴离子转运蛋白 Oat1 和 Oat3 的作用，直接导致肾脏毒性物质的积累；②通过影响 Timp-1、Clusterin mRNA 水平和 TGF-β1/p38-MAPK通路，有造成肾间质纤维化的趋势。

（二）毒代动力学

大鼠灌胃京尼平苷（60、580、700、870mg/kg）后，药物被迅速吸收入血，给药 5 分钟后，大鼠血浆中即出现大量京尼平苷，约在 30 分钟后，京尼平苷血药浓度达到最大值，而后缓慢下降，进入消除相，一直到给药后 24 小时仍然能在血浆中检测到京尼平苷。单剂量口服 700mg/kg 京尼平苷后，京尼平苷在雄性大鼠的药代动力学 $t_{1/2\alpha}$ 为 7.4 小时，CL 为 40.2%，在雌性大鼠的 $t_{1/2\alpha}$ 为 5.3 小时，CL 为 43.8%。

【控毒方法】

栀子的控毒方法主要有合理配伍、控制剂量、依法炮制等。合理配伍使用栀子能够有效提高用药疗效和安全性、减少毒副作用，如茵陈蒿汤中的茵陈、大黄配伍栀子，可减轻栀子对 SOD 活性的抑制，从而减轻栀子引起的肝细胞凋亡毒性；栀子豉汤中的淡豆豉可对抗栀子引起的细胞氧化应激。基础毒性研究显示，栀子肝毒性具有明显的"量-时-毒"正相关，且水提物的肝细胞毒性较强，因此临床应用中应控制栀子的用药量和疗程，以防毒性发生；另外，改变提取溶剂可以减弱其肝毒性。炮制可以降低栀子的毒性，不同栀子的炮制品肝毒性强弱为生栀子 > 炒栀子 > 姜栀子 > 焦栀子 > 炭栀子，其减毒机制之一可能是炮制后可降低栀子苷等成分含量。

>>> **知识链接** o------------------------------------

依法炮制降低栀子肝肾毒性的研究进展

采用斑马鱼模型对生栀子及六种栀子炮制品（参照《中国药典》规定的炮制方法，炮制时长分别为 10、13、16、19、22、25 分钟）的水提物进行急性毒性和肝肾毒性研究，探索炮制程度对栀子毒性的影响。研究发现，生品及前五种时长的炮制品不同剂量均对斑马鱼的肝、肾产生不同程度的损伤，而炮制 25 分钟的栀子对斑马鱼肝脏及肾脏无损伤，提示栀子的肝肾毒性与炮制程度、剂量密切相关，随着炮制程度增加，栀子肝肾毒性在一定程度上有所降低。因此，规范炮制条件是实现栀子用药安全的重要措施。

--o

⊘ 第二节 清热燥湿药

PPT

三颗针

本品为小檗科植物拟壕猪刺 *Berberis soulieana* Schneid.、小黄连刺 *Berberis wilsonae* Hemsl.、细叶小檗 *Berberis poiretii* Schneid. 或匙叶小檗 *Berberis vernae* Schneid. 等同属数种植物的干燥根。春、秋二季采挖，除去泥沙和须根，晒干或切片晒干。主要产于西北及西南各省。三颗针苦，寒；有小毒。归肝、胃、大肠经。功效为清热燥湿、泻火解毒。用于湿热泻痢、黄疸、湿疹、咽痛目赤、聤耳流脓、痈肿疮毒。主要含盐酸小檗碱、药根碱、巴马汀、小檗胺、多糖等，有降压、抗菌、抗炎镇痛、抗肝损伤、抗氧化应激及促进脂质代谢、调节肠道菌群、提高免疫力等作用。

【历史沿革】

三颗针之名出自清代《分类草药性》，既往以"小檗"记载于本草，又别名刺黄连、木黄连、大黄连等。《新修本草》记载"小檗，味苦，大寒，无毒。主口疮疳䘌，杀诸虫，去心腹中热气"；《中国药典》记载"苦，寒；有毒。归肝、胃、大肠经"。

【毒性表现】

三颗针毒性较小，即使剂量较大，一般也不出现明显毒性反应，目前暂未见临床引起不良反应的报道。

【毒性成分】

三颗针毒性成分主要为生物碱类化合物。

【毒性反应】

三颗针毒性较小，一般不会出现严重毒性反应。

1. 急性毒性　三颗针颗粒对小鼠灌胃给药的 LD_{50} 为 149.9g 生药/kg。小鼠腹腔注射三颗针流浸膏的 LD_{50} 为 3.1g/kg，急性毒性表现有自发活动减少、俯卧、呼吸急促，严重者出现死亡。

2. 长期毒性　小鼠灌胃三颗针颗粒连续 42 天不引起明显毒性反应。三颗针生物碱提取物给猫灌胃 100mg/kg 或大鼠灌胃 400mg/kg，共 1 个月，均未引起明显毒性反应。

【控毒方法】

三颗针在临床上常与他药配伍在复方中应用，或单味药使用。临床应注意对证用药，脾胃虚寒者慎用。此外，不同加工炮制方法对于三颗针生物碱含量的影响不同，其大到小顺序为醋制 > 酒制 > 生品。

白鲜皮

本品为芸香科植物白鲜 *Dictamnus dasycarpus* Turcz. 的干燥根皮。主产于辽宁、河北、四川、江苏。春、秋二季采挖根部，除去泥沙及粗皮后剥取根皮，切片、干燥。本品有羊膻气，味微苦。以皮厚、色灰白、羊膻气浓者为佳。生用。白鲜皮性苦，寒。归脾、胃、膀胱经。功效为清热燥湿、祛风解毒。用于湿热疮毒、黄水淋漓、湿疹、风疹、疥癣疮癞、风湿热痹、黄疸尿赤。主要含有柠檬苦素类、生物碱类、黄酮类、甾醇类、脂肪酸类、多糖类、微量元素等，有抗菌、抗炎、抗过敏、解热、抗肿瘤、杀虫、抗氧化、强心等作用。

【历史沿革】

白鲜最早记载于《神农本草经》中品草部，近现代本草类书籍如《中华本草》《中华药海》《中药大辞典》等均以"白鲜皮"为正名，沿用至今。古代本草对白鲜皮的毒性并无相关描述。现代临床研究发现，白鲜皮可导致肝损伤。

【毒性表现】

白鲜皮中毒的毒性表现主要体现于肝脏。白鲜皮所致的药物性肝损伤（CILI）患者表现为不同程度的急性小叶性肝炎，症见血清 ALT 和 AST 水平的急性升高，病理组织学显示肝小叶中央静脉周围炎细胞的浸润，肝细胞不同程度变性、坏死或脱失，小叶内不同程度的以分叶核炎细胞为主的混合炎细胞浸润；轻者肝细胞水肿、肝窦挤压狭窄；重者肝细胞脱失，肝窦扩张。

【毒性成分】

白鲜皮所含有的梣酮、柠檬苦素、白鲜碱是主要的毒性成分。在白鲜皮水提物和白鲜皮醇提物对小鼠亚慢性治疗中，二者均导致严重的肝损伤，且白鲜皮的有毒成分白鲜碱和梣酮在醇提物中含量更高。白鲜碱致小鼠急性肝损伤，诱导严重的细胞变性；梣酮表现出剂量依赖性肝毒性；柠檬苦素可引起大鼠线粒体氧化损伤。

【毒性反应】

1. 急性毒性　白鲜皮灌胃正常小鼠的 LD_{50} 为 48.2g/kg；单次灌胃给予 C57 小鼠 60g/kg 白鲜皮醇提物 18 小时后血清 ALT 活性有升高趋势，但当 60、75g/kg 白鲜皮醇提物灌胃 24 小时后，可使 C57 小鼠血清 ALT 活性显著性升高，且小鼠肝脏肝小叶 3 区（围绕中央静脉区域）肝细胞大面积坏死，且 75g/kg 组的肝细胞坏死区域较 60g/kg 者大。

2. 长期毒性 给小鼠灌胃不同剂量的白鲜皮水提物（CDAE）或乙醇提取物（CDEE）2.3、4.6、9.2g/kg 连续 28 天，小鼠一般症状无显著差异，高剂量 CDAE 组和 CDEE 组的 AST 和 ALT 显著升高，肝脏绝对和相对重量及肝/脑比显著升高，肝脏组织学检查显示肝细胞增大或核收缩。CDAE 和 CDEE 处理后，细胞数量减少，而细胞核收缩、线粒体膜电位、细胞膜通透性和活性氧浓度增加。

【毒作用机制】

（一）靶器官毒性机制

肝脏毒性机制 小鼠口服 640mg/kg 白鲜碱后，白鲜碱显著增加小鼠 ALT 和 AST 活性，诱导严重的细胞变性，增加肝脏 MDA 水平，改变异柠檬酸脱氢酶（IDH2）和神经前体细胞表达发育下调 9（NEDD9）的表达以及与胆汁酸转运相关的 MRP3、MRP4 和 NTCP 基因的表达。白鲜碱致小鼠急性肝损伤的最直接原因可能是白鲜碱代谢反应性环氧化物中间体与含有半胱氨酸残基的蛋白质共价结合引起的蛋白质结构和功能改变。梣酮的呋喃环被 CYP450 酶活化产生一种可以与细胞蛋白质和 DNA 共价结合的亲电子试剂——顺烯二醛中间体，导致蛋白质功能障碍和 DNA 损伤，进而损伤肝脏。线粒体通透性转变（MPT）在线粒体介导的肝细胞损伤中起重要的作用，柠檬苦素可引起大鼠线粒体氧化损伤，其肝毒性机制可能是通过诱导 MPT 导致 ATP 耗竭和细胞色素 c 释放，最终触发细胞死亡信号通路实现的。

（二）毒效相关性

白鲜皮具有抗菌、抗炎作用，可用于治疗银屑病、胃溃疡等疾病。另一方面，白鲜皮长期应用具有肝脏毒性。单次给予 10g/kg 或连续 28 天给予 9.2g 生药/kg 白鲜皮醇提物（相当于临床用量）均会导致小鼠肝损伤，给予 45g/kg 时会引起小鼠血清氨基转移酶活性升高趋势和肝脏组织病理学损伤。提示在临床治疗剂量下，白鲜皮也可能存在肝毒性，应警惕其毒-效转变。

【控毒方法】

白鲜皮主要通过辨证用药、控制剂量和时间来控制毒性。白鲜皮在较低剂量（4.2g/kg）即可引起特异质肝损伤模型大鼠肝脏损伤和组织病理学改变，且水提物毒性较醇提物更明显，提示对本身有肝损伤的状态应慎用。其次，使用白鲜皮要掌握好剂量和使用时间，按医嘱进行服药，避免超剂量、重复用药、多药联用等不合理用药。

⊗ 第三节 清热解毒药

PPT   PPT

飞扬草

本品为大戟科植物飞扬草 *Euphorbia hirta* L. 的干燥全草，浙江、广东、广西、海南、江西、湖南、湖北等地均有分布。辛、酸，凉；有小毒。归肺、膀胱、大肠经。功效有清热解毒、利湿止痒、通乳。用于肺痈、乳痈、疔疮肿毒、牙疳、痢疾、泄泻、热淋、血尿、湿疹、脚癣、皮肤瘙痒、产后少乳。主要含有黄酮类、香豆素类、木脂素类、三萜类、甾体类、单宁类、生物碱以及其他化学成分，其中含有的吡咯里西啶生物碱类成分是主要毒性物质基础。现代药理研究表明，飞扬草有抗炎、止泻、退热、止痛、镇静、抗疟疾、抗菌、抑制肿瘤等作用；常见的毒副作用主要集中在胃肠道，如腹泻、腹痛等。目前对飞扬草毒性的研究有限，大多的研究主要集中在成分组的药理作用以及毒性，对单体成分的分离和药理作用研究不足。

【历史沿革】

飞扬草始载于《岭南采药录》，记作"大飞扬草"；但未提及飞扬草的毒性，《广西本草选编》《南方主要有毒植物》明确指出其有小毒，2010 年版《中国药典》明确指出其性味为："辛、酸，凉，有小毒。"初步研究考证其有毒部位为全株，中毒症状表现为腹泻。

【毒性表现】

飞扬草性味辛寒，过量服用可能会刺激胃肠道，出现腹泻、腹痛等，其余不良作用报道较少，有可能损害肝脏。

【毒性成分】

飞扬草中主要含有黄酮类、香豆素类、木脂素类、三萜类、甾体类、单宁类、生物碱以及其他化学成分，其中生物碱类成分有印美定、N-氧化印美定和 N-氧化石松胺等，属于吡咯里西定生物碱（pyrrolizidine alkaloids，PAs），是其主要的毒性物质。

【毒性反应】

（一）基础毒性

飞扬草的甲醇提取物口服对大鼠无明显的急性和慢性毒性，但水提成分表现出一定的毒副作用。飞扬草水提物灌胃小鼠的最大给药量是 117.6g/kg，无明显急性毒性反应。单剂量为 5000mg/kg 的飞扬草甲醇提取物在测试大鼠中均未产生与治疗相关的毒性或死亡迹象；在重复 90 天毒性研究中，50、250 和 1000mg/kg 的飞扬草甲醇提取物灌胃大鼠无明显毒性反应。飞扬草甲醇提取物对卤虫的 LD_{50} 为 37.07μg/ml。

（二）特殊毒性

生殖毒性 飞扬草对大鼠有潜在的生殖毒性，其水提物对大鼠睾丸及附属器官有害。

【毒作用机制】

研究表明飞扬草部分成分可引起大鼠血清总蛋白、白蛋白、球蛋白、丙氨酸氨基转移酶（ALT）、碱性磷酸酶（ALP）、天冬氨酸氨基转移酶（AST）、总胆红素、肌酐（Cr）和尿素氮（BUN）水平显著升高，一些组分也导致了结合胆红素水平的显著下降；飞扬草所有色谱组分均导致 AST、ALT 和 ALP 水平显著升高。通过某些酶的生化活性测定，其浓度的变化主要是由于酶从坏死或膜通透性改变的薄壁细胞中逃逸而升高。AST 活性的升高可能与许多组织的细胞坏死有关。

飞扬草水性粗提取物灌胃 38 周龄的性成熟雄性白化大鼠，研究结果表明，在治疗大鼠中引起不同程度的睾丸变性以及平均生精管直径的降低。因此，表明飞扬草的水性粗提取物对大鼠的睾丸和附属器官具有潜在的有害影响。

【控毒方法】

飞扬草主要通过对证应用、合理配伍、控制剂量等控制毒性。飞扬草微凉，过量服用引起肠蠕动增加，出现腹泻、腹痛等，宜对证用药。另外，本品不能过量服用。

【中毒救治】

出现中毒症状者，应立即停药，常见的中毒原因为过量服用，如若中毒早期可以洗胃，腹泻严重者可以静脉输液并可以选择次酸铋等收敛剂，腹痛严重者可以使用阿托品等解痉药，还可以用金银花甘草煎服。

绵马贯众

本品为鳞毛蕨科植物粗茎鳞毛蕨 *Dryopteris crassirhizoma* Nakai 的干燥根茎和叶柄残基。秋季采挖，削去叶柄，须根，除去泥沙，晒干。本品苦，微寒；有小毒。归肝、胃经。具有清热解毒、驱虫的功效。用于虫积腹痛、疮疡。绵马贯众的主要活性成分为间苯三酚衍生物类化合物，如绵马素、绵马贯众素、绵马酸等，此类化合物也是抗病毒流感、抗真菌感染等药理作用的活性成分，绵马贯众有小毒，其性味苦寒，若患者体质虚寒或无实热症状，使用不当可能会加重病情，表现出一系列的不良反应。

【历史沿革】

贯众应用历史悠久，始载于《神农本草经》，记载"味苦、微寒，有毒"。《本草汇言》亦载"（贯众）性气寒躁有毒"。

【毒性表现】

绵马贯众轻度中毒症状有头痛、头晕、恶心、呕吐、腹泻，严重时可引起谵妄、抽搐、惊厥、昏迷、黄疸和视力损伤；或引起永久性肝肾损伤、昏迷，甚至引发呼吸和心脏衰竭而导致死亡。

【毒性成分】

绵马贯众所含成分非常复杂，包括间苯三酚类化合物，如绵马素、白绵马素、绵马贯众素、绵马酸、黄绵马酸等；三萜类化合物，包括倍半萜类和五环三萜类苷元，如绵马贯众醇、铁线蕨酮、异铁线蕨酮、7-羊齿烯等；黄酮类化合物，如去氧基荚果蕨素、异槲皮素、异槲皮苷、紫云英苷、贯众苷，以及多种鞣质和挥发油类化学成分。绵马素可能是其引起头痛、头晕、恶心、呕吐等不良反应的物质基础。

【毒性反应】

（一）基础毒性

1. 急性毒性 不同来源的绵马贯众药材和不同研究模型其 LD_{50} 不同。绵马贯众作用于鲫鱼 LD_{50} 为 2.254g/L；绵马贯众灌胃小鼠的 LD_{50} 为 170.65g/kg，灌胃大鼠的 $LD_{50} > 2000mg/kg$。绵马贯众的主要化学成分绵马贯众素和绵马酸灌胃小鼠的 LD_{50} 分别为 640mg/kg 和 298mg/kg；绵马酸镁盐给小鼠灌服的 LD_{50} 为 298mg/kg、大鼠 LD_{50} 为 1076mg/kg、豚鼠 LD_{50} 为 273mg/kg。绵马贯众注射液对小鼠 LD_{50} 为 $(1.7 \pm 0.021)g/kg$，给麻醉兔静脉注射 2ml，对呼吸、血压无明显影响，较大剂量连续多日注射对兔主要脏器无明显影响。绵马贯众提取物小鼠皮下给药和口服给药的 LD_{50} 分别为 420mg/kg 和 670mg/kg。绵马贯众抗肿瘤有效部分贯众 B，小鼠灌胃的 LD_{50} 为 853mg/kg。犬的急性毒性与亚急性毒性试验表明，仅个别动物肝肾功能出现异常。

2. 长期毒性 对云南贯众提取物进行蓄积毒性试验，在一定范围内未观察到其引起蓄积毒性；在绵马贯众的长期毒性试验中，大鼠出现心脏和肺脏明显肿大。

（二）特殊毒性

生殖毒性 贯众提取物 10% 吐温 80 混悬液 75、200mg/kg 予以犬肌内注射，连续 12 天，结果显示对犬具有一定抗早孕作用。

（三）其他毒性

粗茎鳞毛蕨根茎所含多种间苯三酚衍生物有一定毒性。绵马酸主要作用于消化系统和中枢神经系统，大剂量时可损害视神经，引起失明，大脑白质也可受损害。东北贯众素主要引起胃肠道反应，大剂量时动物后肢瘫痪，继之死亡。

【毒作用机制】

目前对绵马贯众毒作用机制的研究还比较少，具体的毒作用机制仍不清楚。

【控毒方法】

临床主要通过对证用药、规范炮制等控制毒性。使用绵马贯众时应根据患者年龄和身体状况确定用药剂量；肝肾功能不全或脾胃虚弱者及儿童应酌情减少用量，妊娠期妇女应谨慎使用。炮制成绵马贯众炭之后寒性减轻，止血作用增强，出血时间和凝血时间比生品明显缩短，且疏导不留瘀，除热性血崩之外使用范围相对更加宽泛，但使用剂量仍然需要慎重。此外，服用含有绵马贯众的药物或绵马贯众中毒时须忌食脂肪类食物和含油脂类的药物。

【中毒救治】

本品中毒主要是对症治疗。如服用盐类泻药，以促进肠道内的毒物排出；但禁用油类泻剂如蓖麻油等；发生惊厥时，可静脉注射巴比妥盐类控制之；出现呼吸困难时，可给氧，用呼吸兴奋剂，或采用人工呼吸；输液以补偿因呕吐或腹泻而丢失的体液和电解质；服用解毒剂也有一定效果。

紫萁贯众

本品为紫萁科植物紫萁 *Osmunda japonica* Thunb. 的干燥根茎和叶柄残基，主产于贵州。苦，微寒；有小毒。归肺、胃、肝经。清热解毒，止血，杀虫。用于疫毒感冒、热毒泻痢、痈疮肿毒、吐血、衄血、崩漏、便血、虫积腹痛。紫萁贯众的化学组成包括鞣质类、黄酮类、二萜类、紫萁酮、内酯类、多糖类、甾体等，具有抗病毒、驱虫、抗菌、止血、抗炎、抗氧化等活性。具体的毒性成分和作用机制目前研究较少。主要通过辨证用药、控制剂量等控制毒性。

【毒性成分】

紫萁贯众中含有萜类等物质可能是其毒性成分。

【毒性反应】

小鼠给予紫萁贯众水煎液的 $LD_{50} > 166.7g/kg$，部分成分发现有细胞毒性。

【毒作用机制】

紫萁贯众毒理机制不明确，可能与抑制体细胞增殖有关。

【控毒方法】

同"绵马贯众"。

【中毒救治】

同"绵马贯众"。

臭灵丹草

本品为菊科植物翼齿六棱菊 *Laggera pterodonta*（DC.）Benth. 的干燥地上部分。主要产于云南、四川、西藏。秋季茎叶茂盛时采割，干燥。臭灵丹草辛、苦，寒；有毒。归肺经。功效为清热解毒、止咳祛痰。用于风热感冒、咽喉肿痛、肺热咳嗽。主要含挥发油、倍半萜和黄酮类化合物，有抗炎、抑菌、祛痰、镇痛、保肝、抗氧化、抗肿瘤、抗病毒等作用。

【历史沿革】

本品首载于《滇南本草》，其味苦、辛、性寒、有毒。

【毒性表现】

臭灵丹草中毒的毒性表现常见于消化系统、泌尿系统，常见原因是用量过大，毒性表现有胃痛、精神疲倦、面色苍白、四肢乏力、呕吐恶心等。

【毒性成分】

臭灵丹草毒性成分主要是黄酮类成分，如金腰乙素、洋艾素等。

【毒性反应】

急性毒性 臭灵丹草水煎液小鼠灌胃的LD_{50}为1.19g/kg。臭灵丹草引起动物毒性的表现与其给药剂量密切相关，大剂量时可引起明显的急性毒性反应，小鼠表现出肌无力、嗜睡、翻正反射消失，甚至死亡。

【控毒方法】

臭灵丹草的控毒方法主要有辨证用药、合理配伍等。临床用药时应把握臭灵丹草的适应证与禁忌证，风寒感冒及虚证咳嗽等不宜服用。脾胃寒虚者不宜长期服用。过敏体质者慎用；臭灵丹草不宜与温补性中药配伍使用。此外，服用臭灵丹草时宜控制饮食，不宜食用辛辣刺激、生冷、油腻的食物，以及茶类。

北豆根

本品为防己科植物蝙蝠葛 *Menispermum dauricum* DC. 的干燥根茎，春、秋二季采挖，除去须根及泥沙，干燥。主产于东北及河北、山东、山西等地。北豆根性寒，味苦，有小毒，归肺、胃、大肠经。功效为清热解毒、祛风止痛。用于咽喉肿痛、热毒泻痢、风湿痹痛。北豆根主要含生物碱，可分为双苄基四氢异喹啉型生物碱、氧化异阿朴啡型生物碱、吗啡烷型生物碱、异喹啉和异喹啉酮型及原小檗碱型生物碱，及有脂肪酸、多糖、醌类、强心苷类、内酯、皂苷、鞣质、蛋白质及树脂等；有抗心律失常、抗高血压、抗心肌缺血、抑制血小板聚集、镇咳、祛痰、平喘、镇静、镇痛、局麻、免疫调节、抗肿瘤、抗炎等作用。

【历史沿革】

北豆根原植物蝙蝠葛之茎藤始载于《本草纲目拾遗》，其根入药时间待考证。北豆根一名始见于《中国药典》1977年版，记载其有小毒。《中华本草》载其"苦；寒；有小毒"。《中国药典》记载"北豆根苦，寒；有小毒。归肺、胃、大肠经。"

【毒性表现】

北豆根中毒主要表现在胃肠道系统和肝、肾方面。北豆根有急性毒性、亚急性毒性和特殊毒性。蝙蝠葛碱可使动物的中枢神经系统兴奋，并出现惊厥；小剂量可出现心速过快，大剂量可能导致肝损伤。

【毒性成分】

北豆根主要含有生物碱类成分，其总生物碱的含量为1.7%~2.5%，目前已知结构的有蝙蝠葛碱、蝙蝠葛苏林碱、蝙蝠葛诺林碱、蝙蝠葛可林碱、蝙蝠葛新诺林碱、7-去甲基蝙蝠葛碱、车里叶灵、千金藤醇里定、蝙蝠葛新苛林碱等。试验研究表明，北豆根明确的毒性成分有蝙蝠葛碱、青藤碱、北豆根碱。北豆根的毒性成分主要存在于醇溶性部位，水溶性部位也有少量成分致毒。其中蝙蝠葛碱是北豆根有小毒的主要成分，不同提取方式对北豆根样品中总生物碱和蝙蝠葛碱的含量有很大影响。

【毒性反应】

北豆根有急性毒性、长期毒性和亚急性毒性。北豆根的毒性成分主要存在于醇溶性部位，水溶性部位也有少量成分致毒。

1. 急性毒性 北豆根的毒性成分主要存在于醇溶性部位，水溶性部位也有少量成分致毒。北豆根总生物碱是北豆根的主要醇溶性成分。北豆根全组分基本无毒，小鼠口服最大给药量为15.96g/kg，相当于临床日用量的124.1倍。北豆根水提组分给药即刻，药物组小鼠多烦躁，药后1小时转为安静，部分小鼠有呼吸抑制症状发生；北豆根水提组分灌胃小鼠的最大耐受量是92.12g/kg。北豆根醇提组分灌

胃小鼠的 LD_{50} 为 75.116g/kg，毒性表现有烦躁、呼吸抑制、小便失禁、抽搐等，且症状的发生时间、发生率均呈现一定的剂量相关性。北豆根片灌胃动物的 LD_{50} 为 5.96（5.24～6.79）g/kg，动物毒性表现有灌胃给药北豆根片后 1.5～5 小时部分动物出现活动减少、步伐不稳、呼吸抑制，最后惊厥致死。死亡动物解剖后肉眼检查未见明显异常。存活动物于灌胃给药后第 2 天恢复正常。

2. 长期毒性　北豆根水提、醇提组分大鼠长期毒性试验的毒性症状：毛色不华、腹泻、怠动、侧歪，随给药剂量增大、给药时间延长毒性症状出现时间提前、出现频度增大。停药后 20 天上述毒性症状、体征基本完全恢复。北豆根不同组分长时间给大鼠灌胃可引起大鼠摄食量、饮水量、体重等一般状况的变化，及血生化和主要器官脏体比值的变化。水提组分产生毒性的剂量范围为 4.5～22.5g/kg；醇提组分产生毒性的剂量范围为 0.75～7.5g/kg。且上述毒性变化随给药剂量增大和给药时间延长毒性变化程度加重。

以蝙蝠葛碱所做的亚急性毒性试验表明，该药 4.8～60mg/kg 剂量用药 18 天或 2～3 月，对心脏无不良影响，150mg 以上剂量用药 2～3 个月对肝脏有不同程度的损害，受损程度随剂量增大而加重，150mg 所致的是轻度损害，75mg 以下无不良影响，300mg 以上对肾有轻度损害，150mg 以下对肾和肾上腺基本无不良影响。

【毒作用机制】

北豆根含有的蝙蝠葛碱是北豆根有小毒的主要成分，可降低血压，对正常心脏各部位传导均有抑制作用，造成动物中枢神经系统兴奋，出现惊厥，最后导致呼吸麻痹而死亡。总生物碱和蝙蝠葛碱体内给药可通过氧化损伤等机制损伤肝、肾组织，体外给药可使肝细胞（LO_2）和人胚肾细胞（HEK-293）皱缩、减少和死亡；北豆根生物碱（如蝙蝠葛碱、蝙蝠葛苏林碱）能抑制心肌细胞 Na^+、Ca^{2+} 内流，一方面可治疗心律失常，另一方面则导致心律失常。

（一）靶器官毒性机制

肝肾毒性机制　北豆根水提组分和醇提组分可引起小鼠肝组织内 MDA 含量增加，同时 SOD 活性下降；血和肝组织中 NO 含量和 NOS 活性升高及 GSH 含量和 GSH-Px 活性下降，呈明显"量-时-毒"正相关，表明北豆根引起的肝毒性损伤机制与引起机体氧化应激后诱导脂质过氧化和自身氧化还原能力下降以及 NO 介导的损伤路径有关。组学显示，北带豆根产生肝毒性可使一些基因表达异常，其差异表达基因主要与内质网内蛋白加工、过氧化物酶体、嘧啶代谢、氨基酸代谢、糖脂代谢、胆汁分泌、不饱和脂肪酸代谢以及脂肪细胞因子（adipocytokine）信号通路，氧化物酶体增殖物激活受体（PPAR）信号通路等相关。

另有研究报道，北豆根灌胃大鼠导致其尿中出现大量蛋白，且光镜、电镜下均见肾小管及间质成分的改变，表明北豆根大剂量长期使用可引起肾脏毒性，可直接导致肾组织损伤。

（二）毒代动力学

大鼠灌胃给予北豆根药材提取物后蝙蝠葛碱、蝙蝠葛苏林碱、7V-去甲基蝙蝠葛碱和蝙蝠葛新苛林碱在大鼠体内均呈现双峰现象，第一个峰出现在给药后 0.52 小时之前，第二个峰出现在给药后 9.4～12小时而且在一段时间内保持相当高的浓度水平，蝙蝠葛碱在体内呈现双峰现象的主要原因是胃肠循环。

蝙蝠葛碱在小鼠体内的分布相对广泛，各脏器均有分布且药量均明显高于血浆药物浓度。静脉注射后在肺脏的含量最高，而经灌胃后以胃、肠及肝脏的含量较多，可能是因为灌胃给药时药物通过首关消除被肝脏大量摄取。大鼠单次灌胃北豆根提取物，在 4 小时内可在尿液样品中检测到 5 种生物碱，其中蝙蝠葛碱和蝙蝠葛新苛林碱均为双苄基四氢异喹啉型生物碱，它们具有相似的尿药排泄特征，主要以代谢物的形式排出体外。

（三）毒效相关性

北豆根具有清热解毒、祛风止痛作用，用于咽喉肿痛、热毒泻痢、风湿痹痛。小鼠单次灌服一定剂量的北豆根水提组分或醇提组分均可造成急性肝损伤，并呈现一定的"量-时-毒"关系。文献报道北豆根明确的毒性成分有蝙蝠葛碱、青藤碱、北豆根碱，北豆根总生物碱是其主要醇溶性成分，也是北豆根产生毒性的主要成分。蝙蝠葛碱是由北豆根（蝙蝠葛）藤茎经提取分离而得的双苄基四氢异喹啉类生物碱。其具有相当广泛的药理学作用，主要具有抗肿瘤、抗心律失常、抗脑部缺血再灌注、抗心肌肥厚、消炎止痛及抗菌、抗阿尔茨海默病、抗血小板聚集、降血压、舒张平滑肌等作用。在相同机体状态下，剂量是决定其发挥毒性还是效作用的核心要素，呈明显的"量-效-毒"正相关，且毒-效分子机制内在关联。

【控毒方法】

北豆根临床应用的控毒方法有控制用量、辨证用药、科学的煎煮方法、避免误用等。临床用药时过量服用引起的中毒反应最多见，因此一定要控制剂量及服药疗程。本品临床用于咽喉肿痛、热毒泻痢、风湿痹痛等，阴虚有热者不宜使用。北豆根的主要毒性物质生物碱类具有热不稳定性，不同提取方法会影响生物碱含量而影响毒性，如采用加热回流法提取生物碱，由于生物碱高温不稳定，受热易被破坏使含量降低；而渗漉法提取不完全，生物碱含量降低。由于北豆根与山豆根相似，使用时北豆根避免与山豆根混淆使用。

苦 木

本品为苦木科苦木属植物 *Picrasmaquassioides*（D. Don）Benn. 的干燥枝和叶，夏、秋二季采收，干燥。苦木性味苦寒；有小毒，归肺、大肠经。清热解毒，祛湿，用于风热感冒、咽喉肿痛、湿热泻痢、湿疹、疮疖、毒蛇咬伤。苦木中的化学成分主要包括苦木苦味素和生物碱类，此外还包括三萜类、挥发油、皂苷、香豆素等。从苦木中分离到的生物碱主要有 β-咔巴啉型生物碱和铁屎米酮类生物碱以及生物碱二聚体。苦木苦味素多为四环三萜内酯及五环三萜内酯，有解热、驱虫、治阿米巴痢疾及杀虫作用。

【历史沿革】

现代医药学关于苦木临床使用的记载最早见于 1972 年。报道称，中国人民解放军某部卫生队 1970 年开始将苦木（原文中称"山熊胆"）用于临床。《中国药典》最早在 1977 年收录苦木，记载为"有小毒"，而后未改变。

【毒性表现】

服用过量的苦木可引起中毒，表现为咽喉、胃部疼痛，呕吐，腹泻，眩晕，抽搐，严重者可发生休克。使用其注射液不当也可引起中毒，表现为心慌气促、呼吸困难、胸闷、出冷汗、药疹，继而坐立不安，严重者可引起过敏休克。

【毒性成分】

苦木素类（quassinoids）包括苦木中提取的苦木素单体及其衍生物，多为苦木内酯类化合物，是苦木引起不良反应的物质基础之一。苦木中含有的苦味素主要有苦木半缩醛、苦木内酯、苦树素以及苦木苷；苦木素类味极苦，过量使用易致呕吐，可影响神经系统。苦木生物碱可降低血压，减慢心率，还有 α 受体阻断作用，提示过量使用苦木生物碱也产生毒性反应。

【毒性反应】

基础毒性 苦木生物碱小鼠灌胃给药 LD_{50} 为 1. 971g/kg，约相当于成年人每日每用量的 6350 倍；该药对麻醉犬和兔静脉注射及大鼠、肾型高血压大鼠灌胃均有明显降压作用，反应与剂量成正比。小鼠口服急性毒性试验中，口服剂量超过 1000mg/kg，7 天后小鼠仍健康存活；小鼠腹腔注射急性毒性试验 LD_{50} 为 2.336g/kg。苦木总生物碱对小鼠灌胃给药较大剂量时，小鼠出现明显的中毒症状，如活动减少、站立不稳、闭眼伏下不动、呼吸平稳，一般在给药后出现不同程度的心率减慢、PR 间期延长、房室传导减慢等现象，但心肌收缩力未见降低；实验犬给药后会出现因血压极度下降而导致的心肌缺血现象。

【毒作用机制】

（一）靶器官毒性机制

心脏毒性机制　苦木总生物碱有心血管毒性，可以与其有阻断 α 受体活性有关。蟾蜍离体心脏灌流试验及麻醉犬静脉给药后均有不同程度的心率减慢，同时 PR 间期延长，房室传导减慢，但不降低心肌收缩力。当大剂量静注苦木总生物碱，麻醉犬会出现血压过度下降的心肌缺血表现，见心电图 T 波双向、倒置及 ST 段呈弓背向上的单向曲线等。

（二）毒代动力学

肌内注射给药苦木主要活性成分 4,5-二甲氧基-铁屎米酮的体内药动学符合一级动力学特征，体内吸收和消除都快，t_{max} 为 5.4~6.4 分钟、$t_{1/2z}$ 为 64.9~77.74 分钟），随着给药剂量的增大其 $AUC_{0~t}$ 和 C_{max} 增加，$t_{1/2z}$ 保持不变，主要以代谢物 5-羟基-4-甲氧基铁屎米酮的同分异构体的形式排出；原药在肝脏组织中分布最多，代谢物 5-羟基-4-甲氧基铁屎米酮及同分异构体只在肝脏中被检测到。

【控毒方法】

为更安全有效地将苦木应用于临床，现代医家采取的方法是控制用量、改进提取工艺和合理配伍。苦木的毒副作用较小，临床毒性反应多与使用剂量过量有关，因此需要控制剂量以减少苦木毒性反应发生。有报道采用酶解-乙醇渗漉作为复方苦木注射液中苦木生物碱的规模化提取方法，毒性小，无残留、无耐药性。苦木经与他药配伍后，某些成分的含量发生变化，毒性反应也随之发生变化，可以达到减小毒性的目的。

【中毒救治】

服用苦木中毒可采取洗胃，服蛋清、面糊或藕粉，静脉滴注葡萄糖盐液或葡萄糖液等对症措施。苦木的临床应用，要考虑控制苦木使用剂量，制定质量标准，采用配伍、制剂等减毒的方法，加强苦木天然活性成分和适应证的研究，实现更优化的临床应用。

鸦胆子

本品为苦木科植物鸦胆子 *Brucea javanica*（L.）Merr. 的干燥成熟果实。主产于广东、广西。秋季果实成熟时采收，除去杂质，晒干，除去果壳，取仁。本品气微，味极苦。以粒大、饱满、种仁色白、油性足者为佳。生用。鸦胆子苦，寒；有小毒。归大肠、肝经。功效为清热解毒、止痢、截疟；外用腐蚀赘疣。用于热毒血痢、冷积久痢、疟疾、赘疣鸡眼。主要含有苦木内酯、生物碱、黄酮类、甾体、三萜和脂肪酸，其中苦木内酯是其主要活性物质，有抗虫、抗疟、抗炎、降血脂、抗肿瘤等作用。

【历史沿革】

关于鸦胆子的"毒"，古书少有记载，鸦胆子的毒性始载于《本草纲目拾遗》，曰鸦胆子"其仁多油，生食令人吐。"近现代以来，如《广西中药志》《福建药物志》《岭南采药录》等医方典籍对于鸦胆子的功效主治记载更加详细明确，均认为鸦胆子味苦，性寒，有小毒。

【毒性表现】

鸦胆子其毒性成分存在于果壳及种仁，多为水溶性苦味成分。其毒性成分主要为剧烈的细胞原浆毒，对中枢神经系统具有一定的抑制作用，其急性中毒主要表现为恶心、呕吐、腹泻、食欲不振、头晕、乏力、中枢神经系统抑制、尿量减少以及过敏性休克，严重者则会引起四肢软弱甚至瘫痪，不良反应的发生主要因鸦胆子误服过量以及腐蚀赘疣所导致。鸦胆子味苦性寒，对胃有一定的刺激性，且对肝、肾皆有损害。

【毒性成分】

鸦胆子内的苦木内酯类化合物、鸦胆子油和酚类是主要的毒性物质基础。苦木内酯类化合物有鸦胆苦醇、双氢鸦胆苦醇、鸦胆子苷、双氢鸦胆子苷等，也是其水溶性苦味的主要原因；鸦胆子油中主要含有油酸、亚油酸等脂肪酸类化合物和三萜醇类化合物。

【毒性反应】

鸦胆子有急性毒性、长期毒性和细胞毒性，鸦胆子仁的毒性强于鸦胆子油及壳。

1. 急性毒性 小鼠皮下注射鸦胆子苷的 LD_{50} 为 $7 \sim 10mg/kg$，猫及犬为 $0.5 \sim 1mg/kg$，达此剂量可使动物因呼吸衰竭致死。鸦胆子中所含酚性化合物毒性最大，小鼠皮下注射的 LD_{50} 为 $0.65mg/kg$。鸦胆子仁的毒性强于鸦胆子油及壳，猫灌胃的最小致死量约为 $0.1g/kg$。小鼠尾静脉注射鸦胆子水针剂的 LD_{50} 为 $2.16g/kg$，鸦胆子油静脉乳为 $6.25g/kg$。鸦胆子煎剂对雏鸡肌内注射的 LD_{50} 为 $0.25g/kg$，口服为 $0.4g/kg$。小鼠灌服鸦胆子煎剂 LD_{50} 为 $2.4g/kg$，三氯甲烷提取物为 $54mg/kg$。鸦胆子全组分、水提组分、醇提组分的小鼠口服 LD_{50} 分别为 3.14、4.023、$3.3198g/kg$，鸦胆子全组分毒性最大，水提组分最小。

2. 长期毒性 对 SD 大鼠分别按 144、72、36 倍人体服用剂量灌胃给予鸦胆子油自微乳颗粒剂（以鸦胆子油计剂量分别为鸦胆子油 3.6、1.8、0.9g/kg）6 个月，一般观察指标及体质量均未见显著变化；大、中剂量组血液学指标出现可逆性变化；大剂量出现肝脏、肾脏损伤（停药后可恢复）及肝脏、睾丸迟发性肿大。鸦胆子油乳以 4ml 油酸/kg 剂量单次静脉滴注给药可引起犬出现流涎、呕吐、困倦等一过性反应，可引起动物出现拉软便、稀便等反应，上述反应可在恢复期恢复；可引起雌性犬 AST 一过性升高，个别动物 WBC、NEUT、NEUT 指标一过性升高，给药后第 7 天已恢复正常。以鸦胆子油乳注射液 10、3.3、1.0ml/(kg·d) 静脉给药 26 周，雌性大鼠血液 BUN、Na^+ 水平明显升高，高剂量组雌、雄大鼠肾脏相对重量明显增加，表明大鼠肾功能受到损伤。

3. 细胞毒性 鸦胆子成分对人雄激素非依赖型前列腺癌细胞株 DU145、大鼠肾上腺髓质嗜铬瘤分化细胞株 PC12、人肝癌细胞 HepG2 等多种癌细胞的增殖均有抑制作用，对 DU145 的抑制作用最为显著，具有剂量依赖性，IC_{50} 分别为 (0.37 ± 0.03)、(0.60 ± 0.09)、$(0.41 \pm 0.08) \mu M$。且在浓度为 $0.0625\mu M$ 和 $0.125\mu M$ 时，可以观察到细胞间隙逐渐变大，细胞密度降低，细胞形态不饱满，体积缩小，细胞边缘，不清晰。在加药浓度为 $0.25\mu M$ 和 $0.5\mu M$ 时，细胞体积进一步缩小，形态皱缩，细胞死亡明显，细胞数量明显减少。

【毒作用机制】

（一）毒作用机制

鸦胆子的水溶性苦味成分为剧烈细胞原浆毒，对中枢神经系统有抑制毒性，可引起肝肾组织损伤而致肝肾功能异常，并能使组织器官血管显著扩张，引起出血。

鸦胆子挥发油成分对皮肤和黏膜有刺激性。但具体的毒作用机制不清楚。

（二）毒代动力学

鸦胆子油给予正常小鼠灌胃后 0.5 小时即可达峰，以脾、胃中含量最高，肾、肝、肺、大脑次之，肌肉、血液、胆汁、唾液腺较低；2 小时后降至原水平的 1/3 ~ 1/2，24 小时后仅脾、脑含量保持一定水平，在大脑、小脑、脑干之间的分布无显著差异。H-油酸静脉乳剂给予小鼠或家兔静脉注射后的体内时-量曲线均符合二室开放模型，分布广泛而迅速，以网状内皮系统分布最多，胃肠给药时可随着给药时间延长而在胃、肠内分布均多；消除较慢，以肾排泄为主，后期也可经粪排泄。家兔静脉注射后 $t_{1/2\alpha}$ 为 25 分钟，$t_{1/2\beta}$ 为 12.6 小时。家兔的中央室分布容积（V_c）为 466ml/kg，约占体重的 31%，V_d 为 1305ml/kg，约占体重的 87%。

【控毒方法】

控毒方法主要有规范用药方式、控制剂量等。内服多以去壳取仁用之，将其用龙眼肉包裹吞服为主，以甘温之品包裹减少胃肠道的损伤。外用时可通过制霜法降低其毒副作用，勿在皮肤破损表面敷用鸦胆子，避免造成严重后果。

应用鸦胆子一定要掌握好剂量，不可长期应用，以免过量和蓄积中毒。

重　楼

本品为百合科植物云南重楼 *Paris polyphylla* Smith var. *yunnanensis*（Franch.）Hand. – Mazz. 或七叶一枝花 *Paris polyphylla* Smith var. *chinensis*（Franch.）Hara 的干燥根茎。秋季采挖，除去须根、洗净、晒干。主要分布于我国南北各地，主产于长江流域及南方各省。重楼苦，微寒；有小毒。归肝经。功效为清热解毒、消肿止痛、凉肝定惊。用于疔疮痈肿、咽喉肿痛、蛇虫咬伤、跌扑伤痛、惊风抽搐。主要含甾醇、甾醇苷、黄酮苷、甾体皂苷类以及多糖、脂肪酸酯、氨基酸、微量元素、鞣质等。具有平喘、止咳、镇静、镇痛、抗菌、抗炎、缩宫止血、杀精、调节免疫、抗肿瘤等作用。

【历史沿革】

重楼以"蚤休"之名首载于汉代《神农本草经》，云其："蚤休……一名蚩休"，历代本草多沿用此名称。唐代《新修本草》新增"重楼""重台""草甘遂"等别名。《中国药典》载重楼"有小毒"。

【毒性表现】

《本草纲目》记载"蚤休，根气味苦，微寒，有毒。"现已知重楼含蚤休苷、蚤休士宁苷及生物碱等，超量应用可致中毒，表现为对消化系统、神经系统和心脏的毒性。

【毒性成分】

重楼的主要毒性及活性成分为甾体皂苷类化合物，重楼皂苷Ⅰ、重楼皂苷Ⅱ、重楼皂苷Ⅶ均具有潜在的肝、肾和心脏毒性，且对于大多数人来说，重楼皂苷Ⅰ的毒性最强。重楼皂苷Ⅰ中毒性最强的靶器官是肝脏和血管。此外，重楼含蚤休苷、蚤休士宁苷及生物碱等，超量应用可致中毒，表现为对消化系统、神经系统和心脏的毒性。

【毒性反应】

重楼有急性毒性、长期毒性和生殖毒性，醇提物毒性明显大于水提物。重楼的主要毒性及活性成分为甾体皂苷类化合物。

（一）基础毒性

1. 急性毒性　重楼皂苷Ⅰ小鼠腹腔注射的 LD_{50} 为 24.5mg/kg。给药后小鼠精神萎靡，食欲下降，毛色由纯白有光泽变得暗淡无光泽，小鼠活动减少，体重下降，出现死亡。重楼皂苷Ⅰ、Ⅱ、Ⅶ三种皂苷对于肝、肾、心脏、心血管细胞均具有细胞毒性，且毒性均较强，所有的 IC_{50} 值均在 10mmol/L 以下，大部分 IC_{50} 值在 3mmol/L 以下。根据改良寇氏法计算南重楼醇提物的 LD_{50} 为 10.5g/kg。死亡小鼠死亡前出现呼吸急促、抽搐、震颤、无法站立、大小便失禁（有黏液）、呕吐；对死亡小鼠进行解剖，肉眼可见肝脏颜色加深。

2. 长期毒性　重楼长期毒性试验结果显示，350mg/kg 重楼皂苷能够造成大鼠肝细胞实质性受损，引发肝组织氧化损伤；100mg/kg 姜黄素和 50mg/kg 重楼皂苷长期给药也可引起肝毒性，经停药 4 周后肝损伤基本恢复。

（二）特殊毒性

生殖毒性　重楼分离纯化获得的偏诺皂苷（PHAC-A）和薯蓣皂苷（PHAC-B）体外均具抗生育活性，二者均能在短时间内杀死精子，即使是低浓度（终浓度 4μg/ml）时也能有效地使大部分精子丧失快速游动能力，PHAC-B 在终浓度 20μg/ml 时，就可使全部精子丧失快速游动能力，有效地降低了受孕概率。重楼总皂苷及分离纯化获得的 PHAC-A、PHAC-B 均为甾体皂苷类化合物，具有皂苷的起泡特性，是一种很强的表面活性剂，有很强的乳化力，能与细胞膜上的胆甾醇形成复合物，导致细胞膜去稳定，重楼的总皂苷及 PHAC-A、PHAC-B 对精子活性的抑制作用可能因其具表面活性，使精子细胞膜失去稳定性，导致精子细胞渗透压改变而使其失去活力或死亡，从而达到抗生育的作用。

【毒作用机制】

重楼毒性作用多集中在肝脏毒性、溶血作用及生殖毒性，皂苷类成分是其主要毒性成分，用量过大可出现肝损伤。重楼皂苷的小鼠灌胃给药 LD_{50} 为 2.68g/kg，具有一定的肝细胞毒作用，对肝线粒体细胞膜有破坏作用。中毒时可见肝组织内有散在组织坏死，周围肝细胞体积增大。毒性机制的研究仅发现对肝线粒体细胞膜具有损伤。重楼总皂苷低浓度时无溶血作用，而大于一定浓度时则具有溶血作用，且溶血强度与皂苷浓度呈剂量依赖性。重楼分离纯化获得的偏诺皂苷（PHAC-A）和薯蓣皂苷（PHAC-B）体外均具抗生育活性，二者均能明显降低雄性小鼠的精子活力。

（一）靶器官毒性机制

肝脏毒性机制重楼的主要毒性及活性成分为甾体皂苷类化合物，研究显示，重楼醇提物的肝脏毒性明显高于重楼水提物，根据重楼甾体皂苷类化合物化学性质，在 65% 乙醇中的溶解度明显大于水中的溶解度，即重楼醇提物毒性大于水提物的原因是醇提物中溶解了更多的甾体皂苷类化合物。网络药理学拟合重楼肝毒性的"成分-关键靶点-核心通路"交互关联网络的拓扑分析结果显示，VEGFA、PDGFRB、MDM2、STAT3、MTOR、MET、BCL2L1、FGF2、IL-2 及 MAPK14 等可能是重楼造成肝毒性核心靶点。肝毒性机制可能与细胞增殖的 Ras 信号通路、能量代谢和信号传导相关的 PI3K/AKT 信号通路、MAPK 信号通路、JAK/STAT 信号通路相关。

研究显示重楼皂苷 Ⅰ 具有明确肝脏毒性，重楼皂苷 Ⅰ 给药后首先影响了多种药物代谢酶的表达，导致了多种 Ⅰ 相代谢酶和 Ⅱ 相代谢酶的表达紊乱；病理上可见动物肝脏组织呈现大量脂肪样变性，重楼皂苷 Ⅰ 可以肝细胞导致线粒体功能障碍，线粒体 ROS 生成增加，进而诱导凋亡通路。可见，干扰 CYP450 酶、脂质代谢和导致线粒体功能障碍-氧化应激是重楼皂苷产生肝细胞毒性的机制。

（二）毒代动力学

Beagle 犬单次口服 35mg/kg 重楼皂苷后，所有时间点的血浆样本中重楼皂苷 Ⅰ、重楼皂苷 Ⅱ、重楼皂苷 Ⅵ、重楼皂苷 Ⅶ、纤细薯蓣皂苷和重楼皂苷 H 的药物浓度均低于定量下限（BLQ）；大鼠单次口服 500mg/kg 重楼皂苷后，所有时间点的血浆样本中各重楼皂苷药物浓度同样均低于 BLQ，表明重楼皂苷存在生物利用度低的现象。

重楼皂苷大鼠静脉注射药代动力学结果显示，重楼皂苷 Ⅱ 和 Ⅶ 以 1mg/kg 静脉注射的药代行为特征相似，二者前 1 小时血浆浓度均快速下降，1 小时后消除速率均变慢，表观分布容积大，分别为 6.93 ~ 8.62L/kg 和 30.5 ~ 105L/kg，表明重楼皂苷 Ⅱ 和 Ⅶ 静脉给药入血后，均可快速分布至组织，趋于平衡后缓慢消除。此外，重楼皂苷 Ⅱ 的半衰期明显长于重楼皂苷 Ⅶ，其中重楼皂苷 Ⅱ 的 $t_{1/2}$ 为 84 ~ 147 小时，给药 32 小时后血药浓度仍有 100ng/ml 左右；而重楼皂苷 Ⅶ 的 $t_{1/2}$ 为 19~49 小时，药后 32 小时也可见血浆暴露，但浓度较低，约为 4ng/ml 重楼皂苷 Ⅱ、Ⅶ 在大鼠体内的组织分布及排泄研究结果显示，重楼皂苷 Ⅱ 在胸腺、肾脏组织出现明显的组织再分布现象，重楼皂苷 Ⅶ 没有发现药物的再分布现象，分析与重楼皂苷 Ⅱ 和 Ⅶ 的甾体母核 D/E 环 C_{17} 位上是否存在羟基有关。重楼、贯叶金丝桃提取混合物和重楼克感胶囊口服给药后重楼皂苷 Ⅱ、重楼皂苷 Ⅶ 的比较有显著性差异，直观分析发现重楼克感胶囊给药后重楼皂苷 Ⅱ、重楼皂苷 Ⅶ 的 t_{max} 明显增大，但 $t_{1/2}$、MRT 不变，表明胶囊给药能延迟重楼皂苷、重楼皂苷的达峰、减缓吸收速率，有一定的缓释效果，但对重楼皂苷 Ⅱ、重楼皂苷 Ⅶ 的消除无影响。

（三）毒效相关性

现代研究发现，重楼对于非酒精性肝损伤模型大鼠、CCl_4 所致的肝脏损伤小鼠、微囊藻毒素浸染小鼠的肝脏组织具有一定的保护作用。而毒性研究发现，重楼毒性靶向器官为肝脏。表明其毒效共有靶器官的毒效作用之间有密切联系，在相同机体状态下，剂量是决定其发挥毒性还是效作用的核心要素，呈明显的"量-效-毒"正相关，且毒-效分子机制内在关联。

肝脏毒效相关性：采用非酒精性肝损伤大鼠模型研究发现，滇重楼总皂苷对 NASH 模型大鼠的肝功能、血清血脂、胰岛素抵抗、炎症反应、肝脏损伤均有改善调节作用。可以下调肝脏中 MDA、NO 以及炎症因子的水平，提高肝脏 T-AOC 及 GSH-Px 含量。重楼薯蓣皂苷（SY）和偏诺皂苷（PN）治疗微囊藻毒素浸染小鼠试验中发现，重楼清除自由基及抗氧化的作用具有抑制 NF-κB 活化的能力，这样在 DNA 转录阶段抑制 IL-1β 和 TNF-α 的生成，有效控制炎症反应，最终实现重楼皂苷类化合物对小鼠肝脏的保护作用。而重楼具有明显的肝脏毒性，肝毒性机制可能与细胞增殖的 Ras 信号通路、能量代谢和信号转导相关的 PI3K/AKT 信号通路、MAPK 信号通路、JAK/STAT 信号通路相关，发挥肝脏毒性成分是重楼皂苷。

【控毒方法】

重楼在大剂量使用时，多表现肝脏毒性，控毒方法主要有控制剂量、辨证用药等。

【中毒救治】

出现中毒症状者，应立即停药，彻底洗胃或催吐，重症中毒者可留置胃管。

翼首草

翼首草为藏族习用药材，为川续断科植物匙叶翼首草 *Pterocephalus hookeri*（C. B. Clarke）Höeck 的干燥全草，主要分布在中国的华北、华中、华东和西南地区，如河北、山西、陕西、四川、贵州等地。夏末秋初采挖，除去杂质，阴干。翼首草苦、寒；有小毒。归肝、肾经。功效为解毒除瘟、清热止痢、祛风通痹。用于感冒发热及各种温热病引起的发烧、心中烦热、咳血、吐血、尿血、便血。翼首草含有皂苷、环烯醚萜、黄酮等化学成分。翼首草具有明显的抗炎镇痛、抗肿瘤、抑菌、抗类风湿关节炎、免疫调节、抗氧化、抗炎、保护心血管、促进骨骼生长发育、改善性功能等多种药理作用。其中，黄酮类成分被认为是其主要的活性成分，具有促进血液循环、抗衰老、抗肿瘤、改善性功能等作用。

【历史沿革】

翼首草最早记载于《神农本草经》，主要对其药用价值进行描述，未有详细的毒性记载。《本草纲目》中将翼首草归类于"补肾益精草"，首次对其毒性进行记载，有小毒。

【毒性表现】

翼首草中毒的毒性表现常见于消化系统、神经系统、肾脏等毒性。临床上，翼首草虽无明显毒性，但如果长期使用或过量使用翼首草，可能会引起一些不良反应和中毒症状。毒性表现在消化系统症状如恶心、呕吐、腹泻、胃痛、消化不良；过敏反应如皮肤瘙痒、皮疹等；肝功能异常以及神经系统如头痛、头晕等症状。翼首草口服最大耐受量为450g/kg。

【毒性成分】

翼首草所含的翼首草毒素A是引起肝损伤的主要毒性成分。大剂量用药时其主要成分齐墩果酸可引起肝内胆汁淤积并造成肝损伤。

【毒性反应】

急性毒性 翼首草灌胃小鼠的最大耐受量为450g/kg，会引起小鼠食欲不振，体重明显减少；翼首草质量控制的主要标准成分为齐墩果酸以及熊果酸。齐墩果酸450mg/kg及以上剂量连续灌胃10天，可导致小鼠出现明显的肝内胆汁淤积并造成肝损伤。翼首草分离鉴定得到的翼首草毒素A具有诱导肝损伤的作用，体外试验表明翼首草毒素A可诱导L-02细胞坏死，IC_{50}为（6.01 ± 0.44）$\mu mol/L$。

【毒作用机制】

翼首草在大剂量时可引起饮食减少，体重下降等，可能也与其有肝毒性有关，而其肝毒性机制较复杂，毒性物质基础与药效物质存在转化。

（一）靶器官毒性机制

肝毒性机制 翼首草所含的翼首草毒素A及齐墩果酸等成分均可引起肝损伤，其机制为：①直接的肝细胞毒性；②引起肝内胆汁淤积而诱发肝损伤；③诱发炎症反应。

（二）毒代动力学

翼首草的主要成分熊果酸在大鼠体内过程符合一室模型，C_{max}为（35.64 ± 8.63）$\mu g/ml$，$t_{1/2}$为（4.421 ± 1.835）小时，$AUC_{0 \sim 18}$为（15.52 ± 3.387）$\mu g \cdot h/ml$。

（三）毒效相关性

翼首草在中医理论中被认为具有滋补肾阳、壮肾补阳，强筋骨、活血止痛的作用，在相同机体状态下，剂量是决定其发挥毒性还是效作用的核心要素，呈明显的"量-效-毒"正相关，且毒-效分子机制内在关联。

肝毒效相关性 与对照组相比，随着翼首草毒素A浓度的逐渐增高L-02细胞的存活率均显著降低，其IC_{50}值为（6.01 ± 0.44）$\mu mol/L$；与此同时，随着翼首草毒素A浓度的逐渐增高，L-02细胞上清培养液中LDH、ALT和AST含量逐渐升高，反映其肝细胞毒性的增强。

【控毒方法】

翼首草的控毒方法主要有依法炮制、辨证用药、控制剂量、合理配伍等。通过合理炮制翼首草的毒性大幅度降低，采用高温炮制能够在一定范围内对其进行干燥和处理，延长炮制时间可将翼首草进行干燥、杀菌和改变其性质，增强其药用价值。辨证用药，就是要准确掌握翼首草适应证与禁忌证。妊娠期妇女及哺乳期妇女、严重心脏病患者应忌用。临证时应结合辨证论治，以小量递增、峻药缓用、中病即止、密切观察毒性反应，因证因方调整剂量为原则。

【中毒救治】

出现中毒症状者，应立即停药，彻底洗胃或催吐，重症中毒者可留置胃管。

千里光

本品为菊科植物千里光 Senecio scandens Bush. -Ham. 的干燥地上部分。主要分布于华东、华南、西南等地。全年均可采收，除去杂质，阴干。千里光苦、寒。归肺、肝经。功效为清热解毒、明目、利湿。用于痈肿疮毒、感冒发热、目赤肿痛、泄泻痢疾、皮肤湿疹。主要含有酚酸、挥发油、黄酮类、生物碱，还有类胡萝卜素、微量元素等。具有抗菌、抗钩端螺旋体、抗滴虫及保肝作用。

【历史沿革】

千里光作为药用始载于唐代《本草拾遗》，异名有千里及、九里光、九里明、一扫光等。《本草拾遗》称其"味苦，平，小毒。"国内产千里光临床不良反应较小，内服后少数患者可见消化道症状，如恶心、食欲不振等，个别患者出现过敏性药疹。

【毒性表现】

千里光毒性主要表现在肝毒性，中毒原因与剂量过大、剂型不当、人群选择不当（儿童、妇女、老年人群）等有关。

【毒性物质基础】

国外报道从千里光属植物中分离出的吡咯里西啶生物碱 PAs 具有很强的肝毒性，这类生物碱广泛分布于 6000 多种植物中；中药千里光中分离得到的生物碱有新阔叶千里光碱、千里光宁碱、千里光宁碱 N-氧化物、千里光菲灵碱、千里光菲灵 N-氧化物、克氏千里光碱等。PAs 是一类天然毒素，基本结构由千里光次碱（necine，双稠吡咯环部分）和千里光次酸（necic acid，有机酸部分）两部分组成。PAs 已经证实有强烈肝毒性，可导致肝小静脉闭塞病，并有显著的致突变性、致癌性和胚胎毒性。

【毒理研究】

千里光具有急性毒性、慢性毒性和遗传毒性。千里光诱导的急性毒性主要表现为严重的肝毒性和出血性坏死。而长期体内积累导致慢性毒性的发生，主要集中在肝脏、肺脏、血管、肾脏、胰腺和大脑等。

（一）基础毒性

1. 急性毒性 不同产地的千里光急性毒性不同，且受提取方法影响。采用来自广西、湖北、江苏、浙江、四川和河南等不同产地的千里光水提取物灌胃小鼠，结果河南产千里光毒性最大，解剖发现死亡和存活小鼠均有明显肝脏损伤。采用 Bliss 法测得河南产千里光对幼年小鼠、成年小鼠及大鼠的 LD_{50} 分别为 48.51、46.15、98.41g/kg；对比黔产千里光的水提取物和 60% 乙醇提取物与 95% 乙醇提取物灌胃小鼠的 LD_{50} 分别为 63.46、47.88、34.56g/kg，毒性逐渐增大。峨眉千里光叶和全草水提物灌胃小鼠的 LD_{50} 分别为 62.28、81.65g/kg，均可引起小鼠肺和肝脏损伤。

2. 长期毒性 峨眉千里光喂养大鼠 100 天，会影响大鼠的生长发育，造成心、肝、脾、肺、肾等重要脏器不同程度的损伤，对肝脏的损伤主要是通过诱导肝细胞线粒体和内质网损伤所致。

（二）特殊毒性

1. 生殖毒性 千里光碱、倒千里光碱、千里光菲灵碱、克氏千里光碱（千里光碱和千里光菲灵碱的终浓度为 100、50、25、12.5μg/ml，克氏千里光碱的终质量浓度分别为 12.5、25 和 50μg/ml，倒千里光碱的终浓度分别为 100、50、25、12.5mg/ml，）对体外培养 8.5 天小鼠胚胎具有毒性作用，导致胚胎生长发育和组织器官形态分化异常，且随浓度的增加毒性增强。因此，妊娠期应避免使用含千里光碱的药物。峨眉千里光对精子有明显致畸作用，可使骨髓细胞微核率明显升高，且在致畸敏感期毒性试验阳性。

当孕鼠摄入 PAs 后会诱导胎鼠的肝脏和肺部的毒性，并且分娩出的胎鼠体重出现减少或者分娩出死胎。孕鼠口服倒千里光碱，经过血液循环 PAs 会在胎鼠肝脏和肺中积累，产生吡咯-蛋白加合物，造成氧化损伤诱导胎鼠肝脏毒性和肺毒性。

2. 致突变毒性　千里光 70% 乙醇提取物的小鼠骨髓嗜多染红细胞微核试验显示，当剂量达到 392.7mg/kg 时对雌性小鼠具有致突变作用。

【毒作用机制】

千里光的毒性机制研究目前主要是关于 PAs 的毒性机制。PAs 引起的毒性与代谢活化作用密切相关。大部分 PAs 本身不具有毒性，需经肝脏细胞色素 P450 酶代谢活化，生成活泼的中间体脱氢吡咯，具有极强的亲电活性，可快速与体内大分子如蛋白、酶、DNA、RNA 等结合，形成吡咯蛋白质加合物，进一步诱发毒性。肝损伤严重时，可使脑组织发生海绵状变性，表现为角弓反张、抽搐，甚至死亡。

（一）靶器官毒性机制

PAs 具有肝毒性，但也可引起生殖毒性、致突变毒性。PAs 的肝毒性机制主要有：一是使细胞氧化应激产生过量活性氧（ROS），过量的 ROS 与细胞内亲核性生物大分子结合，破坏细胞内环境稳态，导致细胞凋亡。二是激活细胞的外在凋亡途径（死亡受体途径）和内在凋亡途径（线粒体途径），诱导细胞凋亡；三是诱导肝脏中胆汁酸代谢障碍，导致胆汁酸蓄积而致肝脏损伤；四是影响细胞器如内质网、线粒体等的活性而导致毒性。PAs 引起胚胎毒性的机制可能是使胚胎细胞 DNA 损伤、诱导细胞凋亡，从而引起胚胎的生长发育异常。

（二）毒代动力学

千里光提取物冻干粉腹腔注射小鼠 57.40mg/kg，在小鼠体内代谢符合一级动力学反应一室模型，药代动力学参数 $t_{1/2K_e}$ 为 5.1949 小时，$t_{1/2K_a}$ 为 2.9241 小时，C_{max} 为 1436.227mg/kg，t_{max} 为 5.5474 小时，Cl 为 0.0553mg/(kg·h)，AUC 为 16826.35mg/(kg·h)。千里光的主要毒性物质 PAs 在消化道容易被吸收，大部分以原形排出，部分在肝脏代谢，少部分可经肺和肾脏代谢。

【控毒方法】

千里光临床应用的控毒方法主要是选用正品药材、控制剂量和用药疗程。不同产地千里光的毒性强度存在区别，应按药典规定选择主产区药品。用药时应控制剂量，且避免长时间过量服用。依据对含 PAs 的植物导致中毒的研究推断 PAs 引起人中毒的剂量范围是 0.1～10mg/(kg·d)。

【中毒救治】

早期可催吐，用 1∶5000 高锰酸钾或 1%～2% 鞣酸溶液洗胃，并给予盐类泻药；口服药用炭末或通用解毒药；腹腔积液严重时可给氢氯噻嗪，必要时静脉注射呋塞米；静脉注射 50% 葡萄糖液 60ml，加维生素 C 2g，每日 2 次；保肝疗法，口服维生素 B_1、维生素 B_6 及复合 B 族维生素、葡醛内酯，肌内注射维生素 B_{12} 等。

山豆根

本品为双子叶植物药豆科植物越南槐 *Sophora tonkinensis* Gapnep. 的干燥根及根茎。又名广豆根，分布中国南部，主产广西、广东、江西、贵州等地，以广西山豆根为道地药材。秋季采挖，除去杂质，洗净，晒干，切片备用。山豆根苦，寒；有毒。归肺、胃经。功效为清热解毒、消肿利咽。用于火毒蕴结、乳痈喉痹、咽喉肿痛、齿龈肿痛、口舌生疮。主要含有生物碱、黄酮类化合物，有抗癌、抗菌、抗心律失常、抗溃疡、抗炎、保肝、镇痛和调节免疫功能等作用。

【历史沿革】

山豆根最早记载于《开宝本草》"山豆根，蔓如豆"；随后《图经本草》《证类本草》《本草纲目》等对其性状有记载，经与现代植物对比认为，传统上山豆根入药品种可能存在混用、错用。传统记载其性味为甘、寒，或苦、寒，甚至《本草害利》谓之大苦大寒，但均未载其有毒。现代，自《中国药典》

1985 年版以来历代本草均载其"有毒";近年来通过对山豆根的品、质、制、性、效、用的系统研究,逐渐明确了其毒性成分、毒性表现、毒作用机制和控制方法,建立了相关的质量标准,通过限定其药材、饮片和中成药中生物碱的含量控制毒性,并按毒性药物管理。

【毒性表现】

山豆根中毒可累及多个系统,常见于心血管系统、神经系统、消化系统等山豆根中毒的常见原因有炮制不当、辨证不准、用量过大、个体因素等;中毒反应多在服药后 5～30 分钟出现。山豆根中毒最早出现的症状是胃肠道反应,表现为恶心、频繁呕吐;神经系统中毒表现为头晕、呕吐、共济失调、语言不清,或眼球震颤、视物模糊,甚至大汗淋漓等自主神经功能紊乱的症状,严重者有四肢发冷、血压下降、呼吸节律不齐等心血管系统症状。临床研究表明,山豆根的神经系统毒性主要是引起神经基底节神经元、海马及中脑等损伤。此外,重度中毒还可损害肝肾功能。

【毒性成分】

山豆根中所含的苦参碱、氧化苦参碱、蝙蝠葛碱、槐果碱等,既是治疗疾病的有效成分,又是引起中毒反应的毒性成分。山豆根中主要含有生物碱类,其中代表性的山豆根碱类。山豆根药材中不同生物碱含量及含量比例在道地产区广西山豆根与非道地产区山豆根之间存在明显差异,是表征山豆根道地药材的质量标志物。

【毒性反应】

山豆根有急性毒性、长期毒性和生殖毒性,山豆根总生物碱提取物、水提组分和醇提组分毒性逐渐减小。

(一)基础毒性

1. 急性毒性　山豆根总生物碱提取物、水提组分和醇提组分小鼠灌胃的 LD_{50} 分别为 13.399、17.469、27.135g/kg;小鼠死亡均出现在给药后 15 分钟～12 小时。山豆根道地产区广西山豆根与河北、四川产区山豆根的急性毒性有明显的产地区别,3 个不同产地山豆根致死浓度分别为 747.2、820.2、867.9μg/ml。山豆根煎剂 10g/kg 灌胃小鼠,动物出现竖毛、兴奋、轻度震颤等反应;当剂量升高至 25g/kg 时,小鼠出现呼吸抑制、痉挛和死亡。苦参碱小鼠、家兔腹腔注射的 LD_{50} 分别为 150、125mg/kg;氧化苦参碱小鼠静脉注射、腹腔注射、肌内注射的 LD_{50} 分别为 150、750、256.74mg/kg。蝙蝠葛碱小鼠灌胃、静脉注射给药的 LD_{50} 分别为 (1170 ± 130)、(69 ± 4) mg/kg,大鼠灌胃、静脉注射给药的 LD_{50} 分别为 2000、(54 ± 8) mg/kg,急性毒性较奎尼丁小。槐果碱小鼠灌胃、肌内注射、腹腔注射的 LD_{50} 分别为 241、92.41、78mg/kg;槐果碱大鼠灌胃、肌内注射、皮下注射、腹腔注射的 LD_{50} 分别为 198、130、185、120mg/kg。

2. 长期毒性　山豆根水提组分（0.78～2.92）g/kg、醇提组分（0.78～4.52）g/kg 小鼠灌胃连续 7 天,可致小鼠体重增长缓慢,血清 ALT、AST、AKP 活性升高,总胆红素（TBIL）含量升高、白蛋白（ALB）含量下降,肝脏指数增大,并出现肝细胞病理组织学变化;且水提组分对上述指标的影响比醇提组分明显。

山豆根水提组分 0.6、1.2、2.4g/kg 灌胃大鼠连续 27 天,可致大鼠食量、饮水量和体重均下降,同时血清 ALT、AST 显著升高;2.4g/kg 还致大鼠血清 AKP 活性显著升高,肝细胞呈现嗜酸性变、脂肪变、间质充血、水肿,部分细胞溶解消失。

(二)特殊毒性

生殖毒性　苦参碱和氧化苦参碱对精子具有杀伤作用,被研究作为体外杀精药达到抗生育的目的。苦参碱（1～50mg/kg）连续腹腔注射小鼠 30 天,能显著抑制精子的总运动力、前进运动力、线速度、获能和顶体反应，但对睾丸发育和产生精子无毒性。氧化苦参碱可破坏人或大鼠的精子外膜。在致畸和致死效应上，苦参碱和槐果碱对斑马鱼胚胎的 EC_{50} 分别为 145、81.7mg/L，LC_{50} 分别为 240、166mg/L。

【毒作用机制】

山豆根中苦参碱、氧化苦参碱等生物碱可调控钙钾离子通道使细胞内离子稳态破坏，抑制神经系统相关酶活性，诱导线粒体途径的细胞凋亡、细胞周期阻滞、氧化应激等，导致神经元细胞、心肌细胞、小肠间质细胞、肝细胞等靶器官细胞毒性，从而导致不同靶器官毒性。

（一）靶器官毒性机制

1. 心脏毒性机制 山豆根总碱可使心脏呈负性频率、负性传导和心肌复极化障碍。苦参碱、氧化苦参碱、金雀花碱和槐果碱（2~50μmol/L）对人诱导多能干细胞衍生心肌细胞 hiPSC‐CMs 具有明显的心肌损伤，山豆根非生物碱（0.8g/kg）连续给药 7 天，能显著升高小鼠血清肌酸激酶水平，诱发心肌损伤。山豆根 7.5~15g/kg 连续给药 3 天，可导致小鼠肾毒性，表现为不同程度的肾脏血管袢与球囊壁粘连以及肾小管上皮水肿。

2. 神经毒性机制 山豆根神经毒性与阻断多巴胺（DA）受体和改变乙酰胆碱（ACh）、DA 的含量有关。其毒性成分苦参碱有烟碱样作用，能使胆碱能自主神经系统兴奋，中枢神经系统麻痹，呼吸肌麻痹。苦参碱、氧化苦参碱过量服用会抑制体内乙酰胆碱酯酶活性，诱发头晕、恶心、呕吐、腹泻、吞咽困难、肌肉痉挛和抽搐等乙酰胆碱样症状，还能引起神经元内钙离子稳态失调及重要基因水平异常，造成神经细胞坏死、凋亡，导致神经进行性病变。通过测定山豆根神经中毒的小鼠脑内 DA 和 ACh 含量，发现山豆根中毒并不会减少 DA 含量，但会引起 ACh 含量降低，小鼠迅速出现全身颤抖、步态不稳和抽搐等症状，推测山豆根生物碱可能拮抗 DA 受体。山豆根可抑制大鼠突触前神经递质释放 ACh，损伤基底神经节，诱发大鼠全身肌张力障碍，出现神经行为改变，运动协调能力降低。

3. 消化系统毒性机制 胃肠道不适是山豆根中毒的主要临床表现之一。山豆根（20g/kg）连续给药 3 天可导致大鼠腹泻且进食量减少，给药 14 天可使大鼠体质量增长减慢，给药 3 个月后大鼠肠上皮细胞出现线粒体肿胀、微绒毛稀疏、核边聚化；同时，大鼠脑内 ACh 水平明显下降，提示 Ach 水平下降可能影响胃肠平滑肌收缩，引起消化道毒性。

4. 肝毒性机制 山豆根剂量过大会造成肝损伤。山豆根水煎液（20g/kg）连续给药 26 天导致大鼠肝细胞损伤，其损伤作用与调控过氧化物酶体增殖物激活型受体信号通路引起胆固醇 7‐α‐羟化酶基因表达增加，脂蛋白脂肪酶表达降低，导致脂质代谢紊乱有关。山豆根水提物（8~20mg/ml）和苦参碱（1.33~2.67mg/ml）均能抑制人正常肝细胞 L‐02 的增殖，其毒性作用与诱导细胞凋亡和抑制细胞周期有关。山豆根肝毒性机制与促进炎症介质释放、氧化应激反应、导致脂质代谢紊乱有关，其可增加肿瘤坏死因子 α（TNF‐α）、白细胞介素‐6（IL‐6）、IL‐1β、丙二醛（MDA）含量及降低（超氧化物歧化酶）SOD 活性；调控过氧化物酶体增殖物激活型受体信号通路引起胆固醇 7‐α‐羟化酶基因表达增加，脂蛋白脂肪酶表达降低。山豆根及苦参碱可诱导肝脏细胞线粒体凋亡途径，具体表现为增加线粒体活性氧（ROS）含量，降低线粒体膜电位，升高 NAD/NADH 比值、天冬氨酸特异性的半胱氨酸蛋白水解酶（Casapase 9 mRNA）表达水平，同时增加上游促凋亡因子（Bax）的表达，下调抑制因子 B 淋巴细胞瘤‐2 基因（Bcl‐2）的表达，产生肝毒性。

（二）毒代动力学

大鼠一次灌胃给药 ^{3}H‐氧甲基山豆根碱血浆药物浓度‐时间的曲线符合开放式二室模型，其主要参数：$t_{1/2Ka}=0.203hr$，$t_{1/2\alpha}=0.481hr$，$t_{1/2\beta}=9.429hr$，$t_{max}=0.61$ 小时，$C_{max}=0.461μg/ml$。收集 48 小时内大鼠的粪、尿测得排出的放射性物质含量分别为 21.59% 和 1.97%。

（三）毒效相关性

山豆根一方面具有抗心律失常、保肝、镇痛抗炎等作用，可用于治疗心律失常、慢性肝炎和牙龈肿痛。另一方面，山豆根具有心脏毒性、肝毒性和神经毒性，其对三个毒效共有靶器官的毒效作用之间有密切联系，在相同机体状态下，剂量是决定其发挥毒性还是效作用的核心要素，呈明显的"量-效-毒"正相关，且毒-效分子机制内在关联。

1. 心脏毒效相关性 山豆根生物碱能通过影响电生理和离子通道而对心脏产生调节作用，高剂量给药表现为交感神经兴奋，心动过速；低剂量长期给药会引起心肌细胞损伤，心脏功能受损，心率减慢。在一定浓度内，山豆根生物碱能对心律失常起到调节作用。苦参碱具有正性肌力和负性频率的作用，高浓度的苦参碱可导致 QT 间期延长，诱导尖端扭转型室性心动过速的心律失常。槐果碱致心脏损伤快，但持续时间短，随给药时间延长不良反应减轻。

2. 肝毒效相关性 山豆根非生物碱部位对刀豆蛋白诱导的小鼠免疫性肝损伤有明显保护作用。山豆根非生物碱部位以 400mg/kg（相当于生药 13.6g/kg）给药 7 天，可显著降低刀豆蛋白 A 引起肝损伤模型中肝指数的升高，降低血清 ALT、AST 及 MDA 的含量，升高 SOD 活性及 GSH 含量，有肝脏有明显的病理组织学损伤；推测清除自由基，抑制脂质过氧化可能是山豆根抗肝损伤的作用机制之一。也有研究提出非生物碱部位和粗多糖部位在 0.1g/kg（相当于生药 0.89g/kg）给药 2 周对 CCl_4 诱发的急性肝损伤大鼠具有明显的降酶效果，在 0.2g/kg（相当于生药 1.4g/kg）的剂量时降酶效果反而下降，提示山豆根非生物碱部位及粗多糖部位在一定剂量范围内具有明显的降酶保肝的作用，给药剂量过大则超出治疗范围，导致血清转氨酶升高。

3. 神经毒效相关性 山豆根水提物 0.39 ~ 0.78g/kg 通过下调咽喉实热证小鼠血中前列腺素 E_2（PGE_2）含量、SOD 水平及上调 MDA 水平来发挥抗炎作用。从山豆根中发现的紫檀碱类似物怀槐二氢黄酮 B 具有抗炎作用，怀槐二氢黄酮 B 可以通过抑制诱导型一氧化氮合酶（iNOS）的产生从而抑制一氧化氮（NO）的产生，也可以抑制环氧合酶-2（COX-2）的表达，减少细胞外信号调节激酶（ERK）和应激活化蛋白激酶（JNK）通路的激活，另外，通过减少核转录因子抑制蛋白 α（IkBα）的降解抑制核因子-κB（NF-κB）的活性，由此得到，怀槐二氢黄酮 B 通过抑制 NF-κB 和 MAPK 信号通路的激活发挥抗炎作用，从而抑制 iNOS 和 COX-2 的表达。

【控毒方法】

山豆根的控毒方法主要有缩短煎煮时间、合理配伍、控制剂量等。山豆根药效与毒性的大小和煎煮时间的长短密切相关，加热煎煮时间越长，药效愈低，毒性愈大。山豆根饮片用水煎煮，氧化苦参碱含量降低，苦参碱含量增加；山豆根与丹参、木蝴蝶、黄柏、玄参等配伍，与水共煎煮，氧化苦参碱含量则随时间的延长而减少直至消失，苦参碱含量增加。因此，山豆根无论是单煎，还是与某些常用药合煎，都不宜久煎，否则将使药效减低而毒性加大。在北方习用北豆根替代山豆根，一旦换用正品山豆根，就会出现毒性反应。部分地区的药品经营、使用单位也有以木兰属植物冒充山豆根使用，引起急性中毒。因此，避免与北豆根混用可减少毒性反应发生。山豆根与大黄、神曲配伍可产生毒性反应；山豆根有毒成分易溶于乙醇，能增加其毒性，故服药期间不宜饮酒或以酒送服，以免中毒。山豆根不良反应大多与其使用剂量有关，以 3g 为宜，5g 以上则应配以和胃止呕的药物。一般在 10g 以上便容易引起中毒，少数患者服用 6g 亦可出现毒性反应。

【中毒救治】

出现中毒症状者，应立即停药。重度中毒者：①早期用大量温水或 1∶4000 的高锰酸钾溶液洗胃；服药超过 4 小时，可服硫酸镁导泻；并用 2%~3% 的活性炭灌胃吸附未被吸收的毒物；②支持疗法，促进排毒解毒；以维持酸碱及水电解质平衡；③腹痛、腹泻较严重时，可口服颠茄合剂，10ml/次，每日 3 次；或肌内注射给予阿托品 0.5mg，解除胃肠道平滑肌痉挛；④若大剂量内服山豆根煎剂，消化道刺激反应明显，不便于洗胃或导泻者，用温清水或加入牛奶和鸡蛋清的温清水可减轻对胃肠道黏膜的刺激，缓解症状，并减少药物的吸收。⑤抽搐痉挛者用镇静剂；呼吸衰竭者给予呼吸中枢兴奋剂，吸氧；⑥病情稳定后口服中药解毒剂，用绿豆 60g、甘草 30g、金银花 24g、穿心莲 9g，水煎，早晚各服 1 次。

紫　草

本品为紫草科植物新疆紫草 *Arnebia euchroma*（Royle）Johnst. 或内蒙紫草 *Arnebia guttata* Bunge 的干燥根，主产于新疆、西藏、甘肃等地。春、秋二季采挖，除去泥沙，干燥，切厚片或段。紫草甘、咸，寒。归心、肝经。功效为清热凉血、活血解毒、透疹消斑。用于血热毒盛、斑疹紫黑、麻疹不透、疮疡、湿疹、水火烫伤。主要含有紫草主要含有萘醌类、多糖类、单萜苯酚及苯醌类和酯类等多种化学成分，其药理作用主要有抗炎、抗肿瘤、抑菌、保肝护肝和免疫调节等。紫草性寒且滑利，有轻泻的作用，一般对于胃肠虚弱的患者或是大便滑泻者，应尽量避免使用，以免导致患者出现腹泻，造成脾胃虚弱的症状。

【历史沿革】

早在《神农本草经》对紫草就有记载，谓之"味苦，寒。主心腹邪气，五疸，补中益气，利九窍，通水道。"纵观历代本草，多认为紫草无毒或低毒，如《名医别录》中记载"无毒"。

【毒性表现】

紫草中毒的毒性表现常见于消化系统、肝肾功能以及造血系统等多个系统。

临床上，紫草中毒的常见原因有服用剂量过大，长期服用或过量服用；毒性表现为头晕、头痛、皮肤过敏、腹痛、呕吐、腹泻等。

【毒性成分】

紫草素、紫草醇是紫草的主要毒性成分。紫草素（Alkannin）是紫草中的一种红色晶体，具有强烈的颜色，是紫草根部的主要色素成分。紫草素具有一定的生物活性，包括抗氧化、抗菌、抗炎等作用，因此在中药和化妆品等领域被广泛应用。在一些研究中发现，紫草素具有一定的毒性，尤其是在高剂量下可能对生物体产生不良影响。紫草醇（Shikonin）也是紫草中的一种酮类化合物，呈现为橙红色晶体。紫草醇具有抗炎、抗菌、抗肿瘤等生物活性，因此在传统草药中也有一定的药用价值。类似于紫草素，紫草醇在高浓度下可能表现出毒性，对细胞和组织产生损害。

【毒性反应】

紫草有急性毒性、长期性毒性和特殊毒性。

（一）基础毒性

1. 急性毒性　新疆软紫草石油醚提取物单次灌胃小鼠的 LD_{50} 为 3.48g/kg，造成小鼠肝毒性和肠毒性。

2. 长期毒性　新疆软紫草石油醚提取物灌胃小鼠的 LD_{50} 为 3.48g/kg，20 天定期剂量递增蓄积毒性系数 K 为 3.76。

3. 慢性毒性　给小鼠口服紫草糖浆 5～15mg/kg，共 60 天，小鼠食欲、活动正常，体重无明显变化。

（二）特殊毒性

生殖毒性　观察新疆紫草石油醚提取物对小鼠生殖组织形态学及其脏器指数的蓄积毒性影响。采用渗漉提取法制备新疆紫草石油醚提取物，以其为受试物。选用昆明种小鼠40只，雌雄各半，按随机数字表法分为对照组和试验组，每组20只进行蓄积毒性试验。试验组给以新疆紫草石油醚提取物，对照组给以4%吐温80水溶液。当小鼠死亡过半后停止试验，计算小鼠生殖组织脏器指数，光镜下观察小鼠生殖组织形态变化。新疆紫草在小鼠体内的蓄积毒性为中等蓄积，小鼠累积灌胃13.08g/kg新疆紫草石油醚提取物后试验组雄性小鼠睾丸指数与对照组比没有显著性差异，组织形态观察未发生病变。试验组雌性小鼠卵巢指数和子宫指数降低，但其组织形态未发生病理性损伤。新疆紫草石油醚提取物对小鼠生殖组织形态以及雄性小鼠睾丸指数均无明显影响，但能降低雌性小鼠卵巢指数和子宫指数。

【毒作用机制】

蓄积毒性试验结果显示肝脏是新疆软紫草毒性作用的一个重要靶器官，新疆软紫草石油醚提取物可使小鼠血清TP、ALB和A/G值明显降低，ALT、AST水平明显升高，并导致肝脏组织产生病理损伤，肝脏指数与对照组比有显著性差异，表明新疆软紫草石油醚提取物在小鼠体内蓄积具有一定肝毒性。

（一）靶器官毒性机制

血管毒性机制　通过对斑马鱼的胚胎发育毒性及其血管抑制作用，血管新生是指在原有血管的基础上形成新的血管，涉及内皮细胞增殖、迁移、基底膜降解、血管管腔形成等一系列复杂的生物学过程。试验结果显示，与空白对照组相比，紫草素能够显著抑制斑马鱼胚胎体节间血管生成，且呈剂量依赖性，伴随毒性的产生。

（二）毒代动力学

乙酰紫草素作用15分钟，1小时后放射性强度达到峰值。乙酰紫草素主要分布在胃和肠，其次是胆囊、肝、肾、肺、脑和脊髓分布最少。48小时内粪尿累计排泄率近80%，主要通过粪尿排泄。说明乙酰紫草素在小鼠体内分布广泛，吸收不良。

（三）毒效相关性

紫草具有凉血活血、解毒透疹的作用，可用于治疗疮疡、湿疹、水火烫伤。另一方面，紫草具有发育毒性抑制血管作用，紫草的毒效作用之间有密切联系，在相同机体状态下，剂量是决定其发挥毒性还是效作用的核心要素，呈明显的"量-效-毒"正相关，且毒-效分子机制内在关联。

血管毒效相关性　通过对斑马鱼的胚胎发育毒性及其血管抑制作用，血管新生是指在原有血管的基础上形成新的血管，涉及内皮细胞增殖、迁移、基底膜降解、血管管腔形成等一系列复杂的生物学过程。试验结果显示，与空白对照组相比，紫草素能够显著抑制斑马鱼胚胎体节间血管生成，且呈剂量依赖性，伴随毒性的产生。

研究结果表明紫草素可直接抑制内皮细胞的增殖、降低其迁移活性及管腔形成能力。血管新生过程的实现是由于体内促血管新生因子表达过度而实现，目前引起广泛重视的促血管新生因子包括血管内皮生长因子（VEGF）、整合素及基质金属蛋白酶（MMPs）。此三种促血管新生因子介导内皮细胞增殖、迁移及管腔形成等步骤。现有的资料表明紫草素可在体外抑制肿瘤细胞酪氨酸蛋白激酶（PTK）的活性而PTK可通过丝裂原活化蛋白激酶通路（MAPK）途径抑制下游转录因子激活蛋白-1（AP-1）的活性。主要促血管新生因子VEGF、MMP-9及Integrinα V β3的转录起始位点附近均含有AP-1结合区，提示紫草素可能通过影响PTK的活性进而下调主要促血管新生因子的表达实现其抗血管新生作用。

【控毒方法】

紫草的控毒方法主要有辨证用药、合理配伍、控制剂量等。辨证用药，就是要准确掌握紫草适应证与禁忌证。附子的合理配伍，可使其毒性成分释放减少、水解增加和毒理作用被拮抗。紫草中毒问题大多与剂量和使用时间有关，有短期内大量应用所致者，也有因长期少量应用紫草而致蓄积中毒者，因此控制剂量和使用时间非常重要。临证时应结合辨证论治，以小量递增、峻药缓用、中病即止、密切观察毒性反应，因证因方调整剂量为原则。此外，紫草毒性亦与品种、产地、采收时间等有关。

【中毒救治】

对于过敏的处理，首先停用紫草及含紫草的药物，然后进行抗过敏处理，口服苯海拉明 50mg 或氯苯那敏 4mg，或服氯雷他定 4mg，每日 2 ~ 3 次。静脉注射 10% 葡萄糖酸钙注射液 10 ~ 20ml。静脉注射维生素 C 0.5 ~ 1g 加入 50% 葡萄糖注射液 60ml 内。维生素 C 100mg，每日口服 3 次。

对于中毒的处理，早期常规处理催吐、洗胃、导泻。服用沉淀剂、吸附剂和保护剂。给予呼吸兴奋剂，如可拉明或洛贝林，呼吸困难严重者吸氧。用肾上腺素类或毛花苷 C、强心苷等循环中枢兴奋剂，对心动过缓有对症治疗作用。给予升压药，并静脉注射 10% 葡萄糖酸钙 10 ~ 20ml。用 5% ~ 10% 葡萄糖生理氯化钠溶液加入维生素 C 0.5 ~ 1g 静脉点滴。服用甘草绿豆汤解毒，或用万能解毒剂。

青 蒿

本品为菊科植物黄花蒿 *Artemisia annua* L. 的干燥地上部分。主产于亚洲、非洲和欧洲等地。在我国分布广泛，包括南北各地。青蒿的采收时间通常在植株花期开花时进行，在 7 月至 9 月秋季花盛开时采割，除去老茎，阴干。青蒿苦、辛，寒；归肝、胆经。功效为清虚热、除骨蒸、解暑热、截疟、退黄。用于温邪伤阴、夜热早凉、阴虚发热、骨蒸劳热、暑邪发热、疟疾寒热、湿热黄疸。本品主要含有倍半萜类黄酮类、香豆素类、挥发性成分及其他 β-半乳糖苷酶、β-葡萄糖苷酶、β-谷甾醇等。具有抗疟疾、抗肿瘤、抑菌杀虫、解热抗炎、免疫调节等作用。

【历史沿革】

《本草纲目》将青蒿列为"小毒"，主要表现为"服之致疮疡、生疮痏"。这说明在传统医药观念中，青蒿被认为是一种有毒性的草药，可能导致疮痏等不良反应。在《名医别录》等古籍中，也有对青蒿毒性的记载。对于毒性的大小，传统文献一般将其归类为"小毒"，表明其毒性相对较轻。

【毒性表现】

青蒿中毒的毒性表现常见于心血管系统、神经系统、消化系统，也可引起生殖系统、呼吸系统、肾脏等毒性。

青蒿素是一种有效的抗疟药物，但在高剂量下可能对人体产生毒性。青蒿素的主要毒性作用是对中枢神经系统和消化系统的影响。以下是青蒿素中毒的主要表现。

1. 中枢神经系统 轻度中毒：头痛、头晕、恶心、呕吐、食欲不振、疲乏等。中度中毒：上述症状加重，出现精神紊乱、焦虑、失眠等。重度中毒：严重的精神紊乱，如幻觉、妄想、谵妄等；甚至可能出现昏迷、抽搐等症状。

2. 消化系统 轻度中毒：食欲不振、恶心、呕吐。中度中毒：上述症状加重，出现腹痛、腹泻等。重度中毒：严重的腹泻，可能伴有腹痛、脱水等。

3. 其他系统 轻度中毒：可能出现皮肤过敏、皮疹等。中度中毒：可能出现肝功能异常，如黄疸、肝酶升高等。重度中毒：可能出现肾功能异常，如尿量减少、尿液颜色异常等。急性中毒和慢性中毒的表现有所不同。急性中毒的表现主要是突然发生的中毒症状，如头痛、呕吐等；而慢性中毒的表现则是长期暴露于青蒿素的毒性作用下，逐渐出现的慢性中毒症状，如肝功能异常、皮肤过敏等。

总的来说，青蒿素中毒的表现主要是对中枢神经系统和消化系统的影响，轻度中毒主要表现为头痛、恶心等；中度中毒则可能出现精神紊乱、腹痛等；重度中毒可能出现昏迷、抽搐等严重症状。同时，青蒿素中毒也可能导致肝功能异常、肾功能异常等。

【毒性成分】

青蒿毒性成分主要是青蒿素、青蒿琥酯、蒿甲醚。这些毒性成分是青蒿引起急性毒性、长期毒性、生殖毒性和不同靶器官毒性的主要物质基础。青蒿素是青蒿中最主要的活性成分，其具有抗疟作用，但在高剂量下可能对人体产生毒性。青蒿素主要通过产生氧自由基和与铁离子相互作用等机制，对疟原虫产生杀灭作用。然而，这些机制也可能导致对人体正常细胞的损伤，特别是对中枢神经系统和消化系统的影响。

有研究表明，不同地区的青蒿素提取物中可能含有不同程度的有毒杂质，这可能会影响其毒性表现和药效。此外，青蒿素的纯度和配方也可能影响其毒性。因此，对于不同产地或炮制品的青蒿素，需要进行严格的质量控制和毒性评估。

在青蒿素中毒的防治中，通常没有特定的控毒成分，重点是在使用青蒿素时严格控制剂量，并监测患者的反应，以避免青蒿素中毒的发生。此外，也需要注意青蒿素与其他药物的相互作用，以及可能导致过敏反应的因素，以最大程度地减少青蒿素中毒的风险。

【毒性反应】

（一）基础毒性

动物急性毒性研究发现，大剂量青蒿素可引起神经毒性，听觉系统是最敏感的指标，可作为毒性的指示和预警。然而，对青蒿素类药物的毒性作用尚不完全清楚，甚至是存在争议。值得注意的是全球疟疾发生率每年 5 亿人次，死亡率达百万，儿童和妊娠期妇女是疟疾的敏感人群，据统计非洲儿童每年平均发生 5 次。由于儿童用药的临床试验和非临床试验中开展较少，可借鉴和有价值的资料不多，因而针对儿童或低龄动物的青蒿素类药物安全性试验是相当有意义的。

1. 急性毒性　大鼠单次给予油溶蒿甲醚 75、125mg/kg 未见明显的行为异常，但可见脑组织的病理损伤，25mg/kg 和溶剂对照组未见任何毒性效应。昆明小鼠和 Wistar 大鼠单次灌胃青蒿浸膏，小鼠均未出现明显的中毒症状，自由活动正常，饮食饮水正常，且无死亡个体。与小鼠不同，大鼠毒性症状随青蒿浸膏的剂量增加而逐渐加重，4120mg/kg 剂量组仅见自发活动减少；6460mg/kg 和 8080mg/kg 组可见少量个体震颤、强制性－阵挛性抽搐、死亡等症状；10100mg/kg 剂量组可见震颤、强直性－阵挛性抽搐、角弓反张、死亡等症状。Wistar 大鼠的 LD_{50} 为 7360mg/kg。

2. 亚急性毒性　对恒河猴单次经口给予青蒿素哌喹片，给药剂量为 168、377、849、1910、4296mg/kg，每个剂量 1 只动物，观察 14 天内恒河猴的毒性反应和死亡情况，结果：所有恒河猴 14 天内未出现死亡。4296、1910mg/kg 剂量 ATQ 可使恒河猴出现呕吐及摄食减少，其中 4296mg/kg 剂量组恒河猴体重减轻。ATQ 对恒河猴单次经口给药的近似致死剂量大于 4296mg/kg（相当于临床剂量的 257 倍）。

3. 亚慢性毒性　油溶蒿甲醚 25mg/kg 连续给药 7 天时，水迷宫检测能发现异常，呈迟发性加重。碳酸钠溶解的青蒿琥酯 31mg/kg 静脉连续给药 7 天未见异常。犬给予蒿甲醚 20mg/kg 连续 8 天能引起进行性神经损伤和死亡，而 10mg/kg 连续给药 28 天未见明显异常。对恒河猴 8～24mg/（kg·d）连续给药 14 天均可见神经病理损伤。王京燕等报道复方蒿甲醚 556mg/（kg·d）以下剂量连续给药 14 天未见明显毒性作用。可见动物毒性试验影响因素复杂，且对人临床用药的安全性的外推，或者种属的差异性等问题都值得深入研究。临床抗疟疾治疗人用剂量为 2～10mg/kg 连续给药 3～5 天，而动物毒性试验给药浓度为 12.5～600mg/（kg·d），相对而言，动物毒性反应严重性与超过人用剂量百倍的给药量是有关系的，但种属差异也明显存在。

青蒿浸膏经口给 Sprague－Dawley 大鼠灌服 1 次/天，连续给药 28 天；给药 5 天后，5.1 和 6.8g/kg

组雄性大鼠均出现听力减弱的现象。3.9、5.1 和 6.8g/kg 组雄性大鼠白细胞和淋巴细胞数量均高于对照组；3.0、3.9、5.1 和 6.8g/kg 组雄性大鼠红细胞少于对照组；4 个剂量组雌、雄大鼠血清肌酐水平均少于对照组。5.1、6.8g/kg 组雌、雄大鼠肝脏脏器系数均明显增大。解剖和病理学结果表明，高剂量组的肝脏、中央静脉周围结构和小肠的结构有病变。高剂量青蒿浸膏连续用药 28 天对大鼠神经系统、血细胞和肝脏造成毒性损伤，3.0g/kg 为安全剂量。

（二）特殊毒性

1. 胚胎毒性 青蒿素类药物或青蒿素联合疗法（ACT）对妊娠期妇女和胚胎影响的数据也较少，临床试验几乎把妊娠期妇女排除在外，特别是在妊娠前 3 个月。研究发现，青蒿素胚胎毒性与血管生成缺陷和胎儿发育特定阶段血管发生有关，青蒿素能提高活性氧水平和抑制小鼠胚体的血管生成，破坏层连蛋白的结构和基质金属蛋白酶 -1、金属蛋白酶 -2、金属蛋白酶 -9 的表达，下调缺氧诱导因子 1α，血管内皮生长因子，白细胞介素 8(IL-8) 表达，因而可能影响胎儿发育甚至造成畸形。胚胎毒性效应归因于氧化应激引起的 ROS 水平升高和谷胱甘肽水平下降。中国科学家陈丽娟 1984 年对青蒿素的胚胎毒性和致畸性进行了开创性研究，此后，多家机构对小鼠、大鼠、兔和猴的胚胎毒性进行了研究，发现原始红细胞和网织红细胞减少造成贫血，在器官形成期的胚胎发生死亡和胎儿吸收，而存活的胚胎发育迟缓，心血管功能异常，骨骼缺陷，四肢和尾巴发育迟缓。文献报道临床上几乎未见到胚胎损害，主要是由于药物能影响红细胞数量和形态使胎儿未能存活，能统计到的胚胎毒性案例过少，但胚胎毒性不容忽视。

2. 致畸作用 将交配成功的 SD 雌鼠随机分为 4 组，每组 15 只。设青蒿素 7.5、15、30mg/（kg · d）三个剂量组及对照组，于妊娠 7~17 天连续灌胃给药，每天 1 次。试验期间记录母鼠一般状况、妊娠期体重，妊娠 20 天剖检母鼠，检查窝仔参数、胎仔参数及胎仔形态的变化。结果青蒿素中、高剂量组出现胚胎致死毒性，胚胎着床后损失率分别为 31.8% 和 66.0%，高于对照组（$P < 0.01$）；各剂量组均出现骨骼畸形，低、中、高剂量组的骨骼畸形率分别为 16.7%、15.4%、23.5%，高于对照组（$P < 0.05$）；高剂量组延缓胎仔发育，胎仔体重、体长、尾长均低于对照组（$P < 0.05$）。青蒿素对 SD 大鼠有胚胎毒性及较弱的致畸作用，延迟胎仔的发育。

3. 遗传毒性 青蒿琥酯具有潜在的遗传毒性，试验证实对哺乳动物细胞和多种肿瘤细胞系有毒性，可通过直接或间接方式损伤 DNA 或导致细胞坏死。细胞试验对比了人淋巴细胞和胃癌细胞系 PG100 对蒿甲醚细胞毒性作用的敏感性，发现人淋巴细胞更敏感。青蒿琥酯能导致人淋巴细胞的凋亡和坏死，微核试验阳性，具有细胞毒性和遗传毒性。动物体内试验研究发现，单次口服青蒿琥酯 5mg/kg 能引起体细胞轻微的遗传毒性。不同组织敏感性的差异和一些半衰期较长的青蒿素衍生物的细胞毒性和遗传毒性有待于进一步的研究。

4. 血液和免疫毒性 5.1 和 6.8g/kg 青蒿浸膏连续使用增加了大鼠白细胞数量，降低了红细胞数量。青蒿琥酯和青蒿素分别以 240 和 80mg/（kg · d）给大鼠注射 3 天后，会导致外周血网状红细胞和红细胞计数、红细胞压积和血红蛋白减少，青蒿琥酯对试验性脉络膜新生血管具有抑制作用。5.1 和 6.8g/kg 青蒿浸膏连续使用降低了雄性大鼠的白蛋白、甘油三酯、肌酐和血糖水平，白蛋白和甘油三酯减少可能与肝脏损伤有关。

（三）其他

1. 神经毒性 青蒿素类药物的神经毒性是最受关注的，青蒿素类药物对神经元细胞而非胶质细胞有毒性损伤，可能是与神经元细胞内抗氧化系统活性比非神经元细胞低有关，水溶性青蒿琥酯和二氢青蒿素比其他油溶性青蒿素对培养的细胞毒性更大，但是在动物实验中往往出现相反的结果，即口服青蒿琥酯往往比肌内注射蒿甲醚更安全。青蒿素类药物分子结构中存在的过氧桥，在亚铁离子的作用下可产生自由基，含铁的血红素可促进二氢青蒿素与神经瘤细胞及脑匀浆形成共价结合物，而自由巯基及氨基减少。啮齿类、犬和猴等动物体内试验发现，青蒿素的神经毒性主要是听力损伤、共济失调和震颤。组织学检查发现神经元染色质溶解、坏死、细胞体肿胀、核固缩、胞浆空泡化和轴突变性等，且好发于脑干、前庭系统和听觉系统的某些核团。神经毒性表现（听力损伤等）在临床上患者的发生率仅为 3.3%。目前，细胞水平和动物整体水平的研究表明，青蒿素的神经毒性可能与氧化应激和线粒体的损伤有关，并提示人类临床应用应密切关注神经系统的毒性反应。青蒿素的长期给药毒性，特别是在低剂量时的毒性尚不清楚。且易造成前庭和听觉系统的严重损害，故认为在大剂量或服用期较长时，检测听觉功能或前庭功能可能有助于早期发现脑干的损害。

双氢青蒿素（62.5μmol/L）和蒿甲醚（≥250μmol/L）会减低 PC12 细胞的存活率，电镜观察发现蒿甲醚主要损伤神经元细胞和 PC12 细胞的线粒体，引起线粒体肿胀、嵴断裂、减少、消失，蒿甲醚能够抑制神经元细胞线粒体呼吸链复合酶 I 和 IV 的活性，使其氧化 NADH 和还原型细胞色素 C 的能力下降，有明显的时-效和量-效关系，蒿甲醚对神经元细胞线粒体丙二醛水平无明显影响。蒿甲醚损伤线粒体从而影响其功能是产生神经素性的机制之一。

青蒿浸膏 5.1 和 6.8g/kg SD 大鼠连续灌胃给药 28 天，大鼠均出现知觉过敏、行动迟缓、呆滞、听力减弱等神经系统和听觉毒性表现，表明青蒿素会对神经产生毒性。青蒿素衍生物可通过氧化应激产生神经毒性，血红素作为亚铁离子的来源增强了这种作用，从而抑制分化中的神经母细胞的生长。在氧化还原反应过程中，亚铁离子可以通过破坏青蒿素内过氧化物的部分结构促进活性氧和碳中心自由基分子的生成，从而对神经细胞产生毒性。

2. 心脏毒性 青蒿琥酯和蒿甲醚 6mg/kg 连续给药 13 周，对 Beagle 犬心脏形态和功能均有影响，但是表现不同：青蒿琥酯能导致心脏传导系统（窦房结和房室结）P 细胞和 T 细胞变性和炎症改变，心电图显示心率显著下降；而蒿甲醚则导致 QT 间期延长，其作用机制很可能与 hERG 通道被抑制有关。青蒿琥酯和蒿甲醚都可导致心肌细胞、肝细胞和肾小管上皮细胞线粒体等超微结构出现不同程度的肿胀、空泡变等损伤，表明线粒体是其作用的靶点之一。

3. 对肝脏和消化系统的毒性作用 5.1 和 6.8g/kg 青蒿浸膏连续 28 天给药对肝脏和消化系统影响较大，导致肝脏明显肿大，小肠浆膜脱落、肌层变薄、肠绒毛减少。青蒿素类药物被机体摄入后 0.5 小时广泛分布于多个脏器，其中肠、肝、肾含量最高，脾、心、脑含量次之，肠道和肝脏分布量较高可能与肝脏和消化系统的毒性损伤有关，且有毒物质进入肾脏可能会改变肾脏的排泄途径。青蒿琥酯的毒性试验也表明，高剂量（40mg/kg）的青蒿琥酯对雏鸡有明显的生长抑制作用，且会使雏鸡肝脏出现严重病变。

【毒作用机制】

（一）靶器官毒性机制

青蒿素化学结构中存在内过氧桥，断裂后产生的碳中心自由基分子和 ROS 是其发挥药理学和毒理学作用的共同结构基础。目前认为其毒性可能与以下机制有关：①结构中的内过氧桥能被还原型血红素或亚铁激活，形成具有细胞毒性的碳中心自由基，通过其烷化作用破坏组织细胞的特定靶点，杀灭寄生虫（药效作用），或靶向线粒体、内质网和吞饮泡的细胞器、细胞内多种蛋白、钙离子依赖性 ATP 酶等，影响细胞功能（毒性作用）；②一些研究认为毒性也可能与活性氧导致的胞浆流动（cytoki nesis）、提高氧化应激水平和内质网应激反应有关；③影响免疫系统功能，如抑制一氧化氮合成、抑制 NF-κB 生成、降低血清肿瘤坏死因子浓度等；④影响细胞生长周期，包括改变细胞周期依赖性激酶或细胞周期蛋白等，如干扰红细胞的生成；⑤直接或间接损伤 DNA（遗传毒性），导致 DNA 断裂。

研究认为，青蒿琥酯结构中的过氧桥键不仅是其抗疟活性的重要基团，也是其毒性作用的原因之一。青蒿琥酯在体内代谢转化中形成的高浓度的氧自由基及其他类自由基引发脂质过氧化之一自由基连锁反应，导致生物膜系统损伤，产生持续性、渐进性的毒性作用。骨髓核膜结构是青蒿琥酯最敏感的靶组织之一，青蒿琥酯产生的氧自由基引起膜的脂质过氧化作用是骨髓细胞毒性的原发损伤，随后诱发骨髓噬多染红细胞微核增高，导致造血抑制。对造血组织的胎盘转运性毒性很可能是药物自由基直接透过胎-血屏障，损伤和抑制胎肝血细胞的正常发育所致。

蒿甲醚损伤线粒体从而影响其功能是产生神经毒性的机制之一，线粒体可能是蒿甲醚在神经元细胞的作用靶点，其神经毒性产生的机制主要通过影响线粒体呼吸链复合酶的活性引起细胞能量代谢障碍，最终导致神经毒性。

（二）毒代动力学

青蒿素是中药青蒿中重要的活性成分，具有明确的抗疟活性，至今为止其临床前药代动力学研究采用的实验对象包括小鼠、大鼠、鸡、犬等动物，其药代动力学大多都具有吸收快、分布广、排泄快、体内浓度低的特点。

健康与患疟疾小鼠灌胃给予青蒿素混悬液后血浆中青蒿素的药代动力学参数，在疟疾小鼠体内青蒿素的 AUC 提高，而脱氧青蒿素的代谢则被抑制。大鼠尾静脉注射青蒿素后的药-时曲线符合二室模型；青蒿素在 2 分钟时迅速达到峰浓度 $89.23\mu g/ml$，随后开始从体内迅速消除，青蒿素的 $t_{1/2\alpha}$ 和 $t_{1/2\beta}$ 分别为 3.37、42.87 分钟。青蒿素类药物在大鼠血液中分布的规律，血细胞亲和力顺序为青蒿素 > 蒿甲醚 > 二氢青蒿素，血细胞中青蒿素、蒿甲醚和双氢青蒿素的 AUC_{0-t} 分别为血浆中的 2.6、1.7、1.2 倍。鸡多次给予青蒿素后，t_{max} 明显缩短，中、高剂量组 AUC_{0-t} 降低、CL/F 提高，这说明青蒿素在禽类体内存在明显的自身诱导代谢情况。而在犬类中，多次口服青蒿素能加快自身的代谢，推测当连续口服给药时，首过效应增强；当犬以静脉注射方式连续 5 天给予青蒿素，除第 1 天和第 5 天表观分布容积有显著性差异外，其余药代动力学参数均显著性差异。当青蒿素与青蒿中其他成分，如青蒿乙素、青蒿酸及东莨菪内酯联用时，健康小鼠中 $AUC_{0-\infty}$、C_{max} 和 $t_{1/2}$ 较单独使用青蒿素时分别提高了 3.78、3.47、1.13 倍，同时在疟原虫感染小鼠体内也有类似的药代动力学行为。

（三）毒效相关性

青蒿具有清虚热、除骨蒸、解暑热、截疟、退黄的作用，可用于温邪伤阴、夜热早凉、阴虚发热、骨蒸劳热、暑邪发热、疟疾寒热、湿热黄疸。另一方面，青蒿具有心脏毒性和神经毒性，其对两个毒效共有靶器官的毒效作用之间有密切联系，在相同机体状态下，剂量是决定其发挥毒性还是效作用的核心要素，呈明显的"量-效-毒"正相关，且毒-效分子机制内在关联。

1. 心脏毒性相关性 青蒿素及其衍生物除抗疟疾外，对心血管系统也具有保护作用。青蒿素通过增加收缩型血管平滑肌细胞基因表达、干扰心肌细胞动作电位、抑制心肌间质纤维化等机制，发挥抑制动脉粥样硬化、抗心律失常、抑制心肌梗死等作用，为临床治疗心血管系统相关疾病提供新思路。

青蒿素促进蛋白激酶（AMPK）的活化，抑制 mTOR 和 Unc-51 样激酶 1（ULK1）的磷酸化，增加自噬相关蛋白 LC3-II 的积累和 P62 的降解，从而增强巨噬细胞的自噬功能；青蒿素抑制由氧化低密度脂蛋白刺激巨噬细胞引起的炎性反应，同时青蒿素还可缓解 LDL 诱导巨噬细胞自噬的破坏。敲除 AMPK 基因可以消除青蒿素对 mTOR 和 ULK1 磷酸化的抑制作用，提示青蒿素可能通过调节 AMPK/mTOR 自噬信号通路进而起到抗动脉硬化作用。研究发现，青蒿素通过上调 AMPK 的活性、下调核因子 κB（NF-κB）的磷酸化以及抑制核苷酸寡聚化结构域样受体热蛋白结构域 3（NLRP3）炎性小体激活，进一步抑制小鼠主动脉粥样硬化。

青蒿素具有抗心律失常作用。青蒿素通过干扰心室肌细胞外向整流 K^+ 电流、抑制胞内 Ca^{2+} 释放，发挥抗心律失常作用。试验发现，青蒿素抑制动作电位的去极化和复极化的作用呈浓度和时间依赖性，调整动作电位并激活 Na$^+$离子和 N 型 Ca^{2+}离子通道，可非选择性地抑制特定的神经元而对抗大鼠心律失常。青蒿素对以上离子通道的作用具有可逆性。青蒿素及其衍生物具有明显的心血管保护作用，如抗心律失常、抗心肌缺血、抗动脉粥样硬化、稳定斑块等作用。青蒿素可以抑制 NLRP3 炎症小体的激活，阻止心肌 I/R 损伤。青蒿素可以抑制动脉粥样硬化的发展，青蒿素及其衍生物是一种潜在的治疗动脉粥样硬化的新型药物。

2. 神经毒性相关性　青蒿素及其衍生物双氢青蒿素、青蒿琥酯、蒿甲醚、青蒿素 B 等已被证明有缓解中枢神经系统炎症反应的功能。青蒿琥酯可以通过血-脑屏障使脑脊液含量减少，降低颅内压，在一定程度上用于治疗创伤性脑损伤（traumatic brain injury，TBI）。用小鼠脑疟疾（experimental cerebral malaria，ECM）模型研究青蒿琥酯和川芎嗪的联合用药，发现这种组合可以减少微血管堵塞并改善神经功能，从而提高存活率，并减轻实验性脑疟疾的病理变化，作用机制可能为增加脑血流量、神经生长因子和神经营养因子水平，减轻海马神经元损伤等。

【控毒方法】

青蒿控毒方法主要有依法炮制、辨证用药。通过合理的炮制方法可大幅度地降低其毒性及副作用，通过水炮制半枝莲的活性成分会得到充分的释放和提取，使其药效增强，水炮制的过程中半枝莲植物中的毒性物质如草铃素在煮沸的过程中会被分解，可以降低半枝莲的毒性；水炮制还有助于减少植物中的一些有害物质引起的不良反应成分的含量，如刺激性成分或过敏原。青蒿性寒，凡脾胃虚寒者忌用，避免出现肠胃不适、恶心、呕吐等症状。

【中毒救治】

出现中毒症状者，应立即停药，彻底洗胃或催吐，重症中毒者可留置胃管。在患者病情允许情况下，洗胃可用 1：5000 高锰酸钾溶液、2% 氯化钠溶液，随后再灌入 20% 甘露醇或 25% 硫酸镁溶液导泻。可采用阿托品或利多卡因、胺碘酮或糖皮质激素抗心律失常，维持血压、呼吸，纠正水和电解质紊乱，调节酸碱平衡；可用金银花、绿豆、黄连、甘草等煎液服用以解毒。

草乌叶

本品是毛茛科植物北乌头 *Aconitum kusnezoffii* Reichb. 的干燥叶，夏季叶茂盛花未开时采收。它是蒙古族习用药材，主产于内蒙古、东北三省、北京、河南等地；性平味辛、涩，有小毒，功效为清热、解毒、止痛。用于热病发热、泄泻腹痛、头痛、牙痛。

【历史沿革】

草乌叶是蒙医药的常用药，以不同名称载于传统蒙药专著，早在《蒙药图鉴》即有记载，有"杀黏、消炎、止痛"等功效。自 1977 年起被收载在历版《中国药典》，《内蒙古药材标准》以"甘露叶"收载。

【毒性表现】

草乌叶中因含有乌头碱，其临床中毒症状与附子中毒相似，可引起四肢发麻，继而不能站立、头晕眼花、言语困难、烦躁不安、运动受限，严重者吞咽困难、呼吸缓慢或呼吸抑制。

【毒性成分】

根据乌头类有毒中药的认识，草乌叶含有的乌头碱等双酯生物碱应是其主要的毒性物质基础。

【毒性反应】

草乌叶的毒性研究相关较少，仅见急性毒性研究报道。

20%、50% 的草乌叶煎剂灌胃小鼠最大剂量 15mg/kg 时无明显毒性，并可使小鼠食欲和体重增加，但草乌叶总碱灌胃小鼠的 LD_{50} 为 15mg/kg。但近年的研究显示，草乌叶水煎液灌胃有明显的急性毒性，LD_{50} 为 121.7g/kg，急性毒性表现为不同程度的耸毛、抽搐、眯眼或眼部分泌物增加、瞳孔散大或缩小、腹泻、口吐白沫、呼吸急促或困难、二便失禁等，与附子引起的小鼠急性毒性表现相似。

【毒作用机制】

草乌叶中含有双酯型乌头类生物碱，故其导致神经毒性、消化系统毒性的机制与附子一致。暂未见草乌叶毒代动力学和毒效相关性的研究。

【控毒方法】

在传统蒙药中，认为草乌叶的毒性较弱，直接用生品；但妊娠期妇女慎用。此外，草乌叶与草乌、附子的性能功效不同，应对证用药。

【中毒救治】

草乌叶中毒的临床报道很少见，若中毒可参考附子中毒进行对症处理。

目标检测

答案解析

一、单选题

1. 栀子最早记载于（　）
    A.《新修本草》　　　　　B.《神农本草经》　　　　　C.《本草纲目》
    D.《本草经疏》　　　　　E.《雷公炮制论》

2. 苦参中主要毒性成分为（　）
    A. 苦参碱　　　　　　　B. 苦参酮　　　　　　　　C. 苦参啶
    D. 苦参醇　　　　　　　E. 苦参酸

3. 栀子的主要毒性成分是（　）
    A. 栀子碱　　　　　　　B. 挥发油　　　　　　　　C. 有机酸
    D. 栀子苷　　　　　　　E. 都桷子苷

4. 三颗针的主要毒性成分是（　）
    A. 生物碱　　　　　　　B. 挥发油　　　　　　　　C. 有机酸
    D. 苷类化合物　　　　　E. 黄栌木碱

5. 白鲜皮中毒的毒性表现主要是（　）
    A. 肺毒性　　　　　　　B. 肾毒性　　　　　　　　C. 肝毒性
    D. 心脏毒性　　　　　　E. 肠毒性

6. 穿心莲的主要毒性成分是（　）
    A. 穿心莲生物碱　　　　B. 穿心莲挥发油　　　　　C. 穿心莲有机酸
    D. 穿心莲内酯　　　　　E. 穿心莲乙酸

7. 贯众最早记载于（　）
    A.《新修本草》　　　　　B.《神农本草经》　　　　　C.《本草纲目》
    D.《本草经疏》　　　　　E.《中华本草》

8. 苦木的主要毒性成分是（　）
    A. 苦味素类　　　　　　B. 挥发油　　　　　　　　C. 三萜及甾醇类

D. 皂苷类   E. 黄酮类

9. 鸦胆子的毒性最早记载于（ ）

  A.《神农本草经》   B.《新修本草》   C.《本草纲目》

  D.《本草纲目拾宜》   E.《本草中华》

10. 重楼皂苷Ⅰ小鼠腹腔注射的 LD_{50} 为（ ）

  A. 100mg/kg   B. 50mg/kg   C. 24.5mg/kg

  D. 150mg/kg   E. 300mg/kg

11. 翼首草具有肝损伤作用的成分是（ ）

  A. 翼首草毒素 A   B. 熊果酸   C. 翼首草毒素 B

  D. 齐墩果酸   E. 翼首草乙素

12. 青黛引起胃肠不适的主要成分是（ ）

  A. 色胺酮   B. 靛蓝   C. 靛玉红

  D. 菘蓝苷   E. 滇红

13. 长期毒性实验研究发现，大剂量青蒿素可引起神经毒性，常用（ ）作为毒性的指示和预警

  A. 视觉系统   B. 听觉系统   C. 触觉系统

  D. 嗅觉系统   E. 味觉系统

14. 青蒿具有明显的急性毒性、长期毒性、生殖毒性，长期服用对（ ）损害最大

  A. 肝脏   B. 肾脏   C. 心脏

  D. 胃   E. 肺

15. 千里光毒性主要表现为（ ）

  A. 肝毒性   B. 胃毒性   C. 神经毒性

  D. 生殖毒性   E. 肾毒性

二、简答题

1. 简述北豆根与山豆根毒性的差异。

2. 简述重楼生殖毒性及生殖毒性作用机制。

3. 青蒿素化学结构中存在内过氧桥，断裂后产生的碳中心自由基分子和 ROS 是其发挥药理学和毒理学作用的共同结构基础，其毒理学作用机制是什么？

书网融合……

思政导航   本章小结   题库

第十章　泻下药

PPT

 学习目标

知识目标

1. **掌握**　泻下药的共性毒理特点。
2. **熟悉**　泻下药的毒性成分。
3. **了解**　泻下药的概念、毒性作用及其预防和中毒救治。

能力目标　通过本章学习，理解泻下药药性与其毒性的关系，初步形成泻下药毒理学研究的思路，会运用特殊毒性、神经系统毒性、消化系统毒性等方法开展泻下药毒理学研究。

素质目标　通过本章学习，形成对常见泻下药毒性和安全用药的意识，初步具备开展泻下药毒性研究的科研素养和创新能力。

凡能攻积、逐水，引起腹泻，或润肠通便的药物，称为泻下药。本类药物性苦、寒，多辛味，主入脾、胃、大肠经。泻下药用于里实的证候，其主要功用大致可分为三点：①通利大便，以排除肠道内的宿食积滞或燥屎；②清热泻火，使实热壅滞通过泻下而解除；③逐水退肿，使水邪从大小便排出，以达到驱除停饮、消退水肿的目的。因此本类药多为沉降之品，主要具有泻下通便作用，以排除胃肠积滞和燥屎等，正如《素问·灵兰秘典论》所云："大肠者，传导之官，变化出焉。"或有清热泻火，使实热壅滞之邪通过泻下而清解，起到"上病治下""釜底抽薪"的作用；或有逐水退肿，使水湿停饮随大小便排除，达到祛除停饮、消退水肿的目的。部分药还兼有解毒、活血祛瘀等作用。泻下药中主要被分为攻下药、润下药和峻下逐水药三类，其中尤以攻下药和峻下逐水药作用最为猛烈，因此其药性多为苦、寒之品；而润下药则相对较温和，药性多甘、平，可能是因其含有较多脂肪酸类化合物。因此在使用时应注意攻下药和峻下逐水药这两类药物，奏效迅速，但易伤正气，宜用于邪实正气不虚之症；对久病正虚、年老体弱以及妇女胎前产后、月经期等均应慎用或禁用。润下药的作用较缓和，能滑润大肠而解除排便困难，且不致引起大泻，故对老年虚弱患者，以及妇女胎前产后等由于血虚或津液不足所致的肠燥便秘，均可应用。泻下药的毒性具有以下共同特点。

（1）**毒性物质**　主要有酯类和苷类。如芫花含芫花素、芫根苷，巴豆中含巴豆苷等；千金子脂肪油中含千金子甾醇和殷金醇棕榈酸酯，巴豆中含巴豆油酸、巴豆酸及其与其他有机酸结合而成的甘油酯等。

（2）**毒性表现**　主要毒性表现为恶心、呕吐、腹泻、肢体麻痹、失去定向能力、抽搐、昏迷等。千金子脂肪油中千金子甾醇和殷金醇棕榈酸酯是千金子肠道刺激性的重要毒性物质，对胃肠道有强烈的刺激作用，对中枢神经系统也有一定的毒性；中毒剂量为 9～15g。毒性表现初见头晕、头痛、恶心、剧烈呕吐、腹痛、腹泻、心悸、烦躁不安、体温升高、冷汗自出、面色苍白等，严重者出现血压下降、大汗淋漓、四肢厥冷、呼吸浅粗等，严重者呼吸衰竭而亡。

（3）**控毒方法**　主要是对证用药、合理配伍、依法炮制和控制剂量。本类药物应根据里实证的兼证及患者的体质，进行适当配伍。里实兼表邪者，当先解表后攻里，必要时可与解表药同用，表里双解，以免表邪内陷；里实而正虚者，应与补益药同用，攻补兼施，使攻邪而不伤正。本类药亦常配伍行气药，以加强泻下导滞作用。若属热积者还应配伍清热药；属寒积者应与温里药同用。其次，在使用时应注意依法炮制和控制剂量。如临床用药时，千金子应选用炮制品而不宜用生品，控制剂量和疗效，中病即止。

第一节　攻下药

芦　荟

本品为百合科植物库拉索芦荟 *Aloe bartudenss* Miller、好望角芦荟 *Aloe ferox* Miller 或其他同属近缘植物叶的汁液浓缩干燥物。原产于非洲，我国广西、广东、福建、台湾、四川、云南等地也有种植。芦荟苦，寒。归肝、胃、大肠经。泻下通便、清肝泻火、杀虫疗疳。用于热结便秘、惊痫抽搐、小儿疳积；外治癣疮、肝火头痛、目赤、惊风、痔瘘。具有抗肿瘤作用、抑菌活性、抗氧化、降血脂等功效。

【历史沿革】

芦荟首见于《药性论》，称卢会，而芦荟之名则载于《本草蒙筌》，但并无毒性的记载，至《本经逢原》始指出有"小毒"，并云"若胃虚少食人得之，入口便大吐逆，每致夺食泄泻，而成羸瘦怯弱者多矣。"

【毒性表现】

芦荟毒性主要表现在消化系统与肾脏，服用大量的芦荟后，可能会出现恶心、呕吐、腹痛腹泻、出血性肠炎、里急后重、血便、流产、腰痛，以及肾脏损害致尿少、蛋白尿、血尿等。长期应用可致结肠炎，或导致妊娠期妇女流产。

【毒性成分】

芦荟大黄素为芦荟的主要毒性成分，芦荟苷等成分也可产生一定的毒性作用。

【毒性反应】

1. 急性毒性　芦荟提取物 1∶500 醇浸出物，从其中分离出一种几乎纯粹的物质 Alomicin，其小鼠腹腔注射的 LD_{50} 为 5g/kg。芦荟口服液小鼠灌胃的 $LD_{50} > 21.5g/(kg \cdot bw)$。

2. 慢性毒性　SD 大鼠灌胃芦荟全叶冻干粉每日 6.10g、3.41g、0.71g 生药/kg，连续 26 周，结果高剂量组（6.10g 生药/kg）大鼠出现肠道反应，小肠黏膜变性、坏死、脱落，有层棕色色素颗粒沉着；其余剂量组未见明显毒性反应。小鼠灌胃芦荟大黄素每日 1.6g/kg，连续 11 周，表现出明显肾脏毒性。

【毒作用机制】

（一）靶器官毒性机制

肾脏毒性机制　芦荟大黄素大剂量、长期给予对小鼠表现出肾毒性，其机制与诱导氧化应激、细胞凋亡及转化生长因子 $β_1$（$TGF-β_1$）蛋白表达有关。芦荟蒽醌衍生物刺激性泻下，伴有显著腹痛和盆腔充血，严重时可引起肾炎。对离体蟾蜍心脏有抑制作用。芦荟汁液浓缩物可显著升高尿 NAG、ALP 的活性，引起肾小管上皮细胞、肠系膜淋巴结、结肠黏膜固有层色素沉积，肾通透性增强。

（二）毒代动力学

目前尚无芦荟毒代动力学报道。其药代动力学为：大鼠灌胃 ^{14}C – 芦荟大黄素 4.5mg/kg，1.5 ~ 3 小时血药浓度达峰，$t_{1/2}$ 为 50 小时。肝、肾和肠道中芦荟大黄素分布高于血浆，卵巢、睾丸均有分布。给健康志愿者连续试服芦荟大黄素，第一次给药后 90 小时采血未检出芦荟大黄素，可检出大黄酸；大黄酸血药浓度在 3 ~ 5 小时和 10 ~ 11 小时出现双峰。原因可能是大黄酸来源有二，即吸收后的芦荟大黄素代谢产物，以及芦荟大黄素在肠内被细菌转化产生的大黄酸吸收入血。芦荟苦素、芦荟宁、芦荟新苷 D、芦荟苷 B、芦荟苷 A 和芦荟大黄素提取回收率范围为 58.02%~106.81%；达峰时间（t_{max}）分别为（0.54±0.39）、（0.51±0.40）、（0.92±0.58）、（1.60±1.41）、（1.60±1.41）、（0.44±0.31）小时；半衰期 $t_{1/2}$ 分别为（7.37±2.02）、（5.58±1.92）、（18.96±23.60）、（10.16±5.33）、（13.30±10.62）、（15.59±20.15）小时。药代动力学参数结果表明，芦荟苦素、芦荟宁和芦荟大黄素的 t_{max} 相近，且呈现吸收快消除快的特点；芦荟苷 A 和芦荟苷 B 在大鼠体内的药代动力学参数相似，半衰期较长，吸收快而消除较慢；芦荟新苷 D 出现多峰现象，在第二个吸收峰时达到最大血药浓度，呈现吸收慢且消除速率慢的特点。

【中毒救治】

西医救治：早期进行催吐、洗胃后再服硫酸镁泻剂导泻。其他对症支持疗法。

大 黄

本品为蓼科植物掌叶大黄 *Rheum palmatum* L. 、唐古特大黄 *Rheum tanguticum* Maxim. ex Balf. 或药用大黄 *Rheum officinale* Baill. 的干燥根和根茎。主要分布于青海、甘肃、甘肃、四川、云南、贵州等地。秋末茎叶枯萎或春发芽前采挖。去除细根，刮去外皮，切块干燥。切厚片，生用或酒炒、酒蒸、炒炭用。大黄苦，寒。归脾、胃、大肠、肝、心包经。泻下攻积、清热泻火、凉血止血、解毒、逐瘀通经、利湿退黄。用于湿热积滞、便秘腹痛、血热吐衄、目赤咽肿、痈肿疔疮、肠痈腹痛、胃热呕吐、瘀血经闭、产后瘀阻、便血尿血、跌打损伤、湿热痢疾、黄疸尿赤、淋证、水肿、外治烧烫伤。主要含有蒽醌类、色酮类等化学成分。具有泻下、抗炎、抗肿瘤、调节血脂及抗血管生成等作用。

【历史沿革】

大黄始载于《神农本草经》，云："主下瘀血，血闭，寒热，破癥瘕积聚，留饮宿食，荡涤肠胃，推陈致新，通利水谷，调中化食，安和五脏。"《吴普本草》引神农、雷公，始云"有毒"。后世的《本草汇言》又曰有"微毒"。

【毒性表现】

大黄中毒表现常见于消化系统、呼吸系统、泌尿系统、免疫系统、肝脏等。中毒原因与用量过大、辨证不准、疗程过长、用法不当、品种不清、炮制不当等有关。不合理食用大黄后可出现腹泻、腹痛、呕吐、恶心、肠鸣等胃肠反应，造成电解质紊乱。还会出现皮疹、水疱、哮喘加重等过敏反应。另外生大黄可对妊娠个体子宫内膜形态结构产生损害，改变早期胚胎发育的良好环境，引起早期胚胎流产。

【毒性成分】

大黄中大黄素等蒽醌类成分和鞣质类成分具有毒性。大黄蒽醌类成分中，大黄素含量最高，是大黄重要的毒性成分。

【毒性反应】

（一）基础毒性

1. 急性毒性 大黄煎剂小鼠灌胃的 LD_{50} 为 8043mg/kg。单次给药毒性研究表明，小鼠单次灌胃生大黄粉剂的 LD_{50} >5.00g/kg；小鼠单次灌胃水煎剂的 LD_{50} >10.00g 生药/kg，大鼠单次灌胃的 LD_{50} >6.00g 生药/kg。小鼠单次灌胃掌叶大黄生品水煎液的 LD_{50} 为 153.50g 生药/kg。单次使用大黄 30g 以上，所含苷类对胃肠黏膜的强烈刺激作用可引起呕吐、峻泻等毒性反应。

2. 慢性毒性 重复给药毒性研究表明，昆明小鼠灌胃不同剂量大黄素，1 次/天，共 28 天，结果 1000mg/kg 剂量大黄素可使昆明小鼠产生明显的全身毒性，出现肝、肾、胆囊损伤；600mg/kg 剂量大黄素引起的肝、肾损伤较轻。另有研究发现，大鼠分别灌胃大黄素 40、80mg/kg，1 次/天，共 30 天，均能升高大鼠血清 ALT、总胆汁酸（total bile acid，TBA）、直接胆红素（direct bilirubin，DBIL）和总胆红素（total bilirubin，TBIL）含量。

（二）特殊毒性

1. 生殖毒性 有研究发现，生大黄可对妊娠个体子宫内膜形态结构产生损害，改变早期胚胎发育的良好环境，引起早期胚胎流产。对大鼠的实验研究发现，雌鼠灌胃大黄 7.5g/kg，连续 14 天，可见性成熟期明显延缓，子宫、卵巢重量显著减轻。小鼠灌胃大黄煎剂 0.5g 生药/kg，金黄地鼠 7 ~ 12.5g/kg，大鼠 0.45 ~ 0.75g/只，连续 8 天，每天 2 次。小鼠及金黄地鼠睾丸曲细精子生发层有断脱、不整现象，金黄地鼠和大鼠的性器官皆有萎缩；未成年大鼠卵巢萎缩，阴户延期甚至长期不能洞开。

2. 致突变、致癌 大黄素经多种细胞株 Ames 试验显示有致突变作用；大黄素及其他蒽醌类化合物在多种细胞株试验中表现有遗传毒性作用。既往研究提示，多种大黄素型蒽醌可导致细菌回复突变、细胞染色体或 DNA 断裂等遗传物质损伤，有研究提示大黄素可增加鼠伤寒沙门菌 TA98、TA1535 和 TA1537 菌株的交变率，诱导 L5178Y 和 TK6 细胞 DNA 损伤，并增加骨髓微核发生率。

【毒作用机制】

（一）毒性作用

1. 消化系统 大黄对肝脏具有毒性。可出现腹泻、腹痛、呕吐、恶心、肠鸣等胃肠反应，造成电解质紊乱。大黄素、芦荟大黄素、大黄酸、大黄酚等蒽醌类成分和鞣质水解产物是大黄肝毒性的物质基础，损伤机制与提高 TNF-α 表达，上调 P-gp、Nrp3 表达，下调钠离子-牛黄胆酸共转运蛋白[（Na^+/taurocholate cotransporting）polypeptide，Ntcp]、尿苷二磷酸葡萄糖醛酸转移醇 1A1（UDP-glucuronyl transferase 1AL，UGT1AL）mRNA 和蛋白表达，从而引起肝脏脂肪变性，诱导肝脏纤维化相关；同时与 IL 介导炎症反应、通过线粒体 Caspase 通路诱导 L-02 细胞和 HepG2 细胞凋亡、激活内质网应激能力和 Ca^{2+} 通道等途径有关。与幼年大鼠相比，衰老大鼠对 40g/kg 剂量的大黄提取物毒性反应更为明显，出现肝细胞坏死和小胆管增生，肝窦区库普弗细胞活化和淋巴细胞浸润增多，系由 IL 介导的炎症反应造成肝损伤，肝细胞纤维化也参与引起了肝损伤。以肝癌细胞 HepG2 为模型，其毒性大小顺序为大黄酸 > 大黄素 > 芦荟大黄素 > 大黄酚和大黄素甲醚。另外，大黄中的鞣质有收敛作用，可麻痹肠神经，停药后可能出现继发性便秘，鞣质成分常引发结肠黑变病。

2. 泌尿系统 常见为肾损伤。大黄素、大黄酸和大黄素甲醚等蒽醌类成分是大黄肾毒性的物质基础，毒理机制与升高 BUN、血肌酐（serum creatinine，Scr）、$β_2$ 微球蛋白（$β_2$-microglobulin，$β_2$M）、胱抑素 C（cystain C，Cys-C）、乳酸脱氢酶（lactate dehydrogense，LDH）、N-乙酰-β-D-氨基葡萄糖苷酶（N-acetyl-β-D-glucosaminidase，NAG）、中性粒细胞明胶酶相关脂质运载蛋白（neutrophil gelatinase-associated lipocalin，NGAL）含量和活性，上调 Oatl、Oat3、Bax 的 mRNA 和 PPARγ 表达水平，抑制 HK-2 细胞增殖促进其凋亡，阻滞人肾皮质/近曲小管细胞 HK-2 的细胞周期，诱导肾小管透明小滴生成和肾小管色素沉着相关，也涉及线粒体膜电位途径凋亡机制（Bax/Caspase 途径），p38MAPK 通路中促分裂原活化的蛋白激酶（mitogen-activatedProtein kinase，MAPK）和 CYP1A1 基因激活，以及机体氧化应激、细胞凋亡、炎症反应等途径。对肾小管上皮 HK-2 细胞的毒性大小顺序为大黄素甲醚 > 大黄酸 > 大黄素 > 芦荟大黄素 > 大黄酚。

（二）毒代动力学

目前尚无大黄毒代动力学报道。其药代动力学为：核素标记的大黄素单剂量口服，吸收 2 小时达峰，24 小时时血药浓度下降为峰浓度的 30%，随后下降较为缓慢；大黄素主要分布于肾、肠系膜和脂肪组织，脑、肌肉、小肠和结肠中较少分布。大黄蒽醌衍生物吸收后，在体内以肝、肾、胆囊为最多；小鼠灌胃大黄素 91mg/kg，0～48 小时内由尿排出的总蒽醌类衍生物约为 53%，含有大黄素葡萄糖醛酸苷、其他蒽醌类代谢产物及大黄素。大黄蒽醌类衍生物经尿排泄约 22.8%，2～4 小时排泄达峰；由粪便排泄约 23.4%。大鼠、小鼠灌胃大黄素甲醚，从尿中检测出的代谢产物主要为大黄素、大黄酚等，大黄酚在体内可进一步氧化为芦荟大黄素和大黄酸，且芦荟大黄素和大黄酸具有较强的药理活性。

【控毒方法】

1. 病症禁忌 妊娠期妇女及月经期、哺乳期患者慎用。

2. 炮制减毒 试验发现，生大黄总提取物的最小中毒剂量为 20g/kg，而炮制后的熟大黄总提取物最小中毒剂量增大为 40g/kg，炮制发挥了减毒作用。

3. 配伍减毒 比较生大黄总提取物与大黄蟅虫丸的最小中毒剂量，两者分别为 20g/kg 和 44g/kg，表明配伍减轻了大黄的毒性。

4. 基原鉴别 应注意正品大黄之外，被混用的同属品种，如河套大黄来源的药材泻下作用较弱，但可引起腹痛，仅作兽药。

【中毒救治】

1. 西医救治 早期可先催吐，然后用 0.1% 鞣酸溶液洗胃，并采取其他对症治疗措施。

2. 中医救治 生地榆、干姜各 9g，煎汤，加红糖适量服用。

番泻叶

本品为豆科植物狭叶番泻 *Cassia angustifolia* Vahl 或尖叶番泻 *Cassia acuifolia* Delile 的干燥小叶。分布于非洲、埃及。我国台湾、广西、广东、云南、海南也有种植。番泻叶甘、苦，寒。归大肠经。功效为泻热行滞、通便、利水、止血。用于热结积滞、便秘腹痛、水肿胀满。具有致泻、止血、抗菌、肌肉松弛和抗胃黏膜损伤的作用。

【历史沿革】

番泻叶始载于《饮片新参》，未言有毒。但有"中寒泄泻者忌用"之诫。临床证实用量过大可产生毒副作用。

【毒性表现】

番泻叶毒性主要表现在消化系统、神经系统、消化系统、心血管系统、泌尿系统、生殖系统毒性。长期滥用番泻叶治疗便秘可产生药物依赖性，戒断症状有全身不适、焦虑不安、心烦失眠、哈欠连连，严重时疼痛有蚁行感、瞳孔散大、面热潮红、发热、厌食、体重下降、呼吸加快、血压升高等，还可导致肝、肾功能受损及消化道损伤等毒性反应。番泻叶还可引起过敏反应，表现为全身发冷、胸闷不适、寒战、呼吸难、口唇发绀、体温上升、皮疹、周定型药疹和瘙痒，甚至发生过敏性休克。

【毒性成分】

番泻叶泻下的主要有效成分和毒性成分为番泻苷，《中国药典》以番泻苷 A、番泻苷 B 含量进行质控。

【毒性反应】

（一）基础毒性

急性毒性 番泻叶总苷小鼠腹腔注射的 LD_{50} 为 1.414g/kg，相当于 36.3g 生药/kg，此剂量是临床口服剂量的 300 倍以上。番泻叶提取物小鼠腹腔注射（狭叶番泻叶）的 LD_{50} 为 185.44g 生药/kg。

（二）特殊毒性

致突变作用　体外 Ames 诱变试验，5mg/plate 番泻叶浸膏（羟基蒽醌衍生物含量 10.1%）能引起大肠埃希菌细胞株 TA_{1537}（-S9）和 T_{98}（+/-S9）基因突变；HGPRTIMI（+/-S9）诱变试验，5mg/ml 浓度为阴性。

【毒作用机制】

（一）靶器官毒性机制

1. 神经系统毒性机制　番泻叶可致三叉神经支配区痛觉减退，面部麻木、头晕，大小便失禁、癫痫等。

2. 消化系统毒性机制　番泻叶可引起消化道出血、上腹部剧烈疼痛、呕吐咖啡色液体、排黑便、黄疸、癫痫样发作等；发热尿黄、巩膜黄染、肝脾肿大，尿胆原明显升高。番泻苷水解形成大黄酸蒽酮等苷元，可兴奋肠平滑肌 M-受体，增加肠蠕动；同时抑制肠细胞膜 Na^+-K^+-ATP 酶，阻碍 Na^+ 转运，增高肠腔渗透压，保留大量水分并促进肠蠕动致泻下排便。有研究发现，番泻叶可引起腹泻患者总胆红素、直接胆红素、丙氨酸氨基转移酶、天冬氨酸氨基转移酶显著升高。表明长期大量服用番泻叶可导致肝功能损伤，并且出现成瘾性，表现为心烦失眠、全身不适，甚至有感受到呼吸加快、血压升高等症状。

3. 心血管系统毒性机制　番泻叶可引起频繁呕吐、血压骤降或骤升、休克。

4. 泌尿系统　泻叶可引起肾损伤、肾功能衰竭、急性尿潴留、腹泻等。剧烈腹泻可致水、电解质大量丢失；肠管膨胀，肠壁静脉回流受阻，血浆水分向肠管渗出，血容量减少，引起低血容量休克，严重时可致肠黏膜上皮坏死。严重休克时微循环障碍，组织灌注不足，器官缺血、缺氧，代谢障碍，自由基堆积，细胞水肿坏死，可诱发多器官功能衰竭。血容量不足可进一步致肾血管收缩，肾小球内皮细胞肿胀，肌红蛋白和 Hb 大量阻塞，基膜破坏，各种有害物质蓄积，肾小管坏死，肾脏的损害加重，易引起急性肾功能衰竭。

（二）毒代动力学

目前尚无番泻叶毒代动力学报道。其药代动力学为：番泻叶经口服后在小肠吸收较少，大部分在大肠水解为苷元大黄酸蒽酮；经小肠吸收入血的少量番泻苷在肝脏代谢产生大黄酸蒽酮，对盆神经丛有刺激作用。

【控毒方法】

（一）控制剂量

番泻叶是外科常用的一种泻药，给药途径是口服。单次给药，最大剂量不超过 150mg 蒽醌苷；对顽固性便秘，每日最大剂量不得超过 30mg 蒽醌苷，且连续服药不超过 2 周。番泻叶常规剂量为 3～9g，剂量过大，可有恶心、呕吐、腹痛等不良反应。

（二）合理配伍

番泻叶不可与甘露醇同用，否则消化液大量潴留肠腔，有效循环血量减少，引起水电解质平衡及酸碱紊乱，导致低血容量性休克，诱发急性肾功能衰竭。

【中毒救治】

1. 用药期间应该注意观察，出现消化道刺激症状时必须引起重视，减轻用药剂量或停药。

2. 根据患者出血部位、出血量、全身情况、并发疾病选用不同的止血方法。若出血量小、病情较轻者，可采用内服或注射止血药，如白及、三七、云南白药等；出血量大，病情危重者，气囊止血、内窥镜下局部应用止血药，或外科手术止血。

3. 吐泻严重者，宜服浓茶、鞣酸，并用高锰酸钾洗胃。口服鞣酸蛋白，每次 2g，每日 3 次，或服用活性炭悬浮液。口服蛋清、牛乳、五倍子粉等黏膜保护剂。其他对症支持疗法。

第二节 峻下逐水药

红大戟

本品为茜草科植物红大戟 knoxia vaierianoides Thotel et Pitard 的干燥块茎。主产于广西、广东、云南等地。秋、冬二季采挖，除去须根，洗净，置沸水中略烫，干燥。红大戟苦，寒；有小毒。归肺、脾、肾经。功效为泻水逐饮、消肿散结。用于水肿胀满、胸腹积水、痰饮积聚、气逆喘咳、二便不利、痈肿疮毒、瘰疬痰核。主要含蒽醌、三萜、木质素、香豆素、甾酮、简单芬芳类化合物等，有抗菌、利尿等作用。

【历史沿革】

红大戟的毒性记载最早见于《本草纲目》"其根辛苦，戟人咽喉。"《神农本草经》列为下品。《全国中草药汇编》记载了红大戟的相关禁忌："不宜与甘草同用。妊娠期妇女及体质虚寒者忌服。"《广西中药志》谓"非气壮实者禁用。"《药性论》记载"善治瘀血，能堕胎孕"，可见，其生殖毒性早有认识。《中国药典》中红大戟列为"有小毒"，但研究表明红大戟的毒性和刺激性均不明显，故对于其"有小毒"的规定还有待深入研究。

【毒性反应】

急性毒性 红大戟根 50% 乙醇浸剂小鼠腹腔注射的 LD_{50} 为 $(40.6 \pm 1.8)g/kg$，与甘草共浸则 LD_{50} 明显降低（《中药大辞典》）。

【控毒方法】

1. 注意用量并分辨其与京大戟的差异。
2. 红大戟生品具有毒性，通过醋法炮制后可缓解峻泻作用，降低胃肠道刺激。
3. 体虚者及妊娠期妇女禁用红大戟，红大戟不宜与甘草同用。

千金子

本品为大戟科植物续随子 Euphorbia lathyris L. 的干燥成熟种子。夏、秋二季果实成熟时采收，除去杂质，干燥。种皮薄脆，种仁白色或黄白色，富油质。气微，味辛。千金子原产于中国东北、华东、华北、西南等地。性辛，温；有毒。归肝、肾、大肠经。功效为泻下逐水、破血消癥；外用疗癣蚀疣。用于二便不通、水肿、痰饮、积滞胀满、血瘀经闭；外治顽癣、赘疣。其含油酸、棕榈酸、亚油酸等甘油酯及多种二萜醇酯及香豆素类、甾类、黄酮类化合物等，具有泻下、镇静、镇痛、抗炎抗菌、抗肿瘤等作用。

【历史沿革】

千金子始载于《开宝本草》，原名续随子，记载："千金子有逐水消肿，化瘀破症之功，用于治疗水肿、痰饮、积聚、胀满、血瘀经闭等证。性辛、温、有毒，入胃、大肠、膀胱经。"《本草蒙筌》言："味辛，气温。有毒。"《本经逢原》："辛温，有毒。"《本草经疏》言："续随子，味辛气温，而其性有毒，实攻击克伐之药也。……盖此药之为用，乃以毒攻毒之功也"，首次阐明了千金子以毒攻毒的应用。

【毒性表现】

传统文献和现代临床报道均认为千金子有毒。其毒性物质主要为千金子甾醇、殷金醇棕榈酸酯等，其毒性主要表现在神经系统和消化系统等，中毒原因与剂量过大或个体因素等有关；中毒剂量为 9 ~ 15g，多在中毒后 3 小时内发生，起病较急，初见头晕头痛、恶心呕吐、精神不振、腹痛泄泻、心悸、烦躁不安、体温升高、冷汗自出、面色苍白等，严重者出现血压下降、大汗淋漓、四肢厥冷、呼吸浅粗等，严重者呼吸衰竭而亡。有记载："误服千金子中毒患者，把千金子误认为故子，服后约 1 小时左右，全身抽搐，瞳孔散大，口吐白沫。"

【毒性成分】

千金子脂肪油中千金子甾醇、殷金醇、棕榈酸酯是千金子肠道刺激性的重要毒性物质。

【毒性反应】

（一）基础毒性

急性毒性　主要以消化系统和神经系统表现为主，潜伏期 1 ~ 3 小时，症状包括剧烈呕吐、腹痛、头晕、头痛、烦躁不安、体温升高、出汗、心慌、血压下降，严重者出现呼吸循环衰竭。小鼠灌胃千金子乙酸乙酯提取物的 LD_{50} 为 160.23g/kg，石油醚提取物的 $LD_{50} > 90.8g/kg$，水提取物的 $LD_{50} > 912.0g/kg$。小鼠灌胃千金子挥发油的 MTD 为 266.8g/kg。小鼠灌胃含油量为 22.3%、25.0% 和 28.4% 的千金子霜均无法测出 LD_{50}，提示千金子霜的安全范围较大。

（二）特殊毒性

殷金醇和棕榈酸酯成分有致癌、促癌作用。

【毒作用机制】

千金子脂肪油对胃肠道的强烈刺激性是导致毒性的重要原因，但具体机制暂不清楚。此外千金子具有细胞毒性，千金子素可诱导人结肠腺癌细胞 Caco-2 细胞毒性，引起 miRNA 和 mRNA 表达谱发生改变。千金子诱导人胚肾细胞 HEK293 和人正常肝细胞 L-02 毒性，制霜后细胞毒性显著降低。千金子甾醇对胃肠黏膜有强烈刺激作用，可产生峻泻，致泻强度是蓖麻油的 3 倍。千金子提取液对大鼠原代培养的肺成纤维细胞生长有较强的抑制作用，形态学观察肺成纤维细胞数目显著减少，形状不规则，突起变短，排列混乱。

【控毒方法】

1. 依法炮制　千金子所含脂肪油是其主要毒性成分，因此去壳去油是炮制控毒的重要方法。千金子因炮制方法不同而有冷霜、热霜、蒸霜之别，炮制产品虽有不同，但药物经过压榨去油后，其毒性成分的含量均明显减少，不良反应尤其对消化道黏膜的刺激性显著减弱。故千金子内服一定要经过严格的炮制。

2. 控制剂量　千金子内服剂量宜小，缓慢加量。外用治疗顽癣、恶疮、肿毒等证剂量要适当，如疮疡溃破面积较大，要防止药物经皮肤大量吸收而引起中毒。

3. 辨证用药　体虚及妊娠期妇女忌用，儿童慎用。

【中毒救治】

1. 催吐导泻　口服中毒早期，宜用吐法，吐尽后即饮牛奶或鸡蛋清以护胃解毒，服药若超过 5 小时，则用芒硝以排毒。重者可用高锰酸钾溶液及温水反复洗胃，口服硫酸镁导泻。若泄下无度可吃冷粥，或饮黑醋，或两者合用。

2. 支持治疗 静脉滴注葡萄糖注射液加维生素 C，肌内注射呋塞米排毒。烦躁不安可用镇静剂，严重者应注意抢救呼吸、循环衰竭。

3. 中医治疗 ①板蓝根 30g、绿豆 30g、黄豆 15g，水煎服。②黄柏 15g、石斛 30g、山栀 9g、黑豆 15g，水煎服。③若患者出现泻下无度而见大汗淋漓、四肢厥冷、脉细欲绝、神情淡漠者，宜用高丽参 10g（或吉林参 15g）急煎温服，以益气固脱，并取两碗粥水（加适量糖、盐）顿服以固护津气。

千金子霜

千金子霜为千金子的炮制加工品，取千金子，去皮取净仁，照制霜法制霜，即得。味辛，温；有毒。归肝、肾、大肠经。功效为泻下逐水、破血消癥；外用疗癣蚀疣。用于二便不通、水肿、痰饮、积滞胀满、血瘀经闭；外治顽癣、赘疣。

【毒性表现】

《中国药典》记载千金子霜具有毒性。其毒性物质与千金子相似，主要为萜类成分（千金子甾醇、殷金醇、棕榈酸酯）。具体毒性表现参考中药千金子。

【毒性成分】

千金子霜经过加工炮制后毒性物质虽有减少，但并未完全去除，主要毒性物质为脂肪油和二萜类成分，如千金子甾醇、千金子素 L2 和千金子素 L3、殷金醇和棕榈酸酯成分。

【毒作用机制】

参考中药千金子。

【控毒方法】

千金子霜内服剂量宜小。外用治疗顽癣、恶疮、肿毒等证剂量要适当，要防止药物经皮肤大量吸收而引起中毒。体虚及妊娠期妇女忌用，儿童慎用。

【中毒救治】

参考中药千金子。

甘 遂

本品为大戟科植物甘遂 *Euphorbia kansui* T. N. Liou ex T. P. Wang 的干燥块根，主产于陕西、河南、山西等地。春季开花前或秋末茎叶枯萎后采挖，撞去外皮，晒干，生用或醋炙用。甘遂苦，寒；有毒。归肺、肾、大肠经。功效为泻水逐饮、消肿散结。用于水肿胀满、胸腹积水、痰饮积聚、气逆咳喘、二便不利、风痰癫痫；外用痈肿疮毒。主要含三萜、二萜、酚类、甾醇等，有利尿、泻下、抑制免疫功能、抗肿瘤、抗生育、抗氧化、抗炎、抗病毒、杀虫、促进神经生长因子活性等作用。

【历史沿革】

甘遂的毒性记载最早见于《珍珠囊》"有毒，不可轻用"，《神农本草经》列为下品，此后大多数本草谓甘遂"有毒"，如《本草经疏》《本草分经》《本经逢原》等。有关其毒性表现，《得配本草》载"妄用，大损元气，腹胀而死。"《本草经疏》言："甘遂性阴毒，虽善下水除湿，然能耗损真气，亏竭津液。"《中国药典》中将甘遂列为"有毒"。

【毒性表现】

甘遂中毒的毒性表现常见于皮肤系统、消化系统、神经系统，也可引起心血管系统、呼吸系统的毒性。

临床上，甘遂中毒的常见原因有炮制不当、用法失宜、配伍不当等；0.5~2 小时出现中毒症状，刺激皮肤、黏膜导致急性炎症，外用常引起局部皮肤发红、起疱、热痛，甚至引起坏死；口服刺激消化系统，出现口腔、咽喉肿痛，有灼烧感，引起恶心、呕吐、腹痛、腹泻，严重的吐泻继而导致水、电解质、酸碱平衡的紊乱，甚至出现休克；神经系统中毒出现头痛、头晕、谵语、昏迷、痉挛等；心血管的毒性表现为心悸、血压下降等，重度中毒可引起呼吸或循环衰竭而亡。

【毒性成分】

甘遂的毒性成分主要是二萜类、三萜类化合物，以二萜类化合物巨大戟二萜醇，甘遂萜酯 A、B、C、D，甘遂素甲、乙、丙、丁，三萜类化合物 α-大戟醇、β-大戟醇、γ-大戟醇、甘遂醇为代表。这些毒性成分是甘遂引起急性毒性、长期毒性、生殖毒性和不同靶器官毒性的主要物质基础。然而，二萜类、三萜类化合物也是甘遂泻下、抑制免疫功能、抗肿瘤、抗生育、抗炎、抗病毒、杀虫、促进神经生长因子活性的主要药效物质。甘遂醋炙后，其二萜类及中间产物成分含量明显减少。

【毒性反应】

甘遂有急性毒性、长期毒性、生殖毒性和致癌作用，生甘遂的毒性大于醋制品和甘草制品；甘遂醇提物毒性明显大于水提物。

（一）基础毒性

1. 急性毒性　小鼠灌胃甘遂生品的 LD_{50} 约为 32g/kg，醋制品的 LD_{50} 为 103g/kg，甘草制品的 LD_{50} 为 160g/kg。甘遂 60% 醇提取物、95% 醇提取物小鼠灌胃的 LD_{50} 分别为 20.99、7.38g/kg。甘遂 50% 乙醇注射液小鼠腹腔注射的 LD_{50} 为 88mg/kg。生甘遂和醋甘遂醇提物小鼠灌胃的 LD_{50} 分别为 24.64、106.35mg/g。甘遂不同炮制品水提液对斑马鱼的 LC_{50} 明显高于相应醇提液，同一提取方法不同炮制品的急性毒性大小顺序为甘遂生品 > 清炒品 > 醋润品 > 醋炙品。用石油醚-乙酸乙酯和甲醇洗脱醋甘遂活性部位，得到成分群 A、B、C，各成分群对斑马鱼胚胎的 LC_{50} 分别为 10.40、0.397、4.811mg/L，同时 UFLC-Q-TOF-MS 分析结果表明成分群 B 中主要含巨大戟烷型二萜类成分，成分群 C 中主要含假白榄烷型二萜类成分。甘遂萜酯 A 小鼠腹腔注射的 LD_{50} 为 30mg/kg。

2. 长期毒性　甘遂不同提取物、不同给药途径、不同给药剂量、周期下，重复给药的毒性强度和表现不同。甘遂煎液分别以 1、2、4g/kg 灌胃小鼠连续 21 天，可致小鼠肝脏脏器系数升高，且随着药物浓度的增加，肝脏病变愈发严重；小鼠血清 ALT、AST 的活性明显升高，肝组织 SOD、GSH-Px 活性降低，而 MAD 的含量升高，说明甘遂长期用药对小鼠的肝脏具有一定的损伤作用。甘遂煎剂大鼠灌胃 7 天，大鼠心肌酶谱多项指标如 CPK、LDH、HBDH 有异常变化；实质细胞出现轻度红肿变形、血管轻度扩张充血、少量灶性炎细胞浸润、轻度组织水肿等。甘遂醇浸物以 10mg/kg 静脉注射家兔连续 3 周，可导致家兔心、肝、肾出现病理改变；甘遂醇浸物股四头肌注射家兔后，可导致家兔横纹肌明显肿胀，部分纤维玻璃样变性、崩解，间质明显水肿；此浸出物尚有溶血作用。

（二）特殊毒性

1. 生殖毒性　甘遂对胚胎增殖有毒性，从甘遂中提取的巨大戟二萜醇对非洲蟾蜍胚胎期的细胞分裂有明显的抑制作用，同时也能抑制拓扑异构酶 Ⅱ 的活性。醋甘遂活性部分成分群 B（巨大戟烷型二萜类）处理斑马鱼胚胎 96 小时，能导致胚胎孵化过程中卵黄囊吸收延迟、脊柱弯曲、囊腔肿大、肝及胃腺肠道发育不良、心腔肿大和血液循环减缓等症状。

2. 致癌　生甘遂醇提物的水溶性成分可促进 A549 和 HepG2 肿瘤细胞生长。

（三）局部毒性

大戟二萜醇类化合物有皮肤刺激性，用药后 30 ~ 120 分钟内发作，先为咽部充血、肿胀，继而腹痛、峻泻、恶心，剧烈频繁呕吐，水样便、里急后重；重者肠壁腐蚀，出现霍乱样米汤状便。

【毒作用机制】

甘遂中甘遂萜酯 G、甘遂萜酯 M、甘遂萜酯 D 等二萜类成分可强烈刺激肠黏膜，诱导肝脏细胞色素氧化酶表达，增加其活性，引起炎症充血及蠕动，溶血及 RBC 凝集，麻痹呼吸、血管运动中枢，致皮肤、黏膜、肝细胞等靶器官细胞毒性，从而导致不同靶器官毒性。

（一）靶器官毒性机制

1. 皮肤、黏膜毒性机制 甘遂萜类化合物对皮肤、黏膜的强烈刺激性是导致毒性的主要原因，对胃肠黏膜的刺激导致炎症、充血和肠蠕动亢进。

2. 肝毒性机制 可能是甘遂诱导肝脏细胞色素氧化酶表达，增加活性，进一步促进所含前致癌物和前毒物转化成为致癌物和毒物，进而造成肝脏损伤或肝细胞异常增生。

（二）毒代动力学

目前尚无甘遂毒代动力学报道。其药代动力学为：采用加速溶剂法萃取甘遂成分，大鼠灌胃甘遂毒性最大的石油醚部位，KansuinineG、KansuinineM 和 KansuinineD 等成分均可在血浆中检出。

（三）毒效相关性

甘遂具有泻下、抗肿瘤作用，可用于治疗肠梗阻、癌症。甘遂具有肠毒性和致癌性。在相同机体状态下，剂量是决定其发挥毒性还是效作用的核心要素，呈明显的"量-效-毒"相关性。

1. 肠毒效相关性 生、醋甘遂的乙酸乙酯部位是其毒 - 效部位，生、醋甘遂的乙酸乙酯部位分别以 15、30mg/mL 灌胃小鼠，均可明显促进小肠推进运动，随后发现，生甘遂乙酸乙酯部位在 (74.66 ± 8.08) g/kg 时动物出现烦躁、呼吸增强、全身抖动、蜷缩等中毒症状，对死亡动物进行解剖发现小鼠肠系膜极度充血，肠容积显著膨大。

2. 细胞毒效相关性 甘遂醇提物的乙酸乙酯萃取部位在 400 ~ 800μg/ml 浓度范围内对 MCF - 7、HepG2 和 A549 细胞有显著抑制作用。甘遂醇提物的环己烷萃取部位在 400 ~ 800μg/ml 浓度范围内对 MCF - 7、HepG2 和 A549 细胞有显著抑制作用，而在 50 ~ 100μg/ml 浓度范围内对 MCF - 7、A549 和 HepG2 肿瘤细胞增殖有促进作用。甘遂水溶性成分在 80 ~ 200μg/ml 浓度范围内对 A549 和 HepG2 肿瘤细胞生长有促进作用。

【控毒方法】

甘遂可通过炮制减少甘遂所含刺激性成分，醋制和甘草制法能降低甘遂对皮肤、黏膜的刺激性，并缓和其泻下作用。甘遂与大枣配伍用可以缓和其峻烈的药性，减轻其毒性，其原理是大枣可通过调节肠道菌群，增加有益菌乳杆菌属等的丰度，降低致病菌大肠埃希菌 - 志贺菌属等的丰度，回调短链脂肪酸含量，并通过肠道菌群与宿主相互作用影响代谢产物的产生，改善肠道稳态，对甘遂造成的胃肠道黏膜损伤有明显保护作用，显著拮抗甘遂致炎作用，主要效应物质基础可能与三萜类化合物有关，这也为中医临床应用"十枣汤"的合理性提供了科学依据。甘遂禁与甘草配伍，甘遂反甘草属于中药"十八反"内容，配伍甘草可增加其对心、肝、肾毒性作用，临床用药应注意避免同用。甘遂与垂体后叶素、利血平、胍乙啶、毛果芸香碱合用可增强消化道损害。甘遂中毒问题大多与剂量疗程有关，有短期内大量应用所致，也有因长期应用而致蓄积中毒。甘遂用于水肿胀满、胸腹积水、痰饮积聚、气逆咳喘、二便不利、风痰癫痫、痈肿疮毒，妊娠期妇女禁用，体虚者慎用，临证时应结合辨证论治，以小量递增、峻药缓用、中病即止、密切观察毒性反应为原则。

【中毒救治】

出现中毒症状，应立即停药，彻底洗胃或催吐，然后导泻、高位灌肠、输液补水。可在中毒后 0.5 ~ 1 小时给予 10% 氢氧化铝凝胶 10 ~ 15ml，强心及兴奋呼吸中枢，给氧、输血、人工呼吸、心脏按压等对症支持治疗；可采用大青叶、黑豆、绿豆、鸡蛋清解救。

芫 花

本品为瑞香科植物芫花 Daphne genkwa Sieb. et Zucc. 的干燥花蕾，主产于安徽、江苏、浙江、山东、福建等地。春季花未开放时采收，除去杂质，干燥，生用或醋炙用。芫花苦、辛，温；有毒。归肺、脾、肾经。功效为泻水逐饮、祛痰止咳；外用杀虫疗疮。用于水肿胀满、胸腹积水、痰饮积聚、气逆咳喘、二便不利；外治疥癣秃疮、痈肿、冻疮。主要含黄酮、二萜原酸酯、挥发油、谷甾醇、苯甲酸、黄嘌呤氧化酶等，有镇静、镇痛、镇咳、祛痰、降压、利尿、泻下、兴奋子宫平滑肌、抗菌、抗寄生虫、抗肿瘤等作用。

【历史沿革】

芫花的毒性记载最早见于《山海经》"芫，可以毒鱼"，《神农本草经》列为下品，此后大多数本草谓芫花"有小毒"，如《名医别录》《证类本草》《汤液本草》等。《中国药典》中将芫花列为"有毒"。

【毒性表现】

芫花中毒的毒性表现常见于皮肤系统、消化系统、神经系统，也可引起生殖系统、血液系统、心脏等毒性。

临床上，芫花中毒的常见原因有用量过大、疗程过长、炮制不当、辨证不准等。芫花强烈刺激皮肤和黏膜，外用引起局部组织发红、起疱、糜烂甚至坏死，渗出液增加，内服可引起剧烈的腹痛和水样泻；刺激消化系统引起口干、胃部烧灼感、恶心、呕吐、腹泻等；对神经系统可引起头痛、头晕、耳鸣、眼花与四肢疼痛等；少数流产患者可见致热现象，表现出体温升高、寒战、白细胞计数升高等，可见子宫收缩，甚者可致宫腔撕裂；长期、大量服用芫花可出现严重的溶血和弥散性血管内凝血，心肌损害。

【毒性成分】

芫花的毒性成分主要是二萜原酸酯类、黄酮类和挥发油等化合物，以二萜原酸酯类成分芫花酯甲、乙、丙，黄酮类成分芫花素、芹菜素、苯甲酸等为代表。这些毒性成分是芫花引起急性毒性、长期毒性、生殖毒性、局部毒性和不同靶器官毒性的主要物质基础。然而，二萜类化合物也是芫花泻下作用的主要药效物质。

【毒性反应】

（一）基础毒性

1. 急性毒性 芫花粉剂小鼠灌胃的 LD_{50} 为 11.83g/kg。生芫花与醋制芫花水浸液小鼠腹腔注射的 LD_{50} 分别为 8.30、17.78g/kg，而其醇浸液的 LD_{50} 分别为 1.09、7.07g/kg。小鼠皮下注射芫花煎剂的 LD_{50} 为 5.5g 生药/kg。芫花萜醇小鼠腹腔注射的 LD_{50} 为 1.25g 生药/kg。芫花酯甲小鼠腹腔注射的 LD_{50} 为 1.5mg/kg。芫花水提物处理斑马鱼 24 小时时的 LC_{50} 为 256.4μg/ml。

2. 长期毒性 芫花粉剂大鼠灌胃，每日 1 次，连续 3 个月，可引起 ALT、ALP 含量明显升高；0.74g/kg 可引起肝、肾、肺、脑脏器指数增高，2.96g/kg 还可引起肾上腺、睾丸、卵巢脏器指数增高。

（二）特殊毒性

生殖毒性 芫花对胎盘组织有一定的损害，芫花中的谷甾醇、芫花苷和酚类具强烈毒性作用，可使胎儿体内发生淤血、出血、溶血，并使胎儿的心脏、肾上腺、脑干、延髓等重要器官发生严重损伤而至胎儿死亡，一般在注药后 5~10 小时胎心音即消失。羊膜腔内注入芫花萜 0.2~0.8mg，可使孕猴在 1~3 日内完全流产，娩出的猴仔均已死亡，胎盘绒毛膜板下有大量中性多形核 WBC 聚集，蜕膜细胞变形坏死。家兔宫颈注射 100μg/kg 芫花萜，可引起强烈的宫缩。犬静注芫花素、孕猴宫腔内注射芫花素均能引起流产。芫花萜乙醇制剂 30~100μg 给孕猴羊膜腔内注射，可引起流产。芫花酯甲和芫花酯乙可使非孕子宫和妊娠期子宫收缩，并可导致流产。

（三）局部毒性

芫花具有强烈的刺激性，外用引起局部组织发红、起疱、糜烂甚至坏死，渗出液增加。芫花素对眼结膜具有轻度刺激性，而芫花酯甲具有强刺激性，表现为眼结膜充血、水肿、流泪、眼闭等。生芫花 1% 渗滤液家兔皮内注射可引起刺激性。芫花萜醇剂对肌肉也具有一定的刺激性。芫花中的油状物则对胃肠道具有强刺激性，使其平滑肌蠕动亢进，从而发生致泻毒性，大剂量转为抑制胃肠蠕动。

【毒作用机制】

芫花中二萜类化合物可使溶酶体破坏释放大量磷酸酯酶 A，加速合成与释放前列腺素，使子宫收缩而引起流产；可诱导生成内生致热原，从而刺激体温调节中枢而发热；诱导肝脏组织氧化应激损伤、线粒体功能障碍、内质网应激和细胞自噬，诱导肝脏细胞凋亡，抑制胆红素代谢等，导致肝细胞毒性。

（一）靶器官毒性机制

1. 生殖毒性机制 芫花酯甲和芫花酯乙可引发流产，其机制为给药后蜕膜与胎盘明显变性坏死，使溶酶体破坏释放大量磷酸酯酶 A，蜕膜中粗面内质网加速合成与释放前列腺素，使子宫收缩而引起流产。

2. 神经毒性机制 芫花酯甲是外源性致热原，可激活白细胞中内生性致热原前体转化为内生致热原，从而刺激体温调节中枢而发热。

3. 肝脏毒性机制 芫花水提物对大鼠（0.26、0.79、2.36g/kg）及斑马鱼成鱼（5、10、15μg/ml）、幼鱼（200mg/L）均具有肝毒性，其作用机制可能为芫花能够诱导肝脏组织出现氧化应激损伤、线粒体功能障碍、内质网应激和细胞自噬，进而诱导肝脏细胞凋亡。芫花素对胆红素代谢酶——尿苷二磷酸葡萄糖醛酸转移酶 1 家族多肽 A1（UGT1A1）酶具有较强的抑制作用，可使胆红素代谢受阻、蓄积，进而引发肝毒性反应。芫花酯甲对大鼠心、肝、肾均有损害作用，配伍甘草可增加毒性，其机制与甘草中的甘草酸能和芫花酯甲形成均匀的纳米粒、增加二萜类毒性成分溶出有关。芫花醇提物对人正常肝细胞 L-02 具有细胞毒作用，其中的二萜原酸酯类成分与该类细胞有明显的亲和作用，可能是该毒性反应的物质基础。利用 L-02 细胞进行芫花诱导肝毒性物质分布，初步判断芫花致肝毒性的 12 个潜在成分以及 26 个代谢成分，推测芫花致肝损伤的机制可能与脂质过氧化和氧化应激途径、磷脂酶 A2/溶血磷脂酰胆碱（PLA2/LPC）途径、以鞘氨醇激酶/鞘氨醇-1-磷酸（Sphk/SIP）途径为核心的 SIP 代谢和脂肪酸代谢紊乱有关。

（二）毒代动力学

目前尚无芫花毒代动力学报道。其药代动力学为：芫花酯甲为中性二萜原酸酯，脂溶性高，易通过质膜吸收。孕兔宫腔内注射芫花酯甲符合二室开放模型，药物可迅速入血，但在血中含量低，主要存留在宫腔内；孕兔羊膜腔内注射芫花酯甲，其在羊水、胎盘及胎儿肝内分布最高，其他组织仅有微量分布。

【控毒方法】

芫花经醋炙后所含芫花酯甲的含量可降低 45% 左右，还可除掉一部分刺激性脂肪油，并降低芫花酯甲等二萜类毒性成分的生物利用度，从而降低对皮肤黏膜的刺激性，缓和泻下作用和腹痛的症状。辨证用药，就是要准确掌握芫花适应证与禁忌证。芫花主要用于实证，不宜用于虚证患者及妊娠期妇女。历代本草都告诫芫花反甘草。芫花与甘草合用，其利尿、泻下作用受抑制，而心脏、肝脏和肾脏毒性增强。且芫花不论醋炙与否，与甘草合煎时，随甘草比例升高，芫花中二萜类等毒性成分溶出明显提高，尤其对芫花酯甲、芫花酯乙及芫花酯己的溶出影响最为显著。因此，临床应避免两者合用。芫花中毒问题大多与剂量有关，有短期内大量应用所致者，也有因长期应用而致蓄积中毒者，因此控制剂量和使用时间非常重要。

【中毒救治】

出现中毒症状者，应立即停药，彻底洗胃或催吐，洗胃可用 1∶2000 高锰酸钾溶液、2% 氯化钠溶液，随后再灌入 20% 甘露醇或 25% 硫酸镁溶液导泻，口服鞣酸蛋白。输复方氯化钠或 5% 葡萄糖盐液，纠正水和电解质紊乱；还可用黄连、甘草、山栀、黄豆等煎液服用以解毒；白及研末服用以保护胃肠黏膜。

京大戟

本品为大戟科植物大戟 *Euphorbia pekinensis* Rupr. 的干燥根，主产于河北、山西、甘肃、山东、江苏等地。秋、冬二季采挖洗净，晒干，生用或醋煮用。京大戟苦，寒；有毒。归肺、脾、肾经。功效为泻水逐饮、消肿散结。用于水肿胀满、胸腹积水、痰饮积聚、气逆喘咳、二便不利、痈肿疮毒、瘰疬痰核。主要含三萜、二萜、黄酮、生物碱、有机酸、鞣质、树脂胶、多糖等，有泻下、利尿、降压、扩血管、兴奋子宫平滑肌、抗结核、抗炎、抗肿瘤等作用。

【历史沿革】

京大戟的毒性记载最早见于《名医别录》，谓其"有小毒"，《神农本草经》列为下品，历代本草对其毒性记载不一，《名医别录》载其"有小毒"，《药性论》谓其"味苦、辛，有大毒。"《中国药典》中将京大戟列为"有毒"。

【毒性表现】

京大戟中毒的毒性表现常见于皮肤系统、消化系统、神经系统，也可引起呼吸系统、肾脏等毒性。

临床上，京大戟中毒的常见原因有用量过大、炮制不当、配伍失宜等；京大戟强烈刺激皮肤、口腔及胃肠黏膜，外用可引起充血、水肿、脱皮，甚至糜烂；刺激消化系统可导致恶心、呕吐、腹痛、腹泻，严重时可致脱水、电解质紊乱、虚脱；神经系统中毒可见眩晕、昏迷、痉挛、瞳孔散大；重度中毒可致呼吸麻痹而死亡；长期、大剂量可引起肾功能不全，甚至发生肾功能衰竭。

【毒性成分】

京大戟的毒性成分主要是萜类化合物，以三萜类成分大戟苷，二萜类成分京大戟素（euphpekinensin）、异大戟素（isoeuphpekinensin）、pekinenicC 为代表。这些毒性成分是京大戟引起急性毒性、长期毒性和不同靶器官毒性的主要物质基础。然而，三萜类成分也是京大戟抗炎作用的主要药效物质，二萜类成分也是京大戟泻下、抗肿瘤作用的主要药效物质。

【毒性反应】

京大戟有急性毒性和长期毒性，生京大戟的毒性大于醋京大戟；京大戟醇提物毒性大于水提物。

1. 急性毒性 京大戟生品 LD_{50} 为 157.35g 生药/kg，而 10%、30%、50%、70% 的京大戟醋制品 LD_{50} 依次为 188.31、176.43、214.60、197.49g 生药/kg。小鼠灌胃京大戟 50% 乙醇提取物的 LD_{50} 为 19.56g/kg；小鼠灌胃京大戟和醋京大戟乙酸乙酯部位的 LD_{50} 分别为 160.3、234.8g/kg。京大戟生品水提物和醇提物对斑马鱼胚胎 96 小时的 LC_{50} 分别为 228.43、140.57mg/L，京大戟醋制品水提物和醇提物的 LC_{50} 分别为 453.53、222.57mg/L。

2. 长期毒性 京大戟、醋京大戟石油醚提取物 0.24g/ml 大鼠灌胃，每日 1 次，连续 30 天，可明显提高 ALT、AST、UN、Cr 及 UA 含量，表明京大戟、醋京大戟石油醚提取物对肝、肾有明显毒性，醋制后毒性显著降低。

【毒作用机制】

京大戟中萜类化合物可破坏肠道的机械屏障，增加肠道炎症因子表达，紊乱结肠内水通道蛋白表达，抑制肝药酶活性，增加细胞线粒体膜通透性，引发细胞周期停滞和凋亡，导致胃肠道、肝细胞、心脏、小肠隐窝上皮细胞等不同靶器官细胞毒性。

（一）靶器官毒性机制

1. 肠道毒性机制 生品京大戟以 20、40、60mg 生药/g 灌胃小鼠，可破坏肠道机械屏障，增加肠道炎症因子表达，升高 MDA 含量，下降 GSH 和 SOD 含量，对小鼠胃肠道造成氧化损伤。以 6.25、12.5、25μM 的大戟总二萜类化合物（TDEP）干预 RAW264.7 小鼠巨噬细胞和 HT-29 人肠上皮细胞共培养体系后，可使结肠内水通道蛋白 1（AQP1）、水通道蛋白 3（AQP3）、水通道蛋白 4（AQP4）的表达水平紊乱，这可能是京大戟对肠黏膜造成损伤的机制。

2. 肝肾毒性机制 京大戟可抑制肝药酶 CYP3A2 活性，使毒性成分代谢减慢，蓄积增加。京大戟乙醇提取物可增加大鼠尿液中的肌酐、苯丙氨酸、犬尿喹啉酸、黄尿酸、亮氨酸和 2,8-二羟基喹啉等内源性代谢物的生成，降低马尿酸和苯乙酰甘氨酸的合成，导致肝细胞部分液化坏死、肾小球萎缩及肾髓质中出现明显的肾小管细胞液化坏死。

3. 细胞毒性机制 京大戟对大鼠小肠隐窝上皮细胞 IEC-6 具有较强毒性，机制可能与其增加细胞线粒体膜通透性，引起细胞凋亡有关；京大戟卡司烷型二萜类成分 pekineninC 可通过线粒体和死亡受体途径促进大鼠小肠隐窝上皮细胞 IEC-6 凋亡，并致细胞周期停滞。

4. 心脏毒性机制 京大戟中 pekinenal、pinostrobin、（3β）-3-羟基-8,24-二烯-7,11-二酮和甘露醇等 4 个化合物的 18.01μmol/L 组、28.15μmol/L 组可引起斑马鱼胚胎明显的心脏畸形、心包水肿、心脏体积变小、卵黄囊吸收延迟和卵黄囊水肿。

（二）毒代动力学

目前尚无京大戟毒代动力学报道。其药代动力学为：大鼠灌胃京大戟提取物 9g/kg，二萜类成分的血浆浓度迅速达峰，然后缓慢降低，表明京大戟二萜类成分易吸收且消除缓慢。

【控毒方法】

不同炮制方法所得京大戟毒性强度存在差异，在相同试验条件下，各炮制品的毒性强弱顺序依次为生品＞水煮品＞水煮拌醋品＞醋制品。醋制可以有效地抑制京大戟毒副作用且充分发挥疗效，其原理为京大戟中含有的多种萜类成分在炮制过程中结构可发生醚键水解、内酯环开环、酯化成酯、氧化成羟基、羟基脱水成双键等反应，将毒性较大的萜类成分转化为毒性较低的成分，且仍然保留利尿以及祛腹水功效。京大戟用于水肿胀满、胸腹积水、痰饮积聚、气逆喘咳、二便不利、痈肿疮毒、瘰疬痰核，凡虚寒阴水者及妊娠期妇女禁用，体弱者慎用。大枣与京大戟配伍有缓和京大戟峻烈之性，缓和毒性作用，大枣配伍京大戟减低其对胃肠道的毒性机制可能是通过生物转化和体内代谢改变了毒效成分大戟二萜醇酯的双酯结构，生成低（无）毒的效应物质，或拮抗京大戟引起的刺激性、致炎毒性而实现的。京大戟与甘草配伍，属中药传统"十八反"禁忌，甘草配伍京大戟一方面甘草酸可以增加京大戟有毒萜类成分的溶出量，另一方面京大戟可降低甘草苷和芹糖甘草苷的含量，使甘草保肝效应降低，两者合用可以增强其毒性导致大鼠肝、肾、肾上腺损伤增强，与传统认识一致。因此，在临床处方用药时不得将甘草与京大戟配伍使用。京大戟有一定的蓄积毒性，因此应当注意应用京大戟的剂量问题。临证时应结合辨证论治，峻药缓用、中病即止，密切观察毒性反应。

【中毒救治】

出现中毒症状者，应立即停药，以 0.02% 高锰酸钾溶液或 0.10% 鞣酸溶液洗胃，然后内服生蛋清、牛乳等保护胃黏膜。纠正水、电解质紊乱及其他对症支持疗法。

牵牛子

本品为旋花科植物裂叶牵牛 *Pharbitis nil*（L.）Choisy 或圆叶牵牛 *Pharbitis purpurea*（L.）Voigt 的干燥成熟种子。秋末果实成熟、果壳未开裂时采割植株，晒干，打下种子，除去杂质。全国大部分地区均产。牵牛子性味苦、寒，有毒。归肺、肾、大肠经。具有攻下积滞、泻下逐饮、杀虫攻积的功效。主要含有牵牛子苷（树脂苷类）、牵牛子酸甲、没食子酸、生物碱、麦角醇、裸麦角醇、脂肪油、色素、有机酸等成分。临床常用于实积便秘、水肿、痰饮、虫积腹痛等症状的治疗。

【历史沿革】

《名医别录》"味苦，寒，有毒。主下气，治脚满水肿，除风毒，利小便。"《药性论》"味甘，有小毒。能治痃癖气块，利大小便，除水气虚肿，落胎。"《开宝本草》"味苦，寒，有毒。主五气，疗脚满水肿，除风毒，利小便。"

【毒性表现】

牵牛子的毒性表现包括恶心呕吐、腹痛腹泻、心律失常、肌无力、呼吸抑制等。

1. 恶心呕吐　通常由牵牛子刺激胃肠黏膜引起。

2. 腹痛腹泻　多是由于牵牛子中的生物碱作用于肠神经系统导致的。可能会引发电解质紊乱和脱水等并发症，严重时甚至会危及生命安全。

3. 心律失常　可能是由于牵牛子中的某些成分影响心脏传导系统所致。可能导致心动过速或过慢，进而诱发胸闷、气促等症状。

4. 肌无力　可能与牵牛子对神经肌肉接头的影响有关。可表现为肌肉无力、疲劳等症状，严重者可出现呼吸困难。

5. 呼吸抑制　主要是因为牵牛子中的某些成分对中枢神经系统产生抑制作用。会引起意识丧失、瞳孔散大、血压下降等现象。

【毒性成分】

牵牛子的毒性成分包括牵牛子苷及生物碱类化合物，如麦角醇、麦角新碱等对中枢神经系统有明显的毒作用。牵牛子苷为牵牛子肾毒性的物质基础。研究发现，经炮制后，牵牛子苷分解，泻下作用减缓，毒性降低。此外，牵牛子还含有牵牛子酯、牵牛子酸、没食子酸、麦角醇、裸麦角碱、野麦角碱等成分，这些成分对胃肠、肾脏有一定刺激性。

【毒性反应】

急性毒性 牵牛子苷小鼠皮下注射的 LD_{50} 为 37.5mg/kg。经牵牛子石油醚、三氯甲烷和正丁醇提取物对小鼠急性毒性比较，发现牵牛子不同提取物对小鼠的急性毒性强度为正丁醇部位 > 三氯甲烷部位 > 石油醚部位。用牵牛子的总生物碱提取物对小鼠进行毒性试验表明其对小鼠的中枢神经系统具有明显的毒性。研究发现，牵牛子的肾毒性物质基础主要存在于其95%乙醇提取物中。

【毒作用机制】

据目前相关报道表明牵牛子不良反应主要是神经毒性和肾毒性，牵牛子的总生物碱类化合物对中枢神经具有明显的毒性，其中麦角醇、裸麦角碱、田麦角碱、麦角新碱和麦角辛等麦角生物碱类化合物是造成神经毒性的物质基础。牵牛子苷是牵牛子强烈泻下作用后引起毒性的主要成分，是牵牛子肾毒性物质基础。研究还表明，牵牛子苷分解出的水溶性物质可能作用于中枢神经系统，在长期或者大量服用时，出现的神经症状可能与其有关。

【中毒救治】

牵牛子中毒后可立即进行洗胃，将胃内容物彻底清除。同时喝大量的温水，有助于稀释毒素，减少毒素吸收。此外，牵牛子是一种泻药，会导致严重的脱水症状，因此需要及时补充水分。可以饮用淡盐水、糖水，也可以补充电解质的饮料。催吐可以通过刺激呕吐中枢引起人体自发呕吐，将未消化的牵牛子排出体外，达到解毒的效果。常见的催吐方法包括口服或注射特定药物，如伊普卡净、吗啡、阿托品、地芬诺酯等。

商 陆

本品为商陆科植物商陆 *Phytolacca acinosa* Roxb. 或垂序商陆 *Phytolacca americana* L. 的干燥根。主产于河南、安徽、湖北等地。秋季至次春采挖，除去须根和泥沙，切成块或片，晒干或阴干。生用或醋炙用。商陆苦，寒；有毒。归肺、脾、肾、大肠经。功效为逐水消肿、通利二便；外用解毒散结。用于水肿胀满、二便不通；外治痈肿疮毒。主要含商陆皂苷、商陆杂多糖、脂肪酸、甾醇类化合物、氨基酸及微量元素等，有祛痰、镇咳、利尿、抗炎、抗菌、抗病毒、抗肿瘤、调节免疫功能等作用。

【历史沿革】

商陆的毒性记载最早见于《名医别录》，谓其"有毒"，《神农本草经》列为下品，此后大多数本草谓商陆"有毒"，如《名医别录》《证类本草》《本草纲目》等，《药性论》言其"有大毒"。《中国药典》中将商陆列为"有毒"。

【毒性表现】

商陆中毒的毒性表现常见于消化系统、神经系统、生殖系统，也可引起心血管系统、呼吸系统等毒性。

临床上，商陆中毒的常见原因有药材品种不当、用法不当、用量过大、炮制失宜等；用药后 0.5 ~ 1 小时出现中毒症状，也有服用 3 ~ 5 小时出现中毒症状。刺激胃肠道出现恶心、呕吐、腹泻、便血等，并因脱水导致休克。轻度的胃肠道反应经 3 ~ 5 天可自行消失。刺激神经系统导致烦躁、头晕头痛、瞳孔散大、视物模糊、膝反射亢进、精神恍惚、言语不清、抽搐；妊娠期妇女服用可引起流产；刺激心血管系统引起窦性心动过速、血压升高，严重者可致血压下降、休克、昏迷，或呼吸停止而死亡。从神志昏迷到清醒短者 11 小时，长达 31 小时。

【毒性成分】

商陆毒性成分主要是三萜皂苷类化合物，以商陆皂苷甲为代表。这些毒性成分是商陆引起急性毒性、长期毒性、遗传毒性、生殖毒性和不同靶器官毒性的主要物质基础。然而，商陆总皂苷也是商陆祛痰、镇咳、利尿、抗炎、免疫调节等作用的主要药效物质。

【毒性反应】

商陆有急性毒性、长期毒性、遗传毒性和生殖毒性，生商陆毒性大于醋炙商陆；商陆醇提物的毒性大于水提物。

（一）基础毒性

1. 急性毒性 商陆水浸剂、煎剂、酊剂小鼠灌胃的 LD_{50} 分别为 26.0、28.0、46.5g/kg，腹腔注射的 LD_{50} 分别为 1.05、1.3、5.3g/kg。商陆乙醇浸膏小鼠灌胃的 LD_{50} 为 11.87g/kg。商陆皂苷甲腹腔注射的 LD_{50} 为 26.19mg/kg。垂序商陆所含商陆皂苷甲小鼠灌胃、腹腔注射和静脉注射的 LD_{50} 分别为 1200、486、43.6mg/kg。商陆皂苷甲对肝 L-02 和肾 HK-2 细胞的 IC_{50} 分别为 360.18、149.11μg/kg。

2. 长期毒性 小鼠尾静脉注射 10mg/kg 商陆皂苷甲，连续给药 7 天可显著升高血清 AST 和 ALT 含量。商陆生药 15g/kg 水提物，灌胃大鼠，连续 4 个月，具有明显肾毒性。给药后大鼠体质量明显降低、情绪萎靡、活动减少，白细胞含量显著升高，血清 BUN 升高，尿液中尿蛋白、肾损伤因子-1 含量显著增高，肾脏脏器指数升高，可引起肾小管局部萎缩坏死、肾间质肾炎等病理改变。商陆的"量-时-毒"关系为给药剂量越大、给药周期越长，大鼠血浆内商陆皂苷甲的暴露量越高，商陆的肾毒性作用越强。

（二）特殊毒性

1. 遗传毒性 商陆水煎液灌胃成年小鼠及孕鼠，每日 1 次，连续 5 天，商陆 10g/kg 或给孕鼠 5g/kg 可分别诱发小鼠骨髓和胚胎肝内的嗜多染红细胞微核率明显增高。提示商陆在一定剂量时有潜在的致突变性。

2. 生殖毒性 商陆皂苷甲 2.0g/L 对大鼠具有体外杀精作用，其机制可能是通过影响精子膜功能及完整性，降低精子顶体酶（ACE）活性而发挥作用。

【毒作用机制】

商陆中的三萜皂苷类化合物可抑制乙酰胆碱酯酶活性、抑制多巴胺的合成与释放，进而抑制中枢和外周神经系统，引起神经毒性；可降低大鼠结肠黏膜黏蛋白 2 的表达，抑制肠细胞 HT-29 和 IEC-6 增殖，引起消化系统毒性；可下调肾组织中 Bcl-2/Bax 的比值，加速细胞凋亡，引起肾毒性。

（一）靶器官毒性机制

1. 神经系统毒性机制 商陆水提物浸泡处理蟾蜍离体坐骨神经，70 分钟内神经干动作电位幅度减小，传导速度减慢，不应期延长，阈强度增大。以商陆皂苷乙为代表的三萜皂苷类是其主要毒性物质基础，其机制与抑制乙酰胆碱酯酶活性、抑制多巴胺的合成与释放，进而抑制中枢和外周神经系统有关。

2. 消化系统毒性机制 生商陆按 35.1g/kg 单次灌胃小鼠，给药 3 小时后，可引起小鼠胃体质量显著减轻，可见局部胃黏膜上皮细胞坏死、脱落，可见小灶状出血，病变率为 66.7%。给予大鼠 16g 生药/kg 灌胃 3 天，可使大鼠胃酸分泌增加，pH 降低，PGE2 含量显著降低，胃蛋白酶活性显著增加。生商陆毒性强于醋商陆。商陆致消化系统毒性的物质基础主要为商陆皂苷甲，其毒性机制与降低大鼠结肠黏膜黏蛋白 2 的表达、抑制肠细胞 HT-29 和 IEC-6 增殖有关。

3. 肝肾毒性机制　生品商陆和醋制商陆按 54mg/kg 灌胃小鼠 28 天，可引起血清 ALT、AST、BUN、Scr 含量增高，可见肝组织细胞排列混乱，肝细胞变性严重，胞体增大，胞质疏松化，中央静脉周围炎症细胞浸润，脂肪空泡多，细胞坏死程度严重，肝损伤严重。亦可见肾小球萎缩，内皮和系膜细胞弥漫性增生，近曲小管结构消失，远曲小管继续扩张，肾小管上皮细胞坏死脱落到管腔中，内部刷状缘结构消失，肾间质炎性细胞浸润严重，部分肾间质纤维化，进而导致肝肾组织损伤。在相同剂量下，醇提物毒性强于水提物。商陆致肝肾毒性的物质基础主要为三萜皂苷类成分，其致肾毒性机制主要与下调肾组织中 Bcl-2/Bax 的比值、加速细胞凋亡有关。

（二）毒代动力学

商陆水煎液大鼠灌胃 15、30g 生药/kg，连续 120 天，不同剂量组、不同时间点的毒-时曲线较为相似，商陆皂苷甲在体内吸收速度快，达峰时间在 1 小时左右。$AUC_{0\sim t}$ 分别为（1125.26±443.74）、（1744.60±985.01）h·ng/l，C_{max} 分别为（213.7±162.45）、（438.95±427.02）ng/ml，$t_{1/2}$ 分别为（9.67±6.04）、（4.33±2.09）小时。

【控毒方法】

选用正品药材，药典规定正品商陆的来源为商陆科商陆和垂序商陆的根。有的地区以地方习用品作商陆代用品，毒性较正品大，如广东地区习惯把姜科植物闭鞘姜 *Costus speciosus*（koen）.Smith 的干燥根状茎，习称"广东商陆"。

1. 控制剂量　在正常用法用量下亦可引起中毒，症状也与正品相一致。多数商陆中毒都是由于剂量过大引起的。因此，临床应用时特别强调剂量安全。《中国药典》规定用量为 3～9g。外用适量，煎汤熏洗。

2. 延长煎煮时间　商陆鲜根经煎煮或蒸制半小时以上，毒性显著下降，疗效也有所不同。垂序商陆植物各部分对人和牲畜均有毒性，其中根和未成熟果实毒性较强，有毒成分经煮沸可破坏。

3. 依法炮制　干品除久煎外，制成蜜丸及蜜浆，其毒性亦均减弱。目前醋制法为商陆常用炮制方法。垂序商陆原药材、生片及醋炙品中商陆皂苷甲、组胺含量依次降低。商陆经过奶制、黑豆制毒性均有所降低。

4. 防止误用　商陆外貌形似人参，易误食，曾有人将此品冒充人参应用。另外，采集时宜区别红花类与白花类，白花类可供内服，红花类则多外用。

【中毒救治】

快速催吐、洗胃、导泻并应用特效解毒剂亚甲蓝是商陆中毒患者救治成功的关键。同时大量补液，纠正酸碱失衡、电解质紊乱，抽搐者予地西泮，呼吸、循环衰竭时可用呼吸机辅助呼吸和（或）予血管活性药物治疗。发绀者可静脉推注或静脉滴注亚甲蓝注射液，用量以 1～2mg/kg 为宜。亚甲蓝是亚硝酸盐中毒的特效解毒剂，能还原高铁血红蛋白，恢复血红蛋白的正常输氧功能。商陆中毒患者可以使用中药防风、防己、甘草、桂枝、生绿豆 1～2 两煎服解毒。

蓖麻子

本品为大戟科植物蓖麻 *Ricinus communis* L. 的种子。秋季果实变棕色，果皮未开裂时分批采摘，晒干，除去果皮。全国大部分地区有栽培，华北、东北最多，西北和华东次之。蓖麻子甘辛，平，有毒。入大肠、肺经。功效为消肿拔毒、泻下通滞。治痈疽肿毒、瘰疬、喉痹、疥癞癣疮、水肿腹满、大便燥结。

【历史沿革】

蓖麻子出自《唐本草》："蓖麻，此人间所种者，叶似大麻叶而甚大，其子如蜱又名草麻。今胡中来者茎赤，树高丈余，子大如皂荚核，用之益良"。

【毒性表现】

蓖麻子中含蓖麻毒蛋白及蓖麻碱，特别是蓖麻毒蛋白，可引起中毒。蓖麻子中毒后，潜伏期长，可在1~3天，多数在食后3~24小时开始发病。临床表现为咽喉刺激、灼热感、恶心、呕吐、腹痛及急性胃肠炎症状。便中可见蓖麻子外皮碎屑。严重者出现便血、发热、脱水和酸中毒，中枢神经系统症状有头痛、嗜睡、昏迷、抽搐等。肝肾受损害者出现黄疸、蛋白尿、血尿和尿闭等。中毒数日后可出现凝血、溶血现象。死亡可出现在中毒后1周左右，主要死因为呼吸抑制、心力衰竭或急性肾功能衰竭。4~7岁儿童服蓖麻子2~7粒可引起中毒、致死。成年人20粒可致死。非洲产蓖麻子2粒可使成年人致死，儿童仅需1粒，但也有报告服24粒后仍能恢复者。蓖麻毒蛋白可能是一种蛋白分解酶，7mg即可使成年人死亡。

【毒性成分】

蓖麻毒蛋白和蓖麻碱是蓖麻子中主要的毒性成分。蓖麻毒蛋白是一种植物糖蛋白，在蓖麻子中的含量为1%~5%，为白色粉末状或结晶状固体。蓖麻毒素为具有两条肽链的高毒性的植物蛋白，是一种 II 型异二聚体核糖体失活蛋白，由核糖体失活酶（A 链）及与半乳糖/N-乙酰半乳糖胺特异结合的凝集素（B 链）组成，二者之间连接一个二硫键。A 链含有 267 个氨基酸残基，具有催化活性，是蓖麻毒素蛋白的效应链。B 链具有两个结构域，由 267 个氨基酸残基组成，具有结合活性，是蓖麻毒素的结合链。蓖麻子毒素可损害肝、肾等实质脏器，并有凝集、溶解红细胞的作用，也可麻痹呼吸及血管运动中枢。蓖麻毒蛋白尚有损伤小肠及强烈的致热和致敏作用。

【毒性反应】

蓖麻子对各种动物的致死量（g/kg）大致如下：母鸡 14、母鸭 4、母鹅 0.4、兔 9、小猪 2.3、猪 1.3、奶牛 2、小山羊 0.5、山羊 5.5、绵羊 1.25、马 0.1。蓖麻毒蛋白对小鼠 1 次静脉注射的 LD_{50} 为 6~12mg/kg。武汉健民制药厂生产的蓖麻毒蛋白对小鼠 1 次静脉注射 LD_{50} 为 47.97mg/kg；对家兔 1 次静脉注射的 MTD 为 3.2mg/kg；对家兔静脉注射每日 1 次，连续 16 次的 MTD 为 1.6mg/kg。小鼠腹腔注射或静脉注射致死量的蓖麻毒蛋白后 10 小时至数天内死亡。中毒过程较长，一般给药 12 小时后见失重，24 小时后动物侧卧。有时发生慢性痉挛，呼吸困难，角弓反张，中枢神经失调。于第一次痉挛后 3 分钟动物死亡于呼吸麻痹。中毒时常伴有严重腹泻，也可能是使动物死亡的原因之一。

【毒作用机制】

蓖麻毒素具有强烈的细胞毒性，属于蛋白合成抑制剂或核糖体失活剂，这也是在构建免疫毒素时，应用到蓖麻毒素的主要原因。首先，毒素依靠 B 链上的半乳糖结合位点与细胞表面含末端半乳糖残基的受体结合，促进整个毒素分子以内陷方式进入细胞，形成细胞内囊，毒素从细胞内囊中进入细胞质，随后蛋白链间二硫键被还原裂解，游离出 A 链。A 链是一种蛋白酶，作用于真核细胞核糖体 60S 大亚单位的 28S rRNA，水解 A4324 位点的腺嘌呤 N-糖苷键，使其脱去腺嘌呤，丧失抗 RNA 酶的抗性而被降解，不能与延长因子（EF-2）结合，从而干扰了核糖体、EF-2、鸟嘌呤三磷酸腺苷（GTP）复合体的形成，导致蛋白质合成的抑制，最终细胞死亡。

【控毒方法】

目前蓖麻子中毒无特效解毒药物，临床主要采用对症治疗。①催吐、洗胃、灌肠。早期用吐根糖浆催吐，而后用0.05%的高锰酸钾溶液或温开水洗胃，再后来以硫酸钠导泻或用温开水高位灌肠，同时可内服牛奶或蛋清注意保暖。②纠正脱水及酸中毒。口服小苏打水碱化尿液，防止血红蛋白或其他产物在肾内沉淀。③对症治疗，当出现呼吸循环衰竭的时候，可以给洛贝林尼克刹米、苯甲酸钠、咖啡因，去一些毛花苷病，同时注意保肝肾，输入高渗葡萄糖及B族维生素、维生素K或者输血，加强蓖麻子中毒防治知识宣传。

巴 豆

本品为大戟科植物巴豆 *Croton tiglium* L. 的干燥成熟果实，主产于四川、广西、云南、贵州等地。秋季果实成熟时采收，堆置2~3天，摊开，干燥，去皮，取净仁，炒焦黑，得巴豆仁，再经炮制成巴豆霜。巴豆辛、热；有大毒。归胃、大肠经。功效为外用蚀疮。用于恶疮疥癣、疣痣。主要含巴豆油、蛋白质、萜类、生物碱等，有泻下、利胆、抗肿瘤、抗菌、抗炎、抑制免疫功能、镇痛、杀虫等作用。

【历史沿革】

巴豆的毒性记载最早见于《吴普本草》"辛，有毒"，《神农本草经》列为下品，此后大多数本草谓巴豆"有大毒"，如《名医别录》《汤液本草》《本草品汇精要》《本草蒙筌》《本草从新》等。《中国药典》中将巴豆列为"有大毒"。

【毒性表现】

巴豆中毒的毒性表现常见于皮肤系统、消化系统、泌尿系统、神经系统，也可引起呼吸系统、心血管系统、生殖系统等毒性。

临床上，巴豆中毒的常见原因有不当使用、用量过大等，巴豆对皮肤、黏膜、结膜有强烈刺激性，外用可导致皮肤脓疱状皮疹、发泡、灼痛；内服刺激消化系统引起恶心、呕吐、口腔咽喉灼热、刺痛、流涎，继而出现呕吐、腹泻、腹痛、便血或米泔样大便，甚至脱水；服用后一般在20分钟左右开始出现腹泻，1小时左右达到高峰，开始腹泻时多数患者有明显的里急后重感觉，数次后消失。腹泻持续时间在12小时左右。可引起泌尿系统出现蛋白尿、血尿、尿闭；神经系统出现谵语、发绀、体温下降、皮肤湿冷、血压下降、眩晕；重度中毒可引起急性肾功能衰竭、呼吸困难和循环衰竭死亡；可刺激子宫导致流产。人服用巴豆油20滴（约1g）可致命。

【毒性成分】

巴豆的主要毒性成分是巴豆油（含量为34%~57%）及巴豆毒蛋白，这些毒性成分是巴豆引起急性毒性、遗传毒性、生殖毒性、致癌、局部毒性和不同靶器官毒性的主要物质基础。然而，巴豆油也是化学剥脱换肤术中的主要药效物质，与苯酚合理配比后可用于面部和颈前部的光老化，治疗不同程度的日晒损伤。巴豆毒蛋白也是其抗菌作用的主要药效物质。

【毒性反应】

巴豆有急性毒性、遗传毒性、生殖毒性、致癌、局部毒性，巴豆的毒性大于巴豆霜。

（一）基础毒性

1. 急性毒性 小鼠灌胃含油量为9.5%、19.6%、30.5%、39.7%的巴豆霜 LD_{50} 分别是1535、1012、522、540mg/kg，巴豆渣的 LD_{50} >6000mg/kg。小鼠灌胃巴豆提取物的 LD_{50} 为680mg/kg。巴豆霜、巴豆油小鼠灌胃的 LD_{50} 分别为489（426，562）、3566（3024，4206）mg/kg。巴豆油酸大鼠灌胃的 LD_{50} 为1000mg/kg，豚鼠皮下注射的 LD_{50} 为600mg/kg。小鼠腹腔注射巴豆粗提物、相对分子质量分别为40kD、15kD的单链巴豆毒蛋白Ⅰ和巴豆毒蛋白Ⅱ的 LD_{50} 分别为124.5、22.5、111.5mg/kg，注射12小时后出现中毒症状，40小时后出现死亡。巴豆毒蛋白家兔皮下注射的 LD_{50} 为50~80mg/kg。

2. 长期毒性　8.5mg/kg 的巴豆毒蛋白连续给药 12 天后，雄性大鼠肾脏重量及器官系数均显著降低，血肌酐和尿素氮水平显著升高，肾脏中 IL-6、IL-8、TNF-α、IFN-γ 等肾脏炎症因子和 β_2 微球蛋白水平呈上升趋势。巴豆醛亚慢性中毒后可以造成严重的大鼠肺脏炎症反应。

（二）特殊毒性

1. 遗传毒性　巴豆提取物对 5 株鼠伤寒沙门菌有致突变作用。巴豆水提液小鼠灌胃 10g/kg，可增高其骨髓细胞微核发生率；亦可使孕小鼠胚胎肝细胞微核率增高。微核试验和彗星试验均表明巴豆种子水提物对斑马鱼外周血具有潜在遗传毒性。巴豆水提液对成年鼠和胚胎鼠的染色体有不同程度的损伤，巴豆可以通过胎盘屏障，对胎鼠有更显著的致遗传物质损伤作用。

2. 生殖毒性　巴豆油、巴豆树脂和巴豆醇脂能通过胎盘屏障，对胚胎小鼠具有明显损伤作用。巴豆醛可以改变大鼠生殖系统的激素含量和抗氧化酶的表达，破坏氧化平衡，导致大鼠慢性生殖损伤和氧化损伤。研究还发现不同浓度（125、150、175、200、225、250μg/ml）巴豆种子水提物处理的斑马鱼胚胎均出现胚胎死亡，并且呈现不同程度的发育缺陷，如心包水肿、脊髓弯曲、孵化延迟等。

3. 致癌　长期使用巴豆提取物可诱导细胞增殖加快，异倍体 DNA 含量增加，促使细胞发生恶性转化。巴豆油 18mg/kg 大鼠腹腔注射，可致肝脏 α-1-抑制因子 3 水平降至正常的 1/8，然后部分回升，并诱导癌基因 ODC 和 c-fos RNA 表达增加。巴豆油对由人巨细胞病毒接种诱发的小鼠宫颈癌有促进作用，也可以增加单纯疱疹病毒（HSV-1、HSV-2）诱发宫颈癌和阴道癌的概率。

（三）局部毒性

巴豆油具有皮肤黏膜致炎刺激性，可作为复制急性炎症动物模型的工具药。巴豆油外用涂抹小鼠耳廓，能够造成明显的急性炎症反应，表现为红、肿、热、痛。将巴豆油溶液涂擦家兔声带处，对家兔声带组织有明显致炎作用。小鼠灌胃巴豆油 0.05ml/只，能够引起肠道炎症。巴豆毒蛋白会导致局部细胞坏死；巴豆蛋白粗提物灌胃后会引起动物严重的胃肠道损伤，并通过诱导释放促炎细胞因子和激活 p38-MAPK 信号通路来发挥促炎作用。

【毒作用机制】

（一）靶器官毒性机制

1. 肠道毒性机制　巴豆油在消化道分解为甘油和巴豆酸，巴豆酸对胃肠道有强烈的腐蚀和刺激作用，导致肠道炎症和腹泻，严重者可发生出血性胃肠炎、肠嵌顿等病变；巴豆油可通过激活 M3 毒蕈碱性受体和 L 型 Ca^{2+} 通道钙的内流介导胃肠道运动，引起肠蠕动加快、腹泻或致痉。巴豆蛋白作用于肠上皮细胞，可破坏上皮细胞的紧密连接结构，增加肠通透性，还可通过松散的上皮细胞层进入固有层，刺激巨噬细胞释放炎症因子，从而诱发严重的肠道炎症反应。

2. 肾脏毒性机制　巴豆油、巴豆毒蛋白长期给药，可引起大鼠尿量减少，蛋白尿和血尿，血肌酐和尿素氮水平升高，严重者肾脏萎缩坏死。毒性机制可能与其诱发炎症反应和氧化应激有关。

3. 中枢神经毒性机制　大剂量巴豆油可导致中枢神经毒性，引起惊厥、呼吸中枢麻痹和运动障碍，最终导致呼吸、循环衰竭而死亡。

（二）毒效相关性研究

巴豆油具有显著泻下作用，临床治疗寒积便秘，剂量过大能引起大鼠结肠黏膜损伤。研究发现，巴豆油在 0.47~0.94g/kg 剂量下，泻下作用较弱，但不引起大鼠结肠组织损伤，而在 1.89~3.78g/kg 剂量下，能够剂量依赖性地发挥泻下作用，但也能通过调控 MyD88/NF-κB 通路介导的炎症反应，诱导大鼠结肠黏膜损伤。

【控毒方法】

(1) 依法炮制 巴豆外用应去皮取净仁。巴豆的煨法、制霜法等均有去油减毒的思路，其中巴豆的煨法有面裹煨、湿纸煨、枣煨均对脂肪油有一定的吸附程度；内服宜制霜用，制霜法中主要采用物理压榨出油，利用不同材质吸附油脂。巴豆油是其主要的毒性物质，有强烈的刺激性，因此在内服应用前规范炮制，去油后制成巴豆霜使用。巴豆霜灌胃小鼠的 LD_{50} 明显高于巴豆。巴豆的毒性成分巴豆毒蛋白，在 110℃ 可被破坏，这也是制霜后毒性降低的原因之一。

(2) 辨证用药 巴豆味辛、性热，能荡涤胃肠沉寒痼冷，具有峻猛之性，故适用于寒积腹痛、便秘。

>>> 知识链接 ○---

巴豆临床禁忌

对本品过敏者宜禁用，患有消化道疾病、脾胃虚弱、年老体弱者及妊娠期妇女均应禁用，对于热积便秘和轻症者禁用。巴豆使用应控制用法用量，外用适量，研末涂患处；或捣烂以纱布包擦患处。巴豆畏牵牛为中药配伍禁忌"十九畏"内容之一，巴豆与牵牛子合用后，泻下作用增强，免疫抑制更明显，对胃黏膜损伤作用增强，因此，巴豆不宜与牵牛子合用。

---●

【中毒救治】

轻柔洗胃，防止加重食道黏膜损伤；服用活性炭吸附毒物；服用蛋清保护黏膜；输液及对症治疗。

巴豆霜

本品为大戟科植物巴豆 *Croton tiglium* L. 种子的炮制品。因巴豆有大毒，临床应用需炮制以降低毒性，炮制方法主要是加热后压榨去油制霜，所得炮制品就是巴豆霜。《中国药典》中记载了 2 种不同的巴豆制霜方法，稀释法和热压法，稀释法是加适量淀粉，热压法为加热后压去油。巴豆霜主要含脂肪酸类成分：巴豆油酸、巴豆酸、棕榈酸、月桂酸、巴豆醇；毒蛋白类成分：巴豆毒素 I、巴豆毒素 II；还含巴豆苷、巴豆异鸟嘌呤、巴豆生物碱等。《中国药典》规定巴豆霜含脂肪油 18.0%～20.0%；含巴豆苷（$C_{10}H_{13}N_5O_5$）不得少于 0.80%。辛，热；有大毒。归胃、大肠经。巴豆霜辛能行散、热而温通逐寒；峻下冷积、逐水退肿、豁痰利咽；外用蚀疮。用于寒积便秘、乳食停滞、腹水臌胀、二便不通、喉风、喉痹；外治痈肿脓成不溃、疥癣恶疮、疣痣。

【历史沿革】

《神农本草经》曰："开通闭塞，利水谷道。"《本草纲目》记载"巴豆，生猛熟缓，能吐能下，能止能行，是可升可降药也。""巴豆，峻用则有劫病之功，微用亦有调中之妙。"《雷公炮制药性解》中记载"入脾、胃、大肠三经。"《珍珠囊补遗药性赋》"浮也，阳中之阳也。"《本草经疏》："气薄味厚，降也，阳中阴也。"

【毒性反应】

基础毒性 10% 巴豆霜给小鼠灌胃，其 LD_{50} 为 1535mg/kg；40% 巴豆霜的 LD_{50} 是 540mg/kg。大剂量巴豆霜给药后动物立即出现活动减少，躺卧不起，约半小时出现死亡，个别动物死前痉挛。较小剂量组动物均出现倦怠，毛蓬松，有的出现腹泻，未死动物可恢复正常。

【控毒方法】

严格控制其用法、用量和适应证，妊娠期妇女及脾弱者禁用。不宜与牵牛子同用。

目标检测

答案解析

一、单选题

1. 忌用泻下药的是（   ）

　　A. 妊娠期妇女　　　　　　B. 青少年　　　　　　C. 老年人

　　D. 儿童　　　　　　　　　E. 任何情况都能使用

2. 常用于润肠通便的是（   ）

　　A. 当归　　　　　　　　　B. 陈皮　　　　　　　C. 火麻仁

　　D. 三七　　　　　　　　　E. 茯苓

3. 大黄的毒性表现不包括（   ）

　　A. 泌尿系统影响　　　　　B. 神经系统影响　　　C. 消化系统影响

　　D. 免疫系统影响　　　　　E. 呼吸系统影响

4. 与芦荟毒性作用有关的是（   ）

　　A. 挥发油　　　　　　　　B. 生物碱　　　　　　C. 黄酮类

　　D. 强心苷　　　　　　　　E. 大黄素

5. 京大戟的毒性表现不包括（   ）

　　A. 吐血、咯血　　　　　　B. 充血、脱皮　　　　C. 脱水、电解质紊乱

　　D. 肾功能衰竭　　　　　　E. 中枢中毒反应

6. 蓖麻子的主治不包括（   ）

　　A. 喉痹　　　　　　　　　B. 痈疽肿毒　　　　　C. 大便燥结

　　D. 顽癣，赘疣　　　　　　E. 瘰疬

7. 泻下药主要的不良反应有（   ）

　　A. 骨髓抑制　　　　　　　B. 肝损伤　　　　　　C. 腹泻、腹痛

　　D. 高血压　　　　　　　　E. 胸腹刺痛

二、简答题

1. 简述番泻叶的毒性机制。

2. 简述巴豆毒性作用的预防和中毒救治。

书网融合……

思政导航　　　　　　　本章小结　　　　　　　题库

第十一章　祛风湿药

PPT

　　凡以祛除风湿之邪为主要功效，临床用于治疗风湿痹证的药物，称祛风湿药。本类药物多味辛苦，性温或凉，主入肝、脾、肾经。本类药物能祛除留着于肌肉、经络、筋骨的风湿之邪，有的还兼有舒筋、活血、通络、止痛或补肝肾、强筋骨等作用。主要用于风湿痹证之肢体疼痛，关节不利、肿大、筋脉拘挛等症。部分药物还适用于肝肾亏虚、腰膝酸软、下肢痿弱等。祛风湿药根据其药性和功效的不同，分为祛风寒湿药、祛风湿热药、祛风湿强筋骨药三类，分别适用于风寒湿痹、风湿热痹及痹证日久、筋骨无力者。祛风寒湿药多味辛苦，性温，入肝、脾、肾经。辛能行散祛风、苦能燥湿、温通祛寒，具有较好的祛风、除湿、散寒、止痛、通经络等作用，尤以止痛为其特点。主要适用于风寒湿痹、肢体关节疼痛、痛有定处、遇寒加重等。代表药物有独活、川乌、蕲蛇、青风藤等。祛风湿热药味多辛苦，性寒，入肝脾肾经。寒以清热，故本类药物具有良好的祛风除湿、通络止痛、清热消肿等作用，宜用于风湿热痹、关节红肿热痛等，代表药物有秦艽、防己、桑枝、豨莶草、雷公藤、络石藤等。祛风湿强筋骨药味多苦甘，性温，主入肝肾经。苦以燥湿，甘温补益，故本类药物除祛风湿外，兼有补肝肾、强筋骨作用，主要用于风湿日久、肝肾虚损、腰膝酸软、脚弱无力等。本类药物亦可用于肾虚腰痛、骨痿、软弱无力者。代表药物有五加皮、桑寄生、狗脊、千年健等。

　　痹证多因机体正气不足时感受风寒湿邪，流注经络关节发病，也可因感受风湿热之邪或风湿寒之邪外侵，郁久化热，以致风湿热邪闭阻经络关节，使经络闭塞不通，气血不行而发病。痹证的主要临床表现有骨、关节、韧带、滑囊、筋膜等疼痛、酸楚、麻木、重着、灼热，甚或关节肿胀、运动障碍等，其临床特征类似于西医学的风湿热、风湿性关节炎、类风湿关节炎及多种结缔组织病等。祛风湿药的毒性具有以下共同特点。

　　（1）**毒性物质**　主要有生物碱类、萜类和苷类。生物碱如川乌、草乌中的乌头碱、新乌头碱、次乌头碱，防己中的粉防己碱，青风藤中的青风藤碱等；雷公藤中的二萜类、三萜类及苷类，闹羊花中的二萜类等。这些成分也是苦味的主要物质基础。

（2）毒性表现　主要引起心血管系统、神经系统、消化系统、生殖系统毒性，部分药物还有致突变毒性和致癌性。如雷公藤引起的消化系统不良反应最常见，尤其以肝脏毒性较为突出，还可引起心血管系统及生殖系统毒性，表现为精子存活率下降、畸形率提高等。昆明山海棠也可引起消化系统、神经系统和生殖系统毒性。防己可引起肝损伤。闹羊花可影响神经递质的释放，产生神经毒性，长期大剂量使用还可引起肝损伤，CYPs 可能是闹羊花肝毒性的靶点之一。

（3）控毒方法　主要是依法炮制、对证用药及控制剂量。具有大毒的药物如川乌、草乌经炮制成制川乌、制草乌毒性明显降低，雷公藤去皮，蕲蛇去头等也会使毒性降低；祛风湿寒药药性多辛热，故阴虚体质、身体虚弱者或妊娠期妇女禁用，如两头尖、金铁锁、丁公藤等；另外应控制剂量和疗程，避免长期用药，出现蓄积毒性。

◈ 第一节　祛风寒湿药

川　乌

本品为毛茛科植物乌头 *Aconitum carmichaelii* Debx. 的干燥母根。主要分布于四川、云南、陕西、湖南等地。6 月下旬至 8 月上旬采挖，除去子根、须根及泥沙，晒干成生川乌，或经蒸煮等炮制成制川乌。辛、苦，热；有大毒。归心、肝、肾、脾经，功效为祛风除湿、温经止痛。用于风寒湿痹、关节疼痛、心腹冷痛、寒疝作痛及麻醉止痛。一般炮制后使用。主要含有生物碱类、糖类、微量元素等。具有抗炎、镇痛、强心、抗肿瘤、降血糖等作用。

【历史沿革】

乌头始载于《神农本草经》，列为下品，为川乌、草乌之统称，《药谱》中首次分列川乌头和草乌头，但仅录药名，未记载内容。川乌头、草乌头之名的广泛应用出现于宋代本草。《证类本草》载"若无脓水，有生血，及新伤肉破，即不可涂，立杀人。亦如杀走兽，敷箭镞射之，十步倒也。"《本经逢源》载川乌"辛热，有毒。入祛风药。"在《中国药典》中川乌和制川乌均被列为"有毒"。

【毒性表现】

传统文献和现代临床报道均认为川乌有毒。其毒性主要表现在神经系统、心血管系统、消化系统等，尤以心律失常最为多见。中毒原因与炮制不当、用量过大、疗程过长、煎煮时间过短、不当配伍、保存不当等有关。

川乌不良反应多为服用生川乌药酒、生川乌粉或含川乌复方水煎液后出现，用量 1～250g 不等，不良反应出现较快，多在服药后 30 分钟内出现，或延长至 3 小时。川乌中毒的毒性表现以消化系统、神经系统和心血管系统为主，尤以心脏毒性反应最为常见，中毒表现多为口舌、四肢及全身麻木，流涎，恶心，呕吐，腹泻，头晕，眼花，心慌心悸，口干，脉搏减弱或紊乱，甚至呼吸困难，手足搐搦，神志不清，大小便失禁，血压和体温下降，心律不齐，严重者呼吸、循环衰竭而死亡。

【毒性成分】

双酯型生物碱是川乌的主要毒性组分，以乌头碱、新乌头碱和次乌头碱毒性最大，是川乌的控毒组分。生川乌中双酯型生物碱含量是生附子的 5 倍，而其中双酯型生物碱含量是生附子的 4 倍。

【毒性反应】

（一）基础毒性

1. 急性毒性　生川乌水煎煮 1 小时经醇沉后的提取液小鼠灌胃、腹腔注射的 LD_{50} 分别为 163.757

（147.572，179.942）、19.173（17.616，21.042）g/kg。川乌乙醚提取物小鼠静脉注射和生川乌粉小鼠灌胃后的 LD_{50} 分别为 2.8459、3300.0mg/kg。中毒反应表现为活动明显减少、分泌物亢进、心跳先快后慢、精神萎靡、被毛蓬松潮湿、大小便增多，随后四肢抽搐、瞳孔极度缩小、呼吸极度困难，最后出现腹式呼吸，至呼吸停止。给药后 10~40 分钟为死亡高峰期。生川乌醇提物给小鼠灌胃给药，在 4 小时和 24 小时内的 LD_{50} 值分别为 0.5561、0.5175g/kg，小鼠灌胃后 5 分钟均开始出现不同程度的出汗、腹泻、口吐白沫、运动不协调、呼吸急促或呼吸困难、痉挛、僵直、大小便失禁等中毒症状，抽搐，直至死亡，死亡时间集中在给药后 2 小时内。解剖死亡小鼠可见肺部有不同程度水肿、胃胀、部分肠管充盈，心肌肥大，肝脏发黑。给 SD 大鼠一次性灌胃生川乌 LD_{50} 为 12.17g 生药/kg，在 4.5g 生药/kg 及更高剂量下能观察到明显中毒症状，表现为全身被毛湿润、步态蹒跚、呼吸急促、腹式呼吸、抽搐，部分大鼠出现流涎、角弓反张、死亡等症状。症状出现时间集中在给药后 10 分钟内，4 小时内出现死亡，川乌急性毒性的主要靶器官为神经系统。解剖动物发现死亡动物肺部有水肿及出血点，胸腔及肺组织中有粉红色浆液和泡沫，提示川乌急性毒性致动物死亡的原因可能是心力衰竭与呼吸抑制。

随煎煮时间延长，制川乌水煎液毒性下降，煎煮 30 分钟的水煎液的 LD_{50} 为 68g/kg，60 分钟水煎液的 LD_{50} 为 125g/kg，90 分钟水煎液的 LD_{50} 为 192g/kg。

2. 长期毒性 生川乌煎煮 2 小时的水煎液以 27.6g 生药/kg 给小鼠灌胃，15~30 分钟内可使小鼠自发活动减少，连续灌胃 3 天可引起小鼠学习记忆能力下降。将生川乌粉碎后掺入肉汤中令犬自食，连续给药 3 个月，可导致犬脊髓胸段灰质内部分神经元肿大，腰段灰质内多数神经元胞浆淡染呈细颗粒状，或胞浆内大量呈风轮状、雪花状、柳叶状改变的空泡，部分神经细胞坏死崩解、出现卫星现象（一个神经元由 5 个或以上少突胶质细胞环绕称为卫星现象）和噬神经细胞现象（指坏死的神经元被增生的小胶质细胞或血源性巨噬细胞吞噬），尼氏小体崩解成微细颗粒。

制川乌提取物以 11.0g 生药/kg 给大鼠灌胃，连续 6 个月，3 个月末，大鼠外周血平均红细胞体积（MCV）偏低，血清甘油三酯（TG）升高，雄性大鼠脑、肺、附睾、睾丸脏器系数降低，6 个月末时部分大鼠出现心肌坏死病变，恢复期呈纤维修复状态。

（二）特殊毒性

生殖毒性 乌头碱在 5×10、5×10^2ng/ml 剂量时可促进大鼠睾丸支持细胞的增殖及乳酸分泌量的增加，5×10^3ng/ml 和 5×10^4ng/ml 剂量时可抑制大鼠睾丸支持细胞的增殖，5×10^4ng/ml 剂量时抑制乳酸的分泌。生川乌具有一定胚胎毒性，无明显致畸毒性。生川乌提取物以 13.0g/kg 剂量给妊娠第 7 天至 15 天雌性大鼠灌胃，可致孕鼠体重增加缓慢，摄食量减少。5×10^3、5×10^4ng/ml 乌头碱可明显抑制大鼠颗粒细胞的增殖；5×10^4ng/ml 乌头碱可使细胞悬液中丙二醛含量明显升高，认为乌头碱在浓度高于 5×10^3ng/ml 时，对雌性大鼠卵巢颗粒细胞有毒性作用，主要表现为抑制颗粒细胞的增殖及对细胞的氧化损伤作用。乌头碱浓度高于 5×10^2ng/ml 时，对雌性大鼠卵巢黄体细胞有毒性作用，主要表现为抑制黄体细胞的增殖及抑制激素的分泌。生川乌水煎液在 13.0g 生药/kg 剂量下对大鼠受精卵着床和着床后胚胎存活均无影响，对胎鼠外观、内脏、骨骼也无致畸作用。

【毒作用机制】

乌头类有毒中药具有遗传毒性和细胞毒性，其所含的双酯型生物碱（主要是乌头碱）可影响丝裂原活化蛋白激酶（mitogen - activated protein kinase，MAPK）通路、黏着斑激酶（focal adhesion kinase，FAK）通路、神经活性配体 - 受体互相作用（neuroactive ligand - receptor interaction，NLRI）通路、细胞代谢通路、钙离子通路等相关基因表达，影响细胞代谢、凋亡、三联体转运活性、信号传导、细胞周期等活动，引起细胞骨架破坏、细胞内线粒体和内质网损伤、细胞能量代谢和神经递质分泌异常、细胞内环境紊乱和细胞内钙超载，从而导致心脏、神经系统、生殖系统等多个靶器官毒性。

（一）靶器官毒性机制

1. 神经毒性作用机制 在整体水平上，乌头碱先兴奋后麻痹感觉神经和中枢神经，其次是兴奋胆碱能神经和呼吸中枢进而出现一系列胆碱能神经 M 样和 N 样症状。

2. 心脏毒性作用机制 乌头碱可直接作用于心室，使心室内异位起搏点的兴奋性增高和产生折返激动，形成单源或多源多形室性期前收缩、室性心动过速、心室颤动等，最后则由于呼吸麻痹和中枢抑制而导致机体死亡；在细胞水平，乌头碱可通过调节心肌细胞 α_1-G-蛋白-IP_3 通路使胞内三磷酸肌醇（inositol triphosphate，IP_3）升高，从而抑制心肌细胞 Na^+-K^+-ATPase 活性，导致细胞内 Na^+ 浓度升高，K^+ 浓度降低，引起细胞的兴奋性升高和细胞内 Ca^{2+} 超载，导致心肌细胞形态和功能的损伤；次乌头碱可抑制心肌细胞钠通道失活，增强细胞内钙调控蛋白 RyR2 和 NCX 基因转录和蛋白表达增加，诱发细胞内 Ca^{2+} 超载；或直接激活 L-钙通道和降低心肌细胞缝隙连接 Cx43 蛋白表达而增加心肌细胞发生心律失常的易感性。

从毒性基因数目、基因本体、信号传导看，相对草乌和附子，川乌对代谢通路中的脂质过氧化通路和脑组织中钙离子通路影响最大，而从不同器官的毒性基因表达看，从强到弱依次为肺、脑、肾、肝和心。川乌对 MAPK、过氧化物酶体增殖物激活受体（peroxisome proliferator activated receptor，PPAR）通路的影响较草乌、附子大。

（二）毒代动力学

生附子30%乙醇提取物给 SD 大鼠灌胃，乌头碱、新乌头碱、次乌头碱的药代动学参数 C_{max} 分别为 1.25、11.53、106.75μg/L；t_{max} 分别为 0.95、1.06、1.14 小时；$t_{1/2}$ 分别为 13.0、16.28、15.30 小时。

【控毒方法】

生川乌不可内服，内服用川乌炮制品。川乌经过加热，可使其中毒性生物碱被破坏。川乌炮制的方法繁多，有传统的浸制、煮制、蜜制、甘草制、醋制、豆腐制、黑豆制等，炮制后毒性降低。川乌在临床应用时应先煎、久煎至入口无麻味。因为延长川乌的煎煮，能促进酯型生物碱水解，减小其毒性。乌头类生物碱不耐热，经煎煮可水解为单酯型生物碱，降低至双酯型生物碱的1/200，进一步水解为胺醇类碱，毒性降至原来的1/2000。乌头碱类植物主要含脂溶性生物碱乌头碱，具有很强的毒性，煎煮6小时后脂溶性有毒生物碱几乎完全水解，疗效不受影响。川乌为辛热有大毒之品，药性猛烈，应用时应掌握适应证与禁忌证。风湿热痹患者及心、肾功能不全者慎用本品；老弱及年幼者慎用；阴虚阳亢、热证及妊娠期妇女忌用。川乌与某些药物配伍使用毒性能被降低，如白芍、防风、生姜、甘草等。小鼠灌胃单味川乌的 LD_{50} 为163.757g/kg，川乌与防己1:1配伍的 LD_{50} 为234.153g/kg，川乌与白芍1:1配伍的 LD_{50} 为239.332g/kg。另外，川乌不宜与半夏、瓜蒌、瓜蒌子、川贝母、浙贝母、平贝母、伊贝母、湖北贝母、白蔹、白及同用。一般而言，川乌入煎剂剂量宜小。另外，川乌不宜酒浸、酒煎服。

【中毒救治】

乌头碱类药物中毒后，应立即停止使用此类药物。西医治疗仍为抢救乌头碱类中药中毒的主要方法，所使用的药物多以阿托品、利多卡因、地塞米松、硫酸镁、胺碘酮、异丙肾上腺素等为主，洗胃、电击复律、血液灌流及净化、营养支持等为辅助手段。在常规西医治疗方案中，有15%~20%采用了中药或其现代制剂。使用比例较高的中药包括：传统解毒中药甘草、生姜、绿豆、蜂蜜等；清热解毒中药金银花、连翘、紫花地丁、蒲公英、苦参、黄连、黄芩等；补益类中药人参、麦冬、五味子、白芍、红糖、丹参、黄芪等；中药现代制剂参麦注射液、参附注射液、清开灵、复方丹参液、双黄连注射液等。

草 乌

本品为毛茛科植物北乌头 Aconitum kusnezoffii Reichb. 的干燥块根。主要分布于内蒙古、四川、云南、陕西、湖南等地。秋季茎叶枯萎时采挖，除去须根和泥沙，干燥，得生草乌，或经炮制得制草乌。草乌和制草乌辛、苦、热、有大毒，归心肝、肾、脾经。功效为祛风除湿、温经止痛。用于风寒湿痹、关节疼痛、心腹冷痛、寒疝作痛及麻醉止痛。一般炮制后使用。主要含有生物碱类，此外有挥发油、糖类、蛋白质、黄酮、无机元素等，其中生物碱是其主要活性物质。具有抗炎、镇痛、强心、调节免疫、抗肿瘤等作用。

【历史沿革】

本药始载于《神农本草经》，与川乌统称为"乌头"，至《吴普本草》始有"草"之名。本品又名北乌，别名五毒根、北乌头、断肠草、鸭头、药羊蒿、鸡头草、百步草等。草乌毒性大，《神农本草经》所载"煎之，名射罔，杀禽兽"乃谓之草乌，正如明代李时珍《本草纲目》曰"乌头有两种：出彰明者即附子之母，今人谓之川乌头是也。"《本经》所列乌头，今人谓之草乌头者是也，故曰其煎汁为射罔。《本草经集注》载其"味辛、甘，温、大热，大毒"；《新修本草》谓射罔"猎人以敷箭射禽兽，中人亦死，宜速解之"，《本草纲目》强调草乌为剧毒之药，"非风顽急疾，切不可轻投"；《本经逢源》曰："草乌头、射罔乃至毒之物，非若川乌头、附子之比。自非风顽急疾不可轻投……"；《得配本草》载射罔"作毒箭以射禽兽，十步即倒，中人亦死。"《本草从新》谓草乌头"辛苦大热，搜风胜湿，开顽痰。治顽疮。以毒攻毒。颇胜川乌。然至毒无所酿制。不可轻投。"

【毒性表现】

草乌中毒多为类风湿关节炎或疼痛患者。服生药粉者用量 1.5 ～ 100g 不等，复方中用量为 10 ～ 20g。毒性反应多在服药后 10 分钟 ～ 3 小时出现。草乌中毒的临床不良反应与川乌中毒相似，即以消化系统、神经系统和心血管系统症状最常见，常见恶心、呕吐、腹痛、腹泻、口舌及四肢麻木、头晕、视力模糊、烦躁不安、精神错乱、兴奋多语、抽搐、胸闷气紧、呼吸困难、心慌心悸、心律失常、血压降低等，以各种类型心律失常最为多见，其中室性心律失常占比最高。《中国药典》没有生川乌、生草乌的外用用法、用量指导。生川乌、生草乌外洗透皮吸收能否发生积蓄中毒，有待进一步研究。

【毒性成分】

草乌的毒性物质基础与川乌相同，均为双酯型生物碱，在乌头碱、新乌头碱和次乌头碱中以次乌头碱含量最高。除此之外，草乌中也含有毒性较低的单酯型生物碱和醇胺型生物碱。不同产地的草乌，其双酯型乌头碱含量差异较大，新疆地区草乌的双酯型生物碱总含量远高于四川、吉林地区草乌。

【毒性反应】

（一）基础毒性

1. 急性毒性 生草乌、诃子制草乌、烘制草乌粉末混悬液灌胃小鼠的 LD_{50} 分别为 2.4060、2.2829、5.4900g/kg。生草乌 2 小时水煎液经醇沉后灌胃小鼠的 LD_{50} 为 4.03g/kg，毒性反应多在给药后 10 分钟即出现，可见不同程度的耸毛、抽搐、眯眼或眼睛分泌物增多、瞳孔散大或缩小、腹泻、口吐白沫、呼吸急促或困难、大小便失禁，多在 10 小时内死亡，解剖见肺部不同程度淤血、胃胀、部分肠管充盈。生草乌 0.5 小时水煎液除杂后小鼠灌胃和腹腔注射的 LD_{50} 分别为 6.03（4.31，8.43）、1.18（1.17，1.20）g 生药/kg。鲜草乌煎煮 12 小时的水煎液、草乌浸膏及 70% 草乌乙醇浸剂小鼠腹腔注射的 LD_{50} 分别为 90.50g/kg、1.62（0.52，2.72）mg/kg 和 0.38g/kg。

2. 长期毒性 生草乌煎煮 15 分钟、30 分钟、1 小时、2 小时、3 小时、4 小时、6 小时水煎液分别按 3.6、0.6、6.0、2.4、0.3、4.8、1.2g 生药/kg 的剂量给完全弗氏佐剂诱导的雄性痹证大鼠灌胃，每天 1 次，连续 30 天，其中煎煮 30 分钟的水煎液可导致大鼠血清葡萄糖（GLU）水平升高，Na^+、Cl^-、总胆固醇（TC）、ALT 水平普遍降低，部分水煎液使大鼠肾、肺或脑脏器系数升高，引起肾脏、肺脏间质性炎症病变；以上病变在停药 15 天后基本恢复正常。生草乌以 0.12g/kg 剂量给大鼠连续 28 天灌胃给药，可导致大鼠心律失常，表现在 HR 明显加快，PR 间期、QRS 间期及 QT 间期明显延长；同时使血清 CK、AST、MDA 含量明显升高；心肌组织 Ca^{2+} 含量明显升高而 Na^+–K^+–ATP 酶活性明显降低。心肌细胞出现排列紊乱，横纹消失，出现空泡化变性等病理学变化。

（二）特殊毒性

1. 胚胎毒性　体内外试验均显示，草乌具有胚胎毒性。将 9.5 天龄 SD 大鼠胚胎用含生草乌提取物的大鼠含药血清作用 48 小时，当生草乌终浓度达 2.5mg 生药/ml 以上时可诱发卵黄囊生长和血管分化不良、生长迟缓，形态分化异常，严重时出现体节紊乱、小头、心脏发育迟滞及心脏空泡等。妊娠第 7 天至 16 天大鼠灌胃生草乌 8.3g 生药/kg 至妊娠第 20 天，可导致孕鼠体重增加缓慢和摄食量减少，胎鼠身长减小，胸骨骨化数减少。制草乌常用剂量为 1.5～3g，妊娠期妇女慎用。

2. 生殖毒性　$2×10^4$～$5×10^4$ng/ml 乌头碱可不同程度抑制体外培养雌性大鼠黄体细胞的增殖和孕酮的分泌。5、50μg/ml 的乌头碱可显著抑制大鼠睾丸支持细胞的增殖，减弱支持细胞的乳酸分泌功能，提示草乌具有潜在生殖毒性。制草乌尽管毒性较生草乌毒性低，同样会造成一定程度生殖毒性，妊娠期妇女慎用。

3. 遗传毒性　生草乌的 Ames 试验和彗星试验结果均为阳性，提示生草乌可以诱导微生物发生基因突变和 DNA 损伤，并呈现剂量依赖性。

【毒作用机制】

草乌的毒作用机制与川乌相近，具体参见"川乌"。如 1mg/ml 生草乌水煎液作用于原代乳鼠心肌细胞 24 小时，可使心肌细胞的搏动维持时间明显缩短；作用 24 和 48 小时后，可使心肌细胞的存活率明显降低，并可使心肌细胞乳酸脱氢酶（lactic dehydrogenase，LDH）活性和 Ca^{2+} 含量显著升高，琥珀酸脱氢酶（succinate dehydrogenase，SDH）活性显著降低。从毒性基因数目、基因本体、信号传导看，相对川乌和附子，草乌对相关基因表达的影响较小，毒性基因在不同脏器的表达量从多至少为肺、脑、肾、肝和脑。

【控毒方法】

1. 依法炮制　生草乌一般不宜内服。内服须用炮制品。生草乌和《中国药典》法炮制的制草乌煎煮 30 分钟的水煎液给小鼠灌胃或腹腔注射的 LD_{50} 分别从 6.03、1.18g/kg 升高至 31.10、13.26g/kg，制草乌水煎液以 1/4 LD_{50} 剂量腹腔注射大鼠，较生草乌水煎液可明显提高动物存活率，减少心律失常的发生，呼吸困难、发绀等中毒反应出现的时间推迟，中毒程度减轻。制乌头的大鼠 LD_{50} 是生乌头的 5 倍。经炮制后，制草乌的双酯型乌头碱有毒成分，仅为生品的 1/4000～1/2000，毒性很弱。

2. 延长煎煮时间　草乌宜先煎、久煎，超常用量时应相应延长煎煮时间。乌头类生物碱不耐热，经煎煮可水解为单酯型生物碱，降低至双酯型生物碱的 1/200，进一步水解为胺醇类碱，毒性降至原来的 1/2000。因此延长煎煮时间可有效降低草乌毒性。以生草乌水煎 2 小时液和 12 小时煎液灌胃小鼠的 LD_{50} 分别为 7.79、9.40g/kg，2 小时组较 12 小时组心律失常发生率高，死亡率高，室性期前收缩、室性心动过速、心室颤动出现潜伏期短，心律失常类型严重。

3. 辨证用药　草乌为辛热有大毒之品，药性猛烈，临床用药时应严格掌握川乌的适应证与禁忌证。风湿热痹患者及心、肾功能不全者慎用本品；老弱及年幼者慎用；阴虚阳盛、热证及妊娠期妇女忌用。

4. 合理配伍　十八反中提到"半蒌贝蔹及攻乌"，应避免此类药物的配伍。草乌不宜与半夏、瓜蒌、瓜蒌皮、川贝母、浙贝母、平贝母、伊贝母、湖北贝母、白蔹、白及同用。另外，不与麻黄配伍，因含有麻黄碱的成分，可加重乌头碱对心脏的毒性作用。草乌配伍白芍、生姜、干姜、甘草、黑豆，可减轻其毒性。

>>> **知识链接** ○--

中药"十八反"中乌头反半夏的现代研究

中药"十八反"中乌头反半夏，古今医家对此多有异议。小鼠急性毒性研究显示与草乌单独用药相比，草乌与生半夏配伍后 LD_{50} 减小，即毒性增大；草乌与法半夏配伍 LD_{50} 增大，即毒性减小。草乌中主要含有醇胺型、双酯型、单酯型、三酯型和脂型等二萜类生物碱。双酯型乌头碱的毒性最大，但活性也最强，单酯型乌头碱毒性较小活性较强，而醇胺型生物碱毒性和活性最小。利用超高效液相串联四极杆飞行时间质谱（UPLC–Q–TOF–MS）分析合煎液的成分，结果显示在草乌与生半夏的合煎液中，6 个双酯型生物碱和 3 个单酯型生物碱含量明显增加，在草乌与法半夏的合煎液中只有 1 个醇胺型生物碱增加，说明草乌与生半夏、法半夏配伍毒性增大或者减小与酯型生物碱含量相关。

--●

5. 控制剂量　是有效控制草乌临床毒性的重要方法，自古医家已有共识。用药剂量的确定应综合考虑治疗病证、用药形式、用药途径等。另外，酒浸、酒煎服易致中毒，需慎用。

6. 注意个体差异　使用制川乌、制草乌时，应注意个体差异，根据体质、年龄确定用量。病轻药轻，病重药重。阴虚阳盛、热证、妊娠期妇女、老年人、幼儿、体质虚弱、交感神经亢进、房室传导阻滞、肝肾功能不全及有基础性疾病的患者均不宜用。

7. 监测毒副作用　在使用过程中，应对患者的毒副作用进行密切监测。如果出现不良反应，应及时停止使用并采取相应的处理措施。

8. 加强监管　相关部门应加强对草乌生产、流通和使用环节的监管力度，确保药品质量安全可靠。同时，对于违规使用草乌的行为进行严厉打击，保障公众的生命健康。

闹羊花

本品为杜鹃花科植物羊踯躅 *Rhododendron molle* G. Don 的干燥花。别名包括黄杜鹃、羊不食草、八厘麻、羊踯躅花等。广泛分布于湖南、四川、广东、香港、浙江、湖北等地，4～5 月花初开时采收，阴干或晒干而成。闹羊花辛，温；有大毒，归肝经。功效为祛风除湿、散瘀定痛。用于风湿痹痛、偏正头痛、跌扑肿痛、顽癣。闹羊花的化学成分为二萜类、黄酮类、三萜类、挥发油等，具有抗炎、镇痛、麻醉、降血压、杀虫、抗病毒、抗癌等药理活性。

【历史沿革】

闹羊花在《神农本草经》中被列为下品。此后大多数本草谓闹羊花"有大毒"，如《吴普本草》《名医别录》《本草经集注》《新修本草》《本草拾遗》《开宝本草》《本草纲目》等。有关其毒性表现，《本草新编》强调闹羊花用量及频次要慎之又慎，载有"始可偶尔一用以出奇，断不可频用以眩异也。"《中国药典》将闹羊花列为"大毒"。

【毒性表现】

闹羊花毒性症状表现常见于神经系统、心血管系统和消化系统。

心血管系统毒性可出现心律失常、休克等毒性反应。心律失常主要表现为心动过缓、期前收缩、异位心律，心电图可出现 QT 间期长、ST 改变，重中毒可引起严重心律失常如心室颤动。神经系统毒性轻者表现为精神萎靡、步态蹒跚、四肢进行性麻痹、大小便失禁等；严重者可导致抽搐及神志改变如嗜睡、昏迷、谵妄等。消化系统毒性表现为唾液分泌、恶心、呕吐、腹泻等胃肠道中毒症状。

【毒性成分】

闹羊花毒性成分主要是二萜类化合物，如闹羊花毒素、八厘麻毒素和木藜芦毒素。这些毒性成分是闹羊花引起急性毒性、长期毒性和不同靶器官毒性的主要物质基础。不同产地闹羊花药材中闹羊花毒素Ⅱ、Ⅲ的含量较为稳定，闹羊花毒素Ⅴ含量差异显著，其中安徽岳西产闹羊花的含量是湖南郴州的9倍。闹羊花药材的质量控制方法研究较薄弱，是历版《中国药典》中唯一一味无具体含量测定方法的"大毒"类中药。

【毒性反应】

闹羊花有急性毒性和长期毒性，生品毒性大于清蒸、酒蒸和醋蒸等炮制品，且水提液毒力稍大于醇提液，安徽所产闹羊花二萜总含量最高。

1. 急性毒性　闹羊花不同炮制品灌胃小鼠，LD_{50} 的大小顺序为醋蒸（3.538g/kg）>酒蒸（3.467g/kg）>清蒸（2.725g/kg）>生品（2.172g/kg），灌胃后5分钟，各组小鼠均出现不同程度的中毒症状，表现为出汗、腹泻、口吐白沫、运动不协调、呼吸急促、痉挛、僵直、大小便失禁等，抽搐，直至死亡，死亡时间集中在2小时内。小鼠灌胃闹羊花毒素Ⅱ、闹羊花毒素Ⅲ、闹羊花毒素Ⅴ、闹羊花毒素Ⅵ的 LD_{50} 分别为18.5、2.35、0.75、8.47mg/kg。闹羊花30%乙醇、95%乙醇提取物的 LD_{50} 分别为215.62、88.54mg/kg。小鼠腹腔注射木藜芦毒素Ⅰ、木藜芦毒素Ⅲ的 LD_{50} 分别为1.28、0.908mg/kg，木藜芦毒素Ⅱ的毒性最小，LD_{50} >4mg/kg。闹羊花中多种木藜芦烷型二萜类对小鼠的 LD_{50} 分别为：闹羊花毒素Ⅱ18.50mg/kg、闹羊花毒素Ⅲ0.40mg/kg、闹羊花毒素Ⅴ0.75mg/kg、闹羊花毒素Ⅵ1.23mg/kg、闹羊花毒素Ⅳ>100mg/kg、木藜芦毒素Ⅰ1.31mg/kg、木藜芦毒素Ⅱ26.10mg/kg、木藜芦毒素Ⅲ0.84mg/kg、木藜芦毒素Ⅵ0.83mg/kg。小鼠灌胃闹羊花粉剂的 LD_{50} 为2.32g/kg，是临床常用量的93倍。

2. 长期毒性　闹羊花生药粉以1/4、1/8、1/16的 LD_{50} 剂量给大鼠连续灌胃3个月，可导致ALT、AST、BIL、BUN水平明显升高；降低肝指数和肺指数，增加胸腺指数。闹羊花以0.8g/kg给大鼠灌胃14天，导致血清中ALT和AST明显升高，肝脏组织可见肝细胞肿胀、多处见点灶状坏死、汇管区及中央静脉周围慢性炎细胞浸润，以及少数细胞脂肪变性，提示闹羊花长期给药会产生肝肾毒性。

【毒作用机制】

（一）靶器官毒性机制

1. 心脏毒性机制　给蟾蜍心内注射0.05mg闹羊花毒素Ⅱ，可导致心率显著减慢、心收缩力减弱、心室颤动、节律不齐；闹羊花毒素Ⅲ、闹羊花毒素Ⅴ在相同剂量下表现出一定的上述心脏毒性，但没有统计学差异。八厘麻毒素以0.6、0.2、0.07mg/kg给自发性高血压大鼠（SHR）灌胃，可明显降低大鼠血压和减慢心率。闹羊花毒素Ⅰ、闹羊花毒素Ⅱ、闹羊花毒素Ⅲ对心肌有明显损伤作用。八里麻毒素降压的机制与减慢心率、抑制血浆中血管紧张素Ⅱ（AngⅡ）的水平，升高血浆内皮型一氧化氮合酶（eNOS）水平有关。

2. 神经毒性机制　闹羊花水煎剂以5、10、20g/kg给小鼠灌胃，小鼠呈醉酒状，四肢不稳或异常安静，翻正反射消失；其中毒率、翻正反射消失率、死亡率随着剂量的增加而增高。闹羊花以0.8g/kg给大鼠灌胃，5分钟后会引起大鼠运动失调。通过网络药理学预测发现，闹羊花具有潜在的神经毒性。以木藜芦毒素为代表的二萜类化合物是其主要毒性物质基础。木藜芦毒素Ⅰ（1～100μg/kg）能诱发动物的传入神经、迷走神经、肌神经、颈神经、颈动脉神经和皮质神经产生强烈的突发效应，同时可特异性地增加神经细胞和肌肉细胞静息膜对 Na^+ 的通透性，提高细胞膜内 Na^+ 浓度，从而影响神经冲动传导，表现为神经毒性。木藜芦毒素Ⅲ通过激活下丘脑腹内侧核神经元突触，增加 γ-氨基丁酸和谷氨酸释放，产生神经毒性。

3. 消化系统毒性机制 闹羊花长期大剂量给药可造成肝损伤，其毒性成分多为 CYP3A4 酶的底物，推测细胞色素 P450 酶可能是闹羊花肝毒性的靶点之一。

（二）毒代动力学

大鼠灌胃 2.1g/kg 闹羊花水煎液，不同时间点测定血药浓度，其中闹羊花毒素Ⅱ和闹羊花毒素Ⅲ的药代动力学曲线经拟合均符合口服给药的二室模型，$t_{1/2}$ 为 3.88、8.65 小时；t_{max} 为 1.17、1.33 小时；C_{max} 为 34.27、4.91ng/ml；CL 为 9071.18、55179.52L/(h·kg)。闹羊花毒素Ⅲ给药后 0.08～4 小时内主要分布在肾、肺、心脏、脾和胸腺，肾中的浓度最高，肝中的浓度较低，闹羊花毒素Ⅲ在大鼠体内的消除较快，提示闹羊花毒素Ⅲ主要经肝肾排泄且其不易在组织内蓄积。

（三）毒效相关性

心脏毒效相关性：闹羊花毒素Ⅲ在低浓度时（0.1μmol/L）时对豚鼠心室肌有正性肌力作用，高浓度（3.0μmol/L）时引起心律失常。

【控毒方法】

闹羊花生品经清蒸、酒蒸、醋蒸后毒性降低。闹羊花的毒性较大，使用剂量及频次需要严格限制。注意不宜多服、久服，体虚者及妊娠期妇女禁用。栀子和闹羊花配伍可减轻毒性。

【中毒解救】

闹羊花毒性大，出现中毒症状应：①应洗胃、催吐、导泻；②同时应根据临床症状进行对应支持治疗，如吸氧、保持呼吸道顺畅；③若出现心律失常，可静脉滴注利多卡因 50～100ml；④以山药、绿豆（3∶1）煎服以减轻症状，延长毒性窗口期；配伍栀子可减轻毒性。

雪上一枝蒿

雪上一枝蒿 Aconitum brachypodum Diels. 为毛茛科植物短柄乌头、展毛短柄乌头、曲毛短柄乌头、宣威乌头、小白撑、铁棒锤、伏毛铁棒锤等多种乌头属植物的块根。夏末秋初挖取块根，去掉苗叶及小根，洗净晒干，装麻袋内撞击，使外表光滑。放干燥处，防潮湿及虫蛀。主产于云南东川及四川西部等地，为云南道地药材。性苦、辛、温；有大毒，入心、肝、肺三经。功效为祛风除湿、活血祛瘀、消肿止痛，用于风湿骨痛、跌打损伤。主要含有二萜生物碱类、甾体类化合物、神经酰胺等。有镇痛、抗炎、抗肿瘤、局部麻醉等作用。

【历史沿革】

雪上一枝蒿为乌头属植物，其原植物短柄乌头主产于云南省东川、丽江、曲靖、昭通等地，四川省西南部亦有分布，本品出自《科学的民间药草》，未言明其有大毒。《云南中药志》言其："本品剧毒，未经炮制，不宜内服。"《中华本草》收载雪上一枝蒿"苦，辛，温，有大毒。"

【毒性表现】

雪上一枝蒿中毒的表现主要为心脏毒性，其次为神经系统和消化系统毒性，中毒的主要原因是超量服用。

对心脏的轻度毒性表现为，血压正常或轻度休克，收缩压不低于 70mmHg，心律不齐，心率不低于50 次/分；中度毒性表现为，明显休克，收缩压在 70～61mmHg，心率 50 次/分以下，心律不齐，心电图显示室性期前收缩及（或）不完全性房室传导阻滞；重度中毒表现为，严重休克，收缩压在60～30mmHg，脉搏在 40 次/分以下，心电图显示频发性室性期前收缩及（或）完全性房室传导阻滞；

极重度中毒表现为，血压、脉搏均测不出，心电图显示室性阵发性心动过速、心室颤动，出现急性左心衰竭及肺水肿、阿斯综合征。雪上一枝蒿的心脏毒性呈乌头碱样作用，即迷走神经的兴奋作用和对心肌的直接兴奋作用。中枢及外周神经系统毒性表现为口舌、唇或四肢麻痹，头晕，视物模糊，躁动不安，意识模糊，头痛，抽搐，精神障碍，昏迷等。消化系统毒性表现为恶心呕吐、腹部不适、腹泻等。除此之外还有全身乏力、休克、畏寒、大汗淋漓、呼吸困难、呼吸急促等症状。

【毒性成分】

雪上一枝蒿系毛茛科乌头属草本植物，主要毒性成分为乌头碱、新乌头碱、次乌头碱和雪上一枝蒿甲素、乙素、丙素、丁素、庚素等多种生物碱，这些毒性成分是雪上一枝蒿引起急性毒性、长期毒性、神经毒性和不同靶器官毒性的物质基础，然而这些生物碱同时也具有镇痛、抗炎、局部麻醉和抗肿瘤等药理作用，虽然不同产地的雪上一枝蒿所含化学成分的种类及含量有所区别，但都以含有剧毒的乌头碱为主。

【毒性反应】

基础毒性

1. 急性毒性　家种和野生雪上一枝蒿总生物碱小鼠皮下注射的 LD_{50} 分别为 16.91、11.01mg/kg。雪上一枝蒿生物碱注射液小鼠皮下注射的 LD_{50} 为 7.1mg/kg，小鼠给药后出现流涎、恶心、颤抖、惊跳等中毒症状。雪上一枝蒿三氯甲烷提取部位、石油醚提取部位、正丁醇提取部位经小鼠口服给药，其 LD_{50} 分别为 37.514、6766.928、5492.337mg/kg。

2. 长期毒性　雪上一枝蒿生物碱注射液分别采用固定剂量给小鼠连续用药 30 天，给药累积总剂量大于 6 个 LD_{50} 和递增剂量连续用药 24 天，给药累计总剂量大于 8 个 LD_{50}，动物死亡率分别为 17.5% 和 15.0%，表明雪上一枝蒿生物碱从机体消除的速度大于进入机体的速度，不容易产生蓄积作用。

雪上一枝蒿醇提物分别以 8.2、6.15、4.1mg/kg 的剂量给大鼠灌胃 30 天，可见肺脏、心脏、肝肾发生病理改变，尤以高剂量组损伤明显，可见肺泡间隔增宽、出血、心肌间隔增宽、细胞质染色浅淡、肝脏上皮细胞水肿、细胞间界限不清、部分肾小管轮廓尚存、部分肾小管结构破坏严重。

【毒作用机制】

（一）靶器官毒性机制

心脏毒性机制　如前所述，雪上一枝蒿的心脏毒性呈乌头碱样作用，即迷走神经的兴奋作用和对心肌的直接兴奋作用。雪上一枝蒿三氯甲烷部位致小鼠急性心脏毒性的基因芯片分析表明，雪上一枝蒿的心脏毒性机制涉及内质网应激启动的细胞凋亡通路，破坏内质网钙离子稳态，引起心肌细胞钙超载，导致细胞凋亡；线粒体氧化磷酸化异常引起的凋亡；钙离子超载影响心脏的收缩功能，引发心律不齐等。

（二）毒代动力学

暂无雪上一枝蒿的毒代动力学和药代动力学研究。

【控毒方法】

雪上一枝蒿含有乌头碱类生物碱，有剧毒，以外用为原则，如临床常泡酒外搽，用酒磨敷，或制成橡胶膏剂、贴剂、搽剂或涂膜剂等外用以减毒。雪上一枝蒿通过炮制可使毒性降低，水煮、甘草制、油制和童尿制的毒性都明显降低，炮制减毒的机制与双酯型乌头碱类成分转化为毒性更小的单酯型生物碱有关。临床上使用黄秦艽（金不换）与雪上一枝蒿配伍，可拮抗其不良反应，提高安全性。

【中毒救治】

出现中毒症状者，应立即停药，彻底洗胃或者催吐，给予对症治疗。可参考川乌、草乌中毒的解救方法。妊娠期妇女、老弱、婴幼儿及心脏病、溃疡病患者禁服。酒剂禁内服。

昆明山海棠

本品为卫矛科植物昆明山海棠 *Tripterygium hypoglaucum*（Devl.）Hutch. 的根。生于山野向阳的灌木丛中或疏林下。别名火把花、断肠草、紫金皮、紫金藤等。分布于浙江、江西、湖南、四川、贵州、云南。秋后采挖，洗净，切片晒干。苦、辛、微温；有大毒。归肝、脾、肾经。功效为祛风除湿、活血止血、舒筋接骨、解毒杀虫。主治风湿痹痛、半身不遂、疝气痛、痛经、月经过多、产后腹痛、出血不止、急性传染性肝炎、慢性肾炎、红斑狼疮、癌肿、跌打骨折、骨髓炎、骨结核、附睾结核、疮毒、银屑病、神经性皮炎。昆明山海棠主要含有二萜、三萜、生物碱和黄酮等类型的化学成分，其中以雷公藤甲素为代表的二萜类成分和以雷公藤红素为代表的三萜类成分是其主要药效成分和毒性成分，主要有抗炎、抗肿瘤、抗病毒、抗生育以及免疫抑制等作用。

【历史沿革】

昆明山海棠以"火把花"之名，始载于《本草纲目》。草部毒草类"钩吻"条下曰："时珍又访之南人云：钩吻即胡蔓草，今人谓之断肠草是也。"因药性毒烈而名断肠草。《滇南本草》记载"治筋骨疼痛，风湿寒痹，麻木不仁，瘫痪痿软，湿气流痰。超量服用，可致中毒。"《云南中草药》记载本品有剧毒，不可多服。忌酸、冷、鱼腥、豆类。

【毒性表现】

昆明山海棠中毒的毒性表现常见于生殖系统、消化系统、肝肾功能等。

昆明山海棠消化系统毒性主要表现为食欲不振、胃脘不适、疼痛、腹胀、恶心呕吐、腹泻或便秘等。一般药物减量、停药或再给予对症处理，症状会很快消失。肾脏毒性表现为感觉下腹膀胱有下坠感，有尿意，但只排出少量尿液。生殖系统毒性表现为月经紊乱、闭经、精子减少等。

【毒性成分】

昆明山海棠和雷公藤的毒性成分相似，含有生物碱类、二萜类、三萜类等多种成分，其中二萜类成分雷公藤甲素和三萜类成分雷公藤红素是其主要毒性成分，具有明显的生殖毒性；某些树脂类成分服用后会对胃肠产生刺激。

【毒性反应】

（一）基础毒性

1. 急性毒性　4批昆明山海棠乙醇提取物（简称821）给小鼠灌服的 LD_{50} 分别为（3976 ± 392）、（6612 ± 889）、（4808 ± 976）（半成品）及（6213 ± 892）mg/kg（成品）。两批昆明山海棠根心乙醇提取物给小鼠灌服的 LD_{50} 分别是3895、3496mg/kg。昆明山海棠各成分的小鼠急性毒性试验显示，雷公藤甲素静脉注射的 LD_{50} 为 0.82mg/kg、腹腔内注射的 LD_{50} 为 0.86mg/kg，总生物碱口服的 LD_{50} 为 431mg/kg，提示昆明山海棠的主要毒性成分不是生物碱，而是其中的内酯类成分，尤其是雷公藤甲素。桂林产昆明山海棠多个药材部位，如全根、全茎、茎皮和去皮茎芯水煎剂给小鼠灌服的 LD_{50} 值分别为 47、104、72、115g/kg，提示全根的毒性最大。昆明山海棠水提液雄性小鼠口服的 LD_{50} 为 79g/kg，雌性小鼠口服的 LD_{50} 为 100g/kg，显示不同性别动物对昆明山海棠毒性敏感性不同。雷公藤甲素的急性毒性见"雷公藤"。

2. 长期毒性　昆明山海棠乙醇提取物给大鼠连续20天灌服，累积总剂量达 32547mg/kg，未发生动物死亡；递增剂量至 4685mg/kg，再连续灌服4天，蓄积总剂量达 51288mg/kg 时，仍未发生死亡现象。雷公藤甲素的长期毒性见"雷公藤"。

（二）特殊毒性

生殖毒性 昆明山海棠乙醇提取物在 1474、590、295、196mg/kg 下对小鼠体细胞－嗜多染幼红细胞染色体和生殖细胞染色体无明显的损伤；对母鼠体重、胎盘无影响，对仔鼠外观、内脏及骨骼均无致畸作用；对下两代仔鼠均无影响。昆明山海棠乙醇提取物对小鼠、大鼠有显著的抗早孕作用，可影响并抑制桑葚胚的发育生长，甚至破坏桑葚胚，并能促进坏死解体的桑葚胚的吸收，剂量昆明山海棠有睾丸毒性，且损害不可逆。昆明山海棠根部水提物（THH）及乙醇提取物（ATH）Ames 试验表明，在低于抑制细胞生长剂量时存在着诱发突变效应。THH 对人体外周血淋巴细胞能显著诱发姐妹染色单体互换（SCE）；提示昆明山海棠对人类遗传物质具有潜在威胁，其临床应用应持谨慎态度。

【毒作用机制】

（一）靶器官毒性机制

生殖毒性机制 昆明山海棠对大鼠雄性生殖毒性的靶器官主要是睾丸，可使生精小管萎缩、生精细胞缺失，支持细胞退化等，使大鼠睾丸功能标志酶 ALP 和 LDH 活性升高，LDH－X 和 SDH 活性降低。作用机制与线粒体发生肿胀、固缩导致细胞能量代谢异常，引发细胞结构和功能的改变有关。昆明山海棠水提物对中国仓鼠 V79 细胞、小鼠精子细胞具有明显的分裂抑制效应，为体细胞和生殖细胞的非整倍体诱发剂，具有抑制微管蛋白体外聚合效应和明确的诱导人白血病细胞 HRRT 基因突变作用。昆明山海棠水提物可能含有与秋水仙碱类似的纺锤体毒性成分，存在诱发哺乳动物生殖细胞非整倍体的现实性与诱发人类生殖细胞非整倍体的可能性。昆明山海棠片能抑制育龄期妇女卵巢功能，导致闭经，与药物直接抑制卵泡发育有关。

（二）毒代动力学

昆明山海棠的主要毒性成分雷公藤甲素，其毒代动力学见"雷公藤"。

【中毒救治】

出现中毒症状者，应立即停药，清除毒物，如催吐、洗胃、导泻等对症治疗及支持疗法。甘草、绿豆煎汤饮，或以白萝卜或白菜捣烂取汁加糖频服。

两头尖

本品为毛茛科植物多被银莲花 *Anemone raddeana* Regel 的干燥根茎，主产于东北及华北等地，以黑龙江省产量最高。不同产地每年夏季采挖，除去须根，洗净，干燥。两头尖辛，热；有毒。归脾经。功效为祛风湿、消痈肿。用于风寒湿痹、四肢拘挛、骨节疼痛、痈肿溃烂。主要含有皂苷类、内酯类、挥发油类、油脂类、生物碱、氨基酸及微量元素等成分，有抗肿瘤、抗炎、镇痛、镇静、抗惊厥等作用。

【历史沿革】

两头尖始载于《本草品汇精要》，云："有毒。味辛，性热。气之厚者，阳也。"此后大多本草谓两头尖有毒，如《本草原始》《中华本草》《中药大辞典》等。《中国药典》中列两头尖为"有毒"。

【毒性成分】

两头尖主要毒性成分有竹节香附素 A、白头翁素、原白头翁素、两头尖总皂苷等，这些毒性成分是两头尖引起急性毒性的主要物质基础。

【毒性反应】

两头尖有急性毒性，醋制两头尖毒性降低。

（一）基础毒性

急性毒性　两头尖水提物给 ICR 小鼠灌胃的 LD_{50} 为 104.50g/kg。两头尖总皂苷给 NIH 小鼠灌胃的 LD_{50} 为 5.7g/kg，灌胃半小时后，小鼠出现呼吸困难，活动减少，给药 6 小时出现死亡，未死亡动物 3 天后恢复正常。腹腔注射的 LD_{50} 为 106mg/kg，给药 2 分钟后即出现收腹、扭体反应、呼吸急促，给药 12 小时出现死亡，未死亡动物 2 天后恢复正常。两头尖次生总皂苷给昆明小鼠灌胃的 LD_{50} 为 879.46mg/kg，小鼠给药 1 小时后，出现全身性震颤、叫声异常、跳跃、抽搐和死亡等中毒症状。

（二）特殊毒性

生殖毒性　两头尖水提物以 0.3mg/ml 处理斑马鱼，24hpf 时鱼卵凝结，48hpf 时血流速度减慢，黑色素较少，卵黄囊异常；72hpf 时血液循环严重缺失，体长缩短；96hpf 时全部死亡。

（三）毒代动力学

目前暂无两头尖的毒代动力学研究，竹节香附素 A 的药代动力学为：竹节香附素 A 给小鼠单次灌服给药，消除速度快，$t_{1/2}$ 为 3.542 小时，t_{max} 为 0.330h，C_{max} 为 12.326μg/L，CL 为 69.564L/（h·kg），给药 6 小时后在血浆中检测不到竹节香附素 A，给药 0.25 小时和 1 小时后，药物主要分布在胃，其次是在结肠和盲肠，给药 4 小时后在肠道检测不到竹节香附素 A。

【控毒方法】

两头尖的控毒方法主要有依法炮制、遵守用药禁忌等。醋制两头尖毒性降低，抗炎效果增强，可达到"增效减毒"的目的。《中国药典》规定，妊娠期妇女禁用两头尖。

金钱白花蛇

本品为眼镜蛇科动物银环蛇 *Bungarus multicinctus* Blyth 的幼蛇干燥体。主产于云南、贵州、广东、广西、湖南、湖北等地，其中广东是金钱白花蛇的道地产区。夏、秋二季捕捉，剖开蛇腹，除去内脏，擦净血迹，用乙醇浸泡处理后，盘成圆形，用竹签固定，干燥。味甘、咸，性温；有毒。肝、脾经。功效为祛风、通络、止痉。用于风湿顽痹、麻木拘挛、中风口眼㖞斜、半身不遂、抽搐痉挛、破伤风、麻风、疥癣。蛇体主要含有蛋白质、脂肪、氨基酸、核酸及微量元素等。有抗炎、镇痛、抗肿瘤等作用。

【历史沿革】

金钱白花蛇的毒性记载最早见于《钦州志》"有毒"，《澄迈县志》载其"最毒"，此后大多数记载都为大毒，如《重修台湾府志》记载毒性表现"蛇之最毒者。甲有毒汗，经行处草木皆菱，牛马不食。啮人数十步立死。其骨必捣烂远掷之，误践之亦能刺足杀人。"《桂平县志》曰："不甚毒者，被咬者不可移步，但移三步，则毒随血行，须臾遍全身，入心即死，不可药。"都体现出了其毒性之大。

【毒性表现】

金钱白花蛇中毒的毒性表现常见于神经系统、心血管神经系统、呼吸系统等毒性。

金钱白花蛇中毒的局部症状：大部分患者无症状或仅有微痒痛或麻木感，局部不红、无肿胀，少数患者伤口出血等。全身症状：大部分患者全身症状轻，也有患者出现全身疼痛，重症患者出现眼睑下垂、张口及吞咽困难、出汗、呼吸困难、口唇及脸部发绀、呼吸肌麻痹、呼吸衰竭、昏迷。

【毒性成分】

毒腺分泌的蛇毒含多种多肽成分，具有不同的生物学活性。银环蛇毒素的主要成分为蛋白质和多肽，包括 α-银环蛇毒素（α-BGT）、β-银环蛇毒素（β-BGT）、κ-银环蛇毒素（κ-BGT）、γ-银环蛇毒素（γ-BGT）和磷脂酶 A 等酶类。β 型银环蛇神经毒素（β-bungarotoxin）占毒液蛋白质含量的 20%，是毒液中毒性最强的成分，突触前活跃的神经毒性磷脂酶 A_2（phospholipase A_2，PLA_{2s}）为其主要成分。银环蛇毒素中还存在心脏毒素和一些心脏毒素样碱性蛋白以及神经毒素类似物（BMNTL 1~4）。

【毒性反应】

巴马小香猪肌内注射银环蛇毒后，局部中毒症状不明显，2小时内出现全身中毒症状，包括嗜睡、运动失调、站立不稳及口角流涎等现象，此症状是由于神经毒素中的 α-BTX 与终板区胆碱能受体结合，使乙酰胆碱不能作用于 N_2 受体，从而产生了非去极化型神经-肌肉阻断作用。

急性毒性 α-BGT、β-BGT、γ-BGT 不同给药方式对家兔的 LD_{50} 分别为：腹腔注射 0.2、0.004、0.091mg/kg，肌内注射 0.24、0.015、0.088mg/kg，静脉注射 0.17、0.007、0.074mg/kg。小鼠腹腔注射银环蛇毒液中的心脏毒样蛋白质和银环蛇毒水溶液的 LD_{50} 分别为 2.5、35.20mg/kg。银环蛇干毒（人工饲养的银环蛇，处理所得的干毒）给昆明种小鼠皮下注射的 LD_{50} 为 0.12mg/kg。

【毒作用机制】

神经毒性机制 银环蛇毒素含有多种毒素，主要成分为 α 型毒素和 β 型毒素。β-BGT 属于突触前神经毒素，是突触前乙酰胆碱受体阻断剂，选择性抑制神经末梢释放乙酰胆碱。β-BGT 作用于运动神经末梢产生三相变化，首先是传出递质数量的迅速降低，即短暂抑制，继而是释放易化，随后是进一步抑制，从而阻断突触间神经冲动传递，使骨骼肌不能兴奋收缩而转入持续性麻痹，其毒性比突触后毒素高得多。α-BGT 属于突触后神经毒素，与乙酰胆碱竞争乙酰胆碱受体，阻断神经信号的传递，最终导致肌肉麻痹。

【控毒方法】

金钱白花蛇毒素多集中在头部，一般通过炮制除去头部可降低毒性，保证临床应用的安全性。

【中毒救治】

出现中毒症状者，应立即停药，彻底洗胃或催吐，用1:5000的高锰酸钾液洗胃。被咬伤的患者救治方法如下。①使用抗银环蛇毒血清：血清应尽早使用，初始剂量为1~2支（10000μ/Amp），使用前需做抗银环蛇毒血清的过敏试验，若过敏试验呈阳性，则需采用系统脱敏疗法。②机械辅助通气：当患者因呼吸肌麻痹出现张口、吞咽困难，呼吸减弱甚至呼吸衰竭等症状时，实施辅助通气措施。③全身其他辅助治疗：预防破伤风、使用糖皮质激素、使用新斯的明、使用抗胆碱酯酶药、全身营养支持及对症治疗、采取季德胜蛇药片等治疗措施。

蕲 蛇

本品为蝰科动物五步蛇 *Agkistrodon acutus*（Güenther）的干燥体。多于夏、秋二季捕捉，剖开蛇腹，除去内脏，洗净，用竹片撑开腹部，盘成圆盘状，干燥后拆除竹片。主产于温州、丽水及安徽、湖北、湖南、江西、广西、福建等地。甘、咸，温，有毒；归肝经。功效为祛风、通络、止痉。用于风湿顽痹、麻木拘挛、中风、半身不遂、抽搐痉挛、破伤风、麻风疥癣。蕲蛇含有蛋白多肽、氨基酸、核苷、磷脂等物质，具有镇痛、抗炎、抗癌、促进血液循环、增强免疫等作用。

【历史沿革】

早在《雷公炮炙论》中就有蕲蛇入药的记载，言其"治风，引药至于有风疾处。"历代本草对其多有描述，《本草图经》记载"蕲蛇生南地及蜀郡诸山中，有大毒，头、尾各一尺尤甚，不可用，只用中段。"

【毒性表现】

蕲蛇咬伤后，伤口多有剧痛难忍或麻木感、出血不止等症状，咬伤肢体短时间内可出现肿胀、瘀斑、血疱、水疱，甚至出现骨筋膜室综合征、组织坏死。具有神经毒性的毒素能引起麻痹和呼吸衰竭，导致死亡。具有出血毒性的毒素能引起动物水肿、出血，可使局部通透性增加，产生广泛的血液外渗，导致多个脏器出血。蕲蛇炮制后毒性较低，仅个别过敏体质患者出现变态反应。

【毒性成分】

蕲蛇蛇毒含有多种蛋白质和肽类成分，蛋白质类成分包括金属蛋白酶、凝血酶样酶、丝氨酸蛋白酶、C型凝集素、磷脂酶 A_2、5′-核苷酸酶、核酸酶等，其中金属蛋白酶、凝血酶样酶、C型凝集素、磷脂酶 A_2、丝氨酸蛋白酶、L-氨基酸氧化酶含量较高，为主要活性成分，肽类成分也是重要的活性成分。

【毒性反应】

（一）基础毒性

1. 急性毒性　小鼠灌胃蕲蛇粗毒的 LD_{50} 为 0.6g/kg。小鼠腹腔注射蕲蛇蛇毒的 LD_{50} 为 9.58mg/kg，中毒时呼吸困难，活动减弱，但无共济失调，死前无惊厥。

2. 长期毒性　给犬和兔静注高、低剂量的蕲蛇酶（凝血酶样酶、TLE），连用 4 周，于用药后 14 日、28 日分别采血一次。仅有犬出现厌食，WBC 升高，尿素氮上升，高剂量者肝中度出血，肝细胞呈弥漫性浊度，未见死亡病灶，低剂量组肝脏仅轻度充血，停药后 10 日后均恢复正常，给犬和家兔静脉注射尖吻蝮蛇（五步蛇）毒凝血酶样酶（TLE），连续用药 28 天后，对血常规、肝肾功能、心电图等均无明显影响。连续用药 10～14 天后，不论犬或家兔血浆纤维蛋白原含量均明显降低，凝血酶时间、凝血酶原时间明显延长，血小板聚集率明显降低，但连用 28 天后血浆纤维蛋白原含量、血小板聚集率出现回升，说明长期应用蛇毒凝血酶样酶无明显毒性反应，但可能会出现耐受现象。

（二）局部毒性

蛇毒溶液皮下或皮内注射 30 分钟后均引起毛细血管通透性增加，出现局部弥漫性出血，损伤附近的皮肤、肌肉等组织，导致局部剧痛、溃烂、坏死。部分用注射蕲蛇酶后会引起过敏反应，出现皮肤瘙痒难忍，周身可见皮丘抓痕。

【毒作用机制】

蕲蛇蛇毒含有的能引起出血的毒素作用于毛细血管、导致血管内皮细胞损伤，进而造成血管破裂。磷脂酶 A_2 可催化甘油磷脂的脂酰键水解，生成溶血磷脂和脂肪酸，具有神经毒、肌肉毒及溶血活性；纤溶酶及凝血酶样酶能抑制血液中血小板聚集；具有神经毒性的毒素对中枢神经系统、周围神经、神经肌肉的传导功能等有选择性作用而产生毒害，引起心律失常、传导阻滞、循环衰竭和心搏骤停。

目前尚无蕲蛇毒代动力学报道，大鼠静脉注射尖吻蝮蛇毒凝血酶样酶 150μg/kg，药代动力学具有二室开放模式特征，$t_{1/2\alpha}$ 为 11 分钟，$t_{1/2\beta}$ 为 7.0 小时。其 V_d 较低，以血液分布为主，主要经肝、肾消除。

【控毒方法】

蕲蛇头部的毒腺中含有大量的毒性成分，去除头部可达到减毒的目的。水煎服和酒剂可引起过敏反应的异体蛋白变性，降低过敏反应和毒性反应的发生概率。蕲蛇的禁忌为阴虚以及血热者不宜。蕲蛇的用量为 3～9g，研末吞服，一次 1～1.5g，一日 2～3 次。

【中毒救治】

蕲蛇咬伤后迅速破坏和清除局部毒液，减缓毒液吸收，早期严重者足量使用抗蛇毒血清，轻者可给予中药如云南白药、蛇药片及蛇伤解毒药等治疗。对局部坏死，伤口有脓性分泌物或者脓肿形成，应使用抗生素治疗。

金铁锁

本品为石竹科植物金铁锁 *Psammosilene tunicoides* W. C. Wu et C. Y. Wu 的干燥根。主要产于云南、四川、贵州、西藏等地，其中西南地区是金铁锁的道地产区。秋季采挖，除去外皮和杂质，晒干。苦、辛，温；有小毒，归肝经。功效为祛风除湿、散瘀止痛、解毒消肿。主要含有三萜及其皂苷类、环肽类、咔伯啉生物碱类、麦芽酚苷类、木脂素类、挥发油、糖类及甾醇类等。有抗炎、免疫调节、抗风湿、镇痛等作用。

【历史沿革】

《滇南本草》记载"金铁锁，味辛，辣，性大温，有小毒。"《云南中草药》记载"苦，辛，麻，大温，有毒。"

【毒性成分】

金铁锁的主要毒性成分为三萜皂苷类，是引起急性毒性和长期毒性的物质基础，同时也是金铁锁抗炎镇痛的主要药效物质。

【毒性反应】

金铁锁小鼠急性毒性的靶器官主要在肺、脾、胃，小鼠死亡均发生在 2~36 小时，主要集中于 2~24 小时。毒性反应为自发活动减少，眼睑闭合，呼吸急促有腹式呼吸，毛耸立，俯卧不动，发绀（尾部足部蓝紫色）。大鼠的亚急性毒性表现在肝细胞水肿或脂肪变性、小肠局部上皮细胞细胞损伤、心脏淤血、肾小管上皮空泡变性等。

1. 急性毒性 对小鼠一次性皮下注射致死量，动物中毒后呈现活动减少、肌肉松弛、呼吸加速、毛耸立，部分有流涎，死于呼吸困难。小鼠皮下注射金铁锁醇提液的 LD_{50} 为 15.63g/kg。小鼠皮下注射金铁锁总皂苷的 LD_{50} 为 48.7mg/kg。小鼠口服金铁锁总浸膏的 LD_{50} 为 8.4g/kg（生药）。小鼠口服金铁锁去皮根、带皮根、根皮水煎液的 LD_{50} 值分别为 4.6382（4.004 6~5.439 6）、4.8471（4.325 1~5.450 8）、6.4032（5.720 7~7.210 3）g/kg（生药量）。大鼠大剂量单次口服金铁锁去皮根、带皮根、根皮水提物可引起雌性大鼠不同程度的生长迟缓，心、脾质量减轻，组织病理学显示心脏血管充血，肺泡壁增厚，肺气肿，肾脏血管充血。金铁锁具有潜在毒性，但毒性与是否去皮没有直接关系。

2. 长期毒性 金铁锁去皮根、带皮根、根皮水煎液以 0.3、0.6、1.2g/kg 剂量给大鼠连续给药 28 天，均可致间质性肺炎，肾小球滤过蛋白功能损伤，1.2g/kg 高剂量组最甚。去皮根水煎液 1.2g/kg 剂量可造成大鼠肝细胞损伤及胃的轻度刺激性；金铁锁带皮根水煎液 1.2g/kg 剂量可造成大鼠心脏淤血致萎缩及胃的轻度刺激性；金铁锁根皮水煎液 1.2g/kg 剂量可造成大鼠心脏淤血致萎缩，三者对于大鼠亚急性毒性大小差别不大。

【中毒救治】

出现中毒症状者，应立即停药，彻底洗胃或催吐，以避免继续中毒。口服金铁锁后，可通过漱洗口腔和服用大量清水来清洗消化道，尽量减少毒素吸收。

两面针

本品为芸香科植物两面针 *Zanthoxylum nitidum*（Roxb.）DC. 的干燥根。全年均可采挖，洗净，切片或段，晒干。主要分布于广西、福建、广东、云南等地。苦、辛，平；有小毒；归肝、胃经。功效为行气止痛、活血化瘀、祛风通络。用于气滞血瘀引起的跌打损伤、风湿痹痛、胃痛、牙痛，毒蛇咬伤；外治汤火烫伤。主要含生物碱、香豆素、木脂素、黄酮类等化学成分，有保护心血管系统、镇痛、抗肿瘤、抗胃溃疡、抗溃疡性结肠炎，抗肝损伤、抗炎等作用。

【历史沿革】

两面针原名蔓椒，首载于《神农本草经》，关于两面针的毒性历史记载很少，《中国药典》中收载两面针是芸香科植物两面针的干燥根，具有活血化瘀、行气止痛、祛风通络、解毒消肿等作用。

【毒性表现】

两面针中毒的毒性表现常见于心血管系统、神经系统、肾脏等毒性。中毒后常引起腹痛、下痢。两面针汤药内服中毒致头昏、眼花、呕吐，当服药量过大时，导致中枢神经系统功能受损，引起昏迷、抽搐、呼吸心跳骤停。

【毒性成分】

两面针的毒性成分主要为氯化两面针碱、氧化两面针碱、二氢两面针碱、6-甲氧基-5,6-双氢白屈菜红碱、α-别隐品碱、木兰花碱、茵芋碱、白鲜碱等生物碱。这些毒性成分是两面针引起急性毒性、生殖毒性和不同靶器官毒性的主要物质基础。

【毒性反应】

（一）基础毒性

急性毒性 小鼠腹腔注射两面针根提取物 N-4（褐色油状液，以吐温 80 制成的乳液）的 LD_{50} 为 166mg/kg；从上述提取物 N-4 中分离所得木质类化合物——两面针结晶-8（分子量 354.35，分子式 $C_{20}H_{18}O_6$）给小鼠腹腔注射 LD_{50} 为 68.04mg/kg。小鼠尾静脉单次注射氯化两面针碱后随剂量增高，死亡出现在 15 分钟左右，1 小时内为死亡的高峰，LD_{50} 为 19.999mg/kg，小鼠表现出不安、震颤、运动失调、惊厥、肌肉强直、瞳孔缩小、流涎、流泪、潮式呼吸、心动过速、腹泻、皮肤发红等急性毒性表现。

（二）特殊毒性

生殖毒性 氯化两面针碱对人胚胎细胞 L-02 和人胚肾细胞 293 有一定的毒性作用，且其抑制细胞增殖的作用随药物浓度的增加而增加。高浓度两面针水提物（≥100μg/ml）暴露处理引起斑马鱼胚胎发育畸形，包括头尾部发育迟缓、自主运动缺失、心率降低、黑色素减少、心包肿大、卵黄囊肿大等；甚至出现心跳停止或死亡。随着两面针水提取物浓度的增加，斑马鱼胚胎心率和孵化率不断降低，体长不断变短，畸形率和死亡率不断增加。氯化两面针碱对斑马鱼 24~120hpf 的 LD_{50} 从大至小排序为 24hpf≈48hpf≈72hpf>96hpf≈120hpf，72~96hpf 的 LD_{50} 从 17.41mg/L 下降至 12.57mg/L，提示氯化两面针碱在斑马鱼体内存在蓄积作用，在 24~72hpf 阶段已经出现各种毒性影响，于 96hpf 时出现死亡剧增现象。

【毒作用机制】

（一）靶器官毒性机制

1. 心脏毒性机制 氯化两面针碱（NC）在大鼠心脏中高度浓集，NC 是有机阳离子转运蛋白（OCT）1 和 3 的底物。通过 OCT1 和 OCT3 介导途径，导致 NC 聚集于心脏从而产生蓄积的心肌细胞毒作用。多种 OCT1、OCT3 抑制剂均能显著降低 NC 在心肌细胞和成纤维细胞中的积聚。10μmol/L 的 NC 可导致大鼠原代心肌细胞和成纤维细胞存活率显著降低及 LDH 显著升高，NC 在心脏中的高浓度积聚对心脏具有潜在的毒性。

2. 肝肾毒性机制 氯化两面针碱作用于肝细胞 12 小时后，肝细胞开始萎缩，细胞密度下降，细胞膜出现发泡现象；药物作用 24 小时，大部分细胞萎缩，胞膜不完整，出现较多细胞碎片。茵芋碱与白鲜碱诱导小鼠急性肝损伤的直接原因可能是呋喃环的环氧化代谢产物与包含半胱氨酸残基的蛋白质结合引发蛋白结构与功能的变化。NC 的肾毒性与肾脏 OCT2 对 NC 的摄取和有毒化合物排出家族蛋白 1（MATE1）对 NC 的排出减弱有关。

（二）毒代动力学

目前还没有关于两面针的毒代动力学研究，其药代动力学为：大鼠灌胃两面针水提液，木兰花碱、α-别隐品碱、茵芋碱均在大鼠体内吸收迅速，木兰花碱、α-别隐品碱、茵芋碱的达峰浓度 C_{max} 分别为 112.69、100 和 8.91ng/ml，t_{max} 分别为 1.05、0.47 和 0.38 小时。大鼠尾静脉注射氯化两面针碱的主要药动学参数 $t_{1/2}$ 为 163.519 分钟，平均滞留时间（MRT）为 235.9582 分钟，CL 为 0.2037L/（kg·min）。给家兔分别静脉注射 4、6mg/kg 氯化两面针碱，药动学行为符合二室模型，两种剂量的 $t_{1/2\alpha}$、$t_{1/2\beta}$ 分别为 5.46、4.76 小时和 263.33、274 小时，CL 分别为 8.60L/（kg·min）和 8.68L/（kg·min）。

【控毒方法】

将氯化两面针碱制成超分子制剂可有效降低肝毒性。氯化两面针碱直接注射浓度过高容易产生局部毒性，可通过微球包埋来降低毒性，避免首关效应，延长体内作用时间。忌与酸味食物同服。

【中毒救治】

轻度中毒，服用糖水和生甘草水缓解；重度中毒，进行西医救治和对症治疗。

丁公藤

本品为旋花科植物丁公藤 *Erycibe obtusifolia* Benth. 或光叶丁公藤 *Erycibe schmidtii* Craib 的干燥藤茎，别名包公藤、麻辣仔藤、斑鱼烈。主产地包括云南、广西、广东、台湾等。全年均可采收，切段或片，晒干。丁公藤辛，温；有小毒。归肝、脾、胃经。功效为祛风除湿、消肿止痛。用于风湿痹痛、半身不遂、跌扑肿痛。丁公藤主要含有黄酮类、香豆素类、绿原酸衍生物、生物碱以及其他化合物。具有镇痛、抗炎、祛痰、平喘等药理作用。

【历史沿革】

《冯氏锦囊秘录》记载南藤（丁公藤）"味辛、苦，气平，有小毒。"在《中国药典》中丁公藤列为"有小毒"。

【毒性表现】

丁公藤的毒性表现常见于心血管系统和神经系统。中毒症状表现为副交感神经亢进、中枢性震颤、心律失常等。

【毒性成分】

丁公藤的主要毒性成分有东莨菪内酯、包公藤甲素（丁公藤甲素）。这些毒性成分是丁公藤引起急性毒性、长期毒性的主要物质基础。然而，东莨菪内酯也是丁公藤抗炎镇痛作用的主要药效物质。

【毒性反应】

1. 急性毒性 NIH 小鼠腹腔注射丁公藤注射液的 LD_{50} 为 14318.52mg/kg。小鼠腹腔注射包公藤甲素苯甲酸盐的 LD_{50} 为（8.85±1.2）mg/kg，动物中毒症状有流泪、流涎、便稀、呼吸困难、心跳减慢、震颤、肢体软弱、体温下降等。病理检查见肝灶性坏死、肾曲管颗粒变性，肺、脾、胰淤血，脑、脊髓、心肌等无异常。家兔静脉注射包公藤甲素苯甲酸盐的 LD_{50} 为 $133\mu g/kg$。给猴静脉注射包公藤甲素苯甲酸盐 $0.2mg/kg$，出现严重的拟胆碱作用而死亡。病理检查发现，肝重度淤血、肝窦充满红细胞、肝细胞受压，细胞空泡变性；肾淤血，肾曲管细胞肿胀，腔中有管型；心肌轻度变性，冠状动脉充血；脾淤血。

2. 长期毒性 给小鼠腹腔注射包公藤甲素苯甲酸盐，给药剂量分别为 LD_{50} 的 $1/8$、$1/4$、$1/2$、1 倍，连续给药 4 周，随着给药剂量的增加和给药时间的延长，动物死亡率逐渐增加，提示包公藤甲素有一定积蓄性毒性。

【毒作用机制】

丁公藤中东莨菪内酯可抑制乙酰胆碱酯酶活性，导致乙酰胆碱含量增加，阻断神经传导，从而导致神经毒性；丁公藤甲素是一个作用较强的胆碱能受体激动剂，能与心肌 M_2 受体结合，产生负性变时、变力和变传导效应，从而产生心脏毒性。东莨菪内酯在小鼠体内呈一级动力学消除，具有二房室开放式模型的特征。

（一）靶器官毒性机制

1. 神经系统毒性机制 丁公藤注射液涂布于离体牛蛙坐骨神经，可阻滞神经冲动的传导，10% 丁公藤注射液可使神经干复合动作电位 $A_{\alpha\beta}$、A_δ 和 C 成分潜伏期显著延长；而 25% 丁公藤注射液使神经干复合动作电位 $A_{\alpha\beta}$、A_δ、B、C_1 和 C_2 的潜伏期发生显著延长，使复合动作电位各类成分的幅度显著减小，这种传导阻滞作用具有明显的量-效关系，且呈现可逆性，这可能是一种去极化阻滞作用。去极化可由细胞膜的破坏或由膜通道和膜钠－钾泵活动的削弱引起，透射电镜观察发现丁公藤注射液可使坐骨神经 C 类纤维轴膜膨胀，厚度增加，出现多层膜结构，提示丁公藤注射液的传导阻滞作用可能与神经纤维的轴膜结构的变异有关。小鼠腹腔注射包公藤甲素引起的震颤作用，与中枢 M 胆碱激动剂氧化震颤素和震颤素作用相似，强度介于二者之间。东莨菪内酯对朱砂叶螨有明显的触杀毒性，其毒力 LC_{50} 值为 $1.243mg/ml$，LC_{30} 值为 $0.872mg/ml$，LC_{90} 值为 $2.956mg/ml$，朱砂叶螨中毒症状与神经毒剂相似，如兴奋、痉挛等。体外试验，东莨菪内酯对酶活性的抑制能力大小为 $Ca^{2+}-Mg^{2+}-ATP$ 酶 > 单胺氧化酶 > 乙酰胆碱酯酶 > Na^+-K^+-ATP 酶，且随着剂量的增加抑制能力越强。体内试验，东莨菪内酯能够使朱砂叶螨的乙酰胆碱含量（Ach）显著升高，产生拟胆碱样作用，最终阻断神经冲动的传导，导致螨虫的死亡，相关的机制可能与东莨菪内酯抑制乙酰胆碱酯酶活性有关。

2. 心脏毒性机制 大鼠静脉注射 0.005% 包甲素 $0.5ml/kg$，可使窦性心律减慢至原来的 50% 以上，心室肌细胞动作电位时程 APD_{90} 显著延长，动作电位的 3 相复极减慢，APD 的延长可能与减慢心率有关，阿托品可阻断上述效应，说明包公藤甲素是 M 胆碱受体激动剂。包公藤甲素衍生物（S）-OTS·HCl 是一个作用较强的胆碱能受体激动剂，能与心肌 M2 受体结合，降低家兔窦房结细胞自律性、减慢豚鼠心率、降低房室传导、缩短豚鼠右室乳头肌的 APD，（S）-OTS·HCl 抑制动作电位时程的作用与抑制 I_{Ca-L} 有关。

（二）毒代动力学

目前尚无丁公藤毒代动力学报道，其药代动力学为：采用不同方法研究丁公藤的药代动力学规律，结果不同。血药浓度法研究表明，总东莨菪内酯在小鼠体内呈一级动力学消除，具有二室开放模型的特征。药物累积法研究表明，丁公藤注射液在小鼠体内呈一级动力学消除，具有一室开放模型的特征，体内消除很慢，从 V_d 来看，丁公藤注射液与血浆蛋白结合率低，在体内容易蓄积，虽然毒性不大，但长期使用蓄积中毒不容忽视，尤其是对消除功能低下的患者，更需慎重。家兔肌内注射丁公藤注射液（东莨菪内酯含量 $2030\mu g/ml$）$0.5ml/kg$，东莨菪内酯在体内呈现双峰现象，吸收较快，个体差异大，平均

$t_{\max_1}$ 为 8.08 分钟，$C_{\max_1}$ 为 145.5ng/ml，$t_{\max_2}$ 为 2.45 小时，$C_{\max_2}$ 为 48.7ng/ml。

（三）毒效相关性

包公藤甲素衍生物（S）-OTS·HCl 在 5、10、20、30、40、50μg/kg 剂量下，呈剂量依赖性的减慢豚鼠心率，在 40μg/kg 剂量下，心率下降 56.6%；1×10^{-7}mol/L（S）-OTS·HCl 可导致家兔窦房结出现严重心律不齐；1×10^{-6}mol/L（S）-OTS·HCl 可致窦房结自律活动停止。（S）-OTS·HCl 可剂量依赖性地抑制心脏收缩力，当 1×10^{-6}mol/L（S）-OTS·HCl 灌流豚鼠离体心脏时，心肌收缩力可下降到（51.8 ± 17.7）%，严重抑制心脏的泵血功能。家兔缓慢静脉注射 0.0025%（25μg/ml）丁公藤甲素，随着剂量增加，窦性心律不断减慢，以至出现结性逸搏，在给药量达到 3ml 时，窦性节律完全抑制而代之以缓慢的结性节律，最后心跳停止，阿托品 1.5mg/kg 可防治这种窦缓作用。

【控毒方法】

丁公藤粉碎后用 45 度白酒浸泡的工艺可降低其毒性；丁公藤以甘草为辅料炮制，甘草中的甘草酸水解后生成葡萄糖醛酸能与毒性物质结合，生成难以吸收的结合的葡萄糖醛酸而达到降低毒性的目的。丁公藤妊娠期妇女禁用，发汗强烈，弱者慎用。

地枫皮

本品为木兰科植物地枫皮 *Illicium difengpi* K. I. B. et K. I. M. 的干燥树皮。主产于广西桂中的都安、大化、马山和桂西的德保、靖西、巴马等地，其中大新县是地枫皮的道地产区。地枫皮微辛、涩，温；有小毒。归膀胱、肾经。功效为祛风除湿、行气止痛。用于风湿痹痛、腰肌劳损。主要含有苯丙素类、木脂素类、萜类、黄酮类、酚类及挥发油等成分，有抗炎、镇痛、抗氧化、抗病毒等作用。

【毒性表现】

目前尚无地枫皮临床应用出现毒性的报道。

【毒性成分】

地枫皮同属植物中分离得到的 3 种倍半萜内酯，莽草毒素、2-氧代-6-脱羟基新莽草素、新大八角素为有毒化合物，地枫皮挥发油中的黄樟醚为毒性成分。

【毒性反应】

急性毒性小鼠口服地枫皮的 LD_{50} 为 75.71g/kg。

青风藤

本品是防己科植物青藤 *Sinomenium acutum*（Thunb.）Rehd. et Wils. 和毛青藤 *Sinomenium acutum*（Thunb.）Rehd. et Wils. *var. cinereum* Rhed. et Wils. 的干燥藤茎。分布于湖北、陕西、江苏、浙江等地。于每年秋末冬初采割，扎把或切长段，晒干后使用。青风藤苦、辛、平。归肝、脾经。功效为祛风湿、通经络、利小便。用于风湿痹痛、关节肿胀、麻痹瘙痒。主要含生物碱、挥发油、脂、蒽醌、菲、甾体及酚类等成分等，有抗炎、镇痛、免疫抑制、保护心血管、抗肿瘤等作用。

【历史沿革】

青风藤始载于宋代《图经本草》。《本草便读》记载青风藤"凡藤蔓之属，皆可通经入络，此物善治风疾，故一切历节麻痹皆治之，浸酒尤妙。以风气通于肝，故入肝，风胜湿，湿气又通于脾也。"《中药大辞典》记载青风藤具有轻度的胃肠不良反应，可归纳为小毒。

【毒性表现】

临床上大剂量和长期使用青风藤时容易出现不良反应，如过敏反应、胃肠道反应和血液系统不良反应。由肌内注射盐酸青藤碱制剂正清风痛宁注射液导致的过敏性休克 1 例，该患者第 1 次注射后 5 分钟出现不良反应。1 例连续注射正清风痛宁注射液 22 天未见明显不良反应，第 23 天应用同一批次药物且无其他特殊处置及情况，突然出现过敏性休克的案例。由 60g 大剂量青风藤导致急性荨麻疹的不良反应 3 例。1 例类风湿关节炎患者服用中药汤剂 1 周后肿痛明显缓解而无明显不良反应，复诊原方加入青风藤 30g，服用后出现胃痛、剧烈呕吐等，将药包中的青风藤拣选去除后再服，无不良反应发生。1 例服用正清风痛宁肠溶片至 2 周时出现全身乏力，平时很少出现的痔疮出血明显增加的病例。1 例连续 3 天口服正清风痛宁片后出现头晕伴双下肢无力，无胸闷心慌，查心电图示 I 度房室传导阻滞，经治疗心电图恢复正常后，继续服用正清风痛宁片 1 个月后再次出现头晕，无胸闷心慌，心电图示 II 度房室传导阻滞，停服该药后，再未出现相应症状。

【毒性成分】

青风藤主要含生物碱、挥发油、脂、蒽醌、菲、甾体及酚类等成分等。青藤碱被认为是其主要毒性成分。

【毒性反应】

青风藤毒性反应相关研究报道较少。研究表明青风藤无明显的肝毒性、心脏毒性和生殖毒性。

1. 急性毒性　小鼠口服青风藤主要有效成分青藤碱 LD_{50} 为 580mg/kg。犬和猴分别灌服青藤碱 45、95mg/kg 后，出现轻度胃肠道反应；静脉注射 5 ~ 13.5mg/kg，出现血压下降、呼吸困难，该现象发生在猴身上 1 小时后消失，而犬 24 小时仍然不能恢复。

2. 长期毒性　大鼠腹腔注射青藤碱连续 14 天后，对大鼠重量、血常规及内脏病理未发现明显异常。

【毒作用机制】

（一）靶器官毒性机制

服用青风藤产生的毒性主要为皮疹及胃肠道不适。青藤碱是目前所知植物中促进组胺释放最强的物质之一。体外试验证明，青藤碱能使豚鼠大动脉、气管、膈肌、心脏、子宫、皮肤、胃等组织和器官释放组胺。从大鼠腹腔分离肥大细胞后，将青藤碱加入肥大细胞悬液，可使 90% 肥大细胞脱颗粒。服用青风藤引发的皮疹、胃肠不适可能与该机制有关。

（二）毒代动力学

大鼠给予青藤碱 40 分钟后，肾、肝、肺、脾、心、脏、脑、睾丸均能检测到青藤碱，且含量逐渐降低；90 分钟后各组织器官内青藤碱浓度显著降低，肝和肾为青藤碱主要代谢器官。体外试验中，50mmol/L 青藤碱对人微粒体中代谢酶 CYP1A2、CYP3A4、CYP2C9、CYP2E1 和 CYP2D6 活力无显著影响，但能抑制 CYP2C19 活性。在类风湿关节炎家兔模型中，青藤碱经皮下给药后 1 ~ 2 小时能实现平稳释放，且维持时间较长；灌胃给药后，青藤碱迅速吸收入血，药物浓度很快达到峰值，随后快速消除，维持时间较短。

【控毒方法】

青风藤配伍白芍具有协同作用，且能提高芍药苷的生物利用度。二者配伍对风寒湿型胶原性关节炎大鼠治疗效果显著，能明显改善模型鼠的关节肿胀及骨破坏程度。青风藤的常见不良反应包括胃肠道反应，而白芍具有缓解胃黏膜破坏的作用，故二者合用亦可起到一定程度的减毒作用。穿山龙能抗炎、祛痰，与青风藤配伍可增强青风藤的抗炎、抗风湿作用。同时穿山龙有类甾体激素作用，可以在增强青风藤功效的同时，抑制过敏介质释放，减轻其不良反应。低剂量的青藤碱和盐酸川芎嗪具有协同镇痛作用，和单剂量的青藤碱、单剂量的盐酸川芎嗪相比差异具有统计学意义，且大鼠在治疗期间没有出现明显的瘙痒、严重过敏等不良反应。衍生物的研究是青风藤近两年的研究热点，之前已有众多研究者成功对青藤碱 A、B、C、D 环的结构进行改造修饰，并发现了多种活性较好的衍生物。衍生物的发现和研究为青藤碱的低毒、高效应用提供了新的可能。过量青风藤可能加重药疹等不良反应发生的风险。《中国药典》建议剂量为 6~12g。根据临床经验建议复方汤剂每剂<15g，单方汤剂每剂<45g。

第二节　祛风湿热药

雷公藤

本品为卫矛科植物雷公藤 *Tripterygium wilfordii* Hook. f. 的干燥根或根的木质部。主产于浙江、安徽、福建、湖南。秋季挖取根部，去净泥土，晒干，或去皮晒干，切厚片。本品气微、特异，味苦、微辛。以块大、断面红棕色者为佳，生用。雷公藤苦、辛，寒；有大毒。归肝、肾经。功效为祛风除湿、活血通络、消肿止痛、杀虫解毒。用于风湿顽痹、麻风病、顽癣、湿疹、疥疮，此外，现代也用治肾小球肾炎、肾病综合征、红斑狼疮、口眼干燥综合征、白塞病。主要含生物碱类成分：雷公藤碱、雷公藤次碱、雷公藤戊碱、雷公藤新碱、雷公藤碱乙、雷公藤碱丁、雷公藤碱戊等；二萜类成分：雷公藤甲素（雷公藤内酯醇）、雷公藤乙素、雷公藤酮、雷酮内酯、雷酚萜等；三萜类成分：雷公藤内酯甲、雷公藤内酯乙、雷藤三萜酸等。还含脂肪油、挥发油、蒽醌及多糖等。有抗炎、镇痛、免疫抑制、抗肿瘤、抗生育、降低血液黏滞性、抗凝、改善微循环及降低外周血管阻力的作用；对多种肾炎模型有预防和保护作用。

【历史沿革】

雷公藤最早收录于《神农本草经》，有大毒。清代赵学敏在《本草纲目拾遗》已详细记载了其毒性："采之毒鱼，凡蚌螺亦死，其性最烈，以其草烟熏蚕子，则不生。"有关其毒性表现，《本草纲目》云："此物有毒，食之令人迷惘，故名。山人以毒鼠，为（谓）之鼠莽。"《中国药植志》载"雷公藤，苦、涩、寒，有毒。"《全国中草药汇编》载"性味功能：苦、辛、凉。有大毒。"

【毒性表现】

雷公藤中毒的毒性表现常见于肝肾、心脏、生殖、消化、血液、免疫系统。其中肝毒性和生殖毒性最为明显，药物副作用对泌尿系统、生殖系统、消化系统、心血管系统、神经系统等均造成了较大影响。

临床上，雷公藤中毒原因与剂量有关，随着剂量的增加毒性不断增加。毒性表现为轻者可出现恶心，呕吐，食少，食管下部烧灼感，口干，肠鸣，腹痛，腹泻，便秘，便血；白细胞、血小板减少；头晕，乏力，嗜睡；月经紊乱，闭经；影响睾丸生殖上皮，抑制精原细胞减数分裂；心悸，胸闷，心律不齐，心电图异常；湿疹样皮炎，皮疹，色素沉着，干燥，瘙痒，口周疱疹，口角炎，黏膜溃疡，少数见脱发及指（趾）甲变薄及软化。若服用过量，重者可致中毒，主要表现为剧烈呕吐、腹绞痛、腹泻、脉搏细弱、心电图改变、血压下降、体温降低、休克、尿少、浮肿、尿液异常；后期发生骨髓抑制、黏膜糜烂、脱发等，个别可有抽搐，主要死因是循环及肾功能衰竭。

【毒性成分】

雷公藤中引起不良反应的主要成分为生物碱类、二萜类及三萜类，这些同时也是雷公藤的药效物质成分。雷公藤二萜类成分中雷公藤甲素是雷公藤中活性最高的环氧二萜内酯化合物，同时也是引起不良反应的主要成分。对心、肝、骨髓、胸、脾、肾及生殖系统等都有一定的毒性，其相关效价比雷公藤总苷高 100~200 倍，雷公藤氯内酯醇有睾丸毒性，且有剂量反应关系。雷公藤三萜类成分中雷公藤红素是主要的毒性成分，其对血液系统和生殖系统具有一定的毒性作用，作用与浓度呈依赖关系。去甲泽拉木醛是雷公藤中去甲基木栓烷型三萜类化合物，研究发现其能抑制精原细胞中的钙离子流和精子顶体反应，从而产生生殖毒性。雷公藤红素亦有同样的毒性作用。雷公藤生物碱类成分是治疗类风湿关节炎的有效成分，包括雷公藤碱、雷公藤次碱、雷公藤宁碱等，主要损害肝、肾脏、中枢神经系统，可引起进行性贫血，甚至诱发肾小管缺氧性损害。雷公藤总生物碱对小鼠体液和细胞免疫也有不同程度的抑制。

【毒性反应】

（一）基础毒性

1. 消化系统毒性

（1）胃肠道毒性　主要表现为恶心、呕吐、腹胀、腹痛、腹泻，可见溃疡出血性结肠炎、急性胃肠炎、顽固性呕吐、消化道出血。雷公藤在治疗量对小鼠肠推进有显著抑制作用，导致其食欲下降，消化功能降低，体质量明显减轻，该不良反应易耐受且在停药后可完全恢复。

（2）肝脏毒性　肝脏是雷公藤甲素主要毒性靶器官之一，给小鼠灌胃雷公藤甲素溶液 $400\mu g/kg$，连续给药 28 天后，小鼠表现出非特异性肝细胞变性坏死，血清中氨基转移酶、碱性磷酸酶（ALP）和乳酸脱氢酶同工酶（LDH）显著升高，肝组织中超氧化物歧化酶（SOD）活性、谷胱甘肽（GSH）和尿苷二磷酸葡萄糖醛酸转移酶 1（UGT1）含量降低，丙二醛（MDA）含量明显升高。用不同浓度雷公藤甲素处理 BRL 大鼠肝细胞，可使细胞上清液中的 AST 和 ALT、TNF-α、IL-10 等细胞因子含量升高增加，诱导凋亡率上升且呈浓度依赖性。雷公藤甲素在 Beagle 犬体内亦表现出明显肝毒性反应。雷公藤红素在微摩尔级浓度能强烈抑制免疫炎症反应，并导致多种细胞凋亡，而在纳摩尔级时不引起毒性作用且具有抑制炎症因子产生诱导热休克蛋白表达等作用。生物碱类物质主要损伤肝脏、破坏红细胞并引起进行性贫血。雷公藤对肝脏的毒副作用是其所含有的多种有毒成分综合作用的结果。

2. 循环系统毒性

（1）血液毒性　雷公藤可导致血小板、红细胞和白细胞减少，临床表现为重度贫血、皮肤瘀斑、发热，严重者可出现粒细胞缺乏症、再生障碍性贫血等。雷公藤醇提物对骨髓细胞的生长有明显抑制，且呈剂量和时间依赖性，其半数抑制浓度 IC_{50} 在 24、48、72 小时分别为 8.742、5.106、4.684$\mu g/ml$；雷公藤造成骨髓细胞 G0/G1 期阻滞，抑制细胞进入 S 期进行 DNA 合成，抑制细胞的分裂增殖。雷公藤通过诱导 Caspase9 活化，引起级联反应使效应因子 Caspase3 活化，启动骨髓细胞的内源性凋亡途径引起细胞凋亡。雷公藤降低骨髓造血微环境中的细胞因子粒 - 巨噬细胞集落刺激因子、促红细胞生成素和血小板生成素的含量，造成血细胞成熟减缓或不能成熟。

（2）心脏毒性　临床上雷公藤的心脏毒性常见症状有胸闷、心动过缓、心悸、心律失常和心电图改变，中毒时表现为心源性休克及频发期前收缩。给予大鼠雷公藤甲素连续灌胃 7 周后，可观测到对心肌细胞有明显损害，且早上用药较晚上用药具有更明显的心肌毒性，提示临床雷公藤晚上服用可以减轻心脏的毒副作用。

3. 泌尿系统毒性　雷公藤保护肾脏的有效成分与引起肾毒性的成分多为雷公藤多苷、雷公藤甲素。正常大鼠给予雷公藤醇提物 27g 生药/kg，7 天后，肾脏脏器指数增加，BUN、CREA 升高，血清 K^+ 升高和 Na^+ 降低，组织学检测显示肾小管细胞水肿、肾小管细胞颗粒样变性、肾小球囊性扩张、系膜基质增生，严重者出现间质改变和肾小管坏死。使用重铬酸钾造成急性肾功能衰竭模型，给予雷公藤醇提物 6.25g 生药/kg 7 天后，模型动物血清 BUN、CREA 水平的升高和血清高 K^+、低 Na^+ 状态均有明显的改善作用，肾脏组织病理损伤程度也有一定减轻；但高剂量时反而加重了模型组大鼠的肾功能损伤。在使用对证、剂量恰当的情况下，雷公藤可安全用于肾脏相关疾病的治疗。

（二）特殊毒性

1. 生殖毒性 雷公藤对生殖系统的损害最为突出，如育龄期女性月经紊乱或闭经、男性少精症或无精症、睾丸炎以及儿童远期性腺损害，且其引起的不良反应女性比男性更常见。

雷公藤多苷可能通过调节下丘脑－垂体－性腺轴、睾酮分泌、线粒体损伤和生殖细胞凋亡对雄性生物产生生殖系统毒性；通过氧化应激反应对雌性生物发挥生殖系统毒性作用。

雷公藤多苷生殖系统毒性机制可能与抑制黄体生成素、卵泡刺激素和睾酮分泌以及下调下丘脑、睾丸和附睾中雄激素受体表达有关，毒性作用于精子发生的整个过程，影响生精功能和精子发育形态。雷公藤多苷还可造成线粒体鞘损伤，使细胞质膜缺陷和染色质反聚合，改变精子超微结构、降低小鼠精子浓度、精子移动性、精子活力和尾部活力，产生生殖毒性。雷公多苷通过降低睾丸生殖细胞中组蛋白H3赖氨酸9（H3K9me2）的二甲基化水平，诱导雄性生殖细胞凋亡。雷公藤内酯醇的睾丸毒性机制是其抑制支持细胞中调节腺苷酸活化蛋白激酶的去乙酰化酶导致线粒体损伤，进而减少乳酸盐产生，并且异常调节脂肪酸代谢。

雷公藤卵巢毒性的主要化合物是雷公藤甲素、山柰酚和雷公藤红素。颗粒细胞是雷公藤甲素卵巢毒性的靶细胞。雷公藤多苷通过诱导内生 miR-15α 表达和抑制蛋白激酶 Hippo-YAP/转录共激活因子（TAZ）通路，促进卵巢颗粒细胞衰老，产生生殖毒性，但对雌性幼鼠生殖损伤可逆。雷公藤多苷通过促进 p53 磷酸化和激活丝氨酸/苏氨酸激酶信号通路导致卵巢功能早衰，且阻碍不同发育阶段的卵母细胞的发育，产生生殖系统毒性。雷公藤多苷诱发卵巢功能早衰的潜在发病机制可能还与诱导体内氧化应激水平有关。

雷公藤会影响精子发育过程中组蛋白H3、赖氨酸9的表观遗传修饰。雷公藤甲素和二甲基化或三甲基化的组蛋白H3赖氨酸9对胚胎外胚层发育可能有类似的机制。细胞色素P4503A2参与了雷公藤甲素在不同性别中的代谢，这可能导致雷公藤甲素的毒性在不同性别中表现不同。

2. 免疫系统毒性 雷公藤甲素是雷公藤组分中免疫调节作用最强的单体，对小鼠淋巴细胞体外活化具有抑制作用。在大鼠的急性毒性试验中，发现雷公藤甲素可以引起淋巴组织受损、淋巴器官萎缩、淋巴细胞坏死、数目减少。细胞坏死以脾小结、脾索等B淋巴细胞分布区域最为明显，也可累及脾动脉周围淋巴鞘、胸腺等T淋巴细胞分布区域。给予大鼠雷公藤甲素连续28天，可以下调大鼠胸腺相关基因的表达，抑制淋巴细胞的增殖产生免疫毒性。

雷公藤多苷通过抑制固有免疫细胞内干扰素表达，抑制固有免疫系统的激活，通过减少炎症细胞浸润和炎症因子表达，降低免疫排斥反应，提高移植物存活时间，通过降低辅助性T细胞17细胞因子的mRNA水平，保护小鼠免受局部咪喹莫特诱导的银屑样病变的发展，产生免疫抑制作用。雷公藤多苷成分中的雷公藤内酯醇可用于治疗重度寻常型银屑病。

（三）局部毒性

雷公藤内酯醇对完整皮肤和破损皮肤均引起明显的红斑和水肿反应，表皮真皮呈炎症反应，对破损皮肤的刺激强于完整皮肤。中、大剂量（2.22、4.44mmol/L）可引起小鼠耳廓明显肿胀，小剂量（1.11mmol/L）局部皮下注射可引起大鼠足跖肿胀，炎症反应于注射后3天达到高峰。提示雷公藤内酯醇具有局部刺激作用，且诱导的炎症反应不能为其自身的抗炎作用所拮抗。

【毒作用机制】

（一）靶器官毒性机制

1. 肝毒性机制 雷公藤甲素毒性机制，主要表现在细胞凋亡和自噬、炎症因子、胆汁酸代谢功能紊乱、氧化应激等方面。细胞凋亡和自噬是雷公藤甲素致肝毒性的主要机制之一，雷公藤甲素体外诱导正常人肝细胞株 L-02 凋亡可能与上调 Caspase3、Caspase9 的活性有关。雷公藤甲素可引起 L-02 细胞凋亡，可能与其促进活性氧（ROS）生成、促进氧化应激反应、抑制细胞膜 ATPase 活性、降低线粒体膜电位和促进细胞凋亡因子释放有关。有研究表明胞内钙离子的释放及 p38MAPK 的磷酸化可能参与了雷公藤甲素引起的 L-02 细胞毒性。0.8mg/kg 雷公藤甲素给予大鼠 12 小时后，可诱导小鼠肝组织发生炎细胞浸润、结构破坏、细胞坏死及代偿性增生；肝细胞内细胞骨架结构异常、细胞器大量脱落、自噬体明显增多；肝细胞自噬性凋亡是雷公藤甲素诱导急性肝损伤的关键病理环节。

2. 肾毒性机制 在雷公藤肾毒性机制研究方面，主要损伤肾小管与肾间质，患者服用雷公藤及其制剂后，肾小管和肾间质会发生显著的炎症细胞浸润，肾小管上皮明显变性、坏死及萎缩。大鼠给予雷公藤内酯醇后，肾脏中的死亡受体 Fas 及配体 FasL 表达显著升高，肾脏中的细胞色素 c 由线粒体转入细胞后能够激活细胞凋亡内源性通路，诱导细胞凋亡。雷公藤的肾毒性可能与通过抑制肾脏有机阴离子转运体 Oat1、Oat2、Oat3 的功能而实现。

3. 生殖毒性机制 雷公藤生殖毒性机制与氧化应激、线粒体损伤、细胞间肌动蛋白黏附连接破坏、酶（包括葡萄糖-6-磷酸脱氢酶、β-葡萄糖醛酸苷酶、SDH、ACP、LDH 和腺苷三磷酸酶）活力下降及蛋白（包括 BCRP、PPAR、胱天蛋白酶 3TP53＼MYC 靶向蛋白、连锁凋亡抑制蛋白、雌激素受体 α 和孕激素受体）表达异常等因素相关。

雷公藤甲素可能通过阻碍卵母细胞在不同发育阶段的发育而损害线虫的繁殖能力。雷公藤甲素可通过促进卵巢细胞凋亡、促进卵巢细胞发生自噬、阻碍卵巢细胞的发育来对雌性生殖系统发挥毒性作用；对雄性大鼠则表现出睾丸毒性。

>>> **知识链接** o- -

"有故无殒"思想下雷公藤制剂对儿童性腺毒性的理解

"有故无殒，亦无殒也"语出《素问·六元正纪大论篇》，作为中医用药法则，它充分体现了辨证论治的思维特点，强调对症用药，即"有是证、用是药"。药物有毒和无毒是相对的，在不同条件下发挥作用的方向不同。"有故无殒"的中医辨证思维体现了药物的治疗作用、毒副反应与用药周期的关系，即药物的效、毒与时的关系。药证相符的条件下，运用"有毒"中药可能表现出短暂的"有殒"表现，但长期来看实则"无殒"。雷公藤广泛用于多种儿科疾病的治疗，其对儿童性腺毒性的影响是临床最受关注的问题。雷公藤确实可导致部分患者近期性腺损伤，但这些副作用在停药以后大多可以较快恢复，其性腺损害大多是"可逆"的。合理正确地应用雷公藤制剂是儿童性腺"无殒"的前提。临床上通过中药配伍、掌握适应证、选择合适的给药方式、优化用药方案、把握药物质量，雷公藤对儿童近期性腺的毒副作用是可以预测和预防的。

- •

（二）毒代动力学

雷公藤毒性成分在体内的代谢符合口服给药的二室模型。雷公藤甲素在 C57BL/6 小鼠体内的毒代动力学参数 t_{max} 为 5 分钟，c_{max} 为 14.38ng/ml，$t_{1/2}$ 为 0.76 小时，$AUC_{0\sim t}$ 为 5.63h/(ng·ml)，平均驻留时间（$MRT_{0\sim t}$）为 0.56 小时，清除率（$CL_{Z/F}$）为 103.19L/(h·kg)。雷公藤甲素在小鼠肝组织中的分布趋势与血药浓度变化趋势一致，5 分钟雷公藤甲素浓度达到峰值，继而下降直至代谢完全。雷公藤甲素给药后 3 小时内血生化指标 ALT、AST、ALP、TBA 均无显著性变化。雷公藤甲素在小鼠体内清除率大，驻留时间短，且血生化指标没有显著升高，提示雷公藤甲素在体内的游离暴露量不能直接引起肝损伤，可能是通过结合某些物质发挥作用或是激发体内的炎症及免疫反应引起。

（三）毒效相关性

1. 肝毒效相关性 雷公藤治疗免疫性肝损伤的药理机制与其导致肝毒性的毒理机制高度一致，可能与 AKT1、TNF、TP53、VEGFA 等靶点，以及 PI_3K-Akt、TNF、TLR 等信号传导通路有关。雷公藤主要成分雷公藤甲素对正常小鼠有肝毒性，同时对刀豆蛋白 A 诱导的急性肝损伤有保护作用。雷公藤甲素可以与 PI_3K、AKT1 和 mTOR 形成多种共价键，具有良好的亲和力。

2. 肾毒效相关性　雷公藤在短期内用药时，其肾脏毒性往往不明显，但长期使用时，尤其是对于原本已有肾脏损伤的患者时，雷公藤潜在的肾毒性需要临床高度重视。实验模拟肾小管 S1 和 S2 段损伤时雷公藤的肾脏毒性。在 27g 生药/kg 雷公藤醇提物时，小鼠的尿量明显减少，BUN、CREA 均明显增高，电解质紊乱加重（高 K^+ 低 Na^+），肾脏脏器指数明显升高，肾脏病理改变明显加重。雷公藤在高剂量时的肾脏损害还是非常明显的。但是在低剂量 3.13g 生药/kg 雷公藤醇提物时，则表现出完全不一样的结果：小鼠的尿量与模型组比较没有明显变化，BUN、CREA 有所降低；电解质紊乱情况也较模型组有所减轻；肾脏脏器指数无明显改变。同时小鼠体重的增长情况较模型组好转，肾脏病理改变较模型组有所好转，说明在低剂量时，雷公藤不仅不会加重肾脏损害，还对原有肾脏损害有治疗效果，这也在一定程度上说明了雷公藤在肾脏疾病方面的治疗效果。

【控毒方法】

1. 合理炮制　研究比较雷公藤不同炮制方法对毒性成分含量的影响，分别采用清炒、蒸制、醋炙和酒炙来考察雷公藤的毒性，并以生物碱含量同生品对比，结果蒸制炮制法在降低雷公藤毒性方面优于清炒炮制法、酒炙炮制法及醋炙炮制法。采用雷公藤蒸制品、甘草炮制品、莱菔子炮制品及生品测定小鼠半数致死量，增效方面测量二甲苯所致小鼠耳肿胀、角叉菜胶致大鼠足趾肿胀及大鼠棉球肉芽肿。结果显示雷公藤莱菔子炮制品的降低毒性最好，且抗炎疗效最佳，具有明显的减毒增效作用。

2. 中药配伍　应以减小雷公藤对消化系统及生殖系统的毒性为主，目前已报道且有明确抑制雷公藤不良反应的中草药很多。如甘草中含有的主要成分甘草酸具有保肝的作用，试验证实甘草炮制雷公藤可减轻其导致的肝脏生化指标及细胞因子 IL-1β、IL-6、TNF-α 升高的症状，减轻其肝损伤；甘草汁炮制雷公藤组的小鼠并没有产生明显的肝损伤，且较之雷公藤组生化指标 ALT、AST、ALB、Cre、UREA，细胞因子 IL-1β、IL-6、TNF-α，有显著性差异，提示雷公藤炮制后可减轻其肝损伤并减少肝损伤导致的炎症因子的释放。甘草还可加速雷公藤甲素和雷公藤内酯酮的体内代谢，这可能是甘草对雷公藤的减毒作用机制之一。

雷公藤甲素聚合物胶束能显著增加睾丸中酸性磷酸酶活性并降低血清中的丙二醛水平。聚合物胶束可能作为一个新型的药物载体来减少雷公藤的毒性。

【中毒救治】

雷公藤急性中毒后对人体产生的损害是与一般毒物有区别的，目前尚无特效解毒药物，临症之时不但要按照一般中毒处理原则而抢救，还要对症进行针对性抢救。主要处理原则为迅速排除未吸收的毒物和对症处理，及时地催吐，充分地洗胃、灌肠、保护和维持重要脏器心、肝、肾、脑的功能及免疫系统功能。①服毒 2 小时内，予以 1∶2000 高锰酸或 2% 鞣酸溶液彻底洗胃，可使毒物破坏或沉淀，减少其吸收，洗胃务求彻底，文献有报道口服雷公藤嫩芽后 4 天，尚在呕吐物中发现所服之毒物者。如病情严重不能接受洗胃或误食量较多，估计彻底洗胃有困难时，可做胃造瘘术洗胃，以彻底清除毒物，洗胃后可导入硫酸镁 30g。②服鸡蛋清、牛奶或面糊等保护消化道黏膜，延缓毒物的吸收。③静脉滴注葡萄糖氯化钠溶液，能量合剂和其后对症支持疗法，严重病例可尽早应用肾上腺皮质激素。④一旦发现急性心源性脑缺血综合征的先兆，如胸闷、烦躁不安濒死样恐惧感和严重心律失常，可用阿托品静脉注入辅以镇静剂，也可用 654-2 治疗，每 6 小时肌内注射 20mg，脉压差甚小时可静脉注入，用量以不使心率超过 120 次/分为宜，直到脉压差增大，情况改善后可改为肌内注射，用药持续至小便正常为止。⑤当出现休克、四肢厥逆时，可立即快速推注 2∶1 基础钠液 300～500ml/0.5h，开辟两条静脉通道，快速补液、扩容、强心，并静脉滴注参附、生脉注射液。⑥剧烈腹痛用阿托品不能缓解者，可用鲜鹿藿 125g 或干品 60g 煎水服，如心率不快、血压过低者尚可试用小剂量肾上腺素（0.5~1mg），可能有助缓解腹痛。⑦人参、五味子、刺五加等单独煎服，常规用 10~15g，或加入其他中药解毒方中煎服，每日 3 次，或用其针剂 4ml 肌内注射，每日 2 次，最少要用 1 个月。⑧后期着重肝、肾功能的保护。⑨认真及时针对急性中毒患者的原因做好思想工作。⑩其他治疗方法介绍：新鲜羊血或鹅血 200~300ml 顿服，用于 12 小时内的急性中毒者；山羊现宰，取小肠剖开洗涤，刮取肠黏膜嘱患者口服；绿豆 125g，甘草 50g 煎水分服；黄连、黄芩、黄柏各 10g，甘草 30g，水煎服。

防　己

本品为防己科植物粉防己 *Stephania tetrandra* S. Moore 的干燥根，广泛分布于浙江、安徽、江西、福建、广东、广西等地。防己苦，寒。归膀胱、肺经。功效为祛风止痛、利水消肿。用于风湿痹痛、水肿脚气、小便不利、湿疹疮毒。主要含有粉防己碱（即汉防己甲素）、防己诺灵碱、轮环藤酚碱、氧防己碱、防己斯任碱、小檗胺，粉防己碱 A、B、C、D 等，有抗炎、解热、镇痛、免疫抑制、抑制血小板聚集、抗菌、抗原虫、利尿（小剂量）、利胆、降血压、抗过敏、抗肿瘤等作用；尚能松弛横纹肌、抗心律失常、抗心室肥厚、抗心肌缺血。

【历史沿革】

防己始载于《神农本草经》，列为中品。《名医别录》中记载："防己，味苦，温，无毒。"虽记为无毒，但因其药性有一定的禁忌。

【毒性表现】

防己对肝、肾功能及血糖、血脂影响甚微，副作用很少，仅个别患者出现口干、嗜睡。

汉防己甲素不良反应少见且轻微，仅个别患者可出现口干、恶心、上腹不适、大便次数增多、乏力、嗜睡等。静脉注射时少数患者可出现胸闷、气促、头痛、呕吐、视力模糊及注射局部疼痛，数分钟后可自行缓解。

【毒性成分】

汉防己甲素（粉防己碱）具有一定的毒性。汉防己甲素对大鼠肝脏、肾脏和肾上腺组织均出现不同程度的病理改变，均呈剂量依赖性增加，以肝脏最为严重，肾脏次之。防己水提物会对肝脏造成损伤，但具有可逆性。碱性彗星试验表明，汉防己甲素可导致 DNA 链发生断裂，具有潜在的遗传毒性。同时，汉防己甲素也是防己治疗多种病症的主要药效成分。

【毒性反应】

（一）基础毒性

1. 急性毒性　防己醇提液小鼠灌胃的 LD_{50} 为（25.1±6.4）g 生药/kg，防己醇提液小鼠灌胃的 LD_{50} 为（81.9±8.2）g 生药/kg。

2. 长期毒性　以 8.1g/kg 的防己水提物给大鼠灌胃，2 周时大鼠血 SCr 明显升高。给药 4 周时出现肾小管上皮细胞肿胀坏死，肾小球、肾小管硬化。预防己早期造成的肾脏损伤，主要影响肾小管排泌功能，持续长期给药均可引起肾小管、肾髓质及肾小球滤过功能的损伤。防己还可引起血 AST 升高和肝脏的病理改变，造成肝细胞损害。

以每日剂量 20~400mg/kg 汉防己甲素对大鼠连续染毒 21 天，大鼠肝脏、肾脏和肾上腺组织均出现不同程度的病理改变，均呈剂量依赖性增加，以肝脏最为严重，肾脏次之。

（二）特殊毒性

遗传毒性　采用人淋巴瘤母细胞 TK6 细胞进行了一套体外试验组合对汉防己甲素的遗传毒性进行了评价，从碱性彗星试验结果表明汉防己甲素可导致 DNA 链发生断裂，汉防己甲素具有潜在的遗传毒性，其毒性机制可能是 DNA 链断裂。

【毒性作用机制】

靶器官毒性机制

1. 肾毒性机制　防己以 8.1g/kg 的剂量给大鼠灌胃，给药 2 周时均出现尿柠檬酸含量下降，马尿酸盐、尿 TMAO 含量上升。给药 4 周时大鼠出现了尿柠檬酸、马尿酸盐含量的下降；尿 TMAO 含量的上升；并伴有尿肌酐、尿 N - 乙酰糖蛋白下降及尿醋酸上升。防止肾毒性机制如下。①直接损害肾小球：毒性成分对肾小球有直接的毒性损伤。②引起肾炎样改变：防己因其有毒成分及其代谢物在通过肾脏排泄时，对肾脏产生强烈刺激，引起肾脏的损害，出现肾炎样改变。③引起间质性肾炎：汉防己、广防己等能引起中草药肾病（CHN），其致肾损害的机制为间质性肾炎，突出表现为广泛、少细胞性的间质硬化，小管萎缩，以近端小管受累为主，肾小管损害较少，病变由皮质浅层至皮质深层逐渐减轻，有一个呈梯度改变的特点，大血管亦有不同程度硬化，小叶间动脉管壁增厚，内皮细胞肿胀，管腔狭窄，并且发现在集合管乳头部，肾盂及输尿管上皮可见广泛的分布不均的轻度到中度非典型增殖，肾小体免疫荧光检查未发现有免疫复合物沉淀。

2. 肝毒性机制　防己以 8.1g/kg 的剂量给大鼠灌胃，给药 2 周大鼠血 AST 均显著升高，血 ALT 降低并出现了肝细胞脂肪变性、炎性浸润等病理改变。给药 4 周时血 AST 和 ALT 均明显升高，肝组织出现脂肪变性及点状坏死等病变。

【控毒方法】

通过正确选择《中国药典》规定基原的药物，合理配伍，防己的毒性可降低。辨证用药，就是要准确掌握防己的适应证与禁忌证。防己苦寒，易伤胃气，脾胃虚寒、食欲不振、阴虚体弱及无湿热者忌用。防己中毒问题大多与剂量有关，主要是长期少量应用防己而致蓄积中毒者，因此控制剂量和使用时间非常重要。临证时应结合辨证论治，以小量递增、峻药缓用、中病即止、密切观察毒性反应，因证因方调整剂量为原则。此外，防己毒性亦与品种、产地、采收时间等有关。

榼藤子

本品为豆科植物榼藤子 *Entada phaseoloides*（Linn.）Merr. 的干燥成熟种子。生于海拔 600～1600m 的山坡灌木丛中，以及混合林中。主要分布于福建、台湾、广东、海南、广西、云南等地。冬、春季种子成熟后采集，去外壳，晒干。微苦，凉；有小毒。入肝、脾、胃、肾经。炒熟后去壳，研粉。具有行气止痛、利湿消肿的功效。主治脘腹胀痛、黄疸、脚气水肿、痢疾、痔疮、脱肛、喉痹。主要含甾醇、黄酮类、酚性成分、氨基酸、有机酸等化学成分。可用于水血不足、面色苍白、四肢无力、脘腹疼痛、纳呆食少；风湿肢体关节痿软疼痛，性冷淡。

【历史沿革】

《开宝本草》中记载"榼藤子味涩、甘，平，无毒，烧灰服用，可以治疗蛊毒、五痔、血病等病症。"全株有毒，茎皮的浸液有催吐、下泻作用，有强烈的刺激性，为七味榼藤子丸等中成药的重要组成药物。《南方草木状》中载其解诸药毒。《本草拾遗》载其主五痔，喉痹，以仁为粉，微熬，水服一、二七。

【毒性表现】

过量服用榼藤子会引起中毒反应，严重时可导致死亡，如果出现以下情况：头晕、呕吐、血压下降或呼吸减缓，应立即停用，并送往医院急救。

【毒性成分】

榼藤子中的皂苷类成分可能是其毒性物质基础，具有溶血作用。

【毒性反应】

榼藤子种子核仁中含两种毒性皂苷，作用相似，毒性相等。可引起头晕、呕吐、血压急剧下降、呼吸减缓甚至死亡。对哺乳类动物的毒性主要为皂苷类成分引起的溶血作用；榼藤子可使哺乳类动物血压剧降，肠容积增加，肾容积也略有增加，显示内脏血管扩张，小肠、子宫平滑肌被抑制，最终死于呼吸衰竭。对阿米巴原虫有杀死作用，对草履虫毒性较小，无抗菌效力，亦不能伤害孑孓，但能毒鱼。木质及树皮中皆含此皂苷，而叶中则无。

急性毒性　小鼠灌胃榼藤子生品的 LD_{50} 为 27.117g/kg，给药后 3 分钟内出现伏地、眯眼，但未立即死亡，1~3 小时内有小鼠死亡，且小鼠死亡前出现四肢及全身发抖、抽搐等症状。小鼠灌胃榼藤子炒黄与炒焦炮制品的 LD_{50} 分别为 35.15、42.18g/kg。榼藤子在炮制后，毒性略有降低。

【毒作用机制】

榼藤子中的部分成分可以与瞬时受体电位香草酸亚型 1（transient receptorpotential vanilloid 1，TRPV1）通过氢键和疏水键直接结合，可能通过阻断 Ca^{2+} 内流导致外周血管及平滑肌松弛，引起肠道、肾脏等实质性脏器的内容积增加及血压的下降；对 MAPK 及 JAK/STAT3 通路的抑制可能导致红细胞生成素、血小板生成素等多种细胞因子表达的下降，或通过引起自身免疫异常导致溶血的发生。

【控毒方法】

内服：煎汤，10~15g；或浸酒。外用：适量，捣敷或煎水洗。本品不宜生用，需炮制后使用。

【中毒救治】

西医救治：洗胃，导泻；服稀醋酸或鞣酸。如血压下降，可皮下注射肾上腺素或麻黄素；如循环、呼吸障碍，可用强心剂或兴奋剂，必要时给氧等对症治疗。

目标检测

答案解析

选择题

（一）单选题

1. 防己中既是活性成分，又是毒性成分的是（　　）

    A. 汉防己甲素　　　　　　B. 木藜芦毒素　　　　　　C. 白头翁素

    D. 毛茛苷　　　　　　　　E. 雷公藤甲素

（二）多选题

2. 雷公藤中既是有效成分，又是有毒成分的是（　　）

    A. 生物碱　　　　　　　　B. 二萜类　　　　　　　　C. 三萜类

    D. 苷类　　　　　　　　　E. 木藜芦毒素

3. 雷公藤的生殖毒性表现为（　　）

    A. 精子活率降低　　　　　　　B. 精子畸形率提高　　　　　C. 闭经

    D. 卵巢功能早衰　　　　　　　E. 心悸

4. 防己的主要毒性作用有（　　）

    A. 肝毒性　　　　　　　　　　B. 肾毒性　　　　　　　　　C. 生殖毒性

    D. 神经毒性　　　　　　　　　E. 血液系统毒性

5. 昆明山海棠的主要毒性成分是（　　）

    A. 汉防己甲素　　　　　　　　B. 雷公藤甲素　　　　　　　C. 雷公藤红素

    D. 树脂类成分　　　　　　　　E. 乌头碱

6. 闹羊花的主要毒性作用有（　　）

    A. 神经毒性　　　　　　　　　B. 心脏毒性　　　　　　　　C. 肝肾毒性

    D. 呼吸衰竭　　　　　　　　　E. 生殖毒性

7. 两头尖的主要毒性成分有（　　）

    A. 原白头翁素　　　　　　　　B. 白头翁素　　　　　　　　C. 竹节香附素 A

    D. 东莨菪苷　　　　　　　　　E. 氯化两面针碱

8. 乌头碱中毒出现心律失常的原因有（　　）

    A. 兴奋迷走神经　　　　　　　B. 抑制窦房结功能　　　　　C. 抑制房室传导

    D. 兴奋心肌异位节律点　　　　E. 抑制中枢

书网融合……

    思政导航　　　　　　　　　　本章小结　　　　　　　　　题库

第十二章 化湿药

PPT

 学习目标

知识目标

1. **掌握** 厚朴的毒性表现、毒性成分、毒作用机制与中毒防治。
2. **熟悉** 化湿药的共性毒理特点；厚朴的毒性反应与控毒方法。
3. **了解** 厚朴的历史沿革和毒效相关性。

能力目标 通过本章学习，理解化湿药药性与其毒性的关系，初步形成化湿药毒理学研究的思路。

素质目标 通过本章学习，形成对常见化湿药毒性和安全用药的意识，初步具备开展化湿药毒性研究的科研素养和创新能力。

凡以化湿运脾为主要功效，用以治疗湿阻中焦证的药物，称为化湿药。本类药物多气芳香，味辛、苦、温，主入脾、胃、肺经。湿阻中焦证，临床以脘腹痞满、呕吐泛酸、食少体倦、大便溏薄、口甘多涎等为主要临床表现，与现代医学中的消化系统疾病，如急慢性胃肠炎、结肠炎、消化性溃疡、胃肠神经官能症、消化不良等疾病的症状相似。常用药物有苍术、厚朴、藿香、砂仁、草果、佩兰、白豆蔻、草豆蔻等。

传统理论认为，湿有内、外湿之分。外湿多指感受外来之邪，如空气潮湿、久居湿地、涉水淋雨等，导致人体气机不畅，四肢困倦、胸闷、腰酸甚至关节疼痛等；内湿多继发于其他疾病之后，如忧思气怒、肆食生冷等导致脾胃先伤，水谷运行受阻，津气不布，困阻中焦脾胃。化湿药的毒性具有以下共同特点。

（1）**毒性物质** 本类药物的毒性物质主要为挥发油、生物碱等。广藿香常规剂量内水煎服一般没有明显毒性，但如果用药不当或长期大量服用，则可能会出现胃肠道不适症状；如果不慎吸入挥发油，则可能因挥发油刺激呼吸道黏膜，引起咳嗽、气喘和呼吸困难等中毒反应，少数患者还可能出现过敏反应。苍术中含有苍术油、苍术酮等挥发油成分，可能会刺激口腔和鼻腔黏膜，引起口腔麻木、鼻腔黏膜干燥等症状；苍术油中含有蒽醌类物质，有引起皮肤红痛的可能，也可引起胃肠道不适。厚朴中除含有大量的挥发油成分，部分患者服用后会出现中毒症状外，还含有生物碱类成分——木兰箭毒碱，大剂量应用引起中毒时，可使骨骼肌迟缓性瘫痪，膈肌和肋间肌受累而产生呼吸麻痹。砂仁含有单萜类化合物香茅醇，长期或大量服用也可能会出现中毒。

>>> **知识链接** --

研究表明，砂仁具有镇痛抗炎、抗菌、抗肿瘤等活性。其中阳春砂中的乙酸龙脑酯有望成为一种潜在的新型结直肠癌（CRC）治疗药物。乙酸龙脑酯对人宫颈癌细胞（Hela）、结肠癌细胞（HT29）、肺癌细胞（A549）、乳腺癌细胞（MCF-7）和羊膜细胞（FL）均具有显著活性；并且乙酸龙脑酯还具有胃肠道保护、保胎及抗炎作用等。

（2）**毒性表现** 主要引起胃肠道反应、过敏症状等。如广藿香长期大量服用，可能会出现腹痛、

腹泻、呕吐等胃肠道不适症状；若不慎吸入挥发油，则可能会出现头痛、头晕、恶心、呕吐等中毒反应症状；少数患者还可能出现瘙痒、红肿、皮疹等过敏反应。苍术可引起口腔麻木、鼻腔黏膜干燥、皮肤红痛等症状，并可引起胃肠道不适，出现腹痛、腹泻等副作用。厚朴可能引起头晕、头痛、恶心、呕吐、腹痛、腹胀等中毒症状，大剂量应用引起中毒时，还可引起骨骼肌迟缓性瘫痪，导致呼吸麻痹甚至死亡。砂仁长期或大量服用也可能会出现中毒反应，引起气虚，疲乏无力等不适或出现呕吐、腹痛、腹泻等胃肠道反应。

（3）控毒方法　主要是对证用药、合理配伍、依法炮制和控制剂量。本类药物适用湿阻中焦证，因湿证常带有兼证，故化湿药在具体应用时，需在医生指导下进行，并合理配伍应用，依法炮制并遵守常规使用剂量，不可长期或大剂量使用，做到中病即止。

厚　朴

本品为木兰科植物厚朴 *Magnolia officinalis* Rehd. et Wils. 或凹叶厚朴 *Magnolia officinalis* Rehd. et Wils. var. *biloba Rehd.* et Wils. 的干燥干皮、根皮及枝皮。主产四川、湖北、浙江、江西等地。4~6 月剥取，根皮和枝皮直接阴干；干皮置沸水中微煮后，堆置阴湿处，"发汗"至内表面变紫褐色或棕褐色时，蒸软，取出，卷成筒状，干燥。生用或发汗后姜汁制用。厚朴苦、辛，温，归脾、胃、肺、大肠经，具有燥湿祛痰、下气除满功效，用于湿滞伤中、脘痞吐泻、食积气滞、腹胀便秘、痰饮喘咳。主要含木脂素类、生物碱类及挥发油等成分。木脂素类成分主要为厚朴酚、四氢厚朴酚、异厚朴酚及和厚朴酚，生物碱类成分主要为木兰箭毒碱，挥发油主要为 β-桉叶醇。具有调整胃肠运动、促进消化液分泌、抗溃疡、保肝、抗炎、抗菌、抗病毒、镇痛等作用。

【历史沿革】

厚朴用药记载最早见于《神农本草经》，载"厚朴味苦，温，无毒。主治中风、伤寒、头痛、寒热惊气、血痹死肌，去三虫。"《本草新编》载厚朴"味甘、辛，气大温，阴中之阳，可升可降，无毒。"《名医别录》载厚朴"大温，无毒。"

【毒性表现】

厚朴所含木兰箭毒碱有箭毒样麻痹作用，能阻断神经肌肉间的传递，使肌肉松弛；其有效成分厚朴酚与异厚朴酚也具有特殊而持久的非箭毒样肌肉松弛活性。当大剂量应用引起中毒时，可导致骨骼肌迟缓性瘫痪，膈肌和肋间肌受累而产生呼吸麻痹甚至死亡。一般应控制在 10g 内，如需长期用药，应在医师指导下使用。

【毒性成分】

厚朴中有毒成分主要是木兰箭毒碱，但因其在肠中吸收缓慢，血中浓度较低，故口服毒性较小，正常剂量无明显毒性作用，大剂量则可引起呼吸抑制而死亡。另外，挥发油也是厚朴的毒性成分之一。厚朴煎剂、厚朴挥发油和木兰箭毒碱，注射给药均有急性毒性反应。

【毒性反应】

厚朴有急性毒性，大剂量注射给药可引起呼吸抑制甚至死亡。据报道，给小鼠一次灌胃厚朴煎剂 60g/kg，观察 3 天，未见死亡，可见厚朴口服毒性较小。但厚朴煎剂、厚朴浸膏、厚朴挥发油及木兰箭毒碱注射给药均存在急性毒性反应。厚朴煎剂小鼠腹腔注射 LD_{50} 为 6.12g/kg；厚朴浸膏给小鼠腹腔和皮下注射 LD_{50} 分别为 6.38、2.52g/kg；厚朴挥发油给小鼠腹腔和皮下注射 LD_{50} 分别为 4.05、2.9g/kg；厚朴煎剂给猫静脉注射，最小致死量为 4.25g/kg；主要毒性成分木兰箭毒碱给小鼠腹腔注射 LD_{50} 为 45.55mg/kg。另外，用厚朴叶、厚朴皮和厚朴花，分别喂养大鼠 30 天，三者均表现出一定程度的慢性毒性，对大鼠的食物利用率、肾功能以及肝脏、卵巢、睾丸的脏体系数均有影响，但未引起大鼠各脏器病理组织学病变；另外，较厚朴皮与厚朴花比较，厚朴叶还可影响大鼠血常规。

【毒作用机制】

（一）靶器官毒性机制

1. 骨骼肌毒性机制 厚朴主要毒性成分木兰箭毒碱与筒箭毒碱相似，能与乙酰胆碱竞争运动终极板上的 N_m 受体，阻断乙酰胆碱与 N_m 受体结合，大剂量使用会导致骨骼肌松弛，产生呼吸麻痹甚至死亡。另外，其有效成分厚朴酚与异厚朴酚也具有特殊而持久的非箭毒样肌肉松弛活性。

2. 脑毒性机制 在研究和厚朴酚对斑马鱼的急性毒性中发现，$0.1 \sim 1.0 \text{mg/L}$ 的和厚朴酚对斑马鱼的毒性呈浓度 – 时间依赖性关系。经和厚朴酚浸泡后，斑马鱼除鳃、肠道、肝脏、中肾和心脏等多器官充血外，还出现鳃小片呼吸上皮坏死以及脑严重充血。和厚朴酚对脑的毒性作用提示，其可能通过改变血管通透性透过斑马鱼的血-脑屏障而产生毒性。

（二）毒代动力学

给 Beagle 犬分别注射 4、12、40mg/kg 和厚朴酚脂质体，每天 1 次，连续 4 周。首次与末次静脉滴注和厚朴酚后，滴注过程中 15 ~ 45 分钟时间内血浆浓度较高，随后浓度逐渐降低，且随着给药剂量增加，毒代动力学参数 C_{max} 和 $AUC_{0 \sim t}$ 也相应增加，与给药剂量呈正线性相关，多次给药后和厚朴酚在 Beagle 犬体内的暴露水平基本无变化。给大鼠灌胃厚朴提取物混悬液，分别于给药前和给药后 0.25、0.5、1、2、4、8、12、24 小时眼眶取血，测定血清药物动力学，结果表明两种药物在大鼠体内代谢均符合一级消除动力学二室开放模型。分别于给药后 0.5、1、6 小时处死大鼠，取各组织测定药物含量，结果表明，给药 0.5 小时后，厚朴酚与和厚朴酚均以胃肠组织中含量最高，1 小时以肝脏含量最高，6 小时以肾脏较高，胃、肠和脾等含量明显下降。

（三）毒效相关性

厚朴具有中枢抑制和肌松弛作用，其乙醚提取物及厚朴酚、和厚朴酚有明显的中枢抑制作用；厚朴酚、和厚朴酚和木兰箭毒碱还具有肌松作用。木兰箭毒碱也是厚朴的主要毒性成分。厚朴煎剂和木兰箭毒箭碱给小鼠腹腔注射，均有一定的急性毒性，LD_{50} 分别为 6.12g/kg 和 45.55mg/kg。同时，由于木兰箭毒碱、厚朴酚、和厚朴酚均有肌松作用，厚朴大剂量应用可导致呼吸肌麻痹而死亡。

≫≫≫ 知识链接 ∘---

研究发现厚朴酚、和厚朴酚均可通过减少肠道中促炎菌的产生和增加肠道中有益细菌的数量，有效改善小鼠肠道菌群，减轻脂多糖诱导的炎症反应，治疗肠道炎症。厚朴酚通过上调 Akt、BCL-XL 等基因，激活 PI3K-Akt 信号通路发挥抗炎作用；和厚朴酚通过下调 IL-18R1 和 CREB 等炎症相关基因，抑制 TNF 信号通路而抗炎。

---•

【控毒方法】

因本药辛香温燥，易耗气伤阴，故阴虚津亏及气虚者慎用。不宜超剂量使用，一般宜控制在 10g 以内，如需长期用药，宜在医生的指导下使用。另外，使用中注意合理配伍，避免与其他中药的配伍禁忌，如《本草经集注》记载，厚朴"恶泽泻、寒水石、消石"，故应避免与此三味药合用。

【中毒救治】

当大剂量引起中毒，导致呼吸麻痹时，可行人工呼吸及吸氧解救，同时静脉注射新斯的明 0.5 ~ 1mg 或毒扁豆碱 1 ~ 2mg 解救。

目标检测

答案解析

一、选择题

（一）单选题

1. 化湿药的毒性表现为（ ）

　　A. 库欣综合征　　　　　　B. 胃肠道反应、过敏症状　　C. 精神呆滞

　　D. 肢体麻木　　　　　　　E. 心血管毒性

2. 化湿药的毒性物质主要是（ ）

　　A. 挥发油和生物碱　　　　B. 氨基酸和生物碱　　　　　C. 鞣质和挥发油

　　D. 氨基酸和生物碱　　　　E. 氨基酸和挥发油

3. 厚朴的主要毒性成分是（ ）

　　A. β-桉叶醇　　　　　　B. 厚朴酚　　　　　　　　　C. 木兰箭毒碱

　　D. 异厚朴酚　　　　　　　E. 四氢厚朴酚

4. 厚朴的骨骼肌中毒机制是（ ）

　　A. 与乙酰胆碱竞争 N_n 受体

　　B. 与乙酰胆碱竞争 N_m 受体

　　C. 与琥珀胆碱竞争 N_1 受体

　　D. 与琥珀胆碱竞争 N_2 受体

　　E. 抑制乙酰胆碱酯酶

5. 厚朴用量一般控制在（ ）

　　A. 10g 以内　　　　　　　B. 10g 以上　　　　　　　　C. 20g 以上

　　D. 25g 以上　　　　　　　E. 30g 以上

（二）多选题

6. 厚朴具有明显中枢抑制作用的成分是（ ）

　　A. 四氢厚朴酚　　　　　　B. β-桉叶醇　　　　　　　C. 和厚朴酚

　　D. 木兰箭毒碱　　　　　　E. 厚朴酚

7. 大剂量使用厚朴引起中毒，导致呼吸麻痹时，可静脉注射（ ）救治

　　A. 新斯的明 0.5~1mg　　B. 新斯的明 1~1.5mg　　　C. 毒扁豆碱 1~2mg

　　D. 毒扁豆碱 3~4mg　　　E. 乙酰胆碱 0.5~1mg

二、简答题

厚朴的毒作用机制是什么？

书网融合……

　　思政导航　　　　　　　本章小结　　　　　　　题库

第十三章　利水渗湿药

PPT

学习目标

知识目标

1. **掌握**　利水渗湿药的共性毒理特点；香加皮、关木通的毒性表现、毒性成分、毒性反应与毒作用机制、控毒方法；广防己的毒性表现和毒性成分。

2. **熟悉**　广防己的毒性反应和控毒方法。

3. **了解**　利水渗湿药的概念；每个药的历史沿革；广防己的毒作用机制和中毒救治。

能力目标　通过本章学习，理解利水渗湿药药性与其毒性的关系，初步形成利水渗湿药毒理学研究的思路。

素质目标　通过本章学习，形成对常见利水渗湿药毒性和安全用药的意识，初步具备开展利水渗湿药毒性研究的科研素养和创新能力。

凡以渗利水湿，通利小便为主要功效的药物，称为利水渗湿药。服用这类药物后，能使小便通畅，尿量增多，故又称为渗湿利尿药。本类药物多性平，甘淡渗泄。主入膀胱、脾、肾经。具有清热利湿、止泻止痢止带、利胆退黄、通淋止痛、利尿排石、健脾止泻、行滞通乳、清热逐痹等作用。利水渗湿药根据其药性和作用的不同，可分为三类。一类是利水消肿药。以利水消肿为主，主治水湿内停之水肿，小便不利。既能利湿退黄、化痰止咳、解毒散结，又能通淋、解酒毒，如香加皮等。二类是利湿退黄药。功效为清利湿热、利胆退黄。主治湿热黄疸淋浊、带下、水火烫伤、痈肿疮毒、毒蛇咬伤、经闭、癥瘕、跌打损伤、肺热咳嗽、热结便秘等，如金钱草等。三类是利尿通淋药。功效为清利下焦湿热、利尿通淋。主要用于小便短赤，热淋、血淋、石淋及膏淋等症，如关木通、车前子等。利水渗湿药的毒性具有以下特点。

（1）**毒性物质**　利水渗湿药主要含杠柳毒苷与马兜铃酸类毒性成分。如香加皮含杠柳苷 A 至 O，其中杠柳苷 G 为杠柳毒苷，是强心苷的主要成分，同时也能抑制心肌细胞膜 Na^+-K^+-ATP 酶而产生心脏毒性，是香加皮的主要毒性物质基础。广防己与关木通都来自马兜铃科植物，故毒性成分一样，主要是马兜铃酸、马兜铃内酰胺。

（2）**毒性表现**　主要引起心血管系统、消化系统毒性和肝肾毒性。如香加皮可引起机体出现恶心、呕吐、腹泻等胃肠道症状，以及心率减慢、期前收缩、房室传导阻滞等心脏中毒症状以及肝肾毒性，甚至致死；广防己可引起肾小管的空泡变性和坏死以及肾间质水肿和纤维化等肾脏毒性症状。

（3）**控毒方法**　主要是控制剂量、辨别用药、炮制减毒等方法。如广防己按《中国药典》规定量长期服用未见肾损害，而大剂量对肾功能才有轻微损伤，说明控制剂量对于广防己用药安全非常重要；香加皮与五加皮在名称、性状、性味归经、功效主治等方面有很多相似之处，在使用上也容易产生混淆，但五加皮毒性很小，而香加皮为有毒药材，因此使用时要注意辨别二者；三七、人参及其有效部位与香加皮配伍，可降低杠柳毒苷毒副作用，减少香加皮心脏毒性发生的可能性。

香加皮

本品为萝藦科植物杠柳 *Periploca sepium* Bge. 的干燥根皮。主产于我国东北、华北、西北和西南等地。春、秋二季采挖，剥取根皮，晒干。除去杂质，洗净，润透，切厚片，干燥。香加皮辛、苦，温；有毒。归肝、肾、心经。功效为利水消肿、祛风湿、强筋骨。用于下肢浮肿、心悸气短、风寒湿痹、腰膝酸软。主要含有 C_{21} 甾体类、强心苷类、三萜类、醛类以及低聚糖、小分子脂肪酸、黄酮等其他类化合物，有强心、镇静、利尿、抗炎、抗肿瘤、免疫调节等作用。

【历史沿革】

香加皮始载于秦汉《神农本草经》，归为下品。晋《证类本草》将五加皮归为上品、无毒，同时又补充其有小毒，推断当时"五加皮"包括两种不同的药材即五加皮和香加皮。《中国药典》记载"香加皮辛、苦，温，有毒。"

【毒性表现】

香加皮中毒的毒性表现常见于消化系统、心血管系统、泌尿系统以及生殖系统。临床上，香加皮中毒的常见原因有用量过大、辨证不准、配伍失宜等；最短可在用药后 1 分钟即出现中毒症状，5 分钟后开始出现死亡。毒性表现为恶心、呕吐、腹泻；血压先升后降，心收缩力增强，继而减弱；心律不齐，心动过速或过缓、室性期前收缩，甚至出现心室颤动而死等症状。

【毒性成分】

香加皮的主要毒性成分是杠柳毒苷。香加皮含杠柳苷 A ~ O，其中杠柳苷 G 为杠柳毒苷，是强心苷的主要成分，同时也能抑制心肌细胞膜 Na^+–K^+–ATP 酶而产生心脏毒性，是香加皮的主要毒性物质基础。产地或用药部位不同，香加皮中杠柳毒苷含量也会存在差异。

【毒性反应】

香加皮有急性毒性、长期毒性和生殖毒性。香加皮误用、剂量过大以及长期服用皆可引起机体出现心率减慢、期前收缩、房室传导阻滞等心脏中毒症状以及肝肾毒性，甚至致死。临床表现主要有恶心、呕吐、腹泻等胃肠道症状，以及心率减慢、期前收缩、房室传导阻滞等心血管系统症状，甚至有误服香加皮致死的报道。

（一）基础毒性

1. 急性毒性 香加皮水提组分小鼠灌胃的 LD_{50} 为 93.578g/（kg·d），相当于临床人用量的 1091.8 倍；香加皮醇提组分小鼠灌胃的 LD_{50} 为 61.388g/（kg·d），相当于临床人用量的 716.2 倍。香加皮水提、醇提组分小鼠死亡多发生于给药后 48 小时之内。香加皮配方颗粒溶液小鼠腹腔注射的 LD_{50} 为 10.60（9.84 ~ 11.43）g/kg。24 小时的蓄积率为 0.196，毒效半衰期 $t_{1/2}$ 为 10.2 小时。给药后 1 分钟即开始出现毒性反应，表现为步态不稳、烦躁、跳跃、四肢无力叉开、俯卧不动、抽搐、翻滚、转圈，死前腹式呼吸明显，呼吸频率降低等，5 分钟后开始出现死亡。

2. 长期毒性 香加皮水提组分以 13.2、7.9、2.64g/kg，连续灌胃大鼠 20 天，1 次/天，香加皮醇提组分以 10.0、5.0、2.5g/kg，给大鼠灌胃给药，连续 9 天，1 次/天，均可导致大鼠体重下降，饮食、饮水不佳，血 ALT、AST、AKP、BUN 增高，ALB、CR 降低，A/G 比值降低，肝脏重量和肝体比值、肾脏重量和肾体比值增大，病理检查可见不同程度的肝脏、肾脏病理组织损伤；肝、肾毒性损伤程度与给药剂量呈现一定的剂量依赖相关性。

（二）特殊毒性

发育毒性 受精后 6 小时（6hpf）的斑马鱼胚胎暴露在不同浓度的香加皮水溶液中，分别在不同阶段测定其自主抽动次数、心率、孵化率、死亡率等指标，可导致 24hpf 低浓度给药组胚胎发育迟缓、眼睛未发育、头部偏小或未发育，高浓度组发育畸形或停留在体节期；48hpf 胚胎卵黄囊畸形、黑色素生成抑制、尾芽未脱落；72hpf 幼鱼出现身体弯曲、心包水肿、卵黄囊畸形等中毒症状。

【毒作用机制】

（一）靶器官毒性机制

1. 心脏毒性机制　香加皮的心脏毒性主要是所含杠柳毒苷所致。杠柳毒苷及苷元在体内存在肝肠循环，苷元吸收较快，杠柳毒苷及苷元在心脏内有一定蓄积。其作用途径可能与"苯丙氨酸、酪氨酸和色氨酸生物合成""苯丙氨酸代谢""磷脂代谢"以及"泛酸盐和辅酶 A 生物合成"等过程有关。

2. 肝脏毒性机制　香加皮水提取物对斑马鱼幼鱼的肝脏毒性可能是通过破坏其体内氧化应激平衡，进而诱导肝脏细胞凋亡实现的。香加皮水提物和醇提物多次对小鼠及大鼠毒性试验给药后可导致肝毒性损伤，其损伤途径与引起机体氧化应激后诱导脂质过氧化有关，且醇提物的肝毒性损伤程度高于水提物。

（二）毒代动力学

香加皮中的杠柳毒苷给大鼠静脉注射给药，在大鼠体内分布及消除迅速，其体内过程符合二房室模型，在 0.37 ~ 1.48mg/kg 符合线性动力学过程。

（三）毒效相关性

香加皮中强心苷类成分既是临床发挥强心、利尿、消肿等作用的物质基础，也是产生心脏毒性相关不良反应的物质基础，香加皮存在毒－效双重性的特点。香加皮通常被认为是药效成分和毒性成分的组合体，其中的活性成分和毒性成分相互转换、相互制约，使用不当易致"效－毒"转化。

》》》 知识链接

临床使用香加皮等效－毒双向作用药物时，应审慎选药

临床使用心脏效－毒双向作用药物时，应根据原患心脏疾病的证候及疾病状态审慎选药，防止药不对症，转效为毒。如香加皮性温，可温里助阳，注意潮热盗汗、五心烦热的阴虚血热证心脏相关疾病患者应避免使用。此外，还应基于心脏疾病患者个体差异审慎选药，如香加皮可改善多数患者的心力衰竭症状，也可引起少数患者发生房室传导阻滞，加重心力衰竭症状。

【控毒方法】

1. 剂量控制　香加皮存在常规剂量中毒情况，严于用量、采取试探性用量是避免其心脏毒性的关键。此外，不同产地的香加皮以及杠柳植物的不同部位所含的杠柳毒苷的含量差别很大，应引起注意。香加皮与强心苷联合使用时可加重心脏毒性，应避免联合使用。

2. 配伍减毒　三七、人参及其有效部位、三七总皂苷、人参皂苷等与香加皮配伍均可降低杠柳毒苷毒副作用，减少香加皮心脏毒性发生的可能性。

3. 改变入药方式　香加皮药材中杠柳毒苷含量差异大，若生产企业对原料药材和成品制剂不加以严格的质量控制，势必造成用药安全隐患。较科学的入药方式是以具有明确杠柳毒苷含量的香加皮提取物的形式，严格按杠柳毒苷计算量入药，杠柳毒苷的计算量参考提取纯化工艺的转移率、药效学和安全性试验加以确定。香加皮提取物通过这种方法入药，是保证产品质量稳定可控、安全有效的有力措施。

4. 辨别用药　目前药材市场和药房中，香加皮被误作五加皮使用的情况相当严重。五加皮又称南五加皮，香加皮又称北五加皮，香加皮与五加皮在名称、性状、性味归经、功效主治等方面有很多相似之处，在使用上也容易产生混淆。但五加皮毒性很小，而香加皮为有毒药材，使用剂量过大、时间过长，是不良反应发生的最危险原因。因此，药材采收、供应、调剂各部门、各环节，应严格按照《中国

《药典》规定，使用规范名称香加皮、五加皮，不用易产生混淆的南五加、北五加、香五加等别名。

5. 辨证用药 临床应用时，只要辨证准确，"有是证，用是药"，基于患者的疾病状态辨证施治以偏纠偏，密切监测药物作用，控制用药剂量，把握连续用药时间，就可以化毒为效。

【中毒救治】

香加皮中毒，洗胃，导泻。内服蛋清，维生素 C；给予氯化钾，能口服者用 2g，1 次/2 小时，尿少或尿闭未改善前严禁使用，在尿量达 30～40ml/h 以上或 500ml/d 以上方可补钾。轻度中毒，重症患者或不能口服者，静注氯化钾 2g，亦可配合葡萄糖注射液 500ml 缓慢静脉滴注，窦性心动过缓，二度或完全房室传导阻滞，中药可用苦参 30g 煎水服。钾盐相对禁用，确有低钾存在，也要审慎给予。本品有毒，服用不宜过量或久服。

广防己

本品为马兜铃科植物广防己 *Aristolochia fangchi* Y. C. Wuex L. D. Chow et S. M. Hwang 的干燥根。主产于广东、广西两省，因产自广东，故而得名"广防己"。秋、冬二季采挖，洗净，切段，晒干。广防己苦、辛、寒。归膀胱、肺经。功效为祛风止痛、清热利水。用于湿热身痛、风湿痹痛、下肢水肿、小便不利。主要含马兜铃内酰胺、马兜铃酸 I、马兜铃酸 II、马兜铃酸 III、木兰碱、尿囊素胡萝卜苷及 β -谷甾醇等。有抗炎、抗菌、抗肿瘤、镇痛、终止妊娠等作用。

【历史沿革】

广防己历代本草未见单独记载，19 世纪的广东地方志《阳春县志》和《恩平县志》始见提及，当时在广东地区当作防己使用而得名，当时因未曾认识到其毒性，仅因疗效好、质量佳而广销于其他地区，故被称为广防己。1963 年版《中国药典》开始收载广防己。1993 年，比利时学者报道了数百名青年女性长期服用含有中药广防己、厚朴的减肥药"苗条丸"，出现急性肾间质纤维化。英国根据两例湿疹患者服用含有马兜铃酸的中药引发"中草药肾病"而需做肾移植或血液透析，进而宣布禁止销售和使用这类草药，由此，引发了欧洲及其他国家发生的"中草药肾病"事件，中药安全性问题被广泛重视。为确保群众用药安全，国家药品监督管理局取消了广防己的药用标准，将处方中的广防己替换为防己科植物粉防己。2004 年由于马兜铃酸事件，广防己被国家禁用。《中国药典》在 2005 年取消了广防己的收载。

【毒性表现】

广防己中毒的毒性表现常见于肝肾损害、泌尿系统异常、MDCK 细胞膜的损伤和细胞毒作用甚至有致癌作用。临床上，广防己中毒的常见原因有辨别不准、炮制不当、用量过大、配伍失宜等。毒性表现为对肾脏可引起肾小管的空泡变性和坏死以及肾间质水肿和纤维化；对 MDCK 细胞膜有直接损伤作用；对 MDCK 细胞有细胞毒作用；可以诱发细胞突变和基因损伤，增加尿路上皮癌、膀胱癌等恶性肿瘤的风险，甚至影响人体的免疫系统、内分泌系统等，引发多种疾病。

【毒性成分】

广防己与关木通、青木香都来自马兜铃科植物，故毒性成分一样，主要是马兜铃酸、马兜铃内酰胺。这些毒性成分是广防己引起急性毒性、长期毒性和不同靶器官毒性的主要物质基础。在同等浓度情况下，马兜铃内酰胺的致细胞损伤作用较马兜铃酸强。

【毒性反应】

广防己有急性毒性、长期毒性和致癌毒性。

（一）基础毒性

1. 急性毒性　广防己水煎液小鼠灌胃的 LD_{50} 为 69.8305g/kg，动物给药后第 3 天开始出现死亡，动物死亡前活动明显减少，死亡高峰在 3、4、5、6 天，9 天内不死者可以存活。广防己醇提取物小鼠灌胃给药，雌性小鼠的 LD_{50} 为 36.8g/kg，雄性小鼠的 LD_{50} 为 19g/kg。广防己醇提取物灌胃给药对小鼠 LD_{50} 存在明显的性别差异，雄性小鼠较雌性敏感；死亡时间的毒性反应出现较晚，一般动物在给药第 3 天以后才开始死亡。广防己醇提取液给 NIH 小鼠灌胃给药的 LD_{50} 为 (258.8 ± 20.33)g/kg，安全范围较宽。

2. 长期毒性　广防己水煎液以 10、5、1g/（kg·d）连续灌胃大鼠 60 天，大剂量大鼠从第 5 周开始精神状况较其他组变差，出现脱毛、行动迟缓等现象，从第 3 周开始，生长速度较其他组缓慢，第 7 周还出现负增长现象。第 6、7、8 周体重较空白对照组有明显降低。广防己醇提取物以 25.0、120.0、200.0mg/（kg·d）连续灌胃大鼠 13 周，不同剂量的广防己醇提取物作用早期，大鼠肾功能改变为氮质血症、大量蛋白尿以及尿 NAG 酶升高。中、大剂量组给药早期主要表现以皮髓质交界为主的急性肾小管坏死，而后可见部分动物肾间质纤维化。广防己醇提取液以 10、5、4.5、1g/（kg·d）连续灌胃 SD 大鼠 12 周，可致大鼠的 ALT、AST、ALP、BUN 值下降，各组均见细胞内水肿，小灶状肝组织坏死，门管区炎。

（二）特殊毒性

致癌性　含广防己成分的减肥丸服用后有致癌风险。1990—1992 年，105 名比利时患者服含广防己的减肥丸而罹患肾病，其中 43 名患者发展为晚期肾功能衰竭，后又有 4 人发展为尿道上皮癌，于是对其余 39 人进行调查研究。这 39 名患者中，24 人服广防己总剂量在 200g 及其以下，15 人为 201g 及其以上，平均使用时间为 13.3 个月，到停止服减肥丸时晚期肾功能衰竭已存在了 3~85 个月，她们的肾脏标本或活组织经组织学检查，确证肾功能呈快速进行性恶化。患者的肾脏、输尿管和膀胱、活组织经组织学检查后其受损程度按 WHO 规定的分级系统（轻度、中度和严重）结构异常分类，严重结构异常视为癌变。经对 39 名患者的 77 个肾脏（1 个肾脏已在此前的肾移植中被切除）和 78 条输尿管的组织学检查，发现 18 人患有尿道上皮癌，发生率 46%。1 人的癌症病灶在膀胱，17 人均在肾盂和输尿管之间的上尿道处。未发现癌症的 21 人中的 19 人有中轻度发育不良性上皮损伤。

广防己中的马兜铃酸有致癌毒性，在 1982 年就有报道了它的诱变性，1983 年报道了它的致癌性；1990 年报道了马兜铃酸代谢物马兜铃内酰胺，通过与脱氧腺苷残基激活大鼠肿瘤细胞中的原癌基因——*ras* 基因；1996 年报道了马兜铃内酰胺与肾组织 DNA 的主要加合物的分离、检测，从而进一步证明了马兜铃酸与 *ras* 基因的关系，并将马兜铃酸划归基因毒性致癌物；1999 年报道了马兜铃内酰胺激活与癌相关的 p53 基因。

【毒作用机制】

广防己早期可造成肾脏损伤，主要影响肾小管排泌功能，持续长期给药均可引起肾小管、肾髓质及肾小球滤过功能的损伤。其毒性主要与马兜铃酸、马兜铃内酰胺有关。

（一）靶器官毒性机制

肾脏毒性机制　广防己提取物毒性作用靶器官首先累及肾脏和泌尿系统，其毒性特点为慢性蓄积性，肾脏病理损害过程为急性肾功能损害—肾小管功能损害—肾小管间质纤维化。尿 β 微球蛋白可以作为肾小管功能早期损害的参考指标；马兜铃酸可通过血-脑屏障在脑组织中蓄积。

（二）毒代动力学

广防己提取物给大鼠单次灌胃 125、62.5、12.5mg/kg，按规定时间采集大鼠血浆、胆汁、尿、粪便及组织样品，HPLC 法测定样品中马兜铃酸Ⅰ（AA-Ⅰ）和马兜铃内酰胺Ⅰ（AL-Ⅰ）的浓度。毒性剂量下的广防己提取物的代谢符合非线性代谢动力学特征，属血管外给药二室开放模型，AA-Ⅰ和AL-Ⅰ在大鼠体内特异分布并蓄积。广防己提取物对大鼠肾脏的损害呈剂量依赖性。

【控毒方法】

1. 辨别用药　广防己为马兜铃科植物广防己的根，有毒，目前国家药监局已经取消广防己的药用标准。防己是防己科植物粉防己的干燥根，祛风止痛、利水消肿。在实际应用中，防己药源少，用量大，价格较贵，市售的防己正品少，代用品多，市场调查发现有肾毒性的马兜铃科植物广防己亦作防己销售，因此临床应用时应鉴定准确，辨别清楚防己与广防己。

>>> **知识链接** o --

直喷离子化质谱法快速鉴别粉防己和广防己

采用直喷离子化质谱法，通过对粉防己中的粉防己碱和防己诺林碱、广防己中的马兜铃酸A和木兰花碱的敞开式质谱行为进行研究，获得了粉防己及其有毒伪品广防己的敞开式质谱轮廓，建立了直喷离子化质谱法简单快速鉴别粉防己和广防己的方法。在正离子模式下，从敞开式质谱轮廓上，可以利用粉防己的标志性成分粉防己碱和防己诺林碱对粉防己和广防己进行快速鉴别。此方法具有简单、快速、无需样品前处理等优点，对防己药材的质量控制具有重要参考价值。

--o

2. 配伍减毒　大剂量广防己有造成肾小管纤维化的趋势，但与大黄、茯苓、桂枝、黄芪配伍后则可阻断此种趋势。黄芪对广防己急性肾毒性有不同程度减轻，其中黄芪：广防己为5：2配伍解毒效果最明显。广防己和生地按不同比例配伍，以95%的乙醇超声提取后，用反相高效液相色谱法测定马兜铃酸A的含量，结果广防己中马兜铃酸A的含量均降低，其中以广防己：生地为2：1比例时最为明显。

3. 辨证论治　急慢毒性试验方法，观察广防己70%乙醇提取物对肝、肾、膀胱功能的影响。结果显示中剂量组有肾间质纤维化、肾小管上皮细胞坏死、肾小管破损、肾小球硬化等毒性反应。但低剂量组、炮制组、复方组在停药2周后的病理检查标本中均未见肾损害的现象。

4. 控制剂量　广防己水煎剂大剂量组10g/（kg·d）、中剂量组5g/（kg·d）、小剂量组1g/（kg·d）分别给SD大鼠灌胃60天。结果大剂量广防己可造成近曲小管上皮细胞轻微损伤，主要伤及腔部的刷状缘部分，但未造成肾小管上皮细胞的坏死。病理切片也显示大剂量组大鼠肾皮质浅层只有极少量管型。

【中毒救治】

中毒时间在30分钟内，一般可通过催吐、洗胃、导泻、补液等方法进行解毒。若中毒时间过长，可根据肾损害情况采取对应的治疗措施，包括对症治疗、保证肾功能、支持治疗、纠正电解质和酸碱失衡等，防止肾损害进一步加重，必要时行透析治疗。广防己等马兜铃酸类中药还可与其他中药之间的配伍，降低其毒性，其中广防己与黄连是减毒的最适配伍。

关木通

本品为马兜铃科植物东北马兜铃 *Aristolochia manshuriensis* Kom. 的干燥藤茎，主产于吉林、黑龙江、辽宁等地，秋、冬二季采摘，除去粗皮，晒干，可通过石灰水煮、小苏打水煮及滑石粉炒等炮制方法制成各种碱制品、盐制品等。关木通味苦，性寒。归心、小肠、膀胱经。功效为清心火、利小便、通经下乳。用于口舌生疮、心烦尿赤、水肿、热淋涩痛、白带、经闭乳少、湿热痹痛。主要含马兜铃酸、马兜铃苷、马兜铃内酰胺、青木香酸、木兰花碱、尿囊素和钙、钠、钾、镁、铁、锰、锌、铜元素等成分，有利尿、强心、抗菌、抑制平滑肌收缩、抗肿瘤、抗变态反应等作用。

【历史沿革】

冠以木通之名者有多种植物，有木通科植物木通、三叶木通、白木通等的藤茎；有毛茛科植物绣球藤、小木通等的藤茎，习称川木通；有马兜铃科植物东北马兜铃藤茎，习称关木通。而始载于《神农本草经》的通草，《药性论》首先称为木通，历代经典所言木通实为木通科木通，对其毒性论述较少。马兜铃科的关木通是东北地区所习用，清《通化县志略》称其为"木通"。清末民初医家张锡纯所述其"为藤蔓之梗，其全体玲珑通彻，故能贯穿经络，通利九窍"与传统木通一致，但"其味实甚苦"则是关木通区别于其他品种的重要特点。后来关木通以充足的药源逐渐占领药材市场，20 世纪 70 年代，《中药大辞典》载"目前所用木通药材，主要有关木通、川木通、淮通和白木通四类，其中使用最广泛的是关木通。"《中国药典》未收载关木通。

【毒性表现】

关木通的毒性反应以肾脏损害、消化系统损害为主，还涉及泌尿系统、心血管系统及皮肤系统等；临床上，关木通中毒的常见原因有用量过大、辨证不准、疗程过长、用法错误等。关木通最为典型的毒性表现为恶心、呕吐、乏力，伴肾脏功能损害，常见尿量、排尿次数、尿蛋白变化，血肌酐升高，电解质异常等；多见于首次服药后数分钟或数小时，也可见于连续服药后数天，甚至数年，最长在连续服药30 年之后出现；关木通用量也千差万别，少则 0.43g，多则 100g 即出现毒性反应，然毋庸置疑的是，毒性反应强度与用量呈正相关，剂量越大，毒性反应发生的时间越短，涉及的系统也越多，病情也愈加严重。引起关木通相关毒性反应的药物剂型不仅包括单味中药饮片、中药复方汤剂，还包括中成药，例如龙胆泻肝丸、甘露消毒丸、排石冲剂、妇科分清丸等含有关木通的常用中成药。关木通的毒性存在种族差异，产地差异，其毒性大小与给药剂量和给药时间存在相关。

【毒性成分】

关木通主要毒性成分是马兜铃酸和内源性马兜铃酰胺。马兜铃酸是天然植物中的硝基菲类羧酸，主要成分是马兜铃酸 I 、马兜铃酸 II 、马兜铃酸 III 、马兜铃酸 IV 和 8-甲氧基组化合物，马兜铃酸 I 是导致肾毒性的主要成分。

【毒性反应】

关木通毒性反应主要集中在肾脏系统，如急性肾损伤、慢性肾损害，以及致突变性以及致癌性等。

（一）基础毒性

1. 急性毒性 关木通水煎剂小鼠腹腔注射的 LD_{50} 为 （19.42 ± 3.16）g/kg。关木通醇浸膏配制成适当浓度给小鼠灌胃给药的 LD_{50} 为 53.70g 生药/(kg·d)，汉中关木通提取物的 LD_{50} 为 29.2g/kg。雌雄大鼠口服马兜铃酸水溶液的 LD_{50} 分别是 183.9、203.4mg/kg；静脉注射马兜铃酸水溶液的 LD_{50} 分别是74.0、82.5mg/kg。雌雄小鼠口服马兜铃酸水溶液的 LD_{50} 分别是 106.1、55.9mg/kg；静脉注射马兜铃酸水溶液的 LD_{50} 分别是 70.1、38.4mg/kg。马兜铃酸 I 标准品以 20、15、10、5、0mg/(kg·d) 给小鼠灌胃，当小鼠灌胃的马兜铃酸 I 浓度为 20mg/(kg·d) 时，小鼠表现出急性毒性效应，5 ~ 8 天出现高死亡率。

2. 长期毒性 关木通水煎剂9g/kg 灌胃小鼠，连续 7 天，可致小鼠体重明显减轻，并出现蛋白尿和尿糖，血尿酸明显升高；肾小管上皮细胞变性、坏死、脱落，肾间质出血、淤血、水肿，并有炎性细胞浸润，肾小管内皮细胞肿胀等。关木通水煎剂3.2g（生药）/只灌胃大鼠，连续 30 ~ 60 天，可致大鼠尿蛋白阳性，尿 N-乙酰-β-D-氨基葡萄糖苷酶（NAG）、尿四氢吡喃（THP）、尿 β_2 微蛋白显著升高；肾小管上皮细胞空泡变性，肾间质炎症纤维化。马兜铃酸 0.1mg/kg 给新西兰兔腹腔注射，每日 1 次，每周 5 次，连续 17 ~ 21 个月，可致肾间质性纤维化，尿路上皮改变，生长受阻，血清 Cr、尿 GLU、尿管型增多，贫血。关木通醇浸膏配制成适当浓度给大鼠灌胃给药超过 4g/(kg·d)，8 周后，肾毒性急增。

（二）特殊毒性

致癌性 马兜铃酸进入人体后，在硝基还原过程中生成的中间产物与 DNA 上的腺嘌呤/鸟嘌呤结合形成 DNA 加合物，可诱发 *p53* 肿瘤抑制基因的突变，因此，长期使用富含马兜铃酸的中药可明显增加肾盂、输尿管和膀胱移行细胞癌的发生率。

>>> **知识链接** ◦--

关木通所致的肿瘤与剂量和用药时间长短有关

给大鼠灌服关木通，试验 3 个月后，未见肿瘤发生；6 个月时关木通大剂量组［50g/（kg·d）］和中剂量组［30g/（kg·d）］肾脏间叶性肿瘤及肾母细胞癌的发生率分别为 42.8% 和 25%，而关木通小剂量组［20g/（kg·d）］未见肿瘤。

--●

（三）其他毒性

肾毒性 关木通提取的马兜铃酸 I 分别以 50、100、200mg/（kg·d）给大鼠灌胃，连续 3 天，可引起大鼠急性肾功能损伤，主要肾功能改变为氮质血症、大量蛋白尿、糖尿、低渗尿、尿 NAC 酶升高。出现以皮髓质交界为主的急性肾小管坏死。这些病理表现与关木通所致急性肾损伤极为相似。关木通醇浸膏配制成适当浓度给大鼠灌胃给药超过 4g/（kg·d），8 周后，肾毒性急增。关木通水煎剂以 3.2g 生药/kg/d 给 SD 大鼠灌胃给药，连续 30 天，可导致大鼠的蛋白尿、尿 NAG、尿 THP 及 Scr 明显升高；肾脏病理显示以肾小管、肾间质损害为主。木通水煎剂以 2g 生药/ml 给大鼠灌胃 60g/（kg·d），每日 2 次，连续给药 5 天，可导致大鼠急性肾功能衰竭。出现氮质血症、低渗尿、蛋白尿糖尿，尿 NAG 酶升高。血 BUN、Scr 表现为逐渐上升的趋势，至处死当日血 BUN、SCr 分别达到（60.50±24.62）mmol/L 和（327.50±148.47）μmol/L，氮质血症较重。

【毒作用机制】

马兜铃酸类成分毒性机制主要包括氧化应激、内质网应激、马兜铃酸-DNA 加合物的形成、细胞凋亡、炎症反应、纤维化及有机阴离子转运体介导的肾近端小管毒性等。

1. 氧化应激 与肾脏疾病密切相关。经马兜铃酸处理的 HK-2 细胞会产生大量的活性氧自由基和活性氮自由基，并通过激活丝裂原活化蛋白激酶 - 细胞外调节蛋白激酶 1/2（MAPK/ ERK1/2）信号通路和耗尽细胞内谷胱甘肽而导致 DNA 损伤和细胞周期阻滞，而抗氧化剂能显著减少马兜铃酸诱导产生的活性氧。大鼠给予马兜铃酸后出现了明显的抗氧化酶活化缺陷和线粒体损伤。马兜铃酸可引起细胞氧化应激反应，导致细胞 DNA 损伤及细胞凋亡等。

2. 内质网应激 参与肾脏疾病的发生发展过程。采用马兜铃酸 I 处理人肾小管上皮 HK-2 细胞后，真核起始因子-2a（eIF-2a）磷酸化激活、X-box 结合蛋白 1（XBP1）mRNA 剪接被催化、葡萄糖调节蛋白（GRP）表达增加，上述变化均为内质网应激相关信号通路。采用 4-苯丁酸钠预处理能显著抑制马兜铃酸 I 诱导的细胞凋亡，说明内质网应激在马兜铃酸 I 诱导细胞凋亡中的作用。另外，在 HK-2 细胞中，马兜铃酸 I 诱导的细胞死亡伴随着活性氧的增加。N-乙酰半胱氨酸或谷胱甘肽预处理可显著抑制马兜铃酸 I 诱导的内质网应激和细胞死亡，提示活性氧介导了马兜铃酸 I 诱导的内质网应激。

3. 马兜铃酸-DNA 加合物的形成 尿路上皮癌的一个重要病因是马兜铃酸类中药接触史。马兜铃酸的致癌过程包括马兜铃酸的代谢活化、马兜铃酸-DNA 加合物的形成和 DNA 突变。马兜铃酸的代谢活化途径是马兜铃酸在酶的作用下还原形成环氮鎓离子，该鎓离子具有离域正电荷，能够与嘌呤碱基的氨基结合，最终形成马兜铃酸-DNA 加合物。马兜铃酸-DNA 加合物可导致腺嘌呤和胸腺嘧啶的颠换突变，上述突变经常发生在肾脏和膀胱。另外，马兜铃酸-DNA 加合物也可引起 *p53* 基因 139 号密码子的突变而导致肿瘤的发生。

4. 细胞凋亡　一系列细胞和动物实验表明马兜铃酸可诱导肾小管上皮细胞凋亡。马兜铃酸可诱导 HK-2 细胞发生凋亡。另外，马兜铃酸还可增加细胞内钙离子浓度，引起内质网和线粒体应激，促进细胞色素 c 的释放，激活半胱氨酸蛋白酶，最终引起细胞凋亡。马兜铃酸处理小鼠后可引起细胞色素 c 的释放和半胱氨酸蛋白酶的激活，最终引起细胞凋亡，而用 L-精氨酸处理马兜铃酸中毒的小鼠后，半胱氨酸蛋白酶表达量减少，即 L-精氨酸可抑制马兜铃酸引起的细胞凋亡。将小鼠 *p53* 基因敲除后可抑制马兜铃酸肾病进展，表明 *p53* 通路参与马兜铃酸诱导的细胞凋亡。细胞凋亡是马兜铃酸肾毒性机制中主要的细胞死亡途径。

5. 炎症反应　肾间质炎症是慢性肾病进展的关键影响因素。马兜铃酸中毒 3 天后的大鼠肾间质单核细胞、巨噬细胞、CD8 + T 细胞显著增加，提示上述细胞浸润可能是肾小管上皮细胞损伤的原因。马兜铃酸中毒患者肾间质中存在大量炎症细胞。炎症反应与马兜铃酸肾毒性发病机制密切相关。

6. 纤维化　马兜铃酸肾病伴随着持续的肾间质炎症，而肾间质炎症会导致肾小管间质纤维化。肾小管间质纤维化的发生可能与 TGF-β 的激活密切相关。马兜铃酸中毒大鼠体内 TGF-β 的表达显著增加，而当 TGF-β 信号通路被阻断时，能显著改善受损的肾脏功能。TGF-β 的生物学作用为增加细胞外基质（ECM）的合成、抑制 ECM 的降解，而 ECM 在肾小球的异常沉积是引起肾小球硬化的主要原因之一。在 TGF-β 信号通路中，果蝇母本抗生存因子蛋白（Smad）是主要效应分子，TGF-β 受体通过磷酸化 Smad 蛋白来调节相关基因的表达，促进纤维化发展。Smad3 的缺失或 Smad3 磷酸化水平的下调可以抑制肾纤维化的发展。

【控毒方法】

1. 加强机制研究　目前中药、中成药基础研究较为薄弱，以至于有关中药制品说明书不良反应一栏"尚不明确"现象广泛存在。加大如关木通这类有毒中药的药效机制及不良反应研究，对于充分发挥药效、规避不良反应风险意义重大。

2. 避免久煎　马兜铃酸为关木通等含马兜铃酸类中药的主要毒性成分，煎煮时间越长，马兜铃酸煎出越多；并且当煎煮时间不变情况下，延长浓缩时间也会降低马兜铃酸的煎出量。因此马兜铃酸类中药在临床应用时应避免久煎，以减少毒性成分马兜铃酸的煎出量。

3. 严控"量"和"药程"　临床用药过程中和一些中草药典籍中关木通的推荐量为 3 ~ 6g，并明确提示"不可多用、久服，肾功能不全及妊娠期妇女忌服"，然而不良反应事件收集过程中发现，有 > 60% 的不良反应与超剂量用药有关，>79% 的患者服用疗程 > 1 个月，其中不乏肾功能不全患者。基于此，在临床应用时不可盲目追求短暂的临床疗效而超剂量用药；针对关木通这类含有毒性成分的中药，还要严格控制用药疗程，遵照"中病即止"原则，避免毒性物质在体内长时间的蓄积而威胁人体健康，同时在选择用药时更要关注适宜人群。

4. 配伍减毒　现有研究发现，关木通与小蓟饮子、竹叶、当归、丹皮、生地、熟地、大黄配伍使用时均可显著降低关木通中马兜铃酸 I 的含量。单用关木通与关木通配伍干姜相比较，配伍后马兜铃酸 I 的含量显著降低。关木通与黄连不同比例配伍时，马兜铃酸 I 的含量都有不同程度的降低，其中 1：1.5 配伍时含量下降尤为明显，可达 72%。因此马兜铃酸类中药在使用过程中应注意合理配伍，以达到降低毒性、减少不良反应的效果。

5. 精准调剂　在进行处方调配时应严格审核含有马兜铃酸类中药的剂量，遇到超剂量的处方，应要求处方医师确认用量后方可进行调配，调配时应精确称量，严禁过量，防止调剂有差而导致超剂量应用，避免马兜铃酸不良反应的发生。

6. 炮制减毒　中药经一定炮制处理后，不仅可达到净制、矫味、干燥、便于存放以及增强疗效等目的，还可纠正毒性药物的偏性。采用反向高效液相色谱法比较姜炙、醋炙、蜜炙、甘草炙、碱炙、炒炙、酒炙、碱蜜合炙、碱酒合炙和碱姜合炙共炙法对马兜铃酸含量的影响，发现醋炙制法最佳，马兜铃酸脱除率最高。比较关木通生品与5种炮制品（醋炙品、蜜炙品、姜炙品、碱炙品、盐炙品）马兜铃酸含量变化，发现蜜炙品马兜铃酸含量最低。

7. 生物转化减毒　生物转化的本质是利用生物体系（包括微生物、植物细胞、动物细胞培养体系等）中的酶对外源性底物进行催化反应。微生物转化是最常用的一种，具有培养简单、种类繁多、酶系丰富等优点。枯草芽孢杆菌对关木通中的马兜铃酸Ⅰ有一定的转化作用，能够使药材中马兜铃酸Ⅰ的含量有不同程度的降低。

【中毒救治】

一般治疗：停药、催吐、洗胃、导泻以清除未吸收药物；用胃黏膜保护剂阻止药物吸收和利用；多喝水，必要时用利尿剂促进药物排泄。严重者可考虑血液灌流、血液透析滤过等治疗。对症治疗：生地黄、大黄、当归、生甘草可减轻关木通的毒副作用。

目标检测

答案解析

单选题

1. 杠柳毒苷是（　　）的主要毒性成分

　　A. 关木通　　　　　　　　B. 泽泻　　　　　　　　　　C. 虎杖

　　D. 香加皮　　　　　　　　E. 九里香

2. 使用三七、人参及其有效部位等可降低香加皮毒副作用，减少香加皮心脏毒性发生的可能性，用到的控毒方法是（　　）

　　A. 剂量控制　　　　　　　B. 配伍减毒　　　　　　　　C. 辨别用药

　　D. 改变入药方式　　　　　E. 炮制减毒

3. 下列药物中存在毒-效双重性的特点的是（　　）

　　A. 九里香　　　　　　　　B. 关木通　　　　　　　　　C. 广防己

　　D. 青皮　　　　　　　　　E. 香加皮

4. 防己药源少，用量大，价格较贵，市售的防己正品少，代用品多，市场调查发现有肾毒性的广防己亦作防己销售，因此临床应用时应注意（　　）

　　A. 控制剂量　　　　　　　B. 配伍减毒　　　　　　　　C. 辨别用药

　　D. 改变入药方式　　　　　E. 炮制减毒

5. 广防己等马兜铃酸类中药可与其他中药配伍，降低其毒性，其中广防己与（　　）是减毒的最适配伍

　　A. 吴茱萸　　　　　　　　B. 附子　　　　　　　　　　C. 穿山甲

　　D. 黄连　　　　　　　　　E. 栀子

6. 以下关于关木通毒性的描述，错误的是（　　）

　　A. 关木通中的马兜磷酸是其主要毒性成分

　　B. 过量使用关木通可能导致腹部疼痛、腹泻等中毒症状

　　C. 只有特定人群才对关木通的毒性敏感

D. 孕妇和脾胃虚弱的人群应慎用关木通

E. 关木通有致癌毒性

7. 比较关木通生品与 5 种炮制品（醋炙品、蜜炙品、姜炙品、碱炙品、盐炙品）马兜铃酸含量变化，发现（   ）马兜铃酸含量最低

A. 醋炙品   B. 蜜炙品   C. 姜炙品

D. 盐炙品   E. 碱炙品

8. 《中国药典》记载香加皮毒性为（   ）

A. 大毒   B. 无毒   C. 小毒

D. 微毒   E. 有毒

9. 服用香加皮后出现血压先升后降，心收缩力增强，心律不齐，心动过速或过缓、室性早搏等症状属于（   ）毒性反应

A. 消化系统   B. 呼吸系统   C. 心血管系统

D. 泌尿系统   E. 皮肤系统

书网融合……

思政导航   本章小结   题库

第十四章　温里药

PPT

学习目标

知识目标

1. 掌握　温里药的共性毒理特点；附子的毒性表现、毒性成分、毒性反应与毒作用机制、控毒方法；吴茱萸、花椒、竹叶花椒的毒性成分和毒性反应。

2. 熟悉　吴茱萸、竹叶花椒、花椒的毒性表现和控毒方法。

3. 了解　温里药的概念；代表药的历史沿革；吴茱萸、花椒、竹叶花椒的毒作用机制和中毒救治。

能力目标　通过本章学习，理解温里药药性与其毒性的关系，初步形成温里药毒理学研究的思路，会运用特殊毒性、心血管系统毒性、神经系统毒性、消化系统毒性的研究方法开展温里药毒理学研究。

素质目标　通过本章学习，形成对常见温里药毒性和安全用药的意识，初步具备开展温里药毒性研究的科研素养和创新能力。

凡以温里祛寒为主要功效，主治里寒证的药物，称为温里药。本类药物性温、热，多辛味，主入脾、胃、肝、肾经。具有辛散温通、散寒止痛、补火助阳等功效。根据中医临床里寒证的常见病因和发病部位，温里药分为三大类：一是主治寒邪直中中焦或脾阳虚损所致的脾胃实寒或虚寒证，以脘腹胀满冷痛、呕吐泄泻、食欲下降等为主要表现，常见于现代医学胃溃疡、十二指肠溃疡、胃炎、慢性肠炎等疾病，宜以温中散寒为主，常用药物有干姜、吴茱萸、花椒等。二是主治心肾阳虚致寒从内生的虚寒证或亡阳证，以腰膝冷痛、畏寒肢冷、夜尿频多或呼吸微弱、四肢厥冷、脉微欲绝等为主要表现，常见于现代医学的慢性心力衰竭、休克等疾病；宜以回阳救逆为主，常用药物有附子、干姜等。三是寒邪侵袭经络、肌肉、关节等而致寒凝经脉，症见寒湿痹痛、少腹冷痛、寒疝腹痛、头痛等，常见于现代医学风湿性和类风湿关节炎、神经痛等；宜以散寒止痛为主，常用药物有附子、草乌、吴茱萸、干姜等。温里药的毒性具有一些共同的特点。

（1）**毒性物质**　主要有生物碱类和挥发油类。生物碱如附子中的乌头碱、新乌头碱、次乌头碱，吴茱萸中的吴茱萸碱、吴茱萸新碱等；挥发油类成分有花椒挥发油等，如花椒中的柠檬烯、桉叶素、月桂烯，这些挥发性成分也是其辛味的主要物质基础。

（2）**毒性表现**　主要引起心血管系统、神经系统和消化系统毒性，部分药物还有致突变毒性和致癌性。如附子中的乌头类生物碱可引起心律失常、心力衰竭、血压下降等；附子可使神经系统先兴奋后抑制，甚至可致呼吸麻痹而死亡；吴茱萸中的生物碱，大剂量使用可兴奋中枢神经系统，引起视觉障碍和幻觉；花椒挥发油可致嗜睡、惊厥。附子可引起胃肠道不适，导致恶心呕吐、腹痛腹泻等；吴茱萸有兴奋肠道平滑肌效应；附子、吴茱萸长期用药可致肝损伤；附子有生殖毒性和胚胎毒性，花椒有致突变毒性；竹叶花椒的甲醇提取物、乙酸乙酯提取物有神经毒性和肝毒性。

（3）**控毒方法**　主要是对证用药、合理配伍、依法炮制和控制剂量。本类药物适用于寒证，应根据里寒证的虚实、病位和主要症状的不同对证用药；因辛热而燥，易助火伤阴，忌用于热证。温里药性多峻烈，而妊娠期妇女多有热，故妊娠期妇女应慎用，有致突变、致癌毒性的药物孕产妇应禁用。其次，应合理配伍使用。如附子用于治疗厥脱证，应与干姜配伍。临床用药时，附子应选用炮制品而不宜用生品，吴茱萸不同炮制品的性能功效有别，应合理选用。应控制剂量和疗效，中病即止。

附　子

本品为毛茛科植物乌头 *Aconitum carmichaelii* Debx. 的子根加工品，主产于四川、云南、陕西等地，其中四川江油是附子的道地产区。依产地不同每年在 6 月至 11 月间采收后加工成盐附子、白附片、黑顺片等。附子辛、甘，大热；有毒。归心、肾、脾经。功效为回阳救逆、补火助阳、散寒止痛。用于亡阳虚脱、肢冷脉微、心阳不足、胸痹心痛、虚寒吐泻、脘腹冷痛、肾阳虚衰、阳痿宫冷、阴寒水肿、阳虚外感、寒湿痹痛。主要含生物碱、多糖、黄酮、皂苷、有机酸及甾醇、蛋白质、微量元素等，有强心、升血压、扩血管、增加心肌血流量、抗休克、抗心律失常、抗心肌缺血、提高耐缺氧能力、调节胃肠运动、抗炎、镇痛、抗肿瘤、调节免疫功能等作用。

【历史沿革】

附子的毒性记载最早见于《淮南子》"天雄、乌喙最凶险"，《神农本草经》列为下品，此后大多数本草谓附子"有大毒"，如《名医别录》《开宝本草》《药性赋》《汤液本草》《本草经疏》等。有关其毒性表现，《本草崇原》载"附子不可服，服之必发狂而九窍流血；服之必发火而痈毒顿生；服之必烂五脏，今年服之，明年毒发。"为预防毒性发生，历代医家提出慎用附子，正如明·李时珍在《本草纲目》记载："乌附毒药，非危病不用"，且许多本草详述了附子的禁忌证和炮制减毒方法，《中国药典》载其"有毒"，通过品、质、制、性、效、用的研究，逐渐揭示了附子的毒性成分、毒性表现、毒作用机制和控制方法，对其毒性成分进行限量以控制毒性。

【毒性表现】

附子中毒的毒性表现常见于心血管系统、神经系统、消化系统，也可引起生殖系统、呼吸系统、肾脏等毒性。临床上，附子中毒的常见原因有用量过大、辨证不准、疗程过长、炮制不当、用法错误、配伍失宜等；最短可在用药后 5 分钟即出现中毒症状，亦有服用 15 天才出现中毒症状。毒性表现为"麻、颤、乱、竭"，"麻"即口舌面及全身麻木；"颤"即唇、肢体颤动以至言语不清，不能行走；"乱"即心律失常，胸闷、烦躁不安，抽搐；"竭"即呼吸或循环衰竭，呼吸慢、弱，神志昏迷，四肢厥冷，脉弱欲绝，血压下降，心音微弱；其中心脏是附子的主要毒性靶器官，可表现为心率减慢、传导阻滞、室性期前收缩（期前收缩）、室性心动过速，甚至室颤而死亡。重度中毒亦可损害肝肾功能。附子中目前发现毒性最大的成分乌头碱，人口服 0.2mg 即可产生中毒症状，3～4mg 可致死。

【毒性成分】

附子与川乌、草乌均来源于毛茛科乌头属植物，故毒性成分一样，主要是 C_{19} 双酯型生物碱，以乌头碱、新乌头碱和次乌头碱为代表，但附子中双酯型生物碱含量较川乌中含量低。这些毒性成分是附子引起急性毒性、长期毒性、生殖毒性和不同靶器官毒性的主要物质基础。然而，双酯型生物碱也是附子抗炎镇痛作用的主要药效物质。附子中的水溶性生物碱和附子多糖是对抗附子双酯型生物碱心脏毒性的控毒组分。附子药材中不同生物碱含量、含量比例及 C_{19} 双酯型二萜生物碱和 C_{20} 二萜生物碱组分含量在道地产区江油附子与非道地产区附子之间存在明显差异，是表征附子道地药材的质量标志物。

【毒性反应】

附子有急性毒性、长期毒性和生殖毒性，生附子和盐附子的毒性大于黑顺片、白附片、炮附片、刨附片等炮制品；附子醇提物毒性明显大于水提物；云南产附子毒性大于道地药材江油附子。

（一）基础毒性

1. 急性毒性　生附子水煎液小鼠灌胃的 LD_{50} 为 7. 15（6. 19，8. 29）g 生药/kg。黑顺片醇提物、白附片醇提物、泥附子醇提物小鼠灌胃的 LD_{50} 分别为 49.853（45.804，54.636）、42.550（38.221，47.828）、22.168（21.043，23.513）g 生药/kg；小鼠多在 45 分钟内死亡，三个炮制品中以泥附子醇提物毒性反应出现最早，表现最严重，可在给药后 10 分钟致小鼠死亡。附子道地产区四川江油附子与四川布拖、云南、陕西等非道地产区附子的醇提物、水提物 5g 生药/kg 灌胃小鼠 1 次的急性毒性表现有明显的产地区别，且附子醇提物毒性明显大于相应水提物。乌头碱小鼠灌胃、皮下注射、腹腔注射、静脉注射的 LD_{50} 分别为 1.8、0.27、0.38、0.12mg/kg；新乌头碱小鼠灌胃、皮下注射、腹腔注射、静脉注射的 LD_{50} 分别为 1.9、0.204、0.213、0.10mg/kg；次乌头碱小鼠灌胃、皮下注射、腹腔注射、静脉注射的 LD_{50} 分别为 5.8、1.19、1.1、0.47mg/kg。

>>> **知识链接** o--

附子道地性毒性的物质基础原理新发现

为有效保护中药道地药材这一优质资源，"十四五"以来国家开始加强中药道地性形成的科学内涵和机制研究。在附子的道地性研究中发现，江油道地产区附子的毒性和药效与云南、陕西等非道地产区附子不同，表现为"低毒优效"；其内在物质基础之一是江油附子中含有的苯甲酰新乌头原碱/新乌头碱的含量比、C_{19} 单酯型生物碱/C_{19} 双酯型生物碱含量比、C_{20} 生物碱组分含量明显高于非道地产区，并且采用二维核磁共振定量（2D qNMR）技术开发了可快速检测 C_{19} 双酯型二萜生物碱组分的方法，为中药道地性的研究提供参考。

--•

2. 长期毒性　附子不同炮制品、不同提取物、不同给药剂量、不同给药周期下，重复给药的毒性强度和表现不同。黑顺片水提物以 12.0、80.0g 生药/kg 灌胃大鼠连续 3 周，可导致大鼠体重增长缓慢和心排血指数均增大，且 80.0g 生药/kg 组大鼠在后期出现死亡。泥附子醇提物 6.20g 生药/kg 灌胃大鼠 3 个月，可致心前区搏动加快，心律失常，雄鼠摄食量降低，中性粒细胞数量和百分比升高；心肌有小片状或灶性坏死、溶解，伴慢性炎性细胞浸润及纤维结缔组织细胞增生。部分动物肾脏有肾小管上皮细胞肿胀、轻度空泡性变及少量透明管型。白附片和黑顺片提取物分以 15.0、24.0g 生药/kg 灌胃大鼠连续 6 个月，可致大鼠心肌损伤，且在雄性大鼠较雌性明显，在恢复期出现纤维修复。附子水煎液 2.16g 生药/kg 灌胃大鼠 6 个月，可导致大鼠肝小叶结构不清，肝功能紊乱、肝细胞气球样变性及局部灶性坏死；同时伴有代谢紊乱、肠道菌群失调和神经系统病变。黑顺片水提物以 3.92g 生药/kg 灌胃小鼠 14 天，可导致血清 ALT、AST 水平升高和肝组织 MDA 含量增加而 SOD 活性降低，肝组织有明显的水肿、空泡样变，相同条件和剂量下蒸附片引起的肝毒性较黑顺片弱。

（二）特殊毒性

生殖毒性　附子 1.55、3.09、6.18g 生药/kg 灌胃雄性大鼠连续 3 个月，可致睾丸和附睾脏器系数有下降趋势但停药后恢复。对雌性未妊娠大鼠灌胃附子提取物 48、96、288g 生药/kg 连续 30 天，可致大鼠动情周期紊乱，表现为发情期延长、发情后期缩短；卵巢和子宫的脏器指数降低，血清卵泡刺激素、黄体生成素、雌二醇和黄体酮含量均明显下降。在妊娠第 7～16 天时给予孕大鼠连续灌胃盐附子水提物 10.3g 生药/kg，使其体重增加缓慢和摄食量减少，表现出母体毒性，但对胎鼠无影响。附子脂溶性生物碱及其主要成分乌头碱、新乌头碱、次乌头碱可致斑马鱼发育畸形。采用体外大鼠胚胎实验研究发现，乌头碱 2.5μg/ml 可诱发以心脏和神经系统为主的发育畸形。体外给药时，乌头碱 0.5μg/ml 明显抑制大鼠黄体细胞分泌黄体酮的能力，抑制大鼠卵巢颗粒细胞和大鼠睾丸支持细胞增殖，降低其对乳酸分泌的刺激作用；当浓度增大到 50μg/ml 时可导致大鼠卵巢颗粒细胞中丙二醛（malondialdelyde，MDA）含量增加，并明显抑制大鼠黄体细胞增殖。

【毒作用机制】

附子中双酯型生物碱可调控细胞膜电压依赖型钙、钠、钾离子通道和 ATP 酶泵使细胞内离子稳态破坏，增大细胞膜通透性，破坏线粒体呼吸功能，破坏细胞分泌递质和细胞因子功能，诱导细胞程序性死亡，氧化损伤等，致神经元细胞、心肌细胞、小肠间质细胞、肝细胞等靶器官细胞毒性，从而导致不同靶器官毒性。新乌头碱、乌头碱和次乌头碱口服符合二室模型；附子对心脏、神经和胚胎的毒性和相关疾病的药效作用存在密切剂量正相关，其内在毒–效分子机制有密切联系。

（一）靶器官毒性机制

1. 心脏毒性机制 附子水提物和醇提物按 5g 生药/kg 单次灌胃小鼠，在给药 30 分钟内可引起小鼠心率（HR）、每搏输出量（SV）、射血分数（EF）、缩短分数（FS）和心排血量（CO）下降，可见右束支传导阻滞、室性期前收缩、室内传导阻滞等异常心电图，血清心肌酶如 CK – MB、LDH 等升高；给予大鼠 5g 生药/kg 灌胃 3 天，亦可见心脏功能下降，心电图呈室性期前收缩二联律、ST 段抬高、室内传导阻滞、右束支传导阻滞等典型变化，血清心肌酶升高。在相同剂量下，醇提物毒性强于水提物。附子致心脏毒性的物质基础主要为双酯型生物碱。乌头碱为代表的毒性成分致心脏毒性机制包括细胞内钙离子超载、心肌细胞内离子稳态失衡、脂质过氧化、细胞间缝隙连接减弱、诱导心肌细胞程序性死亡、间接兴奋迷走神经等。乌头碱引起心肌细胞钙超载、细胞内高钠、低钾的机制与抑制细胞膜上离子转运相关 ATP 酶活性、活化电压依赖性钙离子通道、干扰 RYR2、Kv4.2、Nav1.5 等通道相关蛋白表达有关，这也是附子致心律失常的机制之一。

2. 神经毒性机制 附子在临床上的"麻""颤""竭"毒性与其神经系统毒性密切相关。分别给予小鼠单次灌胃附子水提物 7.2g 生药/kg、醇提物 2.34g 生药/kg 和全提取物 8.0g 生药/kg，给药后 2 小时内附子水提物组小鼠自主活动先加强后减弱再加强，醇提物和全提物组小鼠自主活动先减弱后加强；且醇提物组小鼠的毒性表现最明显、毒性发生时间最早。附子脂溶性生物碱可导致斑马鱼运动无章。以乌头碱为代表的双酯型生物碱是其主要毒性物质基础，具有神经元毒性。乌头碱致神经毒性的机制有抑制神经肌肉传导，抑制神经元细胞膜上 $Na^+ - K^+ - ATP$ 酶活性而使细胞内离子紊乱，从而导致神经细胞传导性与自律性异常；或直接刺激神经引起抽搐而不作用于肌肉。乌头碱可直接干扰神经元多巴胺的合成与释放可能是其抑制性神经毒性的重要机制之一。此外，乌头碱可损伤细胞线粒体能量代谢和诱导神经元程序性死亡。

3. 消化系统毒性机制 消化系统不适是附子中毒的临床常见表现之一。黑顺片、白附片和炮天雄水煎液以 80g 生药/kg 灌胃 Beagle 犬的急性毒性试验发现，黑顺片提取物可致犬食欲下降和呕吐，持续约 3 小时后逐渐缓解。附子双酯型生物碱也是附子消化系统毒性的物质基础。其主要毒性成分乌头碱对结肠 Cajal 间质细胞（ICC）有明显细胞毒性，主要机制可能是诱导细胞内离子紊乱和抑制线粒体能量代谢。附子长期用药引起肝毒性的机制可能是氧化损伤诱导肝细胞凋亡，新乌头碱是其毒性成分之一。

（二）毒代动力学

给大鼠灌胃附子总生物碱（折算成乌头碱、新乌头碱、次乌头碱剂量为：乌头碱 0.3112mg/kg、新乌头碱 3.912mg/kg、次乌头碱 1.3096mg/kg），灌胃后大鼠出现喘息、呼吸频率减慢、唾液和鼻分泌物增多、运动失调、俯卧、震颤、尿失禁等急性毒性反应，同时在不同时间点取血测定。其中乌头碱、新乌头碱和次乌头碱的药代动力学曲线均符合口服给药的二室模型，乌头碱 $t_{1/2\alpha} = (3.326 \pm 1.564)$ 分钟，$t_{1/2\beta} = (886.609 \pm 242.136)$ 分钟；新乌头碱 $t_{1/2\alpha} = (15.4989 \pm 4.8712)$ 分钟，$t_{1/2\beta} = (1255.8081 \pm 684.891)$ 分钟；次乌头碱 $t_{1/2\alpha} = (125.482 \pm 51.654)$ 分钟，$t_{1/2\beta} = (1007.7575 \pm 349.4852)$ 分钟。总体而言，灌胃给药后 20 分钟，乌头碱类双酯型生物碱总血药浓度达最高，然后快速下降，30 分钟下降到

20 分钟的 3/4 左右，30~360 分钟血药浓度相对稳定，然后缓慢下降。乌头碱在中毒大鼠体内组织的分布较为广泛，口服给药后除胃、肠各脏器外，以肝和肺药物含量最高，心、肾、脾次之，生殖器官、肌肉、脂肪和脑组织中含量最低。附子中乌头碱、新乌头碱和次乌头碱主要通过主动转运被肝细胞摄取。

（三）毒效相关性

附子具有强心、镇痛作用，可用于治疗心力衰竭、关节疼痛和妊娠腹痛。另一方面，附子具有心脏毒性、神经毒性和胚胎毒性，其对三个毒效共有靶器官的毒效作用之间有密切联系，在相同机体状态下，剂量是决定其发挥毒还是效作用的核心要素，呈明显的"量-效-毒"正相关，且毒-效分子机制存在内在关联。

1. 心脏毒效相关性　采用盐酸普罗帕酮诱导的急性心力衰竭（AHF）大鼠模型研究发现，附子不同炮制品灌胃急性心力衰竭大鼠的急性毒性以盐附子最大，LD_{50} 为 6.958（6.31~7.72）g 生药/kg，0.05~2.00g/kg 时呈强心作用，大于 4.00g/kg 时进一步使心脏受损和功能下降，死亡受体信号通路 TNF-α/FasL→ASK1→JNK→Bcl-2 同时参与了毒、效反应，其中在药效剂量下抑制该通路的激活而减轻心肌细胞凋亡，而毒性剂量下进一步激活该通路导致心肌细胞凋亡。进一步采用斑马鱼、心肌细胞等毒、效评价发现，附子水提物及其所含的附子多糖、附子总碱是其强心治疗心力衰竭的药效物质基础，而酯型生物碱是引起心脏毒性的主要物质基础。但乌头碱、新乌头碱和次乌头碱在低剂量下也有改善心功能、保护心肌细胞作用，但安全范围窄，而水溶性生物碱在大剂量下亦对心肌细胞产生毒性。

2. 神经毒效相关性　建立完全氟氏佐剂合寒湿因素联合造模制备大鼠类风湿关节炎（RA）风寒湿痹证大鼠，在此模型上进行附子神经毒效相关性研究，发现附子不同炮制品对 RA 风寒湿痹证大鼠的毒效作用均以盐附子最明显，盐附子水煎液灌胃该模型的 LD_{50} 为 8.134（7.175~9.053）g/kg，3.20g/kg 及以上剂量会导致毒性，致心脏、神经毒性和促炎因子分泌增加；1.25~4.38g/kg 时可促进神经递质分泌和调节炎症因子而呈治疗作用；取该研究中大鼠炎症关节滑膜进行蛋白组学发现了产生毒性和药效的通路既有交叉又有不同，可能是毒-效相关的重点靶点。采用斑马鱼、PC12 细胞、SH-SY5Y 细胞模型发现，生物碱尤其是脂溶性生物碱是附子神经毒性的主要毒性物质基础，呈明显"量-时-毒"正相关。

3. 胚胎毒效相关性　针对附子在中医临床可用于治疗妊娠虚寒腹痛，及有堕胎毒性的毒效特点，建立妊娠虚寒腹痛大鼠模型进行胚胎毒效相关性研究，发现在灌胃给药中，不同炮制品中以盐附子水煎液的毒性最大，LD_{50} 为 7.43（6.82~8.12）g/kg，可致孕大鼠流产、死胎等；盐附子水煎液在小于 1.50g/kg 时为治疗作用，可调节孕鼠性激素、甲状腺激素水平而发挥保胎作用；大于 1.86g/kg 时出现毒性，使孕鼠性激素紊乱，并致胚胎发育畸形、死胎。进一步采用斑马鱼和大鼠离体胚胎进行不同组分和成分研究证明，附子脂溶性生物碱可致斑马鱼胚胎发育迟缓、畸形和死亡；10μM 乌头碱可导致明显发育畸形，次乌头碱和新乌头碱毒性较小，低浓度醇胺型生物碱无毒性，转录组学发现乌头碱所致胚胎毒性可能与激活 P53 通路有关。

【控毒方法】

附子的控毒方法主要有依法炮制、延长煎煮时间、辨证用药、合理配伍、控制剂量等。通过合理炮制附子的毒性可降低 70%~80%，其原理有：①通过加热蒸煮等炮制手段附子中毒性强的双酯类生物碱水解为毒性很小的胺醇类乌头胺；②附子传统产地加工所用的胆巴中含大量 Mg^{2+}，能提高乌头碱的溶出速度和加速乌头碱的水解，且可对抗乌头碱的心脏毒性作用。临床上附子煎煮时间一般在 2 小时以上，以不麻口为度，其延长煎煮时间减毒原理也是促进双酯类生物碱的水解，通过煎煮可使附子双酯类生物碱水解失去 C_8 位乙酰基而成为毒性较小且仍具有一定药理作用的苯甲酰乌头原碱类，毒性约为原有生物碱的 1/2000；若进一步水解则失去 C_{14} 位苯甲酰酯基而成为毒性更小，药理作用也较弱的乌头原碱类，其毒性仅为原生物碱的 1/4000～1/2000。辨证用药，就是要准确掌握附子适应证与禁忌证。凡出现脉实数或洪大、大便热结、高热、内热外寒、真热假寒的阴虚和热证患者应忌用；房室传导阻滞患者及妊娠期妇女应禁用；年老体弱、心功能减退及肝肾功能不全者应慎用。附子的合理配伍，可使其毒性成分释放减少、水解增加和毒理作用被拮抗。如甘草配伍附子的减毒原理是：甘草皂苷和甘草酸铵的酸性基团与生物碱结合成盐促进毒性成分水解，生成单酯型生物碱；甘草皂苷、甘草次酸可对抗附子双酯型生物碱的心脏毒性效应，甘草还可能通过干扰戊糖、葡萄糖醛酸转换、淀粉和蔗糖等小分子体内代谢等减轻附子毒性。大黄配伍附子的减毒原理是：使附子总生物碱含量升高而双酯型生物碱含量降低；干姜配伍附子除发挥增效作用外，干姜成分还可促进附子中双酯型生物碱的溶出，并抑制乌头碱、次乌头碱在体内吸收和向心脏转运。另外，附子反半夏、瓜蒌、川贝母、平贝母、湖北贝母、伊贝母、白蔹、白及等，不宜配伍使用，若与麻黄、吴茱萸、蟾酥等对心脏有影响的药物配伍时也宜慎用。附子中毒大多与剂量有关，有短期内大剂量使用所致者，也有因长期小剂量使用而致蓄积中毒者，因此控制剂量和用药时间非常重要。临证时应结合辨证论治，以小量递增、峻药缓用、中病即止、密切观察毒性反应、因证因方调整剂量为原则。此外，附子毒性还与品种、产地、采收时间等有关。

【中毒救治】

出现中毒症状者，应立即停药，彻底洗胃或催吐，重症中毒者可留置胃管。在患者病情允许情况下，洗胃可用 1∶5000 高锰酸钾溶液、2% 氯化钠溶液，随后再灌入 20% 甘露醇或 25% 硫酸镁溶液导泻。可采用阿托品或利多卡因、胺碘酮或糖皮质激素抗心律失常，维持血压、呼吸，纠正水和电解质紊乱，调节酸碱平衡；可用金银花、绿豆、黄连、甘草等煎液服用以解毒。

吴茱萸

本品为芸香科植物吴茱萸 *Euodia rutaecarpa* Benth.、石虎 *Euodia rutaecarpa*（Juss.）Benth. var. *officinalis*（Dode）Huang 或疏毛吴茱萸 *Euodia rutaecarpa*（Juss.）Benth. var. *bodinieri*（Dode）Huang 的干燥果实，按其果实大小可分为大花、中花和小花吴茱萸。吴茱萸分布广泛，变种多，且道地产区从古自今发生了由北至南的迁移，目前主要分布在湖南、贵州、广西、江西、浙江、重庆等地，不同基原品种分布地不同。取果晒干或低温干燥，经加工炮制成吴茱萸或制吴茱萸。性热，味辛、苦，归肝、脾、胃、肾经。有散寒止痛、降逆止呕、助阳止泻的功效。用于厥阴头痛、寒疝腹痛、寒湿脚气、经行腹痛、脘腹胀痛、呕吐吞酸、五更泄泻。主要含有生物碱、萜类、黄酮、挥发油、苯丙素类等，有镇痛、抗炎、保护胃肠道、抗肿瘤、兴奋子宫平滑肌、抗氧化等作用。

【历史沿革】

吴茱萸的毒性记载最早见于《神农本草经》，列为中品，谓之"味辛、温。主温中，下气，止痛，咳逆，寒热，除湿，血痹，逐风邪，开腠。"《名医别录》载其"大热，有大毒"；《药性论》载其"有毒"；《本草经集注》《新修本草》《本草纲目》《本草蒙筌》等后世本草均载其"有小毒"。《中国药典》记载"有小毒"，研究发现其有急性毒性和慢性毒性，具有显著的肝毒性，近年来发现还可能有心脏毒性，所含成分吴茱萸次碱和柠檬苦素可能有致突变毒性。

【毒性表现】

吴茱萸的临床不良反应主要涉及消化系统、神经系统，常见表现有腹痛、腹泻、视力障碍、错觉、脱发、胸闷、头痛、眩晕或皮疹、妊娠期妇女易流产等症状。近年来，关于吴茱萸不良反应的报道较少，其中毒原因常有服用吴茱萸生品或未规范炮制的吴茱萸，超剂量用药，或配伍不当。

【毒性成分】

吴茱萸的毒性物质基础主要是其挥发油和脂溶性物质，如吴茱萸生物碱类，毒性成分有吴茱萸次碱、吴茱萸碱、吴茱萸新碱、去氢吴茱萸碱、柠檬苦素、羟基或乙酰氧基柠檬酸衍生物、香豆素、6-0-反式咖啡酰葡萄糖酸等。

【毒性反应】

吴茱萸具有急性毒性、长期毒性及肝毒性、心脏毒性，此外所含毒性物质有致突变毒性。吴茱萸生品毒性大于炮制品。

（一）基础毒性

1. 急性毒性 吴茱萸挥发油灌胃小鼠和胃寒证小鼠的 LD_{50} 值分别为 1.708（1.496，1.899）ml/kg、2.75（2.66，2.86）ml/kg，吴茱萸水提组分灌胃胃寒证小鼠的 MTD 为 160ml/kg，急性毒性表现为懒动、腹泻、呼吸抑制等。

2. 长期毒性 吴茱萸醇提物以 20.83、6.66、2.50g 生药/kg 灌胃大鼠连续 28 天，最高剂量可使大鼠出现体重降低、被毛湿润、竖毛、怠动、流涎、颈背脱毛等症状，停药后缓解；可导致外周血红细胞和血红蛋白降低、血小板升高；致肝功能损伤和肝、肾、心脏病理损伤。吴茱萸挥发油以 0.12、0.06、0.012ml/kg 灌胃大鼠连续 35 天，可导致大鼠体重下降，饮食饮水不佳，血清 ALT、AST、ALP、TP 水平明显升高和 ALB、白蛋白/球蛋白比明显降低，肝脏指数显著升高和肝组织细胞水肿、坏死、炎性浸润等病变，呈明显"量-毒"正相关，经停药后血清 ALT、AST 水平仍显著升高。

（二）特殊毒性

吴茱萸醇提物未见遗传毒性，但吴茱萸次碱和柠檬苦素有体外致突变性。吴茱萸碱、吴茱萸次碱和柠檬苦素在 0.0005、0.005、0.05、0.5、5.0mg/皿或 0.0005、0.005、0.05、0.5、5.0mg/ml 时，Ames 试验阴性，CHL 细胞染色体畸变试验中吴茱萸碱为阴性，吴茱萸次碱组在 24 小时时染色体畸变率明显增加，0.05、0.5mg/ml 的柠檬苦素在 4 小时和 24 小时的染色体畸变率明显增加；吴茱萸醇提物 0.88、3.52、10.55g 生药/kg 的小鼠骨髓微核试验均为阴性。

（三）靶器官毒性

1. 肝毒性 吴茱萸有急性肝毒性和累积慢性肝毒性，其水提物、醇提物、石油醚部位、正丁醇部位、水部位、三氯甲烷甲烷部位、乙酸乙酯部位等均可导致肝毒性。吴茱萸水提物以 6、12、24g/kg 灌胃大鼠 15 天，可引起大鼠肝组织 SOD、GSH 含量下降和 MDA 增加，导致肝细胞线粒体损伤。当剂量为 2000mg/kg 灌胃 13 周时，可导致大鼠肝脏系数增加，但对肝功能无明显影响。吴茱萸提取物给予 4dpf 斑马鱼幼鱼作用 24 小时的 LC_{10} 为 846.12μg/ml，600、700、800μg/ml 可致斑马鱼明显的酶学异常，肝细胞发生凋亡，Caspase3、Caspase8、Caspase9 mRNA 的转录水平均明显增加，可致氨基酸代谢异常。吴茱萸次碱有肝细胞毒性，机制是引起氧化应激和炎症反应。吴茱萸中的柠檬苦素 200mg/kg 灌胃小鼠时无明显肝毒性，但腹腔注射后可引起小鼠 ALT、AST 显著升高。吴茱萸不同炮制品的肝毒性为吴茱萸＞甘草制吴茱萸＞盐吴茱萸。

2. 心脏毒性 吴茱萸碱 31.3μg/ml 可使大鼠体外培养心肌细胞活力下降，使 LDH 释放量和 MDA 生成增多和 SOD 活力下降；它对斑马鱼的最大非致死浓度为 113.4ng/ml、LC_{10} 为 354ng/ml，可导致斑马鱼心率降低，心包形态异常，静脉窦和动脉球直线距离增大。

【毒作用机制】

吴茱萸中的生物碱或挥发油通过氧化损伤、直接细胞毒性和影响肝药酶活性等导致肝毒性；其心脏毒性和其他毒性的机制暂不清楚。

（一）靶器官毒性机制

吴茱萸的肝毒性与诱导肝细胞氧化应激、肝细胞毒性和影响肝药酶活性等有关。30、15g/kg 的大花吴茱萸灌胃小鼠 5 天，能引起明显的肝功能损伤和肝组织空泡变性，并引起肝组织 GSH、SOD 活性下降和 MDA、MPO 含量明显升高；吴茱萸挥发油多次给药的肝毒性中，肝组织可出现明显氧化应激所致脂质过氧化。CYP3A 诱导剂可增强大花吴茱萸的肝毒性，而 CYP3A 的抑制剂和吴茱萸有效成分柠檬苦素（limonin）可降低其肝毒性，且 CYP3A 激活后可促进吴茱萸中生物碱成分吴茱萸碱（evocarpine）、吴茱萸次碱（rutaecarpine）、吴茱萸二胺（evodiamine）1-甲基-2-十一烷基-4（1H）-喹诺酮[1-methyl-2-undecyl-4（1H）-quinolone]、1-甲基-2-壬基-4（1H）-喹诺酮[1-methyl-2-nonyl-4（1H）-quinolone]的代谢，提示吴茱萸有效成分的代谢物可能是其肝毒性的物质之一，且吴茱萸中存在抑制肝毒性的成分。吴茱萸可导致肝细胞线粒体肿胀、空泡化，膜通透性增加、膜电位异常，从而引起细胞 ATP 减少和 Cyt C 释放，激活细胞程序性死亡。吴茱萸的心脏毒性也与氧化损伤有关。

（二）毒代动力学

具有肝毒性的吴茱萸 50% 乙醇提取物，在灌胃大鼠致肝毒性时其主要成分在体内的主要代谢途径有葡萄糖醛酸结合、硫酸酯化、甲酰基化、羟基化、去甲基化等。

（三）毒效相关性

现代研究发现，吴茱萸生物碱是吴茱萸具有镇痛、抗炎、调节胃肠、保护心血管等药理作用的主要有效物质之一，以吴茱萸碱、吴茱萸次碱等为代表。可见，吴茱萸的生物碱类既是其药效物质基础，也是其毒性物质基础之一。然而，目前暂无关于其内在毒效机制的研究。

【控毒方法】

吴茱萸的控毒方法主要有选用正品药材、依法炮制、延长煎煮时间、合理配伍、控制剂量、辨证用药等。在相同剂量下，大花吴茱萸有明显的肝毒性，而中花和小花吴茱萸无明显肝毒性。吴茱萸的入药部位是果实，其中果壳部位是其肝毒性的主要部位，种子提取物无明显肝毒性。炮制后吴茱萸的毒性较生吴茱萸低。传统记载吴茱萸需"久煎"，现代研究显示，延长吴茱萸煎煮时间可降低其肝毒性。本品应注意控制剂量，临床上常需与他药配伍治疗不同病证。

【中毒救治】

出现中毒症状者，应立即停药，彻底洗胃或催吐，重症中毒者可留置胃管。在患者病情允许情况下，洗胃可用 1∶5000 高锰酸钾溶液、2% 氯化钠溶液，随后再灌入 20% 甘露醇或 25% 硫酸镁溶液导泻。根据其不同的毒性症状进行对症治疗，如腹痛可采用阿托品或颠茄类药物，腹泻应给予止泻，肝功能损害者宜保肝治疗。

花　椒

本品为芸香科植物青椒 *Zanthoxylum schinifolium* Sieb. Et Zucc. 或花椒 *Zanthoxylum bungeanum* Maxim 的干燥成熟果皮，秋季采收成熟果实，晒干，除去种子和杂质。花椒是药食两用中药，作为药用和食用均主产于四川、陕西、河北等地，以四川产者质最优，称"蜀椒"，产于陕西者称"秦椒"。本品辛、温，归脾、胃、肾经，功效为温中止痛、杀虫止痒，用于脘腹冷痛、呕吐泄泻、虫积腹痛；外用湿疹、阴痒。花椒主要含有挥发油、生物碱、酰胺、萜类、黄酮类、游离脂肪酸等成分，其中挥发油和生物碱是主要的毒性物质基础。

【历史沿革】

《神农本草经》有"蜀椒""秦椒"等，列为下品，《名医别录》首次载花椒"小毒"；《药性论》载"蜀椒，有小毒"。《证类本草》《本草纲目》均载其"有毒"。《中国药典》在花椒药性的记载中未列有毒性，但在一些其他专著中认为有毒，如《中华本草》和《中药炮制学》均载"有小毒"。

【毒性表现】

花椒过量服用可引起中毒，毒性表现为恶心、口干、头晕，严重时抽搐、谵妄、昏迷、呼吸困难等。

【毒性成分】

花椒的毒性物质基础主要是挥发油和生物碱类，如柠檬烯。

【毒性反应】

花椒不同提取物均有急性毒性，从毒性表现来看主要是神经毒性。

（一）基础毒性

急性毒性 花椒挥发油经灌胃、腹腔注射、肌内注射和皮下注射给予小鼠的 LD_{50} 分别为 2.27、2.03、4.64、5.32g/kg；另有报道花椒水提液、花椒 95% 乙醇提取物、花椒 50% 乙醇提取物和花椒挥发油灌胃小鼠的 LD_{50} 分别为 3.10（1.82 ~ 5.29）、0.52（0.18 ~ 1.49）、0.39（0.23 ~ 0.67）、4.62（1.79 ~ 11.90）g/kg，毒理表现有：自主活动减少，几分钟后部分动物出现痉挛或者跳跃，并出现身体僵直、呼吸困难，死亡，最快在给药 3 分钟后即死亡，也有 24 小时之内死亡的，因剂量和提取物质量而变；剂量稍小的小鼠或呈行动迟缓、嗜睡、腹泻、心率和呼吸减慢，后死亡；或症状逐渐缓解，基本恢复正常。小鼠急性毒性表现和 LD_{50} 提示，花椒主要引起神经系统毒性，花椒 50% 乙醇提取物的毒性最强。花椒醚提取物、水提物灌胃小鼠的 LD_{50} 分别为 32.9ml/kg 和 52g/kg。

（二）特殊毒性

采用 Ames 试验发现，在试验剂量下，花椒对 TA098 和 TA100 均呈阳性反应，对后者相对弱一些。

【毒作用机制】

（一）靶器官毒性机制

花椒具有神经毒性，酚妥拉明、普萘洛尔和阿托品可显著减少花椒 95% 乙醇提取物所致小鼠死亡率，提示其神经毒性与胆碱能受体和肾上腺素能受体有关。花椒不同提取物可促进 MAO-A、MAO-B 的分泌，如花椒 95% 乙醇提取物、50% 乙醇提取物和水提物诱导 MAO-A 的 IC_{50} 分别为 141.06、148.59、205.09μg/ml；四个提取物促进 MAO-B 生成的 IC_{50} 分别为 6409.03、286.68、460.99 和 725.89μg/ml。花椒的神经毒性机制至少包括氧化损伤和直接神经细胞毒性。花椒的神经系统毒性与其具有局麻作用的药效活性和作为食品引起"麻味"有关。

（二）毒代动力学

将花椒水提物灌胃小鼠后，将不同间隔时间与小鼠体存率进行药代动力学软件分析，测得其表观药代动力学过程符合一室开放模型，药代动力学参数 $t_{1/2}$ 为 1.321 小时；t_{max} 为 0.500 小时，V_1 和 CL 分别为 523.948g/kg 和 275.022g/（kg·h），AUC 为 102.015g·h/kg，C_{max} 为 46.720g/kg。花椒挥发油有促进皮肤渗透作用，在不同浓度下使 HaCaT 细胞的膜流动性增加、膜电位降低，Ca^{2+}-ATP 酶活性降低而细胞内 Ca^{2+} 浓度增加，从而增加活性表皮流动性以降低皮肤表皮屏障作用，促进药物的透皮吸收。这一特性有助于其本身透皮和其他药物的吸收。

【控毒方法】

临床上可通过依法炮制、控制剂量、合理配伍和对证用药等实现安全用药。花椒经炮制后可降低其毒性，常用的炮制方法有微炒加热、不同辅料炮制。花椒炮制减毒的原理是炮制后挥发性成分降低。四种不同的花椒炮制品的乙醚提取物对豚鼠的浸润麻醉强度关系是：花椒醋制品 > 花椒生品 > 花椒清炒品＞花椒盐制品＞花椒酒制品，提示其神经毒性也可能减轻。花椒作为药食两用中药，是常用的调味剂，容易过量，在食用和药用时均应注意剂量。同时，不同产地的花椒的安全性不同，宜优先选用优质药材。根据不同病证，可通过合理配伍减轻花椒的燥烈之性。花椒为辛温之品，药性干燥，阴虚火旺者忌用，妊娠期妇女慎用。

【中毒救治】

花椒中毒后，应立即催吐、洗胃，给予蛋清、牛奶、面糊等，并大量饮白开水，以排除毒物；或根据症状，给予5%葡萄糖氯化钠静脉滴注，促进毒物排出，若有呼吸困难给予吸氧；若肌无力严重者，可肌内注射新斯的明，若抽搐谵妄者，可肌内注射地西泮等。

竹叶花椒

本品是芸香科植物竹叶花椒 *Zanthoxylum armatum* DC. 的干燥成熟果实，秋季采收，除去杂质，阴干。夏末秋初近成熟尚绿时采收者谓"藤椒"，川渝地区调味品。竹叶花椒主产于四川、重庆、贵州、云南、湖南等地，近年来以四川种植面积扩大明显。其辛，温，归脾、胃经，功效有散寒、止痛、驱蛔；用于胃寒及蛔虫腹痛、牙痛、湿疮。竹叶花椒主要含有挥发油、生物碱、酰胺类、黄酮、萜类等物质，如芳樟醇、γ-松油烯、芦丁、槲皮苷等；具有抗菌、杀虫、抗氧化、抗肿瘤、抗炎、镇痛等作用。

【历史沿革】

竹叶花椒，别名藤椒、竹叶椒、青花椒、土花椒、野花椒、崖椒、竹叶总管等，在传统本草中无"竹叶花椒"之名，《本草图经》所载"崖椒"的形态应为今日之竹叶花椒；目前暂未被《中国药典》收载，作为中药载于《中华人民共和国卫生部药品标准中药成方制剂》（第八册，1994）、《广西中药饮片炮制规范》（2022）等地方标准，但未载其有毒性。《常用中草药识别与应用》载其"有小毒"；《甘肃中草药资源志》将竹叶花椒作为竹叶椒的来源之一，载"味辛，微苦，性温，小毒"；《中华本草》以"竹叶椒"为正名收载，亦载其"有小毒"，并谓竹叶花椒的根、叶均"有小毒"；《圭山药用植物图谱》亦载之"小毒"。

【毒性表现】

暂未有竹叶花椒不良反应的相关记载。

【毒性成分】

竹叶花椒挥发油、甲醇提取部位、乙酸乙酯提取部位等均具有毒性，其中乙酸乙酯提取部位的神经毒性可能与其含有的有机酸和含氨基的化合物有关。

【毒性反应】

竹叶花椒具有神经毒性和肝毒性。

【毒作用机制】

靶器官毒性机制

1. 神经毒性 竹叶花椒有神经毒性，机制之一是诱导线粒体途径的细胞凋亡和抑制细胞自噬。研究发现，竹叶甲醇提取物和乙酸乙酯提取物体外对 SH-SY5Y 细胞均有明显细胞毒性，IC_{50} 分别为 85.11、61.53μg/ml；均可呈浓度依赖性地引起 SH-SY5Y 细胞活力下降和细胞内 ROS、MDA 含量升高和 GSH 活力下降，20、40、60μg/ml 可引起细胞凋亡，使凋亡相关的蛋白 Caspase3、Bax 表达增加和 Bcl-2、Bcl-2/Bax 降低，其中乙酸乙酯提取物通过抑制线粒体 ATP 的合成和增加 Cyt-C、Apaf-1 合成等诱导线粒体凋亡，甲醇提取物同时通过激活 mTOR 通路而抑制细胞自噬。

2. 肝毒性 竹叶花椒具有肝毒性，其机制有：通过损伤 DNA 诱导肝细胞凋亡和使细胞增殖抑制，通过促进 ROS 生成抑制细胞自噬。竹叶花椒甲醇提取物 1.038g/kg 灌胃大鼠 28 天，或 62、96、150mg/kg 灌胃小鼠 4 小时，可致大鼠和小鼠血清 ALT、AST 水平显著升高，大鼠血清 ALP 亦显著升高，而小鼠的肝脏系数及血清 LDL-C、TC、TG 水平明显升高和 HDL-C 明显降低，病理可见肝细胞脂肪样变、坏死、水样变性和肝索破裂；小鼠肝毒性的脂质代谢组学发现，其肝毒性可能与干扰甘油磷脂代谢、亚油酸代谢、α-亚麻酸代谢、糖基磷脂酰肌醇锚定生物合成、鞘脂代谢和花生四烯酸代谢途径等有关。体外肝细胞毒性研究显示，竹叶花椒乙酸乙酯提取物和甲醇提取物体外致肝细胞 BRL 3A 毒性的 IC_{50} 分别为 62、98μg/ml，乙酸乙酯提取物使细胞分泌 AST、ALT 和 LDH 明显增加，通过抑制 elF2α-ATF4-CHOP 通路而使 BRL 3A 细胞的自噬受到抑制和凋亡被激活；甲醇提取物在 30、50、70μg/ml 作用 6 小时或更长时间可使该细胞活力显著下降和细胞内生成 ROS 显著增加，其诱导 ROS 累积与激活 mTOR/ULK1 通路抑制细胞自噬有关；可导致 DNA 损伤，使 DNA 双链损伤标志物 γH2AX 表达增加形成彗星细胞，使细胞周期停留在 G_1/S 期；并诱导细胞凋亡。

【控毒方法】

竹叶花椒有小毒，妊娠期妇女忌服。此外，现代研究提示其可能致肝毒性、神经毒性，因此有相关靶系统或器官疾病的患者宜减少竹叶花椒的食用。

目标检测

答案解析

一、选择题

（一）单选题

1. 不属于温里药分类的是（ ）

　　A. 心肾阳虚致寒从内生的虚寒证或亡阳证

　　B. 肝气郁结而致胸腹疼痛

　　C. 寒邪侵袭经络、肌肉、关节等而致寒凝经脉

　　D. 脾阳虚损所致虚寒证

　　E. 寒邪直中中焦所致的脾胃实寒

2. 以下不具有肝毒性的是（ ）

　　A. 附子　　　　　　　　　　B. 关木通　　　　　　　　　C. 吴茱萸

　　D. 竹叶花椒　　　　　　　　E. 肉桂

3. 吴茱萸的主要毒性成分为（ ）

　　A. 挥发油　　　　　　　　　B. 香豆素　　　　　　　　　C. 皂苷

　　D. 生物碱　　　　　　　　　E. 蒽醌

（二）多选题

4. 附子中毒的毒性表现有（ ）

　　A. 麻　　　　　　　　　　　B. 颤　　　　　　　　　　　C. 乱

　　D. 竭　　　　　　　　　　　E. 痉

5. 基础毒性研究发现具有神经毒性的有（ ）

　　A. 附子　　　　　　　　　　B. 丁香　　　　　　　　　　C. 花椒

　　D. 竹叶花椒　　　　　　　　E. 吴茱萸

二、简答题

简述附子控毒方法及其原理。

书网融合……

思政导航　　　　本章小结　　　　题库

第十五章 行气药

PPT

学习目标

知识目标

1. 掌握 行气药的共性毒理特点；川楝子的毒性表现、毒性成分、毒性反应与毒作用机制、控毒方法。

2. 熟悉 九里香、青木香的毒性表现、毒性成分和毒性反应。

3. 了解 行气药的概念，每个药的历史沿革和中毒救治。

能力目标 通过本章学习，理解行气药药性与其毒性的关系，初步形成行气药毒理学研究的思路，会运用特殊毒性、心血管系统毒性、神经系统毒性、消化系统毒性等方法开展行气药毒理学研究。

素质目标 通过本章学习，形成对常见行气药毒性和安全用药的意识，合理控毒，减轻药物对机体的毒性，为中药的安全性和有效性提供有力保障。

凡以疏理气机，治疗气滞或气逆证为主要作用的药物，称为行气药。本类药物多辛、苦，性温，气味芳香，具有理气健脾、疏肝解郁、行气止痛、破气散结等功效，主要用于脾胃气滞、肝气郁滞、肺气壅滞等所致的病证。根据理气药的归经部位及治疗作用的不同，可分为理脾和胃药、疏肝解郁药、疏肝和胃药和通宣理肺药4类。理脾和胃药主要用于饮食不节、思虑过度、劳伤心脾，致使脾胃气滞、升降失常、气机紊乱，出现脘腹痞满胀痛、嗳气吞酸、恶心呕吐、不思饮食、大便秘结，或泻痢不爽、里急后重等脾胃气滞的病证，常用的药有橘皮、枳实、枳壳等。疏肝解郁药主要用于情志失调、寒暖不适、瘀血阻滞，致使肝失疏泄、气机郁滞，出现两肋胀痛、烦躁易怒、疝气腹痛、睾丸坠胀、经闭痛经、乳房胀痛或生结块等病证，常用药有香附、川楝子等。疏肝和胃药主要用于情志不遂、肝气横逆、胃失和降、肝胃气滞、胸胁胃脘攻冲作痛、恶心呕吐、嘈杂吞酸、不思饮食、苔黄脉弦等证，常用药有佛手、香橼、青木香等通宣理肺药，主行肺气郁滞，有宣降肺气、宽利胸膈及化痰止咳等作用；主要用于外邪犯肺，或痰湿阻肺，肺失宣降，胸闷喘咳，及痰滞寒凝气阻，胸中阳气不得宣通所致的胸闷作痛，喘息咳嗽的胸痹证，常用的药有橘皮、化橘红、佛手等。行气药的毒性具有一些共同的特点。

（1）**毒性物质** 主要有香豆素类、马兜铃酸类化合物。香豆素类如九里香中的九里香酮、蛇床子素、九里香醛；马兜铃酸类如青木香主要含马兜铃酸Ⅰ，其次为马兜铃酸Ⅱ和马兜铃酸C。

（2）**毒性表现** 主要引起消化系统、神经系统、呼吸系统、生殖系统，部分药物也可引起肝肾毒性、胃和膀胱发生癌变。如九里香可引起阴道出血，胚胎萎缩，胚体变白并部分液化吸收，胎盘紫黑而硬等生殖系统毒性；川楝子可引起严重的腹痛，个别出现呕吐现象，大多用药后1~2小时内出现的消化系统症状；神志不清、嗜睡、烦躁、严重者呼吸中枢麻痹而死亡的神经系统症状；以及可发生急性中毒性肝炎，引起精神疲惫、食欲不振、肝大、肝区叩击痛、黄疸、氨基转移酶明显升高，肾小管上皮细胞有刺激及损害，出现尿频、蛋白尿、血尿等肝肾毒性；青木香能引起尿NAG（N-乙酰-β-D-葡萄糖苷酶）明显增高，不同程度的肾小管-间质损伤，PT、ALT、AST、ALB、ALP、Crea和BUN等指标均发生显著性改变，肝、肾有坏死现象，胃和膀胱发生癌变等症状。

（3）**控毒方法** 大部分行气药的控毒方法均是控制剂量、配伍减毒、炮制减毒等。如含青木香15g

的蛇伤解毒汤能治疗毒蛇咬伤，且效果显著，但大剂量应用至 250g 时却会引起肾功能衰竭；川楝子与甘草配伍可缓解川楝子对肝细胞的损伤；川楝子炮制后可降低三萜类的含量，起到减毒的作用。

九里香

本品为芸香科植物九里香 *Murraya exotica* L. 和千里香 *Murraya paniculata*（L.）Jack 的干燥叶和带叶嫩枝，主产于广东、广西、福建、台湾、湖南等地，其中广东、广西为我国的道地产区，全年均可采收，除去老枝，阴干。九里香辛、苦，微温。功效为行气止痛、活血散瘀、解毒消肿、祛风活络。用于跌打肿痛，风湿骨痛，胃痛，牙痛，破伤风，流行性乙型脑炎，虫、蛇咬伤，局部麻醉。主要含香豆素类、黄酮类、生物碱类、挥发油等，有抗炎镇痛、抗肿瘤、降血糖、杀虫抑菌、预防骨质疏松、抗生育、抗氧化等作用。

【历史沿革】

九里香为我国民间常用中草药，始载于《生草药性备要》。宋代《浣溪沙·次韵向芗林》中记载："九里香风动地来，寻香空绕百千回。"《广西中药志》中记载："行气止痛，活血散瘀。治跌打肿痛，风湿，气痛。"九里香最早的道地产区为广东地区。1977 年版《中国药典》曾收载过，1985、1990 年版《中国药典》未载。1995 年版《中国药典》重新收入。福建民间有用九里香根煎剂进行中期妊娠引产，但有发热副反应。《中国药典》把九里香归类为"有小毒"。目前，对九里香的研究主要集中在化学成分、药理作用、临床应用等方面，其毒性方面研究报道较少。

【毒性表现】

九里香中毒的毒性表现常见于神经系统、生殖系统等。毒性表现为发热、发冷，蜕膜组织有变性、坏死、炎细胞浸润、血窦瘀血和出血等症状。生殖毒性表现为阴道出血，胚胎萎缩，胚体变白并部分液化吸收，胎盘紫黑而硬。

【毒性成分】

九里香的主要毒性物质为香豆素类化合物。香豆素类化合物包含异橙皮内酯、九里香酮、蛇床子素、九里香醛、东莨菪素等。香豆素化合物中的异橙皮内酯具有低细胞毒性和较强的抗炎作用，在体外和体内均表现出抑制 M1 巨噬细胞极化；九里香酮的细胞毒性强，这也是其对黏虫的拒食和浸叶致死活性较强的原因；蛇床子素在肝脏和肺表现出了毒性反应。另外，九里香具有生殖毒性，其毒性物质与月橘烯碱、蛋白多糖有关。这些毒性成分是九里香引起急性毒性、生殖毒性的主要物质基础。

【毒性反应】

九里香具有急性毒性和生殖毒性。

（一）基础毒性

急性毒性 九里香蛋白多糖小鼠腹腔注射的 LD_{50} 为（462.4 ± 56.7）mg/kg。九里香皮煎剂小鼠灌胃给药的 LD_{50} 为 14.14mg/kg。蛇床子素混悬液小鼠灌胃给药的 LD_{50} 为 3.45mg/kg。

（二）特殊毒性

生殖毒性 九里香糖蛋白给妊娠期 12～16 天的孕兔腹腔注射 10mg/kg，或羊膜腔内注射 3mg/kg，3～5 天后，孕兔的妊娠终止，胚胎萎缩，胚体变白并部分液化吸收，胎盘紫黑而硬，周围有棕色稠液。肌内注射黄体酮连续 6 天未见有保胎作用。九里香根茎煎剂以 0.14g/30g 给妊娠 12 天的小鼠一次性灌胃给药，可导致小鼠在注射药物后 5～24 小时内阴道出血，至妊娠第 14 天解剖，引产率为 100%。

九里香具有一定的抗癌作用

九里香根、叶、枝和茎皮的 80% 酸性乙醇提取物对离体人结肠癌 HT-29 细胞活性和迁移的抑制作用试验结果表明：$50\mu g/ml$ 的九里香根和叶提取物作用 24 小时后，均能显著降低 HT-29 细胞的迁移能力，抑制率分别为 $(48.9 \pm 11.4)\%$、$(43.9 \pm 18.4)\%$，九里香的根提取物具有更高的抗细胞迁移活性。超高效液相色谱-二极管阵列检测器-电喷雾质谱法（UPLC-DAD-ESI-MS）结果表明九里香叶和根提取物中主要为香豆素类成分，从根提取物中分离鉴定出的特征性成分 methoxy-8-[5-(prop-1-en-2-yloxy) penta-1,3-dien-1-yl] -coumarin 具有潜在的抑癌活性。

【毒作用机制】

九里香引产和发热副反应可能是通过前列腺素而起作用。蛇床子素可通过线粒体途径诱导 L-02 细胞凋亡，并可下调 p-Histon H3（Ser10）的表达，对正常肝脏细胞增殖具有抑制作用。蛇床子素能够抑制 L-02 细胞增殖，可能与增强肌醇必需酶 1a（IRE1a）、蛋白激酶 R 样内质网激酶（PERK）、磷酸化 c-Jun 氨基末端激酶（p-JNK）、ATF4 等内质网应激相关蛋白的表达水平有关。

川楝子

本品为楝科植物川楝 *Melia toosendan* Sieb. et Zucc. 的干燥成熟果实。主产于中国南方各地，以四川产者最为上乘。冬季果实成熟时采收，除去杂质，干燥。可炮制成各种盐川楝子、酒川楝子、醋川楝子等。川楝子苦，寒；有小毒。归肝、小肠、膀胱经。功效为疏肝泄热、行气止痛、杀虫。用于肝郁化火，胸胁、脘腹胀痛，疝气疼痛，虫积腹痛。主要含有木脂素、有机酸、黄酮、柠檬苦素、挥发油等类成分，有抗虫、杀虫、抗菌、抗病毒、抗肿瘤、抗炎镇痛、神经保护、抗氧化作用。

【历史沿革】

川楝子与另一中药苦楝子相似，极易混淆。在明代以前的文献中，川楝子与苦楝子不分，统称为练实、楝实或金铃子，并无川楝子之名。直到明代，张景岳在《本草正》一书中始称川楝子，并附有苦楝根，首次将川楝、苦楝二者进行区分并附图。故明代以前的关于川楝子毒性的记载，如楝实，应包括川楝子和苦楝子。始载于《神农本草经》的练实（即楝实），被列为下品，属于可用于治病且有毒的品种。《名医别录》中记载其毒性："楝实有小毒。"其后《本草经集注》记载为"练实"，但未载其毒。唐代《新修本草》中记载："此物（指楝实）有两种，有雄有雌。雄者根赤，无子，有毒，服之多使人吐不能止，时有至死者。雌者根白，有子，微毒，用当取雌者。"不但指出其毒，并且认为其毒性与雌雄有关。其后除《本草求真》记载其"川楝子即苦楝子。因出于川。故以川名。又名金铃子。楝实者是也。味苦气寒微毒"以外，《汤液本草》《本草经疏》《本草蒙筌》《药性解》《景岳全书》《本草备要》《得配本草》《本草纲目》《医学衷中参西录》等书皆记载其有小毒。关于其毒性原因，《本草经疏》认为"其味苦气寒，极苦而寒，故其性有小毒。"《医学衷中参西录》认为"因其味苦有小毒。"由此可见，明代以前虽川楝子、苦楝子不分，但已经注意到川楝子具有一定的毒性。明代之后，对川楝子的毒性均认为有小毒。《中国药典》记载川楝子"苦，寒；有小毒。归肝、小肠、膀胱经。"

【毒性表现】

川楝子中毒的毒性表现常见于消化系统、神经系统、呼吸系统、生殖系统，也可引起肝肾等毒性，临床上，川楝子中毒的常见原因有用量过大、辨别不准、炮制不当、配伍失宜等。川楝子对消化系统毒性表现为严重的腹痛，个别出现呕吐现象，主要由胃肠道刺激性所致，大多用药后 $1 \sim 2$ 小时出现胃肠道刺激症状；对神经系统表现为神志不清、嗜睡、烦躁、严重者呼吸中枢麻痹而死亡；对呼吸系统表现为呼吸急促、呼吸音变粗、呼吸变慢变浅，不规则，间歇性呼吸，严重者可致肺出血、呼吸中枢麻痹；对神经肌肉表现为肌肉颤抖、前肢无力等肌无力症状；另外，川楝子油对生精细胞具有明显抑制作用，同时可刺激非生精细胞使其合成代谢增加含量增高；对肝脏毒性较大，可发生急性中毒性肝炎，引起精神疲惫、食欲不振、肝大、肝区叩击痛、黄疸、氨基转移酶明显升高等；对肾的毒性表现为肾小管上皮细胞有刺激及损害，出现尿频、蛋白尿、血尿等。儿童服川楝素片 $0.3 \sim 4g$ 就可发生中毒，服 $2 \sim 4g$ 即可引起死亡。

【毒性成分】

川楝子的乙酸乙酯部位、水提物等均有毒性，其中以三萜类化合物毒性比较明确，主要以川楝素为代表。川楝子有效成分与毒性成分均为川楝素，这些毒性成分是川楝子引起急性毒性、长期毒性、生殖毒性和不同靶器官毒性的主要物质基础。川楝子有效剂量与中毒剂量接近，安全范围小。

【毒性反应】

川楝子有急性毒性、长期毒性、生殖毒性和肝肾毒性，中毒表现多与消化道不适以及肝损伤有关，肝毒性是川楝子最常见的毒性。川楝子的毒性成分川楝素易在体内蓄积，且肝脏蓄积量比其他组织高，肝脏的病理变化也比其他组织器官明显。

（一）基础毒性

1. 急性毒性 川楝素灌胃小鼠的 LD_{50} 为 2.194mg/kg，小鼠服药后次日出现呼吸困难、不食少动、双眼紧闭，死亡多在 $30 \sim 70$ 小时，肉眼观察部分肝呈黄色，胃内食物多未消化。川楝素腹腔、静脉、皮下注射小鼠的 LD_{50} 分别为 13.8、14.6、14.3mg/kg。川楝素皮下注射大鼠的 LD_{50} 为 9.8mg/kg，川楝素静脉注射家兔的 LD_{50} 为 4.2mg/kg。川楝素灌胃猫的 LD_{50} 为 $3 \sim 4$mg/kg。川楝子乙酸乙酯提取物灌胃小鼠的 LD_{50} 为 82.85g/kg。生川楝子 70% 乙醇提取物灌胃小鼠的 LD_{50} 为 80.92g/kg，炒黄川楝子 70% 乙醇提取物灌胃小鼠的 LD_{50} 为 67.75g/kg。

2. 长期毒性 川楝子以 120、60g 生药/kg 灌胃大鼠，连续 45 天，给药 15 天左右，大鼠活动减少，四肢无力，药液色粪便增多，持续一周后缓解；45 天后，大鼠 AST、ALP、BUN 值均升高，肝脏肿大，随着剂量增加，毒性增强。川楝素 15mg/kg 每日灌胃大鼠，2 天后大鼠出现腹泻、食欲减退、体重迅速下降；连服 $6 \sim 7$ 天，动物开始死亡。川楝子溶液以 2.5714、1.2857、0.6429g/kg 给 SD 大鼠灌胃给药，每日 1 次，连续 21 天，可致血清 AST、ALT 含量明显提高，CHO、TP 含量显著下降，Tg、CREP 含量差异显著，因此，川楝子具有一定的肝毒性，并呈现剂量依赖性。

（二）特殊毒性

生殖毒性 川楝素 20μg/kg 腹腔注射小鼠，可引起妊娠早期小鼠的胚胎异常，川楝素 30μg/kg 腹腔注射小鼠，可引起妊娠小鼠着床后全部流产、死亡或溶解。川楝素分别以 10、20、30、40μg/ml 的浓度给妊娠 5 天的小鼠腹腔注射，连续 3 天，可导致子宫出血、子宫水肿，胚胎死亡，因此，川楝素的致流产作用明显。

（三）靶器官毒性

1. 肝毒性 川楝子乙醇提取物以 7.5、15、30g 生药/kg 分别给大鼠一次性灌胃，连续观察 14 天，48 小时后，大鼠肝脏、肾、肾上腺以及脑系数明显增大；各剂量组血清 AST、ALT、ALP 及 CK 含量升高，且呈明显量-毒正相关；14 天后，各组 AST、ALT 含量降低，TC 含量升高。生川楝子以 10、5、2.5g/（kg·d）给大鼠灌胃给药，炒川楝子以 10、5、2.5g/（kg·d）给大鼠灌胃给药，连续 90 天，可致大鼠血清 ALT、AST、Cr、BUN 和尿液 N-乙酰-β-D-葡萄糖苷酶（NAG）含量均升高，病理检查可见不同程度的肝脏、肾脏病理组织损伤，且生化指标的变化和相应靶器官的病理组织学损伤程度及给药剂量呈相关性，川楝子炒制后可降低肝肾毒性反应。

2. 肾毒性 川楝子水提物以 10、50、100g 生药/kg，给 SD 大鼠口服给药，连续 14 天，恢复期 7 天，整个试验周期 21 天，可致大鼠肝脏、肾脏在不同剂量和不同时间点上呈现不同的病变程度。随着剂量的不同，肝细胞出现变性、坏死、炎细胞浸润、局灶性及灶性炎症等病变，具有一定的时-效、量-效关系。高剂量组肾脏可见肾小囊腔及肾小管内嗜酸性染色的絮状物，肾小管上皮细胞变性，严重者上皮细胞核固缩坏死，脱离，中低剂量病变程度减轻。

3. 消化系统毒性 川楝子 250g 一次投喂成年果子狸，连续观察记录，发现川楝子所引起的消化系统不良反应多表现为恶心呕吐、腹痛腹泻，多在服药后 1~2 小时出现。川楝素以 20~40mg/kg 灌胃大鼠可诱发胃黏膜水肿、炎症和溃疡。犬口服 7.5mg/kg 川楝素即可引起中毒，口服 8~10mg/kg 川楝素可使大部分犬呕吐。

4. 神经系统毒性 川楝子乙醇提取物的正丁醇部位对小白鼠单次口服的 LD_{50} 为 2.7571g/kg，死亡小白鼠急性毒性主要表现为安静少动、腹卧昏睡、呼吸急促、连续抽搐，证实了川楝子对呼吸神经系统有抑制作用。

5. 神经肌肉毒性 川楝子 250g 一次投喂成年果子狸，随着中毒的加深，发现果子狸中毒中期会出现肌肉颤抖、前肢无力等肌无力症状。川楝素具有神经肌肉毒性，作为神经肌肉接头阻滞剂，川楝子服用后可能会出现肌无力症，停药后症状自行消除。

【毒作用机制】

川楝子导致的肝肾毒性是因为其可使大鼠肝、肾组织和血浆中 ALT、AST、BUN、Crea 等含量异常，且具有剂量依赖性。

（一）靶器官毒性机制

1. 肾毒性机制 川楝子以 2.5714、1.2857、0.6429g/(kg·d) 给大鼠灌胃给药，连续 21 天，血清、肝、肾差异代谢物均涉及 ABC 转运蛋白、嘌呤代谢、氨基酸代谢、嘧啶代谢等代谢通路。说明川楝子的肾毒性机制可能与 ABC 转运蛋白、氨基酸代谢、嘌呤和嘧啶代谢等有关。

2. 肝毒性机制 川楝子致肝毒性的研究较为系统全面，其机制可能与蛋白质共价修饰、线粒体损伤、细胞凋亡、氧化应激以及炎症因子有关。川楝素在体内可以蓄积，主要蓄积部位是肝脏，因此肝毒性更明显。川楝子的主要活性成分川楝素为含呋喃环的化合物，许多含呋喃的化合物是细胞毒性剂或致癌剂，有毒的呋喃可能通过代谢活化成相应中间体并与蛋白质共价结合来发挥毒性作用。因此，川楝素诱导的蛋白共修饰可能为川楝子致肝毒性机制之一。川楝素对糖酵解酶，磷酸丙糖异构酶（TPIS）和 α-烯醇化酶（ENOA）进行的蛋白共价修饰可能是肝毒性机制。川楝素能使线粒体膜电位降低，细胞内 ATP 水平下降，细胞色素 c 向细胞质释放，Caspase-8、Caspase-9 和 Caspase-3 激活，最终导致细胞死亡。川楝子以 120g/kg 给大鼠灌服给药，连续 45 天后，大鼠肝匀浆中 TNF-α 含量升高，NF-κB、p65、ICAM-1 阳性表达明显增强，表明川楝子引起的肝损伤可能与炎症因子有关。

（二）毒代动力学

川楝素为脂溶性化合物，在机体内动力学多呈二室开放模型。灌胃给药的绝对生物利用度是30%~40%，其 $t_{1/2}$ 在灌胃、肌内注射和静脉注射时分别为25、18、6.64 小时。川楝素吸收快，分布广，但清除慢，周边室浓度较高，以肝、胆及十二指肠浓度最高，脾、肾次之，在脑内各部分呈均相分布但浓度低，多次给药有蓄积性。

（三）毒效相关性

川楝子具有杀虫、抗炎镇痛、抗肿瘤、抗肉毒素等药理作用，另一方面，川楝子具有肝、肾毒性、神经系统毒性、生殖系统毒性、呼吸系统毒性和消化系统毒性，川楝子存在毒－效双重性的特点。川楝子通常被认为是药效成分和毒性成分的组合体，其中的活性成分和毒性成分相互转换、相互制约，使用不当易致"效－毒"转化。

【控毒方法】

川楝子的控毒方法主要有炮制减毒、配伍减毒、控制剂量和辨别用药等。中医临床常用炮制来调整中药偏性、降低毒性。研究发现炮制可降低川楝子的三萜类毒性成分含量，从而起到减毒作用，炮制后总三萜毒性含量较生品降低。另外，川楝子炮制后挥发油中化学成分也发生了较大变化，这可能与炮制过程中高温使化学成分含量发生了变化有关。并不是所有的炮制均可达到减毒作用，酒炙后的川楝子其毒性反而增大。其他炮制品如醋炙品、炒焦品、盐炙品均可达到减毒效果。川楝子通过配伍既可以发挥功效，又可以减小毒性作用。常见的与其配伍的单味药有小茴香、白芍、甘草等；川楝子与甘草配伍可缓解川楝子对肝细胞的损伤，这与甘草调和诸药的功效相符合；此外，也有研究发现川楝子与甘草配伍，其三萜类成分含量降低；诃子也可降低川楝子的肝毒性，其解毒机制可能与降低血清溶血磷脂酰胆碱 18：2 含量有关。在不能分离药效－毒性的前提下，严格控制剂量是行之有效的方法。《中国药典》中规定的川楝子临床用量为 5～10g；实际临床用量一般为 6～20g，为药典规定使用剂量的 1.2～2 倍。川楝子治疗量与中毒量差距较大，但用量过大可发生毒性作用。若疗程过长，易引起肝损害。川楝子也不宜久服，以免蓄积中毒。川楝子与苦楝子古时不分，始载于《神农本草经》，统称楝实，张景岳《本草正》首次将川楝、苦楝二者进行区分，后世逐渐分别入药。苦楝子为楝科植物楝树 *Meliaazedarach* L. 的干燥成熟果实，部分地区常作川楝子入药，毒性较川楝子大，剂量过大容易出现恶心、呕吐，甚至死亡等不良反应。临床报道有 53 岁患者误服混有苦楝子（约 1.6g）的复方川楝子汤剂，30 分钟后即出现胃部不舒、恶心欲吐、头晕肢软、不能进食，余药拣出苦楝子后续服，未见不良反应，提示苦楝子毒性较川楝子大，临床当加以区分应用。

【中毒救治】

川楝子在临床上应用较为广泛，其常规剂量毒副作用较轻微，作用缓慢，容易积累。急性中毒多为误食或川楝子中混有苦楝子之故，肝肾与中枢是主要靶器官，呼吸与循环衰竭是主要死因。一般通过催吐、洗胃方法处理，没有特效解毒药。若大量用药后引起腹泻、呕吐、头痛等中毒反应，采取对症治疗方法，比如使用止泻药、止吐药、止痛药等。

青木香

本品为马兜铃科马兜铃属植物马兜铃 *Aristolochia debilis* Sieb. et Zucc. 的干燥根，主产于浙江、江苏、安徽等地。10～11 月间茎叶枯萎时挖取根部，除去须根、泥土，晒干，炮制方法为碱制－醋制。青木香辛、苦；性寒；小毒。归肺；胃经。功效为行气止痛，解毒消肿，平肝降压。用于胸腹胀痛、疝气痛、肠炎、下痢腹痛、咳嗽痰喘、蛇虫咬伤、痈肿疔疮、湿疹、皮肤瘙痒、高血压等。主要含马兜铃酮、马兜铃酸、尿囊素、青木香酸、木兰花碱等，有降压、抗菌、抗癌及增强机体免疫功能等作用。

【历史沿革】

青木香之名始见于明·陈嘉谟《本草蒙筌》："辛、苦，寒，小毒，归肺、胃、肝经。"20 世纪 90 年代以来因青木香、关木通等马兜铃属中药引发的"中草药肾病"在国内外引起广泛的争议。

【毒性表现】

青木香能引起肝肾损害、胃和膀胱发生癌变。临床上，青木香中毒的常见原因有用量过大、辨别不准、炮制不当、用法错误等；毒性表现为尿 NAG 含量明显增高，不同程度的肾小管－间质损伤，PT、

ALT、AST、ALB、ALP、Crea 和 BUN 等指标均发生显著性改变，肝、肾有坏死现象，胃和膀胱发生癌变等。

【毒性成分】

青木香的主要毒性成分是马兜铃酸类化合物。主要分为马兜铃酸（AAs）和马兜铃内酰胺（ALs）两大类，AAs 又被称为马兜铃总酸，包括马兜铃酸 A、B、C、D 等多种。马兜铃酸 A 又称为马兜铃酸 I（AA-I），马兜铃酸 B 又称为马兜铃酸 II（AA-II）。AA-I 和 AA-II 是两种最常见也被认为是毒性最大的马兜铃酸。采用高效液相色谱法对青木香等药材中 AAs 的种类及含量进行测定，青木香主要含 AA-I，质量分数为 2.61mg/g，其次为马兜铃酸 II 和马兜铃酸 C。

【毒性反应】

青木香有急性毒性和肝肾毒性。

（一）基础毒性

急性毒性　青木香生品水提物的 LD_{50} 为 146.45g/kg，炮制品水提物的 LD_{50} 为 846.06g/kg，生品水提物的毒性是炮制品的 5.8 倍；小鼠给药后的死亡时间主要集中在给药后第 4 天，肉眼观察可见死亡小鼠的肾脏体积较对照组明显增大，由于积水而呈现出白色。青木香粗制剂对小鼠腹腔注射的 LD_{50} 为 14.3g/kg；以 100% 煎剂给兔静脉注射，在 1g/kg 时可引起全身痉挛、瞳孔先大后小、肌肉松弛、呼吸抑制，最后心跳停止；小鼠 1 次静脉注射木兰花碱的 LD_{50} 为 0.02g/kg，口服木兰花碱 LD_{50} 的 10 倍剂量，连服 4 周，并无明显的慢性毒性。

（二）靶器官毒性

1. 肾毒性　青木香中的马兜铃酸可阻断神经节，呈箭毒样作用，并对肾脏产生毒性。青木香水煎剂以 8.1、4.05、0.81g/（kg·d）给大鼠灌胃给药，连续 3 个月，可致高剂量组第 2 月末即尿 NAG 明显增高，中剂量组尿 NAG 在第 3 月末也明显升高，各组尿素氮（BUN）、肌酐（Cr）未见明显升高。肾病理检查可见青木香中剂量组及高剂量组不同程度肾小管 - 间质损伤，以青木香高剂量组为重。

2. 肝毒性　青木香和冠心苏合丸（含青木香）均以 2.5g/kg 给大鼠灌胃给药，给药 180 天，给药量为 10ml/kg，可引起 PT、ALT、AST、ALB、ALP、Crea 和 BUN 等指标均发生显著性改变，病理检查发现肝、肾均有坏死现象，胃和膀胱均发生癌变，所以，青木香和冠心苏合丸（含青木香）具有强烈的毒性，均能损害大鼠的肾脏和肝脏，并引起胃和膀胱的肿瘤。

【毒作用机制】

1. 肾脏毒性机制　青木香导致的肾损害，主要靶点是肾小管，使肾小管发生不可逆的坏死，从而影响正常的肾脏功能。

2. 肝脏毒性机制　青木香对肝脏的损害是不可逆的，主要通过破坏正常的肝细胞，使动物肝脏功能也受到严重的影响，导致其死亡来影响正常的肝脏功能。

【控毒方法】

青木香的的控毒方法主要有炮制减毒、发酵减毒、辨别用药和控制剂量。青木香粗粉经仿生炮制后，其马兜铃酸 I 的含量显著下降，去除率可达 92.1%。青木香炮制后急性毒性和慢性蓄积性毒性均显著降低，青木香生品水提取物大鼠灌胃给药的 LD_{50} 为 146.45g/kg、炮制品水提取物 LD_{50} 为 846.06g/kg，炮制后毒性降低。以灵芝、槐耳等 20 个真菌为菌种、青木香药材为基质，运用固体发酵技术，在一定的条件下进行发酵试验，HPLC 测定表明，13 种青木香发酵品主要肾毒性成分马兜铃酸 I 均有不同程度的下降，其中有 6 种发酵品的马兜铃酸 I 的下降率在 50% 以上；UV 测定发现，这些发酵品中总马兜铃酸含量均有所下降，下降率最高者为 46.76%，最低者为 7.61%。不同真菌发酵可在不同程度上降低中药青木香中肾毒性成分马兜铃酸Ⅰ和总马兜铃酸的含量。木香类药材有青木香、藏木香、土木香、川木香等，由于木香类药材存在同物异名、同名异物的情况，造成市场上存在木香被误用的情况。青木香含马兜铃酸Ⅰ，对肾脏有较大的危害，藏木香也有一定的毒性。与青木香有关的 ADR 多与中药的品种混乱有关。青木香与木香、黄木香等名称相似，而作用不同；青木香有时与木防己等品种混淆；菊科植物原叶木香、膜缘木香、大理木香等的根亦以青木香命名入药，与青木香属同名异物，故使用时注意辨别。任何一种药物都有其规定的安全剂量范围，过量使用的情况下均会出现毒副作用。用含有青木香 15g 的蛇伤解毒汤治疗毒蛇咬伤，效果显著，而大剂量应用至 250g 时就可引起肾功能衰竭。

【中毒救治】

用 1∶5000 高锰酸钾溶液或 0.5%～1% 的鞣酸溶液洗胃，口服浓茶、食醋或药用炭悬液、牛奶、蛋清或通用解毒剂等，静脉输注 5% 的葡萄糖氯化钠溶液 500ml 加维生素 C 1～2g，清除毒物。有呼吸困难者给予吸氧、呼吸兴奋剂及人工呼吸。有蛋白尿或血尿者给予消炎药加糖皮质激素类药。对于过敏反应给予抗过敏治疗。

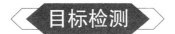

答案解析

一、选择题

（一）单选题

1. 以下关于川楝子毒性的描述，正确的是（　　）

　　A. 川楝子无毒，可以放心食用

　　B. 川楝子的毒性只在小剂量时表现

　　C. 川楝子对肝脏有毒性，长期大量食用可能导致不良反应

　　D. 川楝子只对特定人群有毒性

　　E. 出现轻微毒性反应，可不管

2.《中国药典》把川楝子归类为（　　）

　　A. 大毒　　　　　　　　B. 有毒　　　　　　　　C. 小毒

　　D. 微毒　　　　　　　　E. 无毒

3. 九里香的主要毒性成分是（　　）

　　A. 马兜铃酸类　　　　　B. 二萜酯类　　　　　　C. 香豆素类

　　D. 游离蒽醌类　　　　　E. 大黄素

4. 凡以疏理气机，治疗气滞或气逆证为主要作用的药物，称为（　　）

　　A. 温里药　　　　　　　B. 补虚药　　　　　　　C. 解表药

　　D. 行气药　　　　　　　E. 利水渗湿药

5. 减少川楝子使用中的毒性风险方法有（　　）

　　A. 增加使用剂量以提高疗效

　　B. 长期使用以达到最佳效果

　　C. 遵循医生的建议和剂量，不随意增减用药量

　　D. 将川楝子与其他中药一起使用，以减少毒性

　　E. 出现轻微中毒反应不用管，严重再去就医

6. 儿童服（ ）0.3 ~4g 就可发生中毒，服 2 ~4g 即可引起死亡

    A. 青木香   B. 青皮   C. 虎杖

    D. 川楝素   E. 香加皮

7. 川楝子最常见的毒性是（ ）

    A. 肝毒性   B. 肾毒性   C. 神经系统毒性

    D. 消化系统毒性   E. 皮肤毒性

（二）多选题

8. 在使用九里香时，避免潜在风险的方法是（ ）

    A. 避免长时间处于高浓度环境中

    B. 不随意使用九里香

    C. 将九里香放置在通风处

    D. 中毒严重应及时就医

    E. 出现轻微中毒反应可不管，自行服药解决

9. 川楝子与（ ）药物配伍可减少其毒性作用

    A. 甘草   B. 小茴香   C. 黄连

    D. 诃子   E. 栀子

书网融合……

    思政导航   本章小结   题库

第十六章 驱虫药

PPT

凡以祛除或杀灭人体内寄生虫为主要功效，常用以治疗虫证的药物称为驱虫药。本类药物主归脾、胃、大肠经，部分药物具有一定的毒性，对人体内的寄生虫，特别是肠道寄生虫有杀灭、麻痹或刺激虫体促使其排出体外，而起到驱虫作用，故可用治蛔虫病、蛲虫病、绦虫病、钩虫病、姜片虫病等多种肠道寄生虫。应用驱虫药时，应根据寄生虫的种类及患者体质强弱、证情缓急，选用适宜的驱虫药物，并视患者的不同兼证进行恰当配伍。驱虫药一般在空腹时服用，使药物充分作用于虫体达到驱虫效果。有其他兼症时，不宜急于驱虫，待症状缓解后，再用驱虫药物。常用药物如苦楝皮、槟榔等。驱虫药的毒性具有一些共同的特点。

（1）**毒性物质** 主要有三萜类、生物碱类和挥发油类。三萜类如苦楝皮中的川楝素、异川楝素；生物碱如槟榔中的槟榔碱；挥发油类成分有鹤虱中的天名精内酯酮。

（2）**毒性表现** 主要引起消化系统、神经系统毒性和肝毒性，部分药物还有致癌性、生殖毒性和致突变毒性。苦楝皮可引起胃肠刺激、肝毒性、循环系统毒性、中枢毒性；鹤虱可引起神经系统和消化系统毒性；槟榔除具有致癌性、生殖毒性和致突变毒性外，还可引起口腔黏膜下纤维性变毒性、肝肾毒性、神经毒性和免疫毒性等。

（3）**控毒方法** 主要有炮制减毒、合理用药和控制剂量等控制毒性。驱虫药物对人体正气多有损伤，故要控制剂量，防止用量过大中毒或损伤正气；对于素体虚弱、年老体衰者，以及小儿、妊娠期妇女，应慎用或禁用。

>>> **知识链接** ◦--

虫证常见绕脐腹痛，不思饮食或多食善饥，或下唇黏膜近根部有米粒状颗粒（蛔虫），或白睛出现蓝斑（蛔虫），或肛门作痒（蛲虫），或便下白色虫体节片（绦虫），或嗜食异物、面黄虚肿（钩虫）等征象。槟榔、南瓜子主杀绦虫与姜片虫，其中槟榔杀虫兼轻泻作用，故杀虫又可驱虫。使君子主杀蛔虫，杀虫兼能驱虫、消积。贯众主杀蛔虫，但杀虫力弱。鹤虱善杀钩虫和蛔虫。雷丸可逐多种寄生虫，并可治脑囊虫病。

--◦

苦楝皮

本品为楝科植物川楝 *Melia toosendan* Sieb. et Zucc. 或楝 *Melia azedarach* L. 的干燥树皮和根皮。主产于四川、湖北、安徽、江苏、广西、河南等地。春、秋二季剥取，晒干，或除去粗皮，晒干。切丝，生用。苦楝皮味苦，寒；有毒。归肝、脾、胃经。功效为杀虫、疗癣。用于蛔虫病、蛲虫病、虫积腹痛；外治疥癣瘙痒。苦楝皮含有多种苦味的三萜类成分，在根皮、干皮中的主要苦味成分为川楝素、异川楝素、苦楝酮萜内酯、苦楝醇萜内酯等；此外，苦楝皮还含有黄酮、生物碱、甾醇、挥发油、糖类等成分。具有驱虫、杀虫、抗肿瘤、抗菌、抗病毒、抗炎、镇痛、抗腹泻、利胆、抗肉毒中毒等作用。

【历史沿革】

楝实即川楝或楝之实（川楝子或苦楝子）始载于《神农本草经》，被列为下品。《名医别录》载楝实，提及楝根"根微寒。疗蛔虫，利大肠。"《日华子本草》首次记载苦楝皮"苦，微毒。治游风热毒，风疹，热疮疥癞，小儿壮热，并煎汤浸洗。"《证类本草》载"楝根微寒""日华子云：楝皮，苦，微毒""斗门方：治蛔虫咬心，用苦楝治皮煎一大盏服下"。《景岳全书》载"苦楝根白皮""苦楝根皮""楝树根"等，并载"苦楝根，味大苦。杀诸虫，尤善逐蛔。利大肠，治游风热毒恶疮。苦酒和涂疥癞甚良。"《本草纲目》载"苦楝根皮，消渴有虫，煎水入麝香服，人所不知。研末，同茴香末服""楝根，口中漏疮，煎服""楝实以蜀川者为佳。木高丈余，叶密如槐而长。三、四月开花，红紫色，芬香满庭。实如弹丸，生青熟黄，十二月采之。根采无时"等。《本草求真》载苦楝根之名而未记其毒；《汤液本草》载苦楝之名，未名其根、皮或子；《本草经解》载楝根而未载其毒。对苦楝皮的毒性认识，历代本草记载非常稀少，多认为"微毒"或无记载，这或许与苦楝皮的应用较少有关。

【毒性表现】

一般在服药后 1～6 小时尚未排虫之前发生，通常有头晕、头痛、嗜睡、恶心、腹痛等，其发生率高者可达 100%，低者不到 1%，持续时间大多在数分钟或 1～3 小时，最长 16 小时，休息后可自行消失。严重反应或严重中毒时，可出现呼吸中枢麻痹、类似莨菪类植物中毒症状及内脏出血、中毒性肝炎、精神失常、视力障碍等，严重者可导致死亡。

【毒性成分】

楝的根皮、树皮中含川楝素、异川楝素、苦楝萜酮内酯、苦楝萜醇内酯、苦楝皮萜酮、苦楝萜酸甲酯等成分，川楝的树皮中含有川楝素、异川楝素、楝树碱、山柰酚、树脂、鞣质等成分。川楝素和异川楝素是苦楝皮的主要毒性成分。

【毒性反应】

（一）基础毒性

1. 急性毒性 四川、云南和广西产地的苦楝皮给小鼠灌胃的 LD_{50} 分别为 277、479、1146mg/kg；川楝素单次小鼠腹腔注射、静脉注射和皮下注射的 LD_{50} 分别为 13.8、14.6、14.3mg/kg；异川楝素的小鼠 LD_{50} 低于川楝素的 1/5，毒性远较川楝素大；对小鼠皮下注射川楝素有强的蓄积毒性，累积系数为 1.13；猴口服川楝素的累积致死最低剂量是 0.2mg/(kg·d)×5d，累积到 1.0mg/kg 以上时便可致死。

2. 亚急性毒性 苦楝皮 15、30mg/kg 连续或隔日让大鼠给药 2 次后开始出现腹泻，食欲不振，体重迅速下降，动物有死亡。以 10mg/kg 剂量给犬灌胃，部分犬发生剧烈呕吐。以 20～40mg/kg 剂量给大鼠灌胃，能使胃黏膜发生水肿、炎症与溃疡。猴的亚急性毒性试验表明，苦楝皮可升高丙氨酸氨基转移酶，并出现肌无力。给犬灌胃川楝素 10mg/kg、给猴灌胃 20mg/kg、给兔灌胃 40mg/kg，隔日 1 次，连续 5 次均可引起急性肝损害、丙氨酸氨基转移酶升高、肝细胞肿胀变性、肝窦极度狭窄等，但一般无弥漫性肝坏死。给犬灌胃苦楝皮醇提物 5mg/kg，其于 2 小时开始出现血压下降，至 6 小时后血压降到原水平的 92.1%，并随剂量增加而血压下降幅度增加。解剖检查可见肺、胃、肠道出血，血管壁损伤，死因为急性循环衰竭。

（二）特殊毒性

苦楝皮水煎剂对妊娠 7 天小鼠具有妊娠毒性，解剖发现子宫出血，胎儿呈紫红色流产症状，不具有剂量依赖性，流产率与剂量呈倒挂的"钟型现象"；流产时子宫内 F4/80$^+$ 巨噬细胞和 CD4 +、CD8 + T 淋巴细胞数量增加以及 CD4 +/CD8 + 比值上升，子宫组织和血清中 Th1 型细胞因子 IL-2、NK、TNF-α 和 IFN-γ 等含量上升，Th2 型细胞因子 IL-4 水平下降，使 Th1/Th2 型免疫平衡向不利于妊娠的 Th1 型反应偏移，这是苦楝皮引起小鼠早期胚胎死亡的免疫毒理学原因。

【毒作用机制】

苦楝皮毒性分子机制尚不明确，因其中一种原植物与川楝子来源于同一植物，故其毒性的来源可能与川楝子类似，可能主要是川楝素类化合物。对比川楝子和苦楝皮的毒性的程度和临床表现，苦楝皮的毒性明显高于川楝子，因二者之中皆有较高含量的川楝素，故苦楝皮的毒性机制应不仅仅因川楝素之故。

1. 胃肠刺激　川楝素对胃黏膜有较强的刺激作用，可使胃黏膜发生炎性反应，如胃黏膜肿胀变性、黏膜血管弥漫性出血。

2. 肝毒性机制　川楝素直接损伤肝细胞，使之出现肿胀变性、肝窦极度狭窄，并有一定的剂量依赖关系，但一般无肝细胞的广泛性坏死，故其造成的肝功能损伤是可逆性的，可随剂量减小、毒性降低而恢复正常。

3. 循环系统毒性机制　大剂量口服川楝素，可引起急性循环衰竭而死亡，表现为毛细血管壁通透性增加，影响肝内凝血酶原的合成，造成内脏大量出血，血压显著下降。

4. 中枢毒性机制　川楝素对中枢神经系统有先兴奋后抑制的作用，临床表现为头痛、头晕、视物模糊、呼吸困难、心律失常等症。

【控毒方法】

苦楝皮的控毒方法主要有炮制减毒、合理用药、控制剂量等。一般采用煎剂，亦可制成片剂。苦楝皮炮制方法为剥取根皮或干皮，除去杂质、粗皮，洗净，润透，切丝，干燥。苦楝皮外层栓皮毒性较大，使用时应彻底剥离；干燥条件对苦楝皮中的川楝素含量有影响。室温自然干燥，室温干燥器干燥，室温真空干燥，太阳晒干，60℃、80℃、100℃烘干，以及红外线干燥，川楝素的百分含量依次为 0.2674、0.2928、0.3509、0.3236、0.2234、0.2975、0.3416 和 0.4281。为防止毒副作用，可按中医辨证，合理配伍，如与槟榔等联用，以加强疗效，降低用量。在服用川楝素之类的药物时，宜睡前或晨间空腹顿服，或在睡前和次日晨分服。有主张在服药前先食用些油类食物，以减少药物对胃黏膜的刺激，防止胃肠道反应的发生。体弱、脾胃虚寒及肝肾功能障碍者、妊娠期妇女均慎服。针对苦楝皮毒性分布广、毒性作用缓慢而持久、容易积累之特点，临床用药间隔时间宜长，维持剂量宜小，不宜持续和过量服用。苦楝皮的成年人剂量为 3~6g，入汤剂不超过 15g，鲜品不超过 30g。川楝片每片含川楝素结晶 0.025g，成年人剂量为 6~8 片，4~8 岁为 3~4 片，2~4 岁为 2 片，勿多服，以免中毒。

【中毒救治】

早期催吐，高锰酸钾溶液洗胃，服药用炭、藕粉或蛋清，口服 5~10g 硫酸镁导泻，补液可给 5% 葡萄糖氯化钠注射液 1000~2000ml 稀释毒素，促进排泄；10% 葡萄糖 500ml 加维生素 C 500mg，每日 1

次，静脉滴注。发生痉挛时，用阿托品 0.5ml 皮下注射，或颠茄浸膏 0.05 ~ 0.10g 口服，或选用苯巴比妥钠与地西泮肌内注射，或用 10% 水合氯醛灌肠。呼吸困难时，用安钠咖肌内注射，每日 2 次，每次 0.5g，同时给予吸氧。出血严重时用止血药或及时输血。心律失常时，用普鲁卡因胺或奎尼丁。如果患双眼中毒性球后视神经炎，静脉输液，其中加 ATP 和辅酶 A，同时肌内注射维生素 B_1、维生素 B_{12} 等。

中药治疗：中毒症状轻者，可用绿豆 120g、龙眼肉 60g、甘草 15g，煎水频服，或用玉米须、茵陈、栀子、丹参、大枣，煎水服。有痉挛时，用全蝎 1.5g、蜈蚣 2 条，研末冲服。有尿血、便血者，用血余炭 6 ~ 9g、田七末 3 ~ 6g、生地黄 30g、牡丹皮 15g，水煎，另加水牛角，磨成粉温水送服。若神志恍惚、心悸、视物模糊、沉默不语，用龙眼肉 60g（或枸杞子 45g）、何首乌 60g、甘草 15g，煎水频服。民间用白糖、甘草煎汁内服解毒。

鹤　虱

本品为菊科植物天名精 *Carpesium abrotanoides* L. 的干燥成熟果实。秋季果实成熟时采收，晒干，除去杂质。生用或炒用。鹤虱味苦、辛，平；有小毒。归脾、胃经。功效为杀虫消积。用于蛔虫病、蛲虫病、绦虫病、虫积腹痛、小儿疳积。主要含有挥发油，挥发油中的主要成分为半萜内酯、格瑞尼林、天名精素、天名精酮、正己酸，还含有缬草酸、油酸、亚麻酸、三十一烷、豆甾醇等，具有驱虫、抗腹泻、抗炎、镇痛、抗菌等作用。

【历史沿革】

鹤虱始载于《新修本草》：味苦，平，有大毒。主蛔、蛲虫，用之为散，以肥肉汁，服方寸匕。亦丸散中用。生西戎。子似蓬蒿子而细，合叶、茎用之，胡名鹄虱。宋《开宝本草》记载为味苦，平，有小毒；出波斯者为胜，今上党亦有；心痛，以淡醋和半匕服。《证类本草》记载有小毒，除收载以前本草所述及附图外，并引："沈存中笔谈：地落，即天名精，鹤虱是实。"《本草纲目》中将鹤虱附于天名精之下，在草部第十五卷中关于鹤虱的记载中，曰：源于《唐本草》，"苦、平、有小毒"；用鹤虱研为细末，每服一匙，肥肉汤送下；同时也记载"大明曰：凉，无毒"；谓其"杀虫方中最为要药"。《本草品汇精要》《本草蒙筌》和《本草原始》等均沿用记载鹤虱为有小毒，主杀虫。《现代实用中药》记载该药治腹痛，为绦虫、蛲虫、蛔虫之驱除剂。另外《药材资料汇编》增加了该药能治久痢的功效。

【毒性表现】

少数患者口服鹤虱煎剂后出现疑似胆碱功能异常的现象，如恶心呕吐、头晕、头痛、四肢无力、行走语言不利等，严重时能引起阵发性痉挛、抽搐。鹤虱对实验动物有中枢麻痹作用。

【毒性成分】

鹤虱主要含有挥发油，挥发油中的天名精内酯酮为其主要毒性成分。

【毒性反应】

（一）基础毒性

急性毒性　鹤虱的主要有效成分为天名精内酯，给小鼠腹腔注射的 LD_{50} 为 100mg/kg，对小鼠有中枢麻痹作用，大剂量能引起阵发性痉挛而死亡。

（二）特殊毒性

鹤虱对大鼠的体内致畸作用，对母体效应、胚胎效应、胎鼠发育生长状况结果表明，鹤虱挥发油对孕鼠胚胎着床前后并无明显胚胎毒性，未发现其有明显致畸作用。

【毒作用机制】

关于鹤虱的毒理机制尚无系统研究报道，可能与其主要成分天名精内酯酮等的细胞毒性作用相关。

鹤虱制剂可抑制回肠平滑肌的自律性收缩活动，并可对抗生理活性物质 Ach 和 5-HT 引起的回肠平滑肌张力增加，且呈现明显的剂量依赖性，这可能是引起胃肠不适的原因之一。

【中毒救治】

一般均采用对症治疗。以药物或机械性刺激催吐；以 0.02% 高锰酸钾溶液或任氏液洗胃。口服鞣酸蛋白 3g 或药用活性炭悬浮液，或服浓茶等来吸附和沉淀毒物。静脉滴注生理氯化钠溶液 2000~2500ml 稀释毒素，促使毒素排泄，并可加入维生素 E 1~2g。

南鹤虱

本品为伞形科植物野胡萝卜 Daucus carota L. 的干燥成熟果实。主产于江苏、贵州、四川、浙江、安徽等地。秋季果实成熟时割取果枝，晒干，打下果实，除去杂质。南鹤虱味苦、辛，平；有小毒；归脾、胃经。功效为杀虫消积。用于蛔虫病、蛲虫病、绦虫病、虫积腹痛、小儿疳积。主要含挥发油、倍半萜类、黄酮、甾体类、蛋白质、糖类等成分，具有杀虫、抗菌、扩张冠状动脉、抗生育、改善认知功能障碍和修复肝脏损伤等作用。

【历史沿革】

南鹤虱的毒性记载最早见于《唐本草》"苦，平，有小毒"。《本经逢原》载"生捣汁服则令人吐，故云有小毒。九蒸九晒则去风痹，故云无毒。或云甚益元气，不稽之言也。生者捣服能吐风痰，其能伤胃可知。"《本草求真》载："鹤虱……药肆每以胡萝卜子代充，不可不辨。"吴其濬在《植物名实图考》天名精项下载："诸家皆云，子名鹤虱。湘中土医有用鹤虱者，余取视之，乃野胡萝卜子。"又在野胡萝卜项下载："湖南俚医呼为鹤虱，与天名精同名，亦肖其花，白为鹤子，细为虱子。"从应用之初，南鹤虱的记载即为小毒。直至 1963 年版《中国药典》将南鹤虱进行正式收载并标注有小毒，之后每版药典均收录且未作修改。

【毒性表现】

口服南鹤虱水煎剂后几个小时或几天之后，可能会有比较轻微的头晕、恶心、耳鸣或是腹痛等症状，一般可自行消失，少数可能会出现中毒的表现。除上述症状之外，还有不能行走、不能说话，以及抽搐的状况发生。大剂量中毒可抑制呼吸。

【毒性成分】

南鹤虱的毒性成分为戊烷、苷类、石油醚部位和脂肪酸部位。

【毒性反应】

（一）基础毒性

1. 急性毒性　南鹤虱水提物灌胃 ICR 小鼠的最大给药量是 240g/kg，未引起明显急性毒性反应，其耐受量是人用量的 1600 倍。南鹤虱挥发油对小鼠腹腔注射以寇氏法计算 LD_{50} 为 0.63ml/kg，并明显协同阈下剂量的戊巴比妥钠发挥催眠作用。南鹤虱的戊烷提取部分对人表皮角质形成具有选择性细胞毒性作用，小鼠灌胃南鹤虱挥发油的 LD_{50} 为 22.35ml/kg；南鹤虱挥发油碳氢部位 5000mg/kg 没有引起小鼠死亡，表明该受试物在此剂量范围内，未显出细胞毒性效应。

2. 局部毒性　南鹤虱水提 3.3g 生药/ml 和乙醇提取物 3g 生药/ml 对 ICR 小鼠单次皮肤涂抹和连续 7 天皮肤涂抹，完整皮肤及破损皮肤均无刺激性。

（二）特殊毒性

南鹤虱石油醚部位和脂肪酸部位能减缓成年雌性大鼠的发情周期，导致卵巢重量减少，提示南鹤虱石油醚部位和脂肪酸部位的化学成分具有一定的生育毒性。南鹤虱挥发油碳氢部位对原核生物、哺乳动物的体细胞和大鼠胚胎的毒性作用进行研究，结果表明该挥发油对原核生物、哺乳动物的体细胞和大鼠胚胎细胞无致突变性和致畸变作用。

【中毒救治】

大量中毒可采用催吐、洗胃；可静脉滴注生理氯化钠溶液稀释毒素，促进排出；对抗毒素，可肌内注射尼可刹米。

槟　榔

本品为棕榈科植物槟榔 *Areca catechu* L. 的干燥成熟种子。原产地为马来西亚，在我国引种栽培主要分布在海南、云南及台湾等热带、亚热带地区。春末至秋初采收成熟果实，用水煮后，干燥，除去果皮，取出种子，干燥。药材饮片有槟榔、炒槟榔、焦槟榔和大腹皮之分。槟榔苦、辛，温；归胃、大肠经。功效为杀虫、消积、行气、利水、截疟。用于绦虫病、蛔虫病、姜片虫病、虫积腹痛、积滞泻痢、里急后重、水肿脚气、疟疾。主要含有生物碱、多酚、多糖、脂肪酸、氨基酸、黄酮、三萜和甾体类等，具有抗寄生虫、抗抑郁、抗疲劳、抗氧化、抗衰老、抗菌、抗病毒、抗炎、促消化、降血糖和治疗心血管疾病等作用。

【历史沿革】

槟榔首载于《上林赋》，名"仁频"。入药始载于李当之《药录》，时称为"宾门"。在《名医别录》中被列为中品，谓："味辛温，无毒，主消谷逐水，除痰癖，杀三虫，伏尸，疗寸白，生海南。"而《本草经集注》《新修本草》《本草图经》及《本草纲目》等本草典籍中对其毒性均无明确记载，普遍认为无毒，仅少数典籍提及"发热、伤元气、损真气"副作用，使用宜忌中有提及气虚体弱者不宜用、非其适应证者勿用之。如《食疗本草》"多食发热"；《本草汇言》"多用大伤元气"；《本草蒙筌》"槟榔，久服则损真气，多服则泻至高之气"；《本草经疏》"性能坠诸气至于下极，病属气虚者忌之，脾胃虚弱有积滞者不宜用，下利非后重者不宜用，心腹痛无留结及非虫攻咬者不宜用，疟疾非山岚瘴气者不宜用，凡病属阴阳两虚，中气不足，而非肠胃壅滞宿食胀满者，咸在所忌"；《得配本草》"疟非瘴气，气虚下陷，似痢非痢者，禁用"；本草分经审治《通行经络》"凡气虚下陷者宜慎用"；《本草便读》"宣胸腹之邪氛，行脾达胃，散肺肠之气滞，逐水宽中，辛苦而温。轻疏有毒"。但槟榔药用时采用一定的炮制方法，能起到缓和药性、增效减毒的作用。槟榔的炮制始载于《雷公炮炙论》，而后出现了炒制、煨制、煅制等，但炮制目的未有清晰记载。元明清时期，多加入辅料进行辅料制，如麸炒、吴茱萸制、石灰制、醋制等。《本草述》认为"槟榔急治生用，经火则无力。缓治略炒或醋煮过。"《本草求原》亦认为"生磨用，经火则力缓，金性忌火。缓治宜略炒，或醋煮过，或以酸粟米煮饭，包于灰火中煨之尤妙。"历版《中国药典》均收录了槟榔，且无相关毒性的记载。

【毒性表现】

槟榔有食用与药用之分，但药用槟榔与食用槟榔在安全性风险因素的诸多方面存在较大差异，因而结局也不同。目前现代文献记载中未见中药槟榔临床使用有致癌等明显毒性作用。

槟榔中毒的毒性表现常见于口腔、肝脏、肾脏、生殖系统、神经系统和免疫系统等毒性。临床上槟榔过量服用或身体虚弱之人服用有时会出现不良反应，常见为恶心呕吐、腹痛、头晕与心慌等，冷服可减少呕吐，极少出现"消化性溃疡"并发呕血；过量服用还可引起流涎、呕吐、昏睡与惊厥。槟榔碱长期食用会导致成瘾，出现沮丧、焦虑、注意力不集中、乏力等戒断反应。

>>> **知识链接** o --

槟榔安全性问题多集中于食用方面，且食用槟榔的量一般远远大于槟榔入药的剂量，导致摄入槟榔碱的浓度较高，因此出现毒性反应。食用槟榔与药用槟榔在使用方式、使用部位及使用剂量等方面有着较大的差异。食用槟榔通过直接咀嚼幼果和果壳而损坏牙齿或口腔黏膜，而药用槟榔的部位则为成熟的种子或干燥的果皮，且在《中国药典》中严格规定了药用槟榔的用量，为槟榔的药用剂量设置了安全窗。槟榔作为药物入方剂，其功效主治清晰明确，一般需要经过炮制加工或与其他药物配伍，通过口服吞咽等方式治疗病证，且疗程一般不会太长，在长期的药用历史中并未发现严重不良反应的案例记录。故而可以认为槟榔在食用情况下的确会出现毒性反应，但在药用情况下其安全性也具有临床依据。

-- o

【毒性成分】

槟榔中的生物碱是其主要药理活性成分，同时也有一定毒副作用。槟榔毒性多集中于槟榔提取物槟榔碱以及通过槟榔提取分离后合成性质稳定的氢溴酸槟榔碱。槟榔碱为胆碱受体激动剂，与毛果芸香碱相似，能兴奋 M 胆碱受体，在槟榔碱过量或机体衰弱情况下使用，可导致多系统、器官组织、细胞相应的毒性反应。

【毒性反应】

（一）基础毒性

1. 急性毒性 槟榔生品、槟榔炒黄和槟榔炒焦对小鼠灌胃的 LD_{50} 分别为 65.69、67.18、71.83g/kg，槟榔炒炭未见小鼠死亡，各给药动物出现不同程度的蜷缩、活动减少、腹部内凹、躯干和后腿伸张、臀部高抬等"扭体"反应；槟榔生品、炒槟榔、焦槟榔和微波制槟榔水煎液小鼠灌胃 LD_{50} 分别为 129.64、147.35、148.90、144.27g/kg。以上表明槟榔炒制后毒性大小为槟榔生品 > 炒槟榔 > 焦槟榔 > 槟榔炭品。生槟榔、炒槟榔和焦槟榔水提物对斑马鱼的 LC_{50} 分别为 29.74、32.47、40.03μg/ml；生槟榔中生物碱和鞣质类成分对斑马鱼的 LC_{50} 分别为 136.14、21.52μg/ml。2 种食用槟榔成品对小鼠灌胃的 LD_{50} 分别为 69.42、38.22g/kg，槟榔腌果和槟榔干果的 LD_{50} 分别为 34.88、41.14g/kg，槟榔卤水溶液的 LD_{50} > 4848g/kg，均属于实际无毒级。槟榔固体饮料对小鼠口服 LD_{50} 为 8181mg/kg。槟榔碱对小鼠灌胃的 LD_{50} 为 174.71mg/kg，氢溴酸槟榔碱对小鼠和大鼠灌胃的 LD_{50} 分别为 691.83、2054mg/kg，动物出现全身颤抖、翘尾、贴腹、流涎、腹泻、弓腰缩腹、跳跃、躁动不安等症状，主要病理变化表现在胃肠道，死亡动物均胃肠道充血、出血，肝脏、脾脏变色，体积增大，肺脏出血，最终因呼吸麻痹死亡。

2. 长期毒性 生槟榔水提物 0.75、1.50、4.50g/kg（相应生药剂量为 3.68、7.37、22.10g/kg）对 Wistar 大鼠灌胃 30 天，结果显示高、中剂量组能剂量依赖性的导致大鼠腹泻、生长抑制、神经系统毒性，能改变部分血液生化学指标、个别血液学指标和脏器系数，甚至引起动物死亡，认为生槟榔临床应用过程应不超过 40.92g/d。槟榔 3.75、1.88g/kg 对 SD 大鼠经口灌胃 13 周，除部分给药动物伴有稀便症状外，各组均未出现有毒理意义的指标变化，也未显示出与样品相关的病理变化。槟榔水提取液 3.75、7.50、15.00g/kg 对昆明种小鼠经口灌胃 90 天，给药期间高、中剂量组动物死亡率分别为 10% 和 25%，结果显示低剂量组血红蛋白和丙氨酸氨基转移酶升高、脾系数降低，高剂量组尿素氮升高和个别动物脾小体扩大或消失、炎症细胞浸润，各组别肾系数均增加，中、低剂量动物的组织病理学检查未见明显异常。槟榔多糖多酚 0.28、0.83、2.50g/kg 对 Wistar 大鼠经口灌胃 90 天，可引起动物精神萎靡、胃肠胀气、进食及消化受阻，此症状虽可逆，但给药期间高剂量组死亡 2 只，各组动物的组织病理学检查未见明显异常，未观察到有害作用剂量（NOAEL）为 0.83g/kg。氢溴酸槟榔碱盐 1000、200、100mg/kg

对 Wistar 大鼠灌胃 14 天，结果显示低剂量组在体重、脏器系数、血液学指标、血液生化指标和组织病理切片方面均无显著性差异，认为氢溴酸槟榔碱盐 1000mg/kg 长时间服用是有毒的，而 100mg/kg 服用是相对安全的。

（二）特殊毒性

1. 致癌性 槟榔质地较韧，粗纤维硬度较高，长期嚼用会造成牙齿损坏、口腔黏膜破坏等，从而引发龋齿、口腔黏膜下纤维化等疾病，而口腔黏膜下纤维化是导致口腔癌的主要病因。食用槟榔是导致口腔黏膜下纤维化的主要原因，与口腔癌发病率且与口腔白斑和口腔扁平苔藓等癌前病变密切相关；食用槟榔导致口腔癌是因为槟榔中的多种活性成分和代谢产物具有细胞毒性、遗传毒性甚至有些成分可以直接致癌，这些物质包括槟榔生物碱、槟榔鞣质、槟榔特异性亚硝胺和活性氧等；长期咀嚼槟榔会导致口腔细胞发生病变，进而会导致口腔癌；且咀嚼槟榔的配料蒌叶，其成分含有亚硝酸胺，也会导致癌症的发生；饮食槟榔对 4-硝基喹啉 I-氧化物诱发的口腔瘤和 N-2-芴基乙酰胺（FAA）诱发的肝癌具有促癌变作用。

国际癌症研究机构认定槟榔主要活性成分——槟榔碱为 2B 类致癌物，可能对人类致癌（动物实验证据或对人类致癌证据有限）。槟榔提取物和槟榔碱能刺激人舌鳞状癌 SAS 细胞周期检查点激酶 1（CHK1）和细胞周期检查点激酶 2（CHK2）的磷酸化，阻滞细胞周期，同时发现基质金属蛋白酶 9 和组织金属蛋白酶抑制剂的比例失衡，促使口腔癌的发生。用蒌叶包裹的槟榔水提物能在各种免疫细胞中动员 Ca^{2+}，促进粒细胞-巨噬细胞集落刺激因子、白细胞介素-2（IL-2）和白细胞介素-8（IL-8）等细胞因子释放，促使炎症的发生和细胞的增殖，从而诱发癌症的发展。槟榔多酚类成分会释放活性氧，产生细胞毒性，增加致癌。人咀嚼槟榔时口腔脱落细胞的谷胱甘肽抗氧化酶（如还原酶和超氧化物歧化酶）水平降低，而微核计数增加，口腔脱落细胞中的微核数量可以作为口腔癌的诊断性生物标志物。

2. 生殖毒性 槟榔有生殖毒性，槟榔碱、槟榔次碱、去甲基槟榔次碱是其主要毒性成分。槟榔具有剂量依赖性的抗生育作用，引发雄性大鼠睾丸受损，精子数量和活力下降，精子畸形增多。槟榔醇提物 300、600mg/kg 可表现出抗生育活性，使大鼠睾丸胆固醇含量增加、总蛋白含量降低。槟榔水提物 3.75g/kg 可显著降低小鼠精子数量，槟榔水提物 7.5、15g/kg 还可使小鼠精子活动显著减少，而槟榔水提物 7.5、3.75g/kg 增加了小鼠精子畸形率，主要以无钩、不定形与胖头精子数量增加为主，提示槟榔可影响雄性小鼠生殖功能。小鼠灌胃槟榔提取物 3.75、7.5、15g/kg 共 60 天，受孕率分别为 50%、80%、100%，提示槟榔对雄性小鼠生育力具有一定影响。槟榔碱主要集中在胚胎未成形或胚胎脱离母体前的影响，特别表现在抑制精子的运动能力和减少胚胎着床数量等，进而对生殖系统造成伤害。槟榔碱能诱导雄性小鼠精子产生畸形，还能使小鼠精子内 DNA 不规则合成；槟榔碱会破坏小鼠卵母细胞中的肌动蛋白丝动力学，影响纺锤体组装和着丝粒-微管附着稳定性，且减少三磷酸腺苷的产生并增加氧化应激反应，最终导致卵母细胞凋亡；槟榔碱与斑马鱼胚胎 4~24 小时内共同孵育，当质量浓度由 10mg/L 增至 400mg/L 时，胚胎孵化率、存活率显著下降，表现为胚胎运动活动量降低，生长迟缓，提示槟榔对胚胎的发育具有阻滞作用。槟榔皮、全槟榔、槟榔仁水提液均可显著提高小鼠精子畸形率，且槟榔仁＞全槟榔＞槟榔皮。槟榔果提取物使雄性小鼠精子数量减少，精子活动率降低，精子畸形率升高，且作用强度为槟榔碱＞槟榔次碱＞去甲基槟榔次碱。

3. 致突变性 槟榔碱对遗传物质具有毒性作用，能抑制 DNA 和双链核酸的合成，能干扰 DNA 模板形成及复制，这可能是槟榔碱与 DNA 共价结合或交联造成核苷酸错配所引起的。槟榔的主要有效成分可以使 DNA 分子单链断裂，姐妹染色单体交换频率增高，基因突变，并且具有致癌作用。槟榔碱可导致小鼠骨髓细胞和仓鼠肺细胞染色体畸变，增加姐妹染色单体交换频率，使小鼠生殖细胞形态异常，DNA 合成紊乱。小鼠骨髓微核试验表明口腔给药癌变概率高于腹腔注射，细胞周期停滞在 M1 期，姐妹染色单体交换频率升高，细胞周期变化和染色体畸变率与药物作用时间呈线性关系。Ames 试验发现不管在有无活化系统时，槟榔碱均使 TA100 菌株发生突变，说明槟榔碱有致突变作用。

【毒作用机制】

靶器官毒性机制

1. 口腔黏膜下纤维性变毒性　槟榔可促进口腔上皮细胞凋亡，上皮层逐渐变薄、萎缩，最终导致口腔黏膜下纤维性变，槟榔碱是其主要毒性成分。口腔黏膜下纤维化（oral submucous fibrosis, OSF）是一种主要表现为渐进性张口受限的慢性疾病，其特征是口腔黏膜下固有层胶原堆积，黏膜弹性降低，WHO 已将 OSF 列入癌前状态，流行病学表明 OSF 与长期咀嚼槟榔有密切相关。咀嚼槟榔与口腔潜在恶性病损的 OSF、口腔黏膜白斑以及口腔癌关系密切。槟榔生物碱（以槟榔碱为主）能通过正常或已经发生病变的口腔黏膜上皮屏障。槟榔碱可诱导人口腔黏膜角质形成细胞（KC）凋亡，KC 凋亡异常可能是 OSF 的重要发病机制之一；槟榔提取物还能刺激成纤维细胞增殖，从而诱发 OSF；槟榔碱能促进人永生化表皮细胞 Hacat 细胞凋亡，机制可能是通过上调 Bax 蛋白和抑制 Bcl-2 蛋白的表达，导致上皮萎缩，最终诱导 OSF 发生；槟榔碱还可通过抑制 Hacat 细胞周期蛋白（cyclin D1）mRNA 转录和蛋白的表达，将上皮细胞分裂周期阻滞在 G_1/S 期，从而抑制细胞增殖，上皮层逐渐变薄、萎缩，最终导致 OSF；槟榔可诱导人脐静脉内皮细胞（HUVECs）的 α-平滑肌肌动蛋白（α-SMA）表达，说明槟榔碱可诱导内皮细胞发生内皮间充质转化；咀嚼槟榔与炎症及免疫有关，槟榔提取物会促进髓源抑制性细胞发挥炎症及免疫下调作用，这可能是咀嚼槟榔发生口腔疾病癌变的病理机制。

2. 神经毒性机制　槟榔碱具有 M 受体激动样作用和拟副交感神经毒理作用，其比毛果芸香碱、毒扁豆碱、蝇蕈的作用更强烈。可与大脑中的 γ-氨基丁酸（GABA）受体结合，抑制 GABA 作用，从而促进兴奋感。还可以降低谷胱甘肽等酶活性来削弱抗氧化防御机制，促进活性氧的产生从而增强氧化应激，最终诱导神经元的凋亡。咀嚼槟榔时血液内去甲肾上腺素和肾上腺素浓度升高，使人产生欣快感和兴奋感，且长期咀嚼具有成瘾依赖性。槟榔碱能通过增加 ROS 而诱导产生氧化应激反应，破坏神经元细胞内氧化还原平衡，降低神经元细胞抗氧化能力而产生神经毒性，当槟榔碱浓度较高时能导致神经元细胞凋亡，进一步增加神经毒性。

3. 肝肾毒性机制　槟榔对肝肾功能具有一定的损伤作用，槟榔碱是其主要毒性成分。槟榔仁提取物、槟榔碱均可诱导小鼠肝脏功能指标异常、组织形态发生病理变化，使肝细胞凋亡率显著增加，提示槟榔碱具有肝脏毒性，其毒性可通过促进肝细胞发生凋亡。槟榔碱亦能够诱导肝细胞发生凋亡，将肝细胞有丝分裂阻滞在 G_0/G_1 期。小鼠灌胃槟榔提取液 24 周，电镜观察发现细胞核形态和异染色质发生改变，细胞核体积减小，异染色质聚集，产生大量的自噬囊泡，粗面内质网扩张和中断，不规则的线粒体嵴扩张，线粒体数量和体积都在减小，提示槟榔能诱导肝细胞超微结构发生病理变化。槟榔碱诱导的小鼠肾损伤模型，可见肾脏的相对质量未发生显著性变化，但肾组织形态出现不同程度的病理变化，血清 Cr、BUN 及 BUN/Cr 值亦有显著性升高，说明槟榔碱能够对肾脏的形态和功能造成损伤。

4. 免疫毒性机制　槟榔提取物可以通过抑制 IL-2 和 IFN-γ 的生成，升高脾 T 淋巴细胞 ROS 水平，抑制脾细胞代谢而产生免疫细胞毒性。中性粒细胞在细胞免疫系统中具有重要作用，槟榔水提物能抑制其杀菌和吞噬能力。槟榔提取物能增加人外周血单核细胞的环氧化酶 2（COX-2）、IL-1α 和前列腺素 E_2（PGE_2）的分泌水平，进而抑制免疫系统。槟榔提取液还能增加先天免疫反应中脂多糖的含量，抑制白细胞的恢复而影响免疫细胞的功能。

【控毒方法】

槟榔主要通过炮制减毒、配伍减毒、控制量程、药用禁忌等控制毒性。槟榔炮制后其成分会发生变化。槟榔在加热过程中，槟榔碱的含量不断下降，表现为生品含量最高，炭品含量最低。随着炒制程度的加深，急性毒性试验表明其毒性逐渐降低。而在炒焦槟榔过程中，新产生的麦芽酚、5-羟甲基糠醛等美拉德反应产物和溶出的多糖极可能是焦槟榔"消食导滞"的效应物质。配伍可减轻槟榔损伤真气的不良反应。《本草新编》记载"槟榔虽可治痢，亦不可徒用槟榔，用当归、白芍为君而佐槟榔，则痢疾易痊，而正气又不复损。"槟榔配伍减毒的原理，可能是槟榔生物碱在水煎煮过程中与其他物质形成某种复合物，从而达到"体外煎煮，体内缓释"的效果，或是改变毒性成分在体内的药代动力学参数，如四磨汤中的槟榔碱肝微粒体代谢情况会受其他中药化学成分干扰。但槟榔不宜与陈皮、青蒿配伍使用。槟榔不宜超剂量使用，不宜超疗程使用。《中国药典》槟榔项下规定"用量 3～10g；驱绦虫、姜片虫 30～60g"。有报道患者因钩虫感染服用槟榔煎剂驱虫，首次空腹口服 60g 槟榔煎剂后，即出现上腹不适、恶心、呕吐、流涎、出汗、血压升高，提示槟榔在驱虫时剂量较大（30～60g），容易发生不良反应。有 3 岁患儿因大便秘结 2 天内共服槟榔四消丸 3 丸，第 3 日上午出现血尿，该药成年人日服 1 丸，患儿 2 天内服 3 丸，可能由槟榔四消丸中槟榔超量超程服用引发蓄积中毒所致。槟榔损泻真气，年老之人、体虚之人慎服。《本草蒙筌》记载"槟榔服之，苦以破滞气，辛以散邪气。久服则损真气，多服则泻至高之气。"《本草求真》云"若虚人服之，最属可危。"《本经逢原》提及"槟榔性沉重，泄有形之积滞……惟虚胀禁用，以其能泄真气也。"《名医别录》记载"槟榔性能坠诸气，至于下极病，属气虚者忌之，脾胃虚，虽有积滞者不宜用。下利，非后重者不宜用。"槟榔具有肝、肾毒性，故肝肾功能不全者慎用。槟榔具有神经毒性，帕金森病患者慎用。槟榔具有生殖毒性，备孕患者禁用或慎用。

【中毒救治】

槟榔作为驱虫类中药引发的不良反应/事件，多与患者自行用药且使用不当有关，且绝大多数患者经停药和对症治疗后可恢复正常或缓解症状。服药后保持安静，或煎剂冷服，或用 2.5% 明胶液滴定去除槟榔煎剂中的鞣酸，可以减少恶心、呕吐等副作用。过量槟榔碱引起流涎、呕吐、利尿、昏睡及惊厥，如系内服引起者可用高锰酸钾溶液洗胃，并注射阿托品。

答案解析

◆〈 **目标检测** 〉◆

一、单选题

1. 驱虫药杀灭或麻痹的肠道寄生虫不包括（　）
   A. 蛔虫　　　　　　　　B. 疟原虫　　　　　　　C. 蛲虫
   D. 绦虫　　　　　　　　E. 姜片虫

2. 苦楝皮的主要毒性成分为（　）
   A. 川楝素、异川楝素　　B. 苦楝醇萜内酯　　　　C. 苦楝醇萜内酯、川楝素
   D. 苦楝酮萜内酯　　　　E. 苦楝萜酸甲酯

3. 关于苦楝皮的临床控毒方法，描述错误的是（　）
   A. 宜睡前或晨间空腹顿服　　　　　　　　　　　B. 体弱、脾胃虚寒均慎用
   C. 肝肾功能障碍者、妊娠期妇女均慎服　　　　　D. 临床用药间隔时间宜短
   E. 维持剂量宜小

4. 鹤虱的主要毒性成分为（　）
   A. 豆甾醇　　　　　　　B. 格瑞尼林　　　　　　C. 缬草酸
   D. 天名精内酯酮　　　　E. 半萜内酯

5. 下列驱虫药可引起口腔黏膜下纤维性变毒性的是 （ ）

    A. 南鹤虱　　　　　　　　B. 使君子　　　　　　　　C. 槟榔

    D. 苦楝皮　　　　　　　　E. 芜荑

6. 槟榔碱主要兴奋的受体为 （ ）

    A. M 受体　　　　　　　　B. N 受体　　　　　　　　C. α 受体

    D. β 受体　　　　　　　　E. H 受体

7. 关于槟榔的配伍减毒，下列描述错误的是 （ ）

    A. 配伍可减轻槟榔损伤真气的不良反应

    B. 槟榔治痢，可配伍当归、白芍

    C. 槟榔生物碱在水煎煮过程中，能达到"体外煎煮，体内缓释"的效果

    D. 四磨汤中的槟榔碱肝微粒体代谢情况会受其他中药化学成分干扰

    E. 槟榔宜与陈皮、青蒿配伍使用

二、简答题

1. 简述并举例驱虫药的毒性表现。

2. 简述槟榔的口腔黏膜下纤维性变（OSF）毒性机制。

书网融合······

思政导航　　　　　　本章小结　　　　　　题库

第十七章 止血药

PPT

学习目标

知识目标

1. 掌握 止血药的共性毒理特点；三七的毒性表现、毒性成分、毒性反应与毒作用机制、控毒方法；艾叶的毒性表现和毒性成分。

2. 熟悉 艾叶的毒性反应和控毒方法。

3. 了解 止血药的概念；每个药的历史沿革；艾叶的毒作用机制和中毒救治。

能力目标 通过本章学习，理解止血药药性与其毒性的关系，初步形成止血药毒理学研究的思路，会运用特殊毒性、心血管系统毒性、神经系统毒性、消化系统毒性等方法开展止血药毒理学研究。

素质目标 通过本章学习，形成对常见止血药毒性和安全用药的意识，初步具备开展止血药毒性研究的科研素养和创新能力。

凡能促进血液凝固，制止体内外出血的药物称为止血药。本类药多味苦、涩，味辛，主入心、肝、脾经。止血药一般都有止血作用，部分药物尚有清热解毒、消肿、止痛、利尿等作用。根据中医临床出血病机，止血药分为四大类：一是凉血止血药，主治血热妄行的出血证，为治各种出血证之要药，尤宜于血热出血，宜凉血止血，如大蓟、小蓟、侧柏叶等；二是化瘀止血药，主治瘀血内阻、血不循经之出血病证以及跌打损伤、经闭、瘀滞心腹疼痛等，宜散瘀止血和消肿定痛，如三七等；三是收敛止血药，主治各种出血证，尤宜于出血无邪实者，宜收敛止血，如白及、仙鹤草、血余炭等；四是温经止血药，主治虚寒性出血证，宜温经止血和散寒止痛等，如艾叶、炮姜等。止血药的毒性具有一些共同的特点。

（1）**毒性物质** 主要有皂苷类和黄酮类。挥发油如艾叶中的萜品烯醇、丁香烯、松油烯醇等；皂苷如三七中的三七皂苷 Rb1；黄酮如三七中的三七酮类。

（2）**毒性表现** 主要引起心血管系统、神经系统、呼吸系统和肝毒性。艾叶挥发油中的成分可能对中枢神经系统产生毒性作用，对神经细胞产生直接毒性作用。这可能导致神经细胞的损伤和功能障碍，表现为头晕、头痛、神经症状等。艾叶挥发油中的成分在吸入或长期暴露的情况下，可能对呼吸系统产生毒性作用，导致咳嗽、气喘、呼吸困难等症状。三七可能对中枢神经系统产生刺激作用，导致一些神经系统反应，如头晕、头痛、失眠等；长期大剂量使用三七可能对肝脏和肾脏产生负面影响，导致肝功能异常和肾功能损害；在某些情况下，高剂量的三七可能引起心律失常、心悸、血压升高等心血管系统反应。

（3）**控毒方法** 主要是对证用药、质量保证和控制剂量。艾叶主要用于吐血、衄血、崩漏、月经过多、胎漏下血、少腹冷痛、经寒不调、宫冷不孕。故阴虚火旺、津亏血少者忌用。使用三七时避免超过建议剂量或长期高剂量使用，以减少潜在的毒性风险。

三 七

本品为五加科植物三七 *Panax notoginseng*（Burk.）F. H. Chen 的干燥根和根茎。秋季花开前采挖，洗净，分开主根、支根及根茎，干燥。支根习称"筋条"，根茎习称"剪口"。三七甘、微苦，温。归肝、胃经。功效为散瘀止血、消肿定痛。用于咯血、吐血、衄血、便血、崩漏、外伤出血、胸腹刺痛、跌扑肿痛。三七主要含有多种皂苷，总皂苷含量可达8%~12%，该成分与人参皂苷相似。它们分别是人参皂苷 Rb、Rd、Re、Rg_1、Rg_2、Rh_1，人参皂苷 R_1、R_2、R_3、R_4、R_6 还含有三七多糖A、三七氨酸、挥发性成分等，有止血、促进造血、抗血栓、调节心血管功能、调节代谢、抗炎、抗肿瘤、镇痛等作用。

【历史沿革】

在三七的早期应用中，人们并未观察到明显的毒性反应。三七被广泛应用于临床，并被认为安全有效。20世纪50年代，国内有医生首次报道了三七引起的血管损伤和出血等不良反应。这些不良反应被称为"三七病"或"三七毒性病"。随着对三七毒性的关注增加，三七中的一些成分，特别是三七皂苷Rb1和Rg1，可导致血小板聚集和血管内皮细胞的损伤，进而引发出血和血栓形成。

【毒性表现】

1. 血液系统 球结膜溢血、鼻出血、血痰、牙龈出血、一过性口形红细胞增多。

2. 消化系统 食管炎，症状为吞咽困难、胸骨后疼痛、胃灼热感、胃镜示食管狭窄、表面渗出、糜烂、水肿。也可导致腹痛腹泻、恶心。

3. 心血管系统 心慌、气短，并可出现严重的心律失常，如快速房颤、阵发性室性心动过速、交界性心动过速、频发交界性期前收缩、房室传导阻滞等和心肌缺血。

4. 肝脏 三七中的吡咯烷生物碱可破坏肝窦内皮细胞屏障，红细胞进入间隙后，会切断肝窦之间的连接，从连接处分离的细胞将导致肝窦栓塞，肝脏会出现缺血、坏死及中央静脉等小静脉的损害，后期会参与门静脉高压的形成及发展。

【毒性成分】

三七皂苷既是三七的重要药效物质基础，也是导致毒性的物质基础。

【毒性反应】

1. 急性毒性 三七水煎剂给小鼠腹腔注射的 LD_{50} 为1.3g/kg，相当于临床剂量的2142倍。小鼠灌服三七散的 LD_{50} 为6250mg/kg，小鼠灌服10%三七注射液的 LD_{50} 为25ml/kg。三七总皂苷（PNS）静脉注射小鼠的 LD_{50} 为447mg/kg，95%置信限为423~471mg/kg。采用序贯法测得三七人参三醇皂苷（采用静脉注射小鼠的 LD_{50} 为（3806±143）mg/kg，小鼠表现为自发活动减少，抑制渐加重，继则呼吸急促，最后由于缺氧而抽搐死亡。三七皂苷 Rb 组及 Rg 组腹腔注射小鼠的 LD_{50} 分别为688、866mg/kg。三七皂苷 Rb_1 腹腔注射不同剂量的 Rb_1，按简单概率单位法计算小鼠的 LD_{50} 为（1054±98.67）mg/kg。采用序贯法测得三七绒根提取物静脉注射小鼠的 LD_{50} 为83617mg/kg；三七绒根总皂对小鼠腹腔注射的 LD_{50} 为（1262±119）mg/kg；三七二醇皂苷给小鼠静脉注射的 LD_{50} 为（297±18）mg/kg；三七叶总苷分别给小鼠灌胃剂量为6000、7800、10140mg/kg，动物仅表现为安静、轻度抑制作用；三七皂苷 A 及 B 给小鼠静脉注射的 MLD 分别为460、300mg/kg。5%三七总皂苷给犬静脉注射1ml/min的致死量为（587±108）ml/kg，其死亡原因可能是引起血压下降过快，使呼吸中枢供血不足，致呼吸、心跳停止而死亡。

2. 长期毒性 三七粉1g/kg、三七皂苷0.4g/kg分别给兔灌胃，每日1次，连续28天，除三七粉组血糖有一定降低外无其他明显毒性。家兔每日喂饲700~800mg/kg三七绒根提取物连续2个月未见明显毒性反应。

【毒作用机制】

靶器官毒性机制

1. 肝脏毒性机制 长期或过量使用三七可能对肝脏产生毒性影响。主要机制包括三七中的成分在肝脏中经过代谢，形成一些代谢产物，例如三七酚，这些代谢产物可能对肝细胞产生损害。

2. 肾脏毒性机制 长期或过量使用三七还可能对肾脏产生毒性影响。主要机制包括三七中的成分在肾脏中也会经过代谢，形成一些代谢产物，这些代谢产物可能对肾脏产生损害。三七中的成分可能对肾小管细胞产生直接损伤，导致肾小管损伤和功能障碍。

3. 心脏毒性机制 三七的长期或过量使用可能对心脏产生不良影响。三七中的成分可能对心脏细胞产生直接损伤，导致心脏细胞的损伤和死亡。三七中的活性成分可能影响心脏电活动，导致心律失常的发生。

【控毒方法】

控毒方法主要有辨证用药、控制剂量等。

【中毒救治】

大剂量服用引起中毒时按常规处理。药疹等变态反应，可静脉注射 10% 葡萄糖酸钙加氢化可的松，局部用 4% 硼酸溶液湿敷，口服异丙嗪等。中毒出现颜面红肿者，可采用中药清瘟败毒饮加减治疗。

艾 叶

本品为菊科植物艾 *Artemisia argyi* Lévl. et Vant. 的干燥叶。全国各地均有分布。夏季花未开时采摘，除去杂质，晒干，生用或炒炭用。艾叶辛、苦，温；有小毒。归肝、脾、肾经。生艾叶功效为温经止血、散寒止痛；外用祛湿止痒。用于吐血、衄血、崩漏、月经过多、胎漏下血、少腹冷痛、经寒不调、宫冷不孕；外治皮肤瘙痒。醋艾炭温经止血，用于虚寒性出血。主要含有挥发油、脂肪酸、微量元素等。具有平喘、镇咳、镇静、止血、抑制血小板聚集、抗菌、抗病毒、抗过敏等作用。

>>> **知识链接** o--

艾叶用作植物源除草剂的新应用

有研究团队在野外观察时发现，艾叶的群落生态位竞争能力强，为优势群落，周边杂草较少，生物多样性低，表明艾叶可能有较强化感生物效应和生态效应。同时，前期在进行中药材生态种植试验时，设计将艾粉作为肥料撒施菊花、射干、苍术种植基地，偶然发现同空白对照相比，中量和高量艾粉处理对菊花、射干、苍术基地田间杂草种类、数量和生物量均有显著抑制作用。

该研究团队以抑草活性为导向，并结合 LC-MS 开展定向分离，发现酚酸类化合物异绿原酸 A 为艾叶中主要化学活性物质，并在艾叶的生长土壤中检测到异绿原酸 A，表明艾叶可通过向环境中释放异绿原酸 A 抑制杂草生长。同时，以对 6 种不同科属杂草生长的抑制作用证实了异绿原酸 A 的抑草活性具有广谱性，表明异绿原酸 A 可作为绿色除草剂。

【历史沿革】

艾叶始载于《名医别录》。艾叶毒性的记载见于《本草图经》："近世有单服艾者，或用蒸木瓜丸之，或作汤空腹饮之，甚补虚羸。然亦有毒，其毒发热气冲上，狂躁不能禁，至攻眼有疮出血者，诚不可妄服也。"有医家则对其毒性有不同意见，《本草纲目》载"若素有虚寒痼冷，妇人湿郁滞漏之人，以艾和归、附诸药治其病，夫何不可，而乃妄意求嗣，服艾不辍，助以辛热，药性久偏，致使火燥，是谁之咎欤？于艾何尤。"《中药学》载艾叶为"苦辛，温，有小毒"。至于其用药禁忌，《本草逢原》曰："阴虚火旺，血燥生热及宿有失血病者为禁。"《全国中草药汇编》载"（艾叶）性味：辛、苦，温，有小毒"，并在"备注"栏收载了艾叶中毒的例子。

【毒性表现】

传统文献和现代临床报道均认为艾叶有毒。其毒性主要表现在过敏、神经系统和消化系统等。中毒原因与用量过大、辨证不准、疗程过长、用法不当等有关。口服大量艾叶后，半小时可出现中毒症状，初起咽喉干燥、胃肠不适或疼痛、恶心、呕吐，继而全身无力、头晕耳鸣、四肢震颤甚至全身痉挛，严重者可致癫痫样惊厥、谵妄、瘫痪等现象，如延续数日，则有肝脏肿大、黄疸等。慢性中毒者有感觉过敏、共济失调、幻想、神经炎等症状。艾叶挥发油对皮肤有轻度刺激性，可引起皮肤发热、潮红、接触性皮炎等。气雾吸入时少数病例出现咽干、恶心和呛咳等副作用。

【毒性成分】

艾叶挥发油既是艾叶的重要药效物质基础，也是导致毒性的物质基础，成分有萜品烯醇、丁香烯、松油烯醇等。

【毒性反应】

（一）基础毒性

1. 急性毒性 艾叶煎剂小鼠腹腔注射 LD_{50} 为 23g/kg。艾叶油小鼠灌胃、腹腔注射 LD_{50} 分别为 2.47、1.12ml/kg。萜品烯醇小鼠灌胃 LD_{50} 为 1.24g/kg。艾叶油 2ml/kg 家兔腹腔注射 10 分钟后，家兔由镇静转为翻正反射消失，呼吸减慢，最后呼吸抑制致死。

2. 长期毒性 大鼠连续 21 天灌胃给予不同剂量的艾叶水提组分（3.3、8.25、16.5g/kg）或挥发油组分（0.015、0.075、0.150ml/kg），可导致大鼠体重下降，饮食、饮水不佳，血 ALT、AST、AKP、TPC 增高、ALB 降低、白蛋白/球蛋白（albumin/globulin，A/G）比值降低，肝脏重量和肝体比值增大；经过 20 天恢复期观察，上述部分病变不可逆；艾叶挥发油毒性较水提物组分毒性强。

（二）特殊毒性

生殖毒性 通过一项给怀孕小鼠喂养多种中草药的试验，评估常用中药药物在小鼠妊娠期间的安全性，结果显示艾叶有一定的生殖毒性。

【毒作用机制】

（一）靶器官毒性机制

1. 肝脏毒性机制 艾叶中的挥发油成分在体内主要通过肝脏进行代谢。高剂量或长期暴露艾叶挥发油的情况下，挥发油中的成分可能对肝脏产生毒性作用。青蒿素和蒿酮等成分可以干扰肝细胞内的氧化还原平衡，导致细胞损伤和肝脏功能异常。艾叶的水提物和挥发油可直接损伤肝组织，或通过氧化损伤使肝组织受损，导致急性肝毒性和慢性肝毒性。

2. 肾脏毒性机制 艾叶挥发油中的成分在体内经过肾脏进行排泄，高剂量或长期暴露艾叶挥发油的情况下，这些成分可能对肾脏产生毒性作用。蒿素和蒿酮等成分可能引起肾脏细胞的氧化应激和炎症反应，导致肾功能受损。

3. 中枢神经系统毒性机制 艾叶挥发油中的成分可能对中枢神经系统产生毒性作用。青蒿素和蒿酮等成分可以穿过血－脑屏障进入中枢神经系统，对神经细胞产生直接毒性作用，导致神经细胞的损伤和功能障碍，表现为头晕、头痛、神经症状等。

4. 呼吸系统毒性机制 艾叶挥发油中的成分在吸入或长期暴露的情况下，可能对呼吸系统产生毒性作用。青蒿素和蒿酮等成分可能引起呼吸道黏膜的炎症和损伤，导致咳嗽、气喘、呼吸困难等症状。

（二）毒效相关性

艾叶含有一些具有毒性的成分，其中主要成分为青蒿素和蒿酮，它们与艾叶的毒效相关性密切。艾叶中的青蒿素是一种强效的抗疟疾药物，具有广谱的抗菌活性。青蒿素可以抑制疟原虫的生长和繁殖，从而对疟疾产生治疗效果。这种抗菌活性是艾叶药效的重要组成部分。艾叶中的挥发油成分具有抗炎作用。研究表明，艾叶挥发油中的成分可以抑制炎症介质的释放，减轻炎症反应。这种抗炎作用可能与青蒿素和蒿酮等成分对炎症信号通路的干预有关。尽管艾叶中的成分具有一定的药理活性，但在高剂量或长期暴露的情况下，这些成分也可能产生毒性作用。艾叶挥发油中的成分可以对肝脏、肾脏、中枢神经系统和呼吸系统等器官产生毒性作用，如肝脏损伤、肾脏功能受损、神经细胞损伤和呼吸道炎症等。

【控毒方法】

控毒方法主要有辨证用药、控制剂量等。艾叶主要用于吐血、衄血、崩漏、月经过多、胎漏下血、少腹冷痛、经寒不调、宫冷不孕。故阴虚火旺、津亏血少者忌用。艾叶的毒性作用和用量过大或时间过长有关，故不可过量服用艾叶。同时定期检测肝功能指标，以免损伤肝组织。

>>> **知识链接** o--

艾叶、香附配伍减毒

历代本草著作均有艾叶毒性的记载，苏颂曰："近世有单服艾者……亦有毒发则热气冲上，狂躁不能禁，至攻眼有疮出血者，诚不可妄服也"。艾叶挥发油和水提组分对小鼠均有一定的急性肝毒性，艾叶挥发油是明确的肝毒性成分。艾叶挥发油能使肝细胞过氧化，通过氧化应激途径导致肝细胞损伤，甚则导致急性肝毒性。由于艾叶其"功远大于过"，故其配伍减毒成了重点。李时珍曰："艾苦而辛，生温熟热，可升可降，阳也……苦酒、香附为之使。"在临床上两药常配伍，相须为用，为妇科常用药对。现代药理研究中，艾叶-香附配伍较艾叶单药挥发油成分减少，即肝毒性物质减少；在艾叶-香附药对配伍应用的基础上，发现醋炙可使得香附-艾叶药对中挥发油的毒性减小，安全性增加，稳固并小幅增强了调经止痛的功效，醋制香附与艾叶作为药材用于临床的缘由得到了科学的解释。

--o

【中毒救治】

1. 对症治疗 一般停药或减量后病情可逐步缓解，不需进行特别的治疗。但如症状较重，可进行对症治疗，腹痛严重者可选用 M 受体阻断剂如阿托品、东莨菪碱、山莨菪碱等，解除胃肠道平滑肌痉挛，缓解胃肠绞痛；若腹泻严重者可选用止泻药甲氧苯酰胺、茶苯海明、甲哌硫丙嗪等。

2. 中药治疗 以清热解毒、生津养胃立法，用金银花 9g、连翘 9g、麦冬 6g、天花粉 9g、山药 10g、茯苓 10g、甘草 6g，煎汤内服。

答案解析

◁ **目标检测** ▷

一、单选题

1. 下列中药常用于止血的是（   ）

    A. 人参   B. 陈皮   C. 当归

    D. 三七   E. 茯苓

2. 止血药具有的不良反应是（   ）

    A. 骨髓抑制   B. 肝损伤   C. 胃溃疡

    D. 高血压   E. 胸腹刺痛

3. 艾叶的毒性表现不包括（　　）

    A. 过敏反应　　　　　　　B. 神经系统影响　　　　　C. 内分泌系统影响

    D. 循环系统影响　　　　　E. 呼吸系统影响

4. 艾叶的毒性作用与（　　）有关

    A. 挥发油　　　　　　　　B. 生物碱　　　　　　　　C. 黄酮类

    D. 强心苷　　　　　　　　E. 香豆素

5. 三七的主要化学成分是（　　）

    A. 皂苷类　　　　　　　　B. 黄酮类　　　　　　　　C. 香豆素类

    D. 生物碱类　　　　　　　E. 挥发油

6. 使用止血药需谨慎的人群是（　　）

    A. 妊娠期妇女　　　　　　B. 青少年　　　　　　　　C. 老年人

    D. 儿童　　　　　　　　　E. 任何情况都能使用

二、简答题

简述艾叶的控毒方法。

书网融合······

    思政导航　　　　　　　　　本章小结　　　　　　　　　题库

第十八章　活血化瘀药

PPT

◎ 学习目标

知识目标

1. 掌握　活血化瘀药的共性毒理特点、毒性表现、毒性成分与毒作用机制。

2. 熟悉　活血化瘀药的毒性反应和控毒方法。

3. 了解　活血化瘀药的中毒救治。

能力目标　通过本章学习，具备活血化瘀药药性与其毒性的关系，初步形成活血化瘀毒理学研究的思路，会运用特殊毒性、心血管系统毒性、神经系统毒性、消化系统毒性评价等方法开展活血化瘀药毒理学研究。

素质目标　通过本章学习，具备对常见活血化瘀药毒性和安全用药的意识，初步具备开展活血化瘀药毒性研究的科研素养和创新能力。

凡以疏通血脉、祛除瘀血为主要功效，主治血瘀证的中药，称为活血化瘀药。本类药物药性较温和，味多辛、苦，主入肝、心经。具有通利血脉、祛瘀通滞、破瘀消癥功效。按作用特点和程度不同，活血化瘀药分为四类。①活血止痛药，本类药物辛散善行，既入血分又入气分，能活血行气止痛，主治气血瘀滞所致的各种痛证，如头痛、胸胁痛、心腹痛、痛经、产后腹痛、肢体痹痛、跌打损伤之瘀痛等。代表药物有乳香等；②活血调经药，本类药物辛散苦泄，主归肝经血分，具有活血散瘀、通经止痛之功，尤其善于通血脉而调经水，主治血行不畅、瘀血阻滞所致的月经不调、经行腹痛、量少紫暗或伴血块、经闭不行及产后瘀滞腹痛；亦常用于其他瘀血病证，如瘀滞疼痛、癥瘕积聚、跌打损伤、疮痈肿痛等。代表药物有丹参、红花等；③活血疗伤药，本类药物味多辛、苦或咸，主归肝、肾经，功善活血化瘀、消肿止痛、续筋接骨、生肌敛疮，主治跌打损伤、瘀肿疼痛、骨折筋损、金疮出血等骨伤科疾患。代表药物有马钱子、血竭等；④破血散结药，本类药物味多辛苦，虫类药居多，兼有咸味，主归肝经血分。药性峻猛，走而不守，能破血逐瘀、消癥散积，主治瘀滞时间长、程度重的癥瘕积聚，亦可用于血瘀经闭、瘀肿疼痛、中风偏瘫等。代表药物有水蛭、莪术、斑蝥等。

血瘀证的含义广泛，几乎涉及内、外、妇、儿等多科各种疾病，临床以疼痛、肿块、瘀斑为主要特征。瘀血既是一个独立的病理概念，所产生的病证又各有其具体特征。病程有久暂之别，人体有寒热虚实之分，气血有相互关联，因此治疗的总法则是活血化瘀。现代医学认为血瘀证与体循环障碍和微循环障碍、血液高黏滞状态、血小板活化和黏附聚集、血栓形成、组织和细胞代谢异常、免疫功能异常等多种病理生理改变有关。血瘀证临床表现与现代医学的冠心病、心绞痛、心肌梗死、缺血性脑血管疾病、血栓闭塞性静脉炎、跌打损伤等疾病相似。活血化瘀药的毒性具有一些共同的特点。

（1）毒性物质　主要有生物碱类，如马钱子中的士的宁及其氮氧化物等。

（2）毒性表现　主要引起神经系统、心血管系统、消化系统毒性和肾毒性，部分药物还有特殊毒性。如士的宁可引起延髓麻痹，心脏及呼吸功能均被抑制，出现呼吸肌麻痹、心力衰竭、心室颤动甚至死亡；水蛭可引起胃肠出血、子宫出血、剧烈腹痛、血尿等；斑蝥素可引起蛋白尿、管型尿、尿闭，甚至肾功能衰竭；莪术有生殖毒性和胚胎毒性。

（3）控毒方法 主要是对证用药、合理配伍、依法炮制和控制剂量。活血化瘀药易耗血动血，月经过多及其他出血证无瘀血者忌用；妊娠期妇女慎用或忌用；毒性较大者不可过量。与西药止血剂和抗凝剂合用时，要注意中西药的相互作用。本章药物的某些治疗性成分，同时也是毒性成分，过量是引起不良反应或中毒的主要原因。

>>> 知识链接 ○---

活血化瘀药研究新方向——化学功能组学

为分析中药化学成分与功能之间的复杂关系，有研究团队两年前首次提出"化学功能组学"的概念，明确了"化学功能组学"的内涵和意义，为现代中药研究提供了新的方向。

以《中药学》收录的止血、活血/化瘀中药的化学成分为关键词，在天然产物活性与物种来源数据库（NPASS）中检索相关的化学成分。在对止血活血化瘀中药的药理作用进行了规范化处理后，采用多种数学方法进行计算与测量。绘制的止血药和活血化瘀药的化学功能图表明，药理作用组作为桥梁连接功能组和化学成分组，不同的药理作用组合表示不同的功能。止血药核心成分独特的 Murcko 骨架主要为萘醌类和四环三萜类，活血化瘀药主要为生物碱类。

---●

◎ 第一节　活血调经药

小叶莲

本品为小檗科植物桃儿七 *Sinopodophyllum hexandrum*（Royle）Ying 的干燥成熟果实。主要分布于喜马拉雅高山地区，包括中国、印度、尼泊尔、巴基斯坦和附近海拔 2200～4300m 的阴冷阴湿区域，在我国主要分布于西藏、甘肃、四川和云南等地。小叶莲性平，味甘，有小毒，归肝、肺经。功效为调经活血。用于血瘀经闭、难产、死胎、胎盘不下等。主要含鬼臼毒素、去氧鬼臼毒素、去甲鬼臼毒素苷、去甲鬼臼毒素、鬼臼毒素苷、鬼臼内酯、去氧鬼臼毒素、槲皮素、山奈酚、多糖、维生素、氨基酸、微量元素等，有抗肿瘤、抑菌、降血脂等作用。

【历史沿革】

小叶莲，别名桃儿七，以奥莫色之名始载于《月王药珍》，系常用藏药。《神农本草经》列为下品，此后大多数本草谓桃儿七"有毒"。《中国药典》将桃儿七的干燥成熟果实称为小叶莲，列为"有小毒"。

【毒性表现】

小叶莲中毒的毒性表现常见于消化系统和神经系统。临床上，小叶莲中毒的常见原因有用量过大、用法失宜等。外用过量可致接触性皮炎，口服过量可刺激消化道黏膜、抑制细胞分裂而出现中毒反应，初期表现恶心、呕吐、峻泻，继而呼吸急促、运动失调，最后休克而死亡。

【毒性成分】

小叶莲中毒性成分主要有鬼臼毒素、4′-去甲基鬼臼毒素、α-盾叶鬼臼素、β-盾叶鬼臼素、去甲鬼臼毒素苷、去甲鬼臼毒素、鬼臼毒素苷、鬼臼内酯、去氧鬼臼毒素、鬼臼脂毒酮等木脂素类化学物。其中鬼臼毒素的毒性较强，去氧鬼臼毒素次之，鬼臼类中药乙醇提取物的毒性明显低于鬼臼木脂素，且其毒性大小与鬼臼木脂素类成分的含量成正比。鬼臼毒素含量最高的为西藏地区，其次为四川汶川，而甘肃地区最低。

【毒性反应】

（一）基础毒性

急性毒性　鬼臼毒素小鼠皮下注射 LD_{50} 为（24.6 ± 0.42）mg/kg，腹腔注射 LD_{50} 为 $30 \sim 35$ mg/kg，灌胃 LD_{50} 为（90 ± 2.2）mg/kg。但腹腔注射鬼臼毒素、α-盾叶鬼臼素和 β-盾叶鬼臼素和 $4'$-去甲基鬼臼毒素的葡萄糖苷，LD_{50} 均在 200 mg/kg 以上。鬼臼毒素以 20、10、5 mg/kg 灌胃给予大鼠可引起肝损伤，且肝损伤严重程度呈剂量依赖性，死亡率分别为 46.15%、20.8% 和 0%。

（二）特殊毒性

生殖毒性　鬼臼毒素会引起小鼠睾丸生精小管萎缩和变性。对大鼠精子成熟或生育能力具有有害影响。此外，鬼臼毒素可影响小鼠卵母细胞减数分裂成熟过程中内质网、高尔基体等细胞器的分布和功能，干扰小鼠卵母细胞成熟过程中蛋白的合成、分选转运以及降解过程。

【毒作用机制】

消化系统毒性机制　鬼臼毒素、去甲基鬼臼毒素及 $4'$-去甲基鬼臼毒酮是鬼臼提取物中的致泻成分。内服鬼臼毒素或鬼臼树脂可刺激小肠引起大量水泻，并伴有腹痛、血便，提示临床应用口服剂量必须严格控制在 3g 以内。鬼臼毒素还可通过能量代谢障碍、氨基酸代谢、甘油磷脂代谢和初级胆汁酸合成障碍诱导肝损伤。

【控毒方法】

控毒方法主要为控制剂量。临床用药应先以小剂量治疗，然后根据病情，适当加大剂量。

【中毒救治】

首先清除胃中尚未被吸收的鬼臼毒素，中毒 $3 \sim 4$ 小时且中毒者神志清醒，采用催吐法；中毒 $5 \sim 6$ 小时患者神志清醒且非妊娠期妇女，可用番泻叶导泻。此外，服用赤石脂等吸附剂阻止肠道继续吸收毒素，服用鸡蛋清、淀粉、花生油和鱼肝油乳剂等保护剂形成胃黏膜保护。依据中药配伍的相畏性，可用黄芩、甘草、生姜、绿豆等中药进行解毒救治。

急性子

本品为凤仙花科植物凤仙花 *Impatiens balsamina* L. 的干燥成熟种子。全国各地均有栽培。急性子性温，味微苦、辛，有小毒。归肺、肝经。具有破血、软坚、消积之功效。主治癥瘕痞块、经闭、噎膈。主要有甾醇类化合物：凤仙甾醇、α-菠菜甾醇、己烷甾醇、β-谷甾醇等；黄酮类化合物：山柰酚、槲皮素等；皂苷甾醇类化合物：凤仙萜四醇 A、B、C、D 等。脂肪油在急性子中的含量约为 17.9%，包含 α-亚麻酸、龙脑、硬脂酸等。此外，还有糖类、蛋白质等。有促透皮、抗氧化、兴奋子宫平滑肌、抗生育、抗菌、抗肿瘤等作用。

【历史沿革】

急性子又名凤仙子，其毒性记载最早出现在《本草纲目》中"微苦，温，有小毒""缘其透骨，最能损齿，与玉簪根同，凡服者不可着齿也，多用亦戕人咽"，明确说明急性子能透骨，使用时对牙齿有损伤作用。在《中国药典》中急性子列为"有小毒"。

【毒性表现】

急性子中毒的毒性表现常见于神经系统与生殖系统。临床上，急性子中毒的可见报道是对牙齿的损伤作用。长期应用急性子，少数病例出现喉干、恶心、食欲不振等，但减量或停药后可消失。

【毒性成分】

急性子的毒性作用与其含有的甾醇类化合物、黄酮类化合物、皂苷甾醇类化合物、脂肪油等成分有关。凤仙萜四醇苷 A 是甾醇类化合物主要成分。

【毒性反应】

（一）基础毒性

急性毒性 急性子油小鼠灌胃 $LD_{50} > 72g/kg$（急性子油的密度为 0.9g/ml），相当于急性子生药约为 360g/kg。急性子油类提取物（72g/kg，相当于生药 360g/kg）单次灌胃给予小鼠后，大量出汗，精神兴奋、狂躁。24 小时内连续 2 次给予相同剂量（72g/kg）的急性子油，给药初期可见小鼠出汗，躁动不安，饮食减少，第 4 天起小鼠状态即有所好转且日渐恢复。

（二）特殊毒性

生殖毒性 小鼠灌胃急性子煎剂 3g/kg，连续 10 天，第 5 天开始雌雄合笼，停药 35 天后剖检，避孕率达 100%，此作用可能与抑制排卵，使子宫和卵巢萎缩有关。

【控毒方法】

急性子的控毒方法主要有依法炮制、控制剂量等。急性子常以复方使用，可减少其毒性，炒制也可降低毒性，并利于粉碎和有效成分的煎出。急性子对子宫有明显刺激作用，导致流产是最常见的副作用之一，妊娠期妇女应禁用。

丹　参

本品为唇形科植物丹参 *Salvia miltiorrhiza* Bge. 的干燥根和根茎。野生丹参主要分布于我国华北、华东、中南、西北、西南等地，目前市场上的丹参主要为栽培品，主产于山东、山西、河南、陕西、安徽、四川、河北等地。丹参性微寒，味苦，归心、肝经。功效为活血祛瘀、通经止痛、清心除烦、凉血消痈。用于胸痹心痛、癥瘕积聚、热痹疼痛、心烦不眠、月经不调、痛经经闭、疮疡肿痛。主要含二萜醌类、酚酸类，还含有丹参酯类、生物碱类、多糖、氨基酸、无机元素等，其中二萜类与酚酸类化合物是丹参的主要活性成分；脂溶性的二萜醌类化合物主要有丹参酮Ⅰ、丹参酮ⅡA、丹参酮ⅡB、丹参酮Ⅳ、隐丹参酮，水溶性的酚酸类化合物主要有丹酚酸 A、丹酚酸 B、丹参素等，其中含量较高的为丹参酮ⅡA 和隐丹参酮。具有保护血管内皮细胞、改善微循环、抗动脉粥样硬化、抗心肌缺血、抗血栓、抗溃疡、抗肿瘤、抗高血压、抗炎、抗氧化、抗纤维化、抗肝损伤等作用。

【历史沿革】

丹参始载于《神农本草经》，列为上品，历代古籍皆记载无毒。关于丹参的使用禁忌，则有《本草经集注》"畏咸水。反藜芦。"《本草备要》"忌醋。"《本经逢原》"大便不实者忌之。"清代王秉衡所撰《重庆堂随笔》中认为"经早或无血经停，及血少不能养胎而胎不安，与产后血已畅行者，皆不可或于功兼四物之说"，这提示临床实践中不可盲目认为丹参"功同四物"。

【毒性表现】

丹参对胃肠有刺激作用，个别患者会出现胃痛、食欲减少、口咽干燥、恶心呕吐。极少数患者可见过敏反应，表现为全身皮肤瘙痒、皮疹、荨麻疹。

丹参及其制剂使用不当，可造成多系统的毒副作用。神经系统主要表现为头晕、头痛、烦躁不安、肌肉震颤等，还可导致末梢神经炎，出现双下肢灼热刺痛、肢体剧痛，停药可缓解。口服丹参制剂可出现口干、上腹不适、恶心呕吐等症状。复方丹参注射液可致药物性肝炎、肝功能损害、消化道溃疡大出血及严重腹泻等并发症；还可引起室性心律失常、心慌、胸闷、血压下降、心动过速，甚至心肌梗死、心搏骤停；溶血尿毒综合征而出现酱油样尿，还可造成蛋白尿。复方丹参片口服可引起血小板减少及过敏性紫癜。长期服用丹参制剂可造成低钾血症，这与复方丹参制剂能增加肾血流量有关。丹参注射剂可引起不同程度的过敏反应，如过敏性药疹、过敏性哮喘、过敏性休克等。

【毒性成分】

丹参含有很多生物活性成分，与不良反应有关的成分包括丹参酮、丹参素、隐丹参酮、丹参酮ⅡA磺酸钠等。

山东临沂产区的二氢丹参酮Ⅰ、隐丹参酮、丹参酮ⅡB 相对含量最高；陕西商洛产区的丹参酮ⅡA、丹参酮Ⅰ相对含量最高。随着丹参酒炙的温度增加和时间的延长，丹酚酸 B 的含量显著降低，丹参酮ⅡA 的含量先增加后降低，而二氢丹参酮Ⅰ、丹参酮Ⅰ、丹参素等成分的含量不同程度增加。不同炮制品中丹酚酸 B 的含量为酒丹参＞醋丹参＞生丹参＞米炒丹参＞炒丹参＞丹参炭。炒制品丹酚酸 B 含量均低于生丹参中含量；而酒制和醋制品中丹酚酸 B 含量最高。

【毒性反应】

1. 急性毒性 丹参水提醇溶部分，小鼠腹腔注射 LD_{50} 为（80.5 ± 3.1）g/kg，丹参或复方丹参注射液，小鼠腹腔注射 LD_{50} 分别为（136.7 ± 3.8）g/kg 和（$61.5g \pm 5.3$）g/kg。丹参注射液小鼠静脉注射 LD_{50} 为 68.72g/kg，给药后小鼠出现小便失禁、呼吸急促、发绀，最后呼吸停止死亡，解剖后肉眼可见肺组织充血水肿。

2. 长期毒性 丹参有效部位以 2.0、4.0、8.0g/kg 灌服给药 12 周后，雌鼠出现蛋白尿，雄鼠盲肠段增大及肾脏系数增高，停药 3 周后基本恢复正常。丹参葡萄糖注射液 12.5g/kg 腹腔注射给予大鼠 26周后，出现可逆的肝细胞肿胀、变性。丹参葡萄糖注射液 5.0g/kg 静脉注射给予 Beagle 犬 6 个月后，凝血时间延长，出现不同程度的肝脂肪变性及肝细胞水肿，停药 3 周后基本恢复正常。

【毒作用机制】

（一）靶器官毒性机制

1. 肾毒性机制 大鼠静脉注射丹参素 5 分钟后肾脏浓度和 AUC 也随剂量增加而增加，这可能与有机阴离子转运体 1/3 介导的基底外侧摄取导致肾小管上皮细胞中丹参素浓度显著增高有关。因此，丹参素剂量相关的肾毒性风险值得关注。

2. 肝毒性机制 丹参可通过抑制 CYP450 活性致药物代谢障碍引起肝毒性。

（二）毒代动力学

大鼠或小鼠静脉注射 ^{35}S-丹参酮ⅡA磺酸钠，肝中分布最多，脾、肺、心、消化道等部位次之，72小时后血中残留基本被清除。大鼠静脉注射丹参酮ⅡA 的药－时曲线符合二室模型，血浆中丹参酮ⅡA迅速下降，V_d 大，$t_{1/2\alpha}$ 约为 5.3 分钟，$t_{1/2\beta}$ 约为 126 分钟。隐丹参酮可从胃肠道吸收，以肝、肺分布最多，隐丹参酮及其活性代谢产物丹参酮ⅡA 血药浓度较低，且消除较快。单剂量隐丹参酮静脉注射后，在猪体内的药代动力学模型为二室开放模型，$t_{1/2\alpha}$ 为 2.4 分钟，$t_{1/2\beta}$ 为 65 分钟，以脑、肺、心分布最多，易通过血-脑屏障，原形排出较少。丹参注射液腹腔注射在小鼠体内的毒效动力学过程呈二室模型，$t_{1/2\alpha}$ 为 0.9 小时，$t_{1/2\beta}$ 为 22.48 小时。

【控毒方法】

目前，丹参尚无严重不良反应的报道，丹参及其制剂在应用过程中应加强临床剂量的控制，提高应用的安全性。

丹参素注射液不仅可导致出血倾向，还有过敏及过敏性休克的报告。严格掌握适应证，合理选择给药途径。有过敏体质、出血倾向、严重贫血、严重高血压、妊娠期妇女禁用丹参注射制剂。

【中毒救治】

丹参对胃肠有刺激作用，有胃肠疾病者服用丹参时可加服陈皮、鸡内金、白扁豆等健胃。如出现严重过敏反应者，则应立即抗过敏治疗，出现严重过敏性休克或心脏损害则应当抗休克和强心治疗。

》 第二节 活血疗伤药

马钱子

本品为马钱科植物云南马钱 *Strychnose pierriana* A. WHill 或马钱 *Strychnosnux - vomica* L. 的干燥成熟种子。云南马钱主产于云南、广东、海南等地，马钱主产于印度、越南、泰国、缅甸、斯里兰卡等国。炮制时取砂子适量，置锅内炒热，加入净马钱子，拌炒至深棕色，取出，筛去砂子，刮去毛，为制马钱子。研末入药为马钱子粉。以净马钱子加水煮沸，取出，再用水浸泡，捞出，去皮毛，放凉，切成薄片，加麻油再炒至微黄色，入药者，为油马钱子，多炮制后入药。马钱子味苦，性温，有大毒，归肝、脾经。具有通络止痛、消肿散结之功效。用于跌打损伤、骨折肿痛、风湿顽痹、麻木瘫痪、痈疽疮毒、咽喉肿痛。《中国药典》还收载了马钱子粉，为马钱子的炮制加工品，苦，温，有大毒。马钱子的主要成分为马钱子生物碱，含量为 1% ~1.4%。主要有番木鳖碱（士的宁）、异番木鳖碱、番木鳖碱氮氧化物、异番木鳖碱氮氧化物、羟基-甲氧基-番木鳖碱、原番木鳖碱、马钱子碱、异马钱子碱、马钱子碱氮氧化物、伪番木鳖碱、伪马钱子碱、N-甲基-伪马钱子碱和番木鳖次碱等。此外，还有番木鳖苷、绿原酸、脂肪油等。药理研究表明，马钱子所含生物碱具有抗炎、镇痛、调节免疫、抗血栓、抗氧化、抑制软骨细胞凋亡，影响心脏、神经系统及抗肿瘤等作用。

【历史沿革】

马钱子以番木鳖为名始载于明代李时珍所著《本草纲目》。古代对马钱子毒性的认识经历了从无毒到有毒、大毒的过程。古代医家采用多种炮制方式减毒。除了李时珍采用豆腐制外，明《鲁府秘方》中"用牛油炸黄色，炒干"，是油炸马钱子的原始方法，清《良明汇集》则采用香油，清《串雅补》中则提出用真麻油。在《中国药典》中马钱子列为"有毒"，通过限定其药材、饮片和中成药中士的宁和马钱子碱的含量控制毒性，并按毒性药物管理。

【毒性表现】

马钱子中毒的毒性表现常见于神经系统、呼吸系统、消化系统和心血管系统等。

临床上，马钱子中毒的常见原因有炮制不当、使用失宜。典型的神经系统中毒表现为早期可出现头痛、头晕、烦躁不安、口唇发紫，咀嚼肌及颈部肌肉抽筋感，吞咽困难，全身不安，然后伸肌与屈肌同时极度收缩而出现强直性惊厥，进而发展为角弓反张，牙关紧闭，双拳紧握，四肢挺直，呈苦笑状，神志大多清醒。每次惊厥反复发作 1~2 秒，然后肌肉开始松弛，但任何刺激都可促使惊厥再次发作。严重惊厥反复发作 6 次以上者，常因延髓麻痹、心脏和呼吸被抑制而死于呼吸麻痹、窒息或心力衰竭。呼吸系统主要表现为呼吸急促、口唇发绀、呼吸困难等；消化系统主要表现为恶心、呕吐、腹痛、腹泻、黑便、肝损害等。心血管系统主要表现为心动过速、血压升高或下降、左心衰竭、心搏骤停；泌尿系统主要表现为血尿，甚则急性肾功能衰竭。

【毒性成分】

马钱子生物碱是其主要的毒性成分，其中士的宁及其氮氧化物和马钱子碱及其氮氧化物占总生物碱的82%以上。

不同炮制品中，马钱子碱的含量均有不同程度的下降：生品、砂烫制品、甘草制品、烘烤制品、奶制品、油炸制品中马钱子碱含量分别为19.20、16.20、11.25、17.20、6.23、15.30mg/g；而士的宁的含量分别为25.15、24.30、13.23、24.13、7.23、20.35mg/g。不同产地马钱子碱含量：越南马钱子（1.39%）＞广西马钱子（1.36%）＞印度马钱子（1.24%）＞云南马钱子（1.23%），缅甸马钱子（0.94%）＞湖北马钱子（0.81%）＞四川马钱子（0.79%）＞海南马钱子（0.75%）。不同产地士的宁含量亦有不同：海南马钱子（1.01%）＞云南马钱子（2.32%）＞云南长籽马钱子（1.64%），临床应用时常因更换品种而中毒。

【毒性反应】

急性毒性　士的宁、马钱子碱、马钱子仁小鼠灌胃 LD_{50} 分别为3.27、233、234.5mg/kg；小鼠腹腔注射 LD_{50} 分别为1.53、69、77.76mg/kg。小鼠灌服马钱子总生物碱 LD_{50} 为10.92mg/kg。小鼠灌服马钱子生品、砂烫品和醋煮品 LD_{50} 分别是87.4、109.014、137.848mg/kg。成年人一次口服士的宁5~10mg可致中毒，30mg可致死亡。

【毒作用机制】

（一）靶器官毒性机制

1. 神经毒性机制　中毒量的马钱子可破坏正常反射活动，使大脑皮层发生各种时相状态（均等相、反常相、抑制相），致使脊髓反射性兴奋显著亢进，引起强直性痉挛，甚至因呼吸肌强直痉挛而窒息死亡。士的宁是马钱子神经毒性的主要物质基础，可与突触后抑制性递质甘氨酸竞争性结合甘氨酸受体，破坏脊髓交互抑制过程，选择性阻断运动神经元和中间神经元的突触后抑制，导致脊髓过度兴奋。

2. 肾毒性机制　一是通过兴奋延髓血管运动中枢，使血管平滑肌张力增高，小动脉收缩，肾小管上皮细胞可因缺血、缺氧而坏死。二是马钱子可直接损害肾小管上皮细胞，导致急性肾功能衰竭、尿毒症。

3. 心脏毒性机制　马钱子碱可抑制人诱导干细胞分化的心肌细胞搏动，并引起线粒体膜电位下降。士的宁通过阻断hERG通道和延长QT间期产生心脏毒性。

（二）毒代动力学

马钱子砂烫炮制品总生物碱给予大鼠静脉注射，士的宁及其氢氧化物、马钱子碱及其碱氮氧化物的体内过程均符合二室模型，四者的血药浓度初期均下降较快， $t_{1/2\alpha}$ 一般较短，马钱子碱氮氧化物消除最快，其次为士的宁及其氮氧化物、马钱子碱。 $t_{1/2\beta}$ 一般较长，以马钱子碱衰减最慢，其次为马钱子碱氮氧化物、士的宁氮氧化物和士的宁。士的宁氮氧化物自中央室消除最慢，周边室消除最快。

大鼠灌胃制马钱子粉后，马钱子碱和士的宁的体内过程均符合二室模型，马钱子碱和士的宁 $t_{1/2\alpha}$ 分别为（75±45）、（46±26）分钟， $t_{1/2\beta}$ 分别为（306±47）、（154±28）μg/L，AUC分别为（710±126）、（2031±256）μg·min/L，CL/F分别为（87±34）、（49±10）L/min/kg， C_{max} 分别为（4.5±1.7）、（15.9±7.0）μg/L。

【控毒方法】

马钱子的控毒方法主要有依法炮制、合理配伍、控制剂量、辨证用药、规范用法等。

马钱子中的士的宁及马钱子碱经砂烫后在高温条件下产生了新的氮氧化物，毒性仅为士的宁及马钱子碱的约1/10或1/15。炮制后，虽然总生物碱和含量下降甚微，但 LD_{50} 上升了48.5%~52.2%，使其毒性大为降低。配伍甘草后，马钱子中士的宁的相对含量明显降低，马钱子碱降低较少，分别较生品下降31.6%、16.5%，且2种成分的下降程度甚至超过了砂烫马钱子。另外，马钱子配伍地龙、全蝎、蜈蚣、僵蚕、蝉蜕、天麻、钩藤等可拮抗其引起的抽搐等症状。禁与麝香、延胡索、咖啡因、阿片、吗啡类等配伍。

马钱子中毒剂量为 1.5~3g，致死量为 4~12g。内服时一般依法炮制后入丸、散剂。入汤剂一般冲服。初次服用应从小剂量开始，不宜盲目加大剂量而导致中毒发生。原发性高血压、动脉粥样硬化、急慢性肾小球肾炎、肝病、破伤风、突眼性甲状腺肿患者，妊娠期妇女及哺乳期妇女、婴幼儿、5 岁以下儿童及对马钱子过敏者禁用。

【中毒救治】

立刻将中毒者隔离于暗室，避免光照，声音及其他外界刺激。以中枢抑制剂抗惊厥；仍不能控制者，可用乙醚作轻度麻醉。呼吸抑制者，避免使用中枢抑制剂，可采用呼吸机，必要时气管插管。惊厥控制后，0.1% 高锰酸钾洗胃，以牛奶、蛋清减少吸收。中药解毒可用玄明粉加甘草导泻或蜂蜜 60g、绿豆 30g、甘草 30g，煎汤频服。

土鳖虫

本品为鳖蠊科昆虫地鳖 *Eupolyphaga sinensis* Walker 或冀地鳖 *Steleophaga plancyi*（Boleny）的雌虫干燥体。主要分布于河北、陕西、甘肃、青海、河南、湖南等地。捕捉后，置沸水中烫死，晒干或烘干。土鳖虫咸，寒；有小毒，归肝经。功效为破血逐瘀、续筋接骨。用于跌打损伤、筋伤骨折、瘀血经闭、产后瘀滞腹痛、积聚痞块。主要含挥发油、氨基酸及生物碱类等。具有降低心脑组织的耗氧量、提高心肌和脑对缺血的耐受性、抗凝血、抗血栓、降血脂、促进骨折愈合、保肝、抗突变及抗肿瘤等作用。

【历史沿革】

土鳖虫始载于《神农本草经》，列为中品。历代本草对土鳖虫安全性评价不一，如《名医别录》载"有毒"。《本草再新》明确论述其"无毒"。关于土鳖虫的证候禁忌，《雷公炮制药性解》云"有瘀血作疼者，诚为要药，倘无瘀血而其伤在筋骨脏腑之间，法当和补"，其从侧面指出无瘀血停留之人不宜用。在《中国药典》中土鳖虫列为"小毒"。

【毒性表现】

土鳖虫中毒的毒性表现常见于皮肤、心血管系统与胃肠道系统。土鳖虫因含异体蛋白，口服土鳖虫或其制剂会引起过敏反应。此外，土鳖虫也可引起全身乏力、恶心、眩晕、心率减慢，外用可致接触性皮炎。

【毒性成分】

土鳖虫的主要毒性成分为土鳖虫生物碱类化合物。

土鳖虫中脂质成分仅次于蛋白质，但脂质很可能是造成土鳖虫毒性的主要成分，为了减轻毒性，可将其进行炮制。土鳖虫油脂在经甘草炮制后含量明显减少。

【毒性反应】

急性毒性　小鼠灌服土鳖虫生物碱的 LD_{50} 为 294.26mg/kg。小鼠腹腔注射土鳖虫总生物碱 LD_{50} 为（136.45±7.89）mg/kg。给药后，先表现为抖动、进而跳跃、震颤、竖耳，多在 10~20 分钟死亡。家兔静脉注射土鳖虫总生物碱 20mg/kg，可使家兔呼吸急促、挣扎，心电图显示 Ⅰ~Ⅱ 度房室传导阻滞，死亡家兔心脏处于舒张期，但其毒性与剂量密切相关，静脉注射量 <5mg/kg 对家兔心脏无明显毒性作用。此外，土鳖虫能减弱心肌收缩性、减少心肌缺氧，大剂量可致心功能不全。

【毒作用机制】

心血管毒性机制　土鳖虫生物碱类成分可直接扩张血管，并含抗凝血和抗血栓成分，可能是导致心血管毒性的原因。

【控毒方法】

土鳖虫主要通过依法炮制、辨证用药来控制毒性。土鳖虫在临床使用，杂质较多，主要是土鳖虫腹内容物较多，影响了药物的质量和临床用药的剂量准确性，故炮制多以去除杂质的净土鳖虫炒制为主，亦有酒制，文火焙干。同时土鳖虫还可通过炒制使蛋白质变性，以减轻对胃肠的刺激性。

【中毒救治】

服用土鳖虫或其制剂而出现过敏或胃肠道反应、心率减慢、头晕、乏力等症状时应立即停药，必要时可服用氯苯那敏、维生素 C 等抗过敏治疗或对症处理。

▷ 第三节　破血消癥药

水　蛭

本品为水蛭科动物蚂蟥 *Whitmania pigra* Whitman、水蛭 *Hirudo nipponica* Whitman 或柳叶蚂蟥 *Whitmania acranulata* Whitman 的干燥全体。我国南北方均有分布，栖息于水田、湖沼中，夏、秋二季捕捉，洗净，沸水烫死，晒干或低温干燥即可。炮制时将水蛭洗净，切段后晒干为生水蛭；用武火炒热的滑石粉，加入水蛭段，烫至泡酥取出，筛去滑石粉，放凉为烫水蛭。水蛭，性平，味咸苦，有小毒，归肝经。功效为破血通经、逐瘀消癥。用于血瘀经闭、症瘕、产后瘀阻腹痛、中风偏瘫、跌扑损伤。主要含多肽类、氨基酸、抗凝血酶、肝素、抗血栓素和溶血酶，还含有钠、钾、钙、镁等常量元素及铁、锰、锌、硅、铝等微量元素。具有抗凝血、抗血栓、降血脂、抗肿瘤、减轻脑血肿及皮下血肿等作用。

【历史沿革】

水蛭始载于《神农本草经》，列其为下品。《本草经疏》："水蛭，味咸苦气平，有大毒。"《本草新编》记载："味咸、苦，气平、微寒，有毒。炒黄黑色用之。"在使用禁忌及注意事项方面，《日华子本草》记载"畏石灰"，《本草衍义》记载"畏盐"，《本草品汇精要》记载"妊娠不可服"。在《中国药典》中水蛭列为"有小毒"。

【毒性表现】

水蛭中毒的毒性表现常见于过敏和凝血机制障碍等。

临床上，水蛭中毒的常见原因有用量过大、用法失宜等。少数患者服用水蛭后出现口干、便秘、气短和乏力等症状。可见轻度凝血障碍。一般认为，水蛭中毒量为 15～30g，中毒潜伏期为 1～4 小时。中毒时可出现恶心、呕吐、子宫出血，严重时，可引起胃肠出血，剧烈腹痛、血尿、昏迷等，致死原因为呼吸和循环衰竭。水蛭咬伤可出现局部出血不止。口服用量过大则可出现血小板减少、凝血时间延长、红细胞及血红蛋白减少。有报道服用 200g 水蛭 2 小时后肘膝关节僵硬，继而周身青紫、僵直、不能言语、神志昏迷、呼吸衰微、心跳微弱而死亡。

由于水蛭有终止妊娠作用，故对于妊娠期妇女有导致流产可能。水蛭的主要成分为动物蛋白，因此水蛭在临床应用中常引起过敏反应，严重者可出现呼吸困难。

【毒性成分】

水蛭素既是水蛭的毒性成分，也是其有效成分。此外，水蛭中某些蛋白质成分也是毒性物质基础。水蛭素含量：生水蛭 > 滑石粉烫水蛭 > 砂烫水蛭。

【毒性反应】

（一）基础毒性

1. 急性毒性　水蛭水煎液小鼠皮下注射 LD_{50} 为（15.24 ±2.04）g/kg，水蛭水煎液小鼠灌胃 LD_{50} 为 19.9g/kg。水蛭粗粉、细粉、超微粉 MTD 均为 14.4g/kg，相当于人日用量的 288 倍。

2. 长期毒性　恒河猴静脉注射重组水蛭素 1.0、3.0、6.0mg/kg，连续 30 天，可使动物全血凝固时间、凝血酶时间、活化部分凝血活酶时间明显延长，且有量–效关系。由此可见，重组水蛭素对恒河猴长期毒性作用靶器官为血液系统，其作用是可逆的。

（二）特殊毒性

生殖毒性　水蛭煎剂给妊娠第 7 ~ 11 天小鼠每日灌服 500 或 1000mg/kg，均可使胎鼠体重下降，死胎和吸收胎比例升高。

【毒作用机制】

（一）靶器官毒性机制

血液系统毒性机制　水蛭素主要毒性表现在凝血功能障碍。水蛭素可通过抑制凝血酶引起血管内皮细胞单层通透性增高，对凝血酶所致的内皮细胞损伤有明显的阻断作用。水蛭中所含水蛭素是含有 65 个氨基酸的单链多肽，其氨基末端含活性中心，能识别底物凝血酶上凝血因子 I 的结合位点，并与之结合，从而影响凝血功能。水蛭素在 63 位有一个硫酸化的酪氨酸残基，不被一般蛋白酶降解，从而使水蛭素比较稳定。

（二）毒代动力学

水蛭素是一大分子多肽，为水溶性，主要分布于细胞外液，不易透过血–脑屏障，不与血浆蛋白结合，水蛭素在血中稳定，经肾脏排泄，人体尿中排出量占 75%，口服不易吸收，皮下给药吸收好，生物利用度达 85% 以上。一次或多次静脉给药的体内过程符合二室开放模型，$t_{1/2}$ 为 5 ~ 18 分钟；一次或多次皮下给药后，均以一室模型在全身分布，$t_{1/2}$ 显著延长，约为 1 小时。大鼠静脉注射重组水蛭素后 15 分钟，其含量分布顺序为血浆 > 肺 > 心脏 > 脂肪 > 骨骼肌 > 肾 > 肝 > 脾 > 脑。静脉注射给予犬、兔或大鼠后，主要以原形从肾脏排出，$t_{1/2\beta}$ 为 1 小时。给人静脉注射水蛭素 1000ATU/kg 后血药浓度逐渐下降，$t_{1/2\alpha}$ 为 0.15 小时，$t_{1/2\beta}$ 为 0.84 小时；皮下注射时血药浓度逐渐上升，1 小时达峰值，$t_{1/2\beta}$ 为 0.64 小时，生物利用度约 36%，以原形从肾排出。

Beagle 犬静脉注射重组水蛭素，$t_{1/2\alpha}$ 为（0.37 ±0.029）小时，$t_{1/2\beta}$ 为（2.64 ±0.92）小时，AUC 为（372.98 ±27.87）ng/（ml·h）。Beagle 犬单次灌服重组水蛭素体内药动学特征符合二室模型，$t_{1/2\alpha}$ 为（1.399 ±0.146）小时，$t_{1/2\beta}$ 为（8.660 ±2.965）小时，AUC 为（55.250 ±4.386）ng/（ml·h）。

【控毒方法】

水蛭的控毒方法主要有控制剂量、合理配伍、依法炮制等。临床用药应控制水蛭用量，应先以小剂量治疗，然后根据病情，适当加大剂量，避免大剂量用药。水蛭可通过补益之品（人参、黄芪、当归等）以扶正、合以滋阴药物（鳖甲、熟地黄、黄精等）柔润、佐以酸敛药物（白芍等）以收散，达到配伍减毒作用。水蛭素存在于水蛭新鲜唾液中，使用时可通过炮制减少水蛭素含量，达到增效减毒的目的。

【中毒救治】

水蛭咬伤时，用盐水或醋冲洗水蛭或在水蛭身上撒盐，使其身体缩小，放松吸盘，忌强力拔除吸附的水蛭，以避免吸盘脱落于体内，引起感染。内服水蛭中毒时，可洗胃导泻。出血时则用止血剂，出现过敏性休克者采用抗休克治疗。

斑 蝥

本品为芫青科昆虫南方大斑蝥 *Mylabris phalerata* Pallas 或黄黑小斑蝥 *Mylabris cichorii* Linnaeus 的干燥体。主要分布于河南、广西、安徽、四川、贵州、湖南、云南、江苏等地。夏秋二季清晨露水未干时捕捉，闷死或烫死，去头、足、翅，晒干生用或与糯米同炒至黄黑色，去米，研末用。斑蝥辛，热，有大毒。归肝、胃、肾经。功效为破血逐瘀、散结消癥、攻毒蚀疮。用于癥瘕、经闭、顽癣、瘰疬、赘疣、痈疽不溃、恶疮死肌。主要含有斑蝥素、脂肪、树脂、蚁酸、色素和多种微量元素等。有抑菌、抗肿瘤、升高白细胞等作用。

【历史沿革】

斑蝥始载于《神农本草经》，列为下品。古代医家多认为斑蝥的毒性即为药性，如《本草纲目》载"葛氏云：凡用斑蝥，取其利小便，引药行气，以毒攻毒是矣。"关于解毒方法，李时珍在《本草纲目》中写道："凡斑蝥、芫青、亭长、地胆修事，并用糯米、小麻子相拌炒，至米黄黑色取出，去头、足、两翅，以血余裹，悬东墙角上一夜，至明用之，则毒去也。"在《中国药典》中斑蝥列为"有大毒"。

【毒性表现】

斑蝥中毒的毒性表现常见于消化系统、泌尿系统和神经系统等。

临床上，斑蝥中毒的常见原因有误服、过量或使用不当等。中毒反应时间最短不及 2 分钟，最长 5 天；中毒剂量最小为 0.1g，最大为 30g。口服中毒者消化系统主要表现为咽喉、食道及胃有灼痛感，口腔及舌起水疱，口干口麻，腹痛，腹泻或便血等；泌尿系统主要表现为尿频、尿痛、尿急、尿道损伤及血尿，严重者出现蛋白尿、管型尿、尿闭甚至肾功能衰竭；神经系统主要表现为四肢麻木、肌张力减退或抽搐、皮肤痛觉触觉降低、视物不清、复视、瞳孔散大、剧烈头痛等。严重者出现血压升高、心律不齐、高热、惊厥、昏迷、呼吸和循环功能衰竭而死亡。皮肤接触斑蝥后可产生红斑、水疱，误入眼睛可致眼睛红肿、流泪、灼痛、结膜炎、角膜溃疡、虹膜炎等。

【毒性成分】

斑蝥的毒性成分是斑蝥素及其衍生物。其毒性程度依次为斑蝥素 > 斑蝥酸钠 > 去甲基斑蝥素 > 羟基斑蝥胺 > 甲基斑蝥胺。斑蝥素是一种具有强烈刺激性臭味及发泡性的油状物，主要由斑蝥的足关节分泌。

不同炮制方法对斑蝥素含量的影响：烘制 > 生品 > 米炒 > 麸炒 > 碱制；斑蝥酸钠含量：生品 > 碱制 > 烘制 > 米炒 > 麸炒。不同产地斑蝥中斑蝥素含量：贵州最高（16.41%），海南次之（14.01%），云南含量最少（10.08%）。

【毒性反应】

（一）基础毒性

1. 急性毒性 小鼠灌胃给药，生斑蝥 LD_{50} 为 112.79mg/kg，米斑蝥 LD_{50} 为 180.67mg/kg。斑蝥悬液、斑蝥煎剂小鼠灌胃 LD_{50} 分别为 131.8、457.1mg/kg。斑蝥素小鼠腹腔注射 LD_{50} 为 1.25 ~ 1.7mg/kg。斑蝥酸钠小鼠灌胃 LD_{50} 为（3.8 ± 0.25）mg/kg，腹腔注射 LD_{50} 为（3.4 ± 0.26）mg/kg，静脉注射 LD_{50} 为（2.67 ± 0.22）mg/kg。甲基斑蝥胺小鼠腹腔注射 LD_{50} 为 813.7mg/kg，静脉注射 LD_{50} 为 375.7mg/kg。去甲基斑蝥素小鼠口服 LD_{50} 为 43.3mg/kg，腹腔注射 LD_{50} 为 12.4mg/kg，静脉注射 LD_{50} 为 11.8mg/kg。

2. 长期毒性 斑蝥的毒性靶器官为淋巴器官、肾和肝。1% 斑蝥混悬液大鼠灌胃，1 次/4 ~ 5 天，共 4 次，可致白细胞增高，淋巴细胞比值下降；血清 ALT、AST 及 BUN 增高；葡萄糖-6-磷酸脱氢酶和 ATP 酶活性下降；脾、肾脏器系数增大；肾、肝细胞及淋巴细胞变性、坏死；胃、肠、膀胱等黏膜有出血、坏死现象。小鼠注射斑蝥素 7.5～10mg，连用 10 天，可致心肌纤维化、肝细胞和肾小管上皮细胞浑浊肿胀，肺脾瘀血或小灶性出血。

3. 皮肤黏膜刺激性　斑蝥及斑蝥素对皮肤、黏膜有强烈的刺激作用，能引起局部发赤和起疱，但其对组织穿透力较小，作用较缓慢，仅有中度疼痛，通常不涉及皮肤深层，皮肤上形成的水疱很快痊愈，不留瘢痕。对黏膜或皮肤创口则作用较剧烈，亦难痊愈。外用可使局部充血、起水疱，大面积使用时毒素吸收后亦可引起全身中毒。

（二）特殊毒性

致突变性　南方大斑蝥煎煮液 82.84、49.70mg/kg 灌胃 NIH 小鼠，有致骨髓嗜多染红细胞微核率升高效应；斑蝥煎煮液 100、50mg/kg 灌胃 NIH 小鼠，骨髓细胞姊妹染色单体交换频率有升高效应。

【毒作用机制】

（一）靶器官毒性机制

斑蝥经口给药后首先刺激胃、肠等消化系统器官，引起多脏器损伤，出现消化道炎症、黏膜坏死和肝细胞损伤（细胞肿胀、脂肪变、坏死）。随后，斑蝥中的毒性物质（如斑蝥素）可使肾小球变性、肾小管上皮细胞肿胀和出血，导致肾功能损害，血清 BUN、Cr 含量明显升高；同时毒性物质从肾脏排出时也可刺激泌尿道，最终导致尿急、尿痛等症状和血尿、蛋白尿等小便异常，对尿道刺激亦可引起阴茎异常勃起。毒性物质吸收后能直接损伤毛细血管内皮细胞，导致细胞间隙扩张和血管通透性增加，导致血浆成分外渗。此外，斑蝥素可引起心肌细胞肿胀和心肌出血。

1. 肝毒性机制　斑蝥及斑蝥素致肝毒性主要与氨基酸代谢、脂质代谢、氨基酸代谢、氧化应激、内质网应激、自噬和细胞凋亡等有关。斑蝥可通过抑制大鼠中肝脏代谢酶的表达，进而抑制药物代谢引起肝毒性。此外，斑蝥素酸钠可致肝 LO_2 细胞发生染色质损伤，引起肝毒性。

2. 肾毒性机制　斑蝥对肾脏敏感，患者中毒后常以肾毒性症状首发。目前斑蝥及斑蝥素致肾毒性主要与细胞凋亡、内质网应激、自噬、炎症反应及脂质毒性有关。基于网络药理学的研究发现，斑蝥素可能通过调控 $PTGS_2$/COX-2、TP53/p53 等 32 个潜在靶点进一步诱导凋亡和炎症等引起肾毒性。体内外研究发现，斑蝥素可激活内质网应激 GRP78 蛋白等，诱导自噬和凋亡，引起肾毒性。

3. 心脏毒性机制　小鼠斑蝥素急性毒性的主要毒性靶器官在于心脏，机制与心肌细胞氧化还原能力的降低、线粒体内三羧酸循环有关。

（二）毒代动力学

斑蝥素以 1.767mg/kg 腹腔注射后在小鼠体内的动态变化符合一级动力学二室开放模型，主要药代动力学参数为：$t_{1/2\alpha}$ 为 0.44 小时；$t_{1/2\beta}$ 为 5.63 小时；k_{21} 为 0.274/h；k_{10} 为 0.700/h；k_{12} 为 0.709/h；CL 为 0.071kg/（kg·h）；AUC 为 16.15mg/（h·kg）。斑蝥素 34μg/kg 静脉注射后在 Beagle 犬体内的动态变化符合权重系数为 1/C/C 的一室模型，其主要药代学参数：AUC 为（203.5±23.8）μg/（h·L），CL 为（168.8±18.6）ml/（h·kg），$t_{1/2}$ 为（0.69±0.03）小时；斑蝥素 102μg/kg 灌胃后在比格犬体内的动态变化符合权重系数为 1/C/C 的一室模型，其主要药代学参数：AUC 为（160.4±26.9）μg/（h·L），CL 为（649.1±97.7）ml/（kg·h），$t_{1/2}$ 为（0.38±0.1）小时。与静脉注射相比，绝对生物利用度为 26.7%。

小鼠灌服 ^{3}H-去甲斑蝥素溶液 0.5 小时后，血中放射活性达峰值，血中分布较高，15 分钟后分布于小肠，以胆囊、胃、肾上腺、肾脏、心脏、子宫的浓度较高，3 小时后胆囊、肾上腺、子宫放射活性仍高，肾脏和肝脏较低，主要经肾脏排泄，极少量经粪便排泄。甲基斑蝥胺灌服在肝脏中的浓度大于静脉给药，而肾脏中的浓度低于静脉给药。说明胃肠道给药在增加肝癌疗效和降低肾毒性方面可能低于静脉给药。

【控毒方法】

斑蝥的控毒方法主要有控制剂量、严禁滥用和误用、依法炮制、辨证用药和规范用法等。《中国药典》明确规定斑蝥的用量为 0.03～0.06g，炮制后煎服或入丸散，外用适量，不宜大面积使用。据文献报道，口服斑蝥的中毒量为 1g，致死量约为 3g，斑蝥素的中毒致死量为 32～64mg。因此，斑蝥使用上应严格控制剂量。民间采用以毒攻毒的方法，用斑蝥防治狂犬病，但是这方法是否有效，至今尚无确切的结论，且可引起严重的毒性反应，使用风险远大于效益，所以，防治狂犬病应该及时使用疫苗而不是用斑蝥。斑蝥口服必须经过炮制。米炒法是斑蝥常见的炮制方法，可起到减毒的作用。由于斑蝥素在 84℃开始升华，其升华点为 120℃，米炒时锅温为 128℃，正适合于斑蝥素的升华，又不至于温度太高致使斑蝥焦化。当斑蝥与糯米同炒时，由于斑蝥均匀受热，使斑蝥素部分升华而含量降低，从而使其毒性降低。妊娠期妇女、体弱者及心功能不全、肾功能不全、有严重消化道溃疡、有出血倾向者忌用。服用期间忌吃油类食物，以避免加快毒素的吸收。另外，在斑蝥生产过程中，应加强防护，如穿工作服、戴口罩，改进生产工艺，避免粉末飞扬。

【中毒救治】

斑蝥的解毒措施包括减少药物吸收、加快药物排泄和对症支持治疗等。以 2%～3% 活性炭混悬液洗胃，内服 50% 硫酸钠 40ml 导泻，以牛奶蛋清等保护胃黏膜，建立静脉通道、血液透析等利尿排毒，有严重酸中毒时，以乳酸钠或碳酸氢钠注射液纠正酸中毒。以 ATP、肌苷、地巴唑、维生素等减少心肌损害，出现急性肾功能衰竭可给予多巴胺和呋塞米等治疗。眼灼伤时，可用生理氯化钠溶液冲洗，以 0.25% 地塞米松眼药水及 0.5% 卡那霉素眼药水或 0.25% 氯霉素眼药水滴眼。出现循环、呼吸衰竭时，可给予强心、抗休克及兴奋呼吸中枢等治疗。

莪　术

本品为姜科姜黄属植物蓬莪术 Curcua phaeocaulis Val.、广西莪术 Curcua kwangsiensis S. G. Lee et C. F. Liang、温郁金 Curcua wenyujin Y. H. Chen et C. Ling 的干燥根茎，后者习称"温莪术"。蓬莪术分布于四川、浙江、福建、广东、广西、云南等地，主产四川温江和乐山地区，为四川道地药材；广西莪术分布于广西、广东、云南、福建、贵州等地，主产于广西钦州、横县、南宁、百色、玉林、贵港、宁明等地，为广西道地药材；温莪术分布于浙江、四川、广东、广西等地，主产于浙江瑞安、温州、平阳、温岭等地，为浙江道地药材。冬季茎叶枯萎后采挖，洗净，蒸或煮至透心，晒干或低温干燥后除去须根和杂质。味辛、苦，性温，归肝，脾经。功效为行气破血、消积止痛。用于癥瘕痞块、瘀血闭经、胸痹心痛、食积胀痛。主要含挥发油、姜黄素类、多糖类、甾醇类、酚酸类、生物碱等，有抗癌、抑制血小板聚集、抗血栓形成、促进局部微循环恢复作用，还有升高白细胞、抑菌、保肝、抗炎、镇痛、抗溃疡、抗早孕等作用。

【历史沿革】

关于莪术的毒性，《本草新编》有记载："莪术，味苦、辛，气温，无毒。"《本草新编》中记载："专破气中之血，痃癖可去，止心疼，通月经，消瘀血，治霍乱，泻积聚，理中气。乃攻坚之药，可为佐使，而不可久用。"另有《本草正》亦有言："性刚气峻，非有坚顽之积，不宜用。"表明莪术有耗气伤血之弊，中病即止，不宜过量或久服。

【毒性表现】

莪术及其制剂使用不当可致肝肾损伤、胃肠道不适等。莪术油注射液临床主要不良反应为过敏反应，表现为皮疹、面部潮红，并伴有胸闷、心前区不适、恶心、呕吐，严重者可出现呼吸困难和过敏性休克。莪术油注射可刺激局部引起疼痛，注射过快可造成胸闷、面部潮红、呼吸困难等症状。用药过程中避免给药速度过快，加强临床用药监护，对此药过敏者禁用。莪术油有致溶血的作用。

【毒性成分】

莪术所含莪术二酮、莪术醇、姜黄素、β-榄香烯等有一定的毒性。此外，莪术中含有挥发油，可能是导致患者过敏的致过敏原。

莪术中挥发油及莪术二酮、莪术醇、β-榄香烯在醋制过程中均有下降，但醋炙品的含量明显高于醋煮品。不同炮制方法对莪术中挥发油含量的影响：麸炒＝煨制＞生品＞醋煮＞醋磨＞醋炙＞醋炒＞酒炒＞醋浸；莪术醇的含量：生品＞醋炒品＞莪术片＞醋煮品＞酒制品。不同产地温郁金中莪术二酮含量：乐清含量最高（0.039%），楼渡含量最低（0.0057%）。

>> 知识链接 o------------------------------------

莪术醇的抗肿瘤作用

莪术醇作为一种传统中药莪术挥发油的重要活性成分，其天然来源主要为姜科植物，这些姜科植物的根茎部分，多含莪术醇。莪术醇，别称姜黄醇、姜黄环奥醇，结构上属于愈创木烷倍半萜类天然产物，由五元环和七元环稠合而成，其中七元环经过半缩酮的氧桥形成了1个新的五元环和六元环，从而使得3个环的张力变小，形成了具有一定刚性结构的稳定化合物，是莪术油中具有抗肿瘤活性的重要药效物质基础，已报道其抗肿瘤作用机制主要包括抑制原癌基因、激活抑癌基因；抑制肿瘤细胞核酸代谢；抑制肿瘤细胞增殖、促进细胞凋亡；抑制肿瘤细胞的侵袭和转移等。

---•

【毒性反应】

（一）基础毒性

1. 急性毒性 莪术醇提取物小鼠灌服 LD_{50} 为（86.8±12）g/kg。莪术油明胶微球大鼠肝动脉给药 LD_{50} 为 17.19mg/kg。莪术油、莪术醇、莪术二酮、莪术酮和莪术水煎醇提物小鼠腹腔注射 LD_{50} 分别为52.7、250、414、（554±22）mg/kg 和（86.8±22）g/kg。

2. 长期毒性 大鼠连续灌服莪术醇（580mg/kg）6个月，其毒性靶器官为肝脏、肾脏和卵巢，主要表现为大鼠肝、肾系数明显增高，体重及卵巢系数明显下降，肾小管上皮细胞变性，肝脏汇管区炎症浸润，子宫内膜上皮颗粒样、空泡状变性，部分出现细胞核溶解、坏死。

大鼠灌胃莪术醇250、500和1000mg/kg，连续28天后，具有潜在的血液毒性和对离子转运水平的影响。此外，莪术醇对肝脏、生殖器官具有一定的损伤。莪术醇0~100μM处理外周血单核细胞后，CD19+B细胞比例从22.6%降至8.55%，CD8+T细胞比例从11.65%降至6.25%，CD19+B细胞和CD8+T细胞的比例以浓度依赖性方式明显下降，提示莪术醇对CD19+B细胞和CD8+T细胞有一定的毒性。

（二）特殊毒性

生殖毒性 妊娠6~19天大鼠连续灌服给予莪术水煎液，仔鼠出生后检测神经发育指标发现，5.6g/kg莪术组仔鼠的负趋地性达标日龄为（7.00±0.76）天，断崖回避达标日龄为（5.85±0.81）天，较空白对照组负趋地性为（6.65±0.76）天、断崖回避为（5.45±0.96）天明显延迟，提示莪术对大鼠子代神经行为发育具有毒性。

【毒作用机制】

（一）靶器官毒性机制

生殖毒性机制　莪术二酮可透过血－睾屏障、胎盘屏障和乳汁屏障，在雄鼠和孕鼠体内会产生一定的蓄积，从而产生一定的生殖毒性作用。

（二）毒代动力学

大鼠灌胃 ^{3}H－莪术醇5分钟后血中即可测出，15分钟达峰值，维持1小时左右，$t_{1/2\alpha}$ 为33分钟，$t_{1/2\beta}$ 为12小时，在体内分布速度快，消除速度较慢，体内分布以肝、肾脏浓度最高，能透过血-脑屏障，从肾脏排泄，胆汁也有少量排泄，存在肝肠循环。大鼠灌胃莪术提取液后 β-榄香烯的药－时曲线符合二室模型，主要药动学参数：AUC 为（9.83±1.07）$\mu g/$（L·h），$t_{1/2\alpha}$ 为（0.47±0.05）小时，$t_{1/2\beta}$ 为（1.82±3.11）小时，t_{max} 为（2.06±0.37）小时，C_{max} 为（2.61±0.17）$\mu g/ml$。莪术中姜黄素灌胃给予大鼠体内的药代动力学参数：k_a 为 0.53/h、k_e 为 0.10/h、$t_{1/2k\alpha}$ 为 1.32 小时、$t_{1/2\beta}$ 为 6.89 小时、t_{max} 为 3.89 小时、C_{max} 为 93.15ng/ml、AUC 为 1369.38 ng/（ml·h）。

（三）毒效相关性

莪术水煎液（1.06、3.18g/kg）灌胃给予牛血清白蛋白致免疫性重度慢性肝损伤模型大鼠，连续2个月。3.18g/kg 莪术不仅不能有效改善肝损伤，还可明显降低 Ca^{2+}-ATPase 活性，使 Ca^{2+} 转运失衡，引起肝细胞内 Ca^{2+} 超载，加重肝损伤。

【控毒方法】

莪术的控毒方法主要有依法炮制等。醋炙莪术的炮制为加醋量 29.45%，醋炙温度 136℃，醋炙时间 15 分钟。莪术经醋制后挥发油含量降低，达到减毒作用。莪术药性较烈，宜中病即止，不可多用久用，以免损伤正气；月经过多、月经先期等血热者以及妊娠期妇女禁用。

【中毒救治】

莪术出现中毒反应时，可用5%乙醇洗胃，硫酸镁导泻，而后服用牛奶、蛋清等；静脉输液，排出毒物，给予镇静药。

红娘子

本品为蝉科昆虫黑翅红娘子 *Huechys sanguinea*（De Geer）和褐翅红娘子 *Huechys Philaemata*（Fabricius）的干燥全体，主产于湖南、河南、湖北、江苏、四川、安徽、河北等地，其中以湖南、河南产量较大。于夏季，早起露水未干时，戴好手套及口罩，进行捕捉。捕捉后投入沸水中烫死，捞出，干燥，药材以个大、完整、颜色朱红色、无败油气味者为佳，可炮制成米炒红娘子。红娘子味苦、辛，性平，有小毒，归肝经。功效为破血、消积、攻毒、通瘀，外用治瘰疬、癣疮；内服治血瘀经闭、狂犬咬伤。主要含蛋白质、氨基酸、色素、脂肪酸等，具有治疗瘰疬疮疡、抗癌等作用。

【历史沿革】

红娘子始载于《本草图经》，各典籍对红娘子毒性记载评价不一，如《名医别录》云"有小毒。"其他典籍虽有记载，但未描写其毒性。红娘子尚未被《中国药典》所收载，主要见于各地方标准及《全国中药炮制规范》，在《药品管理法》中收载为二类毒性中药。

【毒性表现】

临床有婴儿服用红娘子幼虫后出现烦躁不安、乏力、恶心、呕吐，进而出现血尿、无尿、肾功能损害的报道，这可能与肾脏对斑蝥素较敏感有关。另有红娘子中毒出现明显神经毒性，如头晕、头痛、烦躁、失眠、视物不清、口唇发麻、发音困难、四肢麻木、下肢瘫痪、二便失禁，最终中毒死亡的个案报道。此外，红娘子可引起消化道黏膜损害而出现恶心呕吐、腹部绞痛、便血等症状。

【毒性成分】

红娘子的主要毒性成分为斑蝥素（参见［斑蝥］项）。

【毒性反应】

急性毒性　红娘子粉末混悬液灌胃给予小鼠 MTD 为 13.15g/kg，相当于 50kg 人用量的 1923 倍。红娘子粉末混悬液，20g/kg（现代药品管理的人允许给药剂量 600 倍）灌胃给予小鼠，未见小鼠死亡，其安全剂量是斑蝥 LD_{50} 的 151 倍。

【毒性作用机制】

中枢毒性机制　红娘子可损伤中枢神经系统，对脑干部位的损伤尤为显著，可能与其含有亲中枢神经毒素有关。

【控毒方法】

红娘子主要通过依法炮制、控制剂量等来控制毒性。红娘子米炒可降低毒性和矫正不良气味。外用适量，0.5~1g，研末做饼敷贴；内服：研末入丸、散，1~3g。

【中毒救治】

皮肤接触后，立即用水冲洗，出现水疱和溃疡，可涂烧伤软膏。误服后立即用 1∶5000 的高锰酸钾液洗胃，硫酸钠导泻。

目标检测

答案解析

一、选择题

（一）单选题

1. 对牙齿有损伤的药物为（　）

  A. 桃仁　　　　　　　　B. 益母草　　　　　　　　C. 急性子

  D. 土鳖虫　　　　　　　E. 川芎

2. 番木鳖碱的主要毒性表现为（　）

  A. 心脏毒性　　　　　　B. 肝肾毒性　　　　　　　C. 黏膜刺激性

  D. 兴奋脊髓　　　　　　E. 胃肠道反应

3. 能与凝血酶结合，引起凝血障碍的中药成分是（　）

  A. 水蛭素　　　　　　　B. 鬼臼毒素　　　　　　　C. 丹参素

  D. 川芎嗪　　　　　　　E. 斑蝥素

4. 没有生殖毒性的中药是（　）

  A. 小叶莲　　　　　　　B. 川芎　　　　　　　　　C. 急性子

  D. 莪术　　　　　　　　E. 水蛭

（二）多选题

5. 毒性成分为斑蝥素的中药有（　）

  A. 水蛭　　　　　　　　B. 土鳖虫　　　　　　　　C. 红娘子

  D. 青娘子　　　　　　　E. 三棱

二、简答题

1. 简述活血化瘀药的含义。

2. 简述活血化瘀药的毒性反应。

书网融合……

思政导航　　　　　　本章小结　　　　　　题库

第十九章 化痰药

PPT

学习目标

知识目标

1. 掌握 化痰药的共性毒理特点；天南星、半夏、关白附的毒性表现、毒性成分、毒性反应与毒作用机制、控毒方法；天仙子、黄药子、洋金花、白附子、华山参、白屈菜、天仙藤的毒性表现和毒性成分。

2. 熟悉 大皂角的毒性反应和控毒方法。

3. 了解 化痰药的概念、历史沿革。

能力目标 通过本章学习，初步形成化痰药毒理学研究的思路，会开展化痰药毒理学研究。

素质目标 通过本章学习，形成对常见化痰药毒性和安全用药的意识，初步具备开展化痰药毒性研究的科研素养和创新能力。

凡能祛痰或消痰，以治疗痰证为主要作用的药物，称为化痰药。本类药物多味苦，性分温、凉，主入肺、脾经。多具有祛痰、消痰功效，部分药物还具有止咳平喘、散结消肿等功效。根据化痰药的药性、功效和临床应用，化痰药分为两大类：一是主治寒痰阻滞、痰湿壅盛的温化寒痰的药物，主治痰阻于肺的咳嗽气喘、痰多色白，苔腻；或寒痰，湿痰上犯清窍、留滞于经络肌肉所致的眩晕、肢体麻木、阴疽流注以及疮痈肿毒等，常见于现代医学上呼吸道感染、急慢性支气管炎、肺气肿、支气管扩张以及高血压、冠心病、癫痫等疾病，宜温化寒痰，如半夏、天南星等；二是主治热痰、燥痰的清化热痰的药物，主治痰热壅阻所致的痰多咳嗽，痰稠色黄、舌红苔黄腻；或痰火所致的癫痫、中风、惊厥、瘿瘤、瘰疬等，常见于现代医学急慢性支气管炎、支气管扩张以及高血压、冠心病、癫痫等疾病，宜清化热痰，如关白附、天仙藤等。化痰药的毒性具有一些共同的特点。

（1）**毒性物质** 主要有萜类、皂苷类、生物碱类以及其他化合物。萜类化合物如黄药子中含有呋喃的二萜内酯类物质是主要毒性成分；天仙藤所含的马兜铃酸等倍半萜类化合物；生物碱如天仙子中的莨菪碱，洋金花中的原阿片碱等。

（2）**毒性表现** 主要引起心血管系统、神经系统、肝毒性和肾毒性，部分药物还有致突变性和致癌的作用。如华山参大剂量则可引起心律不齐、传导阻滞，最后停止于舒张期；白屈菜所含血根碱可引起神经系统短暂的麻醉作用，随之发生兴奋或惊厥；黄药子主要毒性成分黄独素B，导致肝细胞物质代谢障碍和对肾小管的直接损害进而引起肝损伤和肾功能的降低；青木香、天仙藤所含的马兜铃酸类则可以造成肾损伤。另外，马兜铃酸类物质还具有致突变、致癌性。

（3）**控毒方法** 主要是依法炮制、合理配伍、控制剂量以及临床宜忌。本类药物在临床应用中多为炮制品，且不同的炮制方法的控毒、减毒效果也不甚相同，如天仙子炮制方法的记载就有醋牛乳制、炒制、酒制等；白附子有姜矾制白附子、酒制白附子，醋面煨白附子，姜、甘草制白附子等很多炮制方法。合理配伍是中药控毒的临床常用方法，如黄药子与五味子配伍，可以减轻黄药子诱导的肝细胞坏死，防止脂质变性；黄药子中毒与给药剂量有关，服药时间过长、服药剂量过大为引起肝损伤的主要原因；半夏则有阴虚燥咳、津伤口渴、血证及燥痰者禁服，妊娠期妇女慎服等禁忌。 微课

◎ 第一节　温化寒痰药物

天仙子

本品为茄科植物莨菪 *Hyoscyamus niger* L. 的干燥成熟种子。主产于河北、河南、内蒙古及东北、西北各地。夏、秋二季果皮变黄色时，采摘果实，暴晒，打下种子，筛去果皮、枝梗，晒干。天仙子苦、辛，温；有大毒。归心、胃、肝经。功效为解痉止痛、安神定喘。用于胃痉挛疼痛、喘咳、癫狂。主要含天仙子胺、东莨菪碱及阿托品等；还含肉豆蔻酸、棕榈酸、硬脂酸、油酸、亚油酸等，有降血压、抑制心脏、扩张血管、镇静、抗焦虑、松弛平滑肌、抗癌、抗脂质过氧化等作用。

【历史沿革】

天仙子首载于秦汉时期的《神农本草经》，列为下品；李时珍在《本草纲目》中注明"其子服之，令人狂狼放宕"，提示天仙子种子服用后，会使人产生神明迷乱的不良反应。1963 年版《中国药典》首次收载天仙子。

【毒性表现】

天仙子中毒的毒性表现常表现为消化系统、神经系统、心血管系统等。

天仙子的安全范围很窄，过量易导致中毒甚至死亡。以成年人体重 60kg 计算，天仙子在 41.67 ~ 266.67mg/kg 即可产生中毒症状，致死量约为 666.67mg/kg。天仙子引起毒性反应的症状有口干、吞咽困难、声音嘶哑、皮肤和黏膜干燥潮红、头痛、发热、心动过速、瞳孔散大、视力模糊、排尿困难，严重者可致谵妄、狂躁、眩晕，或表现反应迟钝、精神衰颓、昏睡等抑制症状，最后可因血压下降、呼吸衰竭死亡。

【毒性成分】

天仙子含有影响神经系统的托烷类生物碱和非生物碱类成分。托烷类生物碱主要为莨菪碱、东莨菪碱、阿托品及山莨菪碱等，被认为既是天仙子发挥解痉止痛、安神止痛等作用的活性成分，又是其产生心动过速、头痛、瞳孔散大、视力模糊等心脏毒及神经毒的毒效物质基础。

【毒性反应】

现代毒理学研究表明天仙子的毒性作用是由于含有阿托品、东莨菪碱。天仙子对中枢神经系统的作用可随剂量的增加由发挥药理活性转变为引起毒性反应。炮制品毒性研究未见详细报道。

（一）基础毒性

急性毒性　据《中华本草》记载，阿托品 5 ~ 10mg 即可产生中毒症状，最低致死量为 80 ~ 130mg，东莨菪碱最小致死量为 100mg。以成年人体重 60kg 计算，天仙子在 41.67 ~ 266.67mg/kg 即可产生中毒症状，致死量约为 666.67mg/kg。

（二）特殊毒性

生殖毒性　小鼠妊娠中服用天仙子作为抗胆碱药，对小鼠子代的大脑发育可能造成永久损伤。

【毒作用机制】

（一）靶器官毒性机制

天仙子的毒性作用是由阿托品、东莨菪碱引起。其中毒机制主要是通过麻痹副交感神经的神经末梢，产生典型的毒蕈碱样作用，进而产生中枢性抗胆碱作用。

1. 神经系统毒性 东莨菪碱可能主要通过扰乱丙氨酸-天门冬氨酸-谷氨酸代谢、甘氨酸-丝氨酸-苏氨酸代谢、谷氨酰胺-谷氨酸代谢等 3 条代谢通路，导致氨基酸代谢紊乱，致使氨基酸类神经递质含量异常而诱发神经细胞的毒性损害。

2. 心脏毒性 天仙子甲醇提取物具有降低血压、心脏抑制和扩张血管的作用，能解除迷走神经对心脏的抑制，使交感神经作用占优势，故可使心率加快；能抑制细胞 Ca^{2+} 的内流和释放，导致血管舒张、血压降低，甚至休克。

（二）毒代动力学

天仙子中主要成分东莨菪碱在血液中分布特点符合二室模型，血药浓度达峰时间（t）分别为 0.528、0.472 小时，最大血药浓度（C_x）分别为 7766.665、964.250ng/ml；其在主要组织中的分布规律为，吸收阶段主要分布于胃和肠、平衡和消除时均主要分布于胃和肾；在较高给药剂量下，在血清中鉴定出其氧化、脱水和水解产物，分别是东莨菪碱氮氧化物、脱水东莨菪碱以及托品酸。同时也揭示了东莨菪碱对中枢神经系统的毒性作用，引发了血生化指标、代谢通路和神经细胞变性等改变。

（三）毒效相关性

1. 心脏毒效相关性 由于天仙子治疗窗窄，过量服用易导致心动过速，部分患者伴发血压下降，严重者可死亡。莨菪碱和阿托品等生物碱能够解除副交感神经对心脏的抑制作用，从而诱发心动过速。天仙子能够抑制细胞内外的 Ca^{2+} 交换，诱发血压下降，甚至呼吸衰竭导致死亡。家兔中毒试验证实，天仙子可抑制主动脉血管平滑肌增殖、抑制血管扩张和组织充血，这可能与东莨菪碱对 Ca^{2+} 的调节作用有关。进一步研究证实天仙子中所含的阿托品、东莨菪碱均能解除迷走神经对心脏的抑制，使交感神经作用占优势，故可使心率加快。降压的作用机制可能与抑制细胞 Ca^{2+} 的内流和释放有关。天仙子中所含的的生物碱类成分，如东莨菪碱，能缓解神经源性肌肉震颤，能抑制中枢神经系统而起到镇静、抗焦虑的作用。

2. 神经系统毒效相关性 结扎实验大鼠四肢动脉使之脑缺血 30 分钟再重新灌注。60 分钟时测定脑组织中 Ca^{2+} 含量，发现比对照组增加明显，东莨菪碱则可使这种异常增高的 Ca^{2+} 含量下降，组织学检查及脑电活动也有改善。提示东莨菪碱通过降低缺血再灌注引起脑 Ca^{2+} 积累可减轻脑损伤改善脑功能。东莨菪碱作为主要毒性成分，对中枢神经系统又具有一定的抑制作用，表现为记忆损害。

【控毒方法】

古籍中关于天仙子多以炮制控毒，炮制方法的记载颇多，如《雷公炮炙论》的醋牛乳制；《外治》中的炒制；《肘后方》中的酒制等。现代以炒制为主流方法，如利用紫外-分光光度、质谱、色谱等方法对清炒、醋炒炮制前后的化学成分进行系统评价，发现其经清炒后生物碱含量降低而达到减毒效果。

【中毒救治】

天仙子中毒多为莨菪碱、山莨菪碱、阿托品中毒，临床常用的解毒方法包括洗胃、吸氧、补液、利尿、监测心电、对症治疗等。可用镇静药或抗惊厥药对抗中枢兴奋症状，如果呼吸已转入抑制，可采用人工呼吸或吸氧，同时用毛果芸香碱、毒扁豆碱对抗其外周作用；针对排尿困难的男性患者可局部热敷，严重时可插管引流。也可用新斯的明、苯巴比妥对抗相应的外周和神经症状，缓解中毒症状。

黄药子

本品为薯蓣科植物黄独 *Dioscoreabulbifera* L. 的干燥块茎，又名黄独、零余薯、黄药根等。主产于湖北、湖南、江苏等地。秋冬两季采挖，切片，晒干，生用。黄药子生长适应性强，生长于 2000 米以下的河谷边、山谷阴沟或杂木林边缘。黄药子味苦，性寒，有小毒，归肝、心经，具有化痰散结消瘿、清热凉血解毒的功效，主治瘿瘤、疮疡肿毒、咽喉肿痛、毒蛇咬伤、血热出血、咳喘等病证，临床上常用于治疗甲状腺疾病、消化道肿瘤、白血病、卵巢囊肿及皮肤黏膜疾病等。主要含甾体、萜类、黄酮类、酚类、有机酸类、生物碱和糖苷类，有抗肿瘤、镇痛抗炎、抗菌、抗病毒等药理作用。

【历史沿革】

黄药子最早收录于《千金月令》，《本经逢源》记载"黄独，即土芋，甘辛寒小毒"；1975 年《全国中草药汇编》中明确提出其"有小毒"；《南方主要有毒植物》首次确切提到其有毒部位、中毒表现和解救方法等。

【毒性表现】

黄药子毒性表现常见于肝脏、肾脏及消化道，对肺、脾、心及脑也有一定影响。肝毒性是该药最典型的毒性形式，服用常规剂量黄药子制剂后，可出现口干、食欲不振、恶心、腹痛等消化道症状，服用过量可引起口、舌、喉等处烧灼痛、流涎、恶心呕吐、腹痛腹泻、瞳孔缩小、呼吸困难，严重者出现黄疸。大量的有毒物质在体内蓄积会导致急性肝中毒，严重者会出现肝肾功能衰竭甚至死亡。

【毒性成分】

黄药子中含有呋喃的二萜内酯类物质，黄独素 A、B、C、D、E、F、M 和 D 糖苷均具有肝毒性，黄独素 B 是导致肝脏损伤的主要毒性成分。有研究表明不同产区黄独素 B 含量不同，河北 > 广西 > 江苏 > 四川 > 浙江。不同提取物、不同剂量，毒性大小也不同，用石油醚、乙酸乙酯、正丁醇进行萃取，乙酸乙酯萃取部位的肝毒性较为严重。用三氯甲烷、乙酸乙酯、正丁醇萃取并用大鼠进行体内筛选，三氯甲烷萃取部位的肝毒性作用最强，乙酸乙酯部位次之。

【毒性反应】

1. 急性毒性　黄药子乙醇提物小鼠灌胃给药 LD_{50} 为 9.32g/kg（相当于饮片 58.81g/kg），灌胃黄药子醇提物不同剂量后，多数动物出现消瘦、竖毛、呼吸急促、精神萎靡等异常反应，小鼠多在 1～3 天之内死亡；200% 黄药子水煎剂经小鼠腹腔给药 LD_{50} 为 25.49g/kg，口服给药 LD_{50} 为 79.98g/kg，毒性主要表现为肝毒性、肾毒性，且对肝肾损伤程度与给药的剂量和时间有关；黄药子水提物小鼠灌胃给药最大耐受剂量为 40g/kg（按生药量计算）；黄药子水煎醇提物灌胃小鼠的最大耐受量为 120g/kg（按生药量计算）。

2. 长期毒性　不同的炮制方法、不同用量的炮制辅料、给药时间长短不同等，其毒副作用不同。以黄药子、水炙黄药子、绿豆汁炙黄药子 3g/kg 小鼠灌胃，连续 14 天，绿豆汁炙黄药子小鼠血清 AST、ALT 水平明显降低、肝组织丙二醛（MDA）水平明显降低、谷胱甘肽（GSH）水平明显升高，且绿豆用量不同，AST、ALT、MDA、GSH 水平也不同；黄药子生品及白芍药汁炙黄药子炮制品以 2g/kg 灌胃小鼠，连续 21 天，白芍药汁炙黄药子炮制品逆转小鼠肝脏 MDA 水平升高、GSH、谷胱甘肽过氧化物酶及谷胱甘肽 S-转移酶水平的降低；黄药子总皂苷可致肝损伤，且给药时间越长，肝损伤情况越严重；以黄药子粉剂 2g/kg 喂食犬，连续喂饲 3 个月，犬表现出食欲减退、厌油腻、恶心、呕吐和肝功异常，与临床患者所表现的症状一致。

【毒作用机制】

黄独素 B 是黄药子的主要毒性成分。黄独素 B 导致肝细胞损伤的机制有氧化应激、线粒体损伤、诱导细胞的凋亡、肝细胞 Ca^{2+} 超载等，导致肝细胞物质代谢障碍和对肾小管的直接损害进而引起肝、肾损伤。

（一）靶器官毒性机制

1. 肝损伤机制　黄药子肝损害是多因素共同作用的结果。主要通过直接损伤肝细胞和干扰肝细胞代谢两个途径导致肝损害，前者主要与氧自由基损伤有关，肝细胞膜脂质过氧化，改变膜通透性和线粒体氧化损伤而失去氧化糖类及脂质的能力，进而损伤肝细胞；后者主要是黄药子可诱导肝脏细胞色素酶 CYP2A 和 CYP3A 家族酶，使基因 mRNA 表达，增强其活性，导致肝损伤。黄独素 B 还可引起半胱天冬酶（Caspase-3）活性增强，DNA 片段化，染色质浓缩，裂解调节结构分子，导致细胞凋亡。

2. 肾脏损伤机制 灌胃给予 ICR 小鼠不同剂量的黄药子水煎剂，可诱发肾损伤；中毒肾脏病变主要为肾小管上皮细胞肿胀，肾小囊内可见红细胞，线粒体嵴肿胀，细胞器悬浮于肿胀的细胞质内，近端小管刷状缘不规则，部分肾小管上皮细胞坏死，细胞膜破裂，细胞器散落于肾小管管腔等。

3. 胃肠系统毒性机制 给予不同剂量黄药子煎剂，可致小鼠胃肠血管系统充血且胃肠高度胀气，同时发现胃黏膜表面坏死，表明黄药子对胃肠系统具有损伤作用。

4. 甲状腺毒性机制 长期喂食黄药子的小鼠可导致甲状腺肿块，毒性反应可见于弥漫性胶体甲状腺肿，与碘中毒引起的甲状腺肿症状非常相似。此外，小鼠的甲状腺重量和体积均有增大，滤泡直径变大，滤泡上皮呈扁平状，滤泡腔内充满浓稠的胶质。

（二）毒代动力学

SD 大鼠腹腔注射黄独素 B 1.3mg/kg 和黄药子醇提物 1.0g/kg，消除半衰期（$t_{1/2}$）分别为（1.17±0.28）、（2.34±0.83）小时，黄独素 B 和黄药子醇提物血浆峰浓度（c_{max}）和达峰时间（t_{max}）分别为（312±67）、（131±84）μg/L 以及（0.12±0.07）、（0.23±0.17）小时。黄独素 B 和黄药子醇提物在肺、肝和肾组织的 AUC（0~24 小时），黄独素 B 为（4527.0±557.7）、（183.0±51.1）、（64.4±22.4）ng/（h·g）；黄药子醇提物分别为（6507.9±424.3）、（467.5±202.7）、（238.6±70.0）ng/（h·g）。黄独素 B 和黄药子醇提物分布模式相似，在中毒大鼠体内组织的分布较为广泛，肺的分布浓度最高，其次是肝和肾，从高到低排序为肺＞肝＞肾＞脾＞血浆＞心＞肌肉＞脂肪＞脑。黄独素 B 与黄药子醇提物在肺组织不仅分布高，且消除较慢，给药 24 小时肺浓度才降低至峰浓度的 1/10。

（三）毒效相关性

药物致肝损伤过程呈现一定的剂量与时间关系，即给药时间固定时，随着给药剂量的增加，肝损伤效应相关指标逐渐出现，损伤程度逐渐加重；同时，给药剂量固定时，随着给药时间的延长，肝损伤效应相关指标逐渐出现，损伤程度亦逐渐加重。在剂量-毒性试验中，分别以黄药子水煎液的剂量 2g/kg 和 20g/kg，灌胃 30 天后小鼠肝脏均发生损伤，并且 20g/kg 剂量组损伤较 2g/kg 剂量组严重；同时，20g/kg 黄药子水煎液灌胃给予小鼠，10 天组小鼠未见肝损伤，20 天组小鼠 Na^+-K^+-ATP 酶活性明显降低，出现肝脏轻微损伤，30 天组小鼠可见严重肝损伤，肝损伤相关指标 Na^+-K^+-ATP、Ca^{2+}-Mg^{2+}-ATP、MDA、SOD、GST、SDH 均有明显变化，呈时间依赖性。因此，临床使用黄药子时应严格控制用药时间与剂量。

【控毒方法】

黄药子的控毒方法主要有依法炮制、合理配伍、辨证用药、控制剂量等。

黄芪煎汤炙可增强黄药子体外抗癌活性，并且减少黄药子有毒成分对肝脏的损害；绿豆汁炙可抑制其靶器官肝脏的铁死亡，缓解黄药子导致的肝损伤；当归煎汤炙和甘草煎汤炙可降低其肝毒性。

黄药子与中药配伍也可减轻其毒性，如黄药子与五味子、黄芩、黄柏、当归配伍等，可起到抗肝损伤的作用；黄药子与甘草配伍，减轻药物引起氧化损伤；黄药子与半枝莲配伍，减缓因黄药子醇提物的长期连续给药所引起的肝损伤；黄药子与阿魏酸配伍，可阻滞体内肝细胞膜脂质的过氧化损伤。

黄药子应用中，控制剂量和使用时间非常重要。不宜过量、久服、多服，久服可引起吐泻腹痛等消化道反应，并对肝肾有一定损害，故脾胃虚弱及肝肾功能损害者慎用。

【中毒救治】

治疗措施是根据患者症状的不同而采取相应的处理，在稳定患者生命指标的基础上，采用洗胃、导泻、补液等方法对患者进行护理。

天南星

本品是天南星科天南星属植物天南星 *Arisaemaerubescens*（Wall.）Schott.、异叶天南星 *Arisaema heterophyllum* Bl. 或东北天南星 *Arisaema amurense* Maxim. 的干燥块茎。主要分布于西南、西北、华中、华东、华北各省份。秋、冬二季茎叶枯萎时采挖，除去须根及外皮，干燥成生天南星。生天南星可进一步加工成制天南星（白矾、生姜）、胆南星（胆汁）等。生天南星功能主治为散结消肿，外用可治痈肿、蛇虫咬伤。制天南星为生天南星经白矾、生姜炮制加工而成，其功效为燥湿化痰、祛风止痉、散结消肿。用于顽痰咳嗽、风痰眩晕、中风痰壅、口眼㖞斜、半身不遂、癫痫、惊风、破伤风；外用治痈肿、蛇虫咬伤。胆南星为制南星的细粉与牛、羊或猪胆汁经加工而成，或为生天南星细粉与牛、羊或猪胆汁经发酵加工而成，其功效为清热化痰、息风定惊。用于痰热咳嗽、咳痰黄稠、中风痰迷、癫狂惊痫。天南星性苦、辛，温；有毒；归肺、肝、脾经。主要化学成分有生物碱类、黄酮类、苯丙素、木脂素及苯环衍生物、甾体和萜类、苷类和酯类、氨基酸类、凝集素类、多糖等成分。具有镇痛、镇静、抗惊厥、抗心律失常、抗肿瘤、抗凝血、抗氧化、祛痰、抗菌等药理作用，对钉螺有杀灭作用。

【历史沿革】

天南星首见于《神农本草经》，原名虎掌，列为下品，《开宝本草》开始立专条记述天南星，载其"味苦，辛，有毒。"宋《仁斋直指方》言："南星得防风则不麻，得牛胆则不躁，得火炮则不毒。"

【毒性表现】

天南星的毒性反应主要表现为对口腔、皮肤黏膜及神经系统很强的刺激性。外用时，刺激黏膜和皮肤，引起发红、烧灼感、水疱，甚至溃疡。误食可致咽喉烧灼感、口舌麻木、舌体肿大、口唇水肿、大量流涎、咽喉干燥烧灼感、味觉丧失、言语不清、声音嘶哑、张口困难及轻度发热、口黏膜轻度糜烂，甚至部分组织坏死脱落等症状。刺激胃肠道黏膜可引起呕吐、腹痛、腹泻等胃肠道和泌尿道刺激症状；中枢神经系统受到影响引发全身反应有头晕、心慌、四肢发麻，呼吸开始缓慢不均，而后麻痹，严重者昏迷、窒息或惊厥，最后呼吸麻痹至死亡，亦可引起智力发育障碍等。

【毒性成分】

天南星毒性主要是由其所含特殊晶型的针晶复合物引起，该针晶复合物是由草酸钙针晶及凝集素蛋白共同构成。针晶体中草酸钙的含量为90.26%，蛋白含量为2.159%，糖含量为0.524%，草酸钙针晶含 Ca、C、O、N、S 元素及—COOH、—NH$_2$ 基团，草酸钙针状结晶通过特殊的黏液细胞起作用。草酸钙针晶可诱导炎症产生，凝集素蛋白可随针晶刺入组织促进炎症发生。

【毒性反应】

1. 急性毒性 天南星急性毒性强弱顺序为生品针晶＞天南星生品粉末＞天南星炮制品粉末＞生品水提物。天南星的乙醇提取物 LD$_{50}$ 为155.78g/kg；生品天南星水提液腹腔注射 LD$_{50}$ 为21.508g/kg；异叶天南星和东北天南星50% 醇提物小鼠腹腔注射的 LD$_{50}$ 分别为41、46、48g/kg。

2. 长期毒性 天南星的长期毒性不明显，现有研究表明大多具有刺激性。

3. 局部毒性 天南星草酸钙针晶是产生刺激性毒性的主要成分。天南星不同炮制品刺激性由强到弱顺序为生品＞姜煮制品＞矾浸制品＞矾煮制品＞药典法制品＞胆南星。家兔眼结膜刺激试验表明，天南星生品粉末及针晶提取物刺激性明显，兔眼均出现充血及水肿等现象，针晶浓度越高刺激性越强，不同溶剂提取物（水提物、乙醇提取物、三氯甲烷提取物、乙酸乙酯提取物、石油醚提取物、提取针晶后残渣）的刺激性均不明显。

【毒作用机制】

天南星刺激性的机制主要是草酸钙针晶直接刺入机体所致，凝集蛋白随针晶进入机体组织可加重刺激。针晶的结构特点为细长，两端尖锐，表面不光滑，有许多突起物（倒刺），并且针体中央有一棱槽。这种超微结构更有利于毒针晶刺入组织并释放化学刺激物。毒针晶刺入组织后，产生机械刺激性，同时毒针晶上的凝集素蛋白随毒针晶进入组织诱导中性粒细胞向刺入部位迁移，与组织巨噬细胞膜上的TNFR1、TLR4 受体结合，促使巨噬细胞活化，诱导氧化应激，并激活下游 MAPK、NF-κB 及 NLRP3 信号通路，导致炎症因子大量释放，并进一步促发炎症级联反应，产生强烈的炎症刺激性毒性，导致严重的组织水肿和炎症反应。

【控毒方法】

天南星的控毒方法主要有依法炮制、避免误食、控制剂量、合理配伍、辨证用药等。

生天南星一般外用，内服需用炮制品。天南星炮制首先需水处理去毒，可使毒性成分溶于水，从而降低毒性。加辅料复制减毒包括姜制、胆制、姜矾共制法等炮制方式。白矾制南星，一可减其毒，去除其麻辣刺激性，二可因本身的祛痰作用，以增强南星的功效。姜矾共制是最常用的炮制方法。胆汁能减低或消除天南星的毒性和燥性，制得的胆南星无毒。野外接触或食用天南星易引起中毒，应注意避免，切忌嚼服天南星的块茎。配伍生姜以减毒，其机制为生姜能抑制天南星引起的炎症反应。阴虚燥痰、热极生风、血虚风动者禁服。妊娠期妇女慎服。

【中毒救治】

皮肤中毒处理：采用水、稀醋、鞣酸洗涤、甘草水或绿豆水擦洗、浸泡以解毒；口服抗组胺药、钙剂；外用激素软膏。口腔中毒处理可用双氧水和朵贝氏液漱口，龙胆紫涂口腔。误食或用量过大中毒处理可用高锰酸钾溶液洗胃或内服稀醋、鞣酸、浓茶、给氧及其他支持疗法等。严重者静脉滴注 10% 葡萄糖溶液或 5% 葡萄糖氯化钠溶液以促进毒素排泄。如咽喉水肿发生窒息时，须做气管切开。其他方式处理：生姜汁 10ml 即服，以后每 4 小时服姜 5ml；25% 干姜汤 60ml 内服或含漱；生姜 30g、防风 60g、甘草 15g，煎汤，含漱一半，内服一半；白矾 6g，研末，开水调服；醋 60g，加姜汁少许，含漱一半，内服一半；生姜 120g，细切，细研，取自然汁，和冷水，饮之；用醋（黑醋或白醋）一至二两，加姜汁少许，内服或含漱。

半　夏

本品为天南星科植物半夏 *Pinellia ternata*（Thunb.）Breit. 的干燥块茎。主要分布于四川、湖北、辽宁、河南、陕西、山西、安徽、江苏、浙江等地。夏、秋二季采挖，洗净，除去外皮及须根，晒干为生半夏，加工炮制后成法半夏、清半夏、姜半夏。半夏辛，温；有毒。归脾、胃、肺经。生半夏功效为燥湿化痰、降逆止呕、消痞散结，用于湿痰寒痰、咳喘痰多、痰饮眩悸、风痰眩晕、痰厥头痛、呕吐反胃、胸脘痞闷、梅核气；外治痈肿痰核。法半夏功效为燥湿化痰，用于痰多咳喘、痰饮眩悸、风痰眩晕、痰厥头痛。姜半夏功效为温中化痰、降逆止呕、用于痰饮呕吐、胃脘痞满。清半夏功效为燥湿化痰，用于湿痰咳嗽、胃脘痞满、痰涎凝聚、咯吐不出。主要成分有半夏淀粉、生物碱类、有机酸类、挥发油类、黄酮类、甾体类、糖类、三萜类化合物等，具有抗炎、镇咳、祛痰、止吐、抗氧化、抗溃疡、抗癫痫、抗衰老、抗肿瘤等作用。

【历史沿革】

半夏始载于《神农本草经》，列为下品。历代本草多认为半夏有毒，且认为其对黏膜及部分脏腑，如肝、胃等有毒性作用。在《景岳全书·本草正》言"性能堕胎"。《中国药典》中将其列为"有毒"并按毒性药物管理。

【毒性表现】

半夏中毒的毒性常表现为神经系统、呼吸系统、心血管系统、消化系统、黏膜刺激性、肝肾毒性、妊娠毒性、生殖毒性等。

临床上，半夏的中毒原因与品种混淆、炮制不当、辨证不准、配伍不宜、剂量过大、煎煮时间过短等有关。生食半夏0.1~0.8g即可中毒。中毒多在服药30分钟至2小时出现。半夏中毒的临床表现有：轻度中毒表现为口腔、舌、喉发痒，疼痛，流涎，恶心呕吐，泄泻等；中度可见失音、呼吸困难，面色青紫，中度昏迷，呈急性重病容，喉头水肿，全身麻木，抽搐，咽喉疼痛，瞳孔散大，发绀等。严重的喉头水肿可致呼吸困难，甚至窒息或死亡；严重者并发急性肺水肿、左心衰竭、心律失常、休克、呼吸中枢麻痹而死亡。

【毒性成分】

半夏所含有的具有特殊晶形的针晶是半夏刺激毒性的主要毒性成分，主要由草酸钙与半夏凝集蛋白和微量糖类成分组成，刺激性极强，其中凝集素蛋白可加重草酸钙针晶的刺激性，针晶的晶形、含量变化可导致半夏刺激强度不同。此外，半夏生物碱类、有机酸、植物甾醇和某些蛋白质成分是半夏不同毒性的物质基础。同时，生物碱也是半夏药理学作用的关键成分之一，具有镇咳、抗炎、化痰、抗心律失常、止吐等作用。

【毒性反应】

（一）基础毒性

1. 急性毒性 生半夏混悬液小鼠灌胃的LD_{50}为42.7g/kg，腹腔注射清半夏水煎醇沉液的小鼠LD_{50}为98.40g生药/kg。半夏浸膏小鼠腹腔注射的LD_{50}为325mg生药/kg。以生半夏、漂半夏、生姜浸半夏、蒸半夏和白矾半夏的混悬液灌胃小鼠，其中生半夏毒性最大，白矾半夏毒性最小。单次高剂量给予半夏水提组分可造成小鼠肝损伤。比较山东产、贵州产、湖北产半夏水煎剂对小鼠的急性毒性，发现湖北产半夏水煎剂毒性最大，贵州产最小，并发现半夏毒性大小与其所含的总有机酸、总生物碱量呈一定的相关性。

2. 长期毒性 小鼠用半夏粉混悬液1g/kg或半夏醇提物0.1g/kg灌胃后7天，半夏粉混悬液组小鼠从给药第5天开始体质量逐日下降，并降低脾脏、胸腺、肝脏指数，而醇提物无上述作用。小鼠连续14天用生半夏粉混悬液2.275g/kg灌胃开始3天，小鼠表现伸脖打嗝行为、精神较差、不活跃；给药14天后小鼠体质量增长低于对照组，经脏器组织学检查，发现对心、肝、卵巢无明显影响，但可引起小鼠肾脏肾小管上皮细胞变性，甚至出现重度水肿变性；降低了脾脏中T淋巴细胞CD4+、CD8+值及CD4+/CD8+比值。生半夏混悬液9、4.5、2.25g/kg以30ml/kg灌胃小鼠，每天给药1次，连续3周，可致小鼠体重增长明显减慢，肾脏指数明显升高，并有小鼠死亡。制半夏混悬液9g/kg同样方式作用则未见毒性反应。

3. 黏膜刺激性 经动物实验研究发现生半夏及炮制不当的半夏粉混悬液对各种黏膜（嘴唇、口腔、声带、胃肠、眼等）有强烈的刺激性，引起刺痛、炎症、水肿、失音、呕吐、腹泻等刺激症状。用生半夏、漂半夏、生姜浸半夏、蒸半夏的混悬液灌胃鸽，可引起呕吐；灌胃豚鼠可致其声音嘶哑或失声，白矾半夏则无此毒性。生半夏粉末混悬液（相当于含草酸钙针晶0.5%）对家兔眼结膜具有明显刺激性。半夏凝集素不引起家兔眼结膜水肿，但可显著增强半夏毒针晶引起的眼结膜水肿。

（二）特殊毒性

1. 生殖毒性　生半夏、姜半夏、法半夏水煎液分别腹腔注射给予妊娠后第 7 天小鼠 $10g/(kg \cdot d)$，连续 10 天，具有显著的致畸作用，尤以生半夏明显。半夏蛋白可抑制小鼠早孕，半夏蛋白 1.25mg/ml 皮下注射雌性小鼠 0.2 毫升/只，抑孕率达 50%。经半夏蛋白作用后，被移植的正常胚泡无法在子宫内膜着床；在子宫内经半夏蛋白孵育的胚泡移植到同步的假孕子宫，着床率随孵育时间延长而降低。生半夏和制半夏会引起孕鼠阴道出血、产生胚胎毒性和畸形等。生半夏粉末以 9g 生药/kg 给药、制半夏汤剂在剂量为 15g 生药/kg 时对大鼠妊娠和胚胎有显著的毒性，妊娠早期给药毒性以死胎增加为主，妊娠中晚期给药则以阴道出血和死胎增加为主。半夏及姜半夏（1.434g/kg）对妊娠大鼠的甘油磷脂代谢、氨基酸代谢和碳水化合物代谢均有不同程度的干扰而产生毒性作用。

2. 遗传毒性　生半夏水煎液小鼠灌胃 25g/kg，每天 1 次，连续 10 天，可引起骨髓嗜多染红细胞微核率升高。生半夏和姜半夏 10g 生药/kg 小鼠腹腔注射，每天 1 次，连续 10 天，可致骨髓细胞染色体畸变频率明显增高，具有致突变作用。生半夏、姜半夏及法半夏在 10g/kg 的生药剂量下灌胃给药即可对小鼠胎儿有明显的致畸作用，且腹腔注射的毒性高于口服给药，但无论何种给药方式，生半夏毒性都显著大于姜、法半夏，而姜半夏在较高剂量（30g/kg）时才会显示出轻微的遗传毒性。目前认为半夏遗传毒性的作用机制可能为半夏导致 DNA 的损伤。

【毒作用机制】

半夏具有刺激毒性、神经毒性和肝肾毒性。半夏中所含针晶是导致刺激毒性的主要物质，其机制为半夏中含有的半夏凝集素蛋白随针晶的刺入进入机体组织诱发显著的炎症刺激性毒性。半夏生品的刺激性毒性是半夏针晶尖锐末端刺入机体引起的机械刺激与半夏凝集素蛋白带入机体后引起的化学刺激的双重作用。半夏中所含有植物甾醇、生物碱（如烟碱）等在大剂量时可引起中枢神经系统抑制而导致麻痹等神经系统毒性。半夏可直接导致肝、肾器官损伤，如生半夏水煎液 25g/kg 灌胃小鼠可引起小鼠肝组织细胞水肿和脂肪变性，导致肾实质内散在灶性淋巴细胞浸润和肾小管内管型形成。

（一）靶器官毒性机制

1. 肝脏毒性机制　毒理学研究显示，不同剂量的半夏酸水渗漉液或不同剂量的半夏水提物可导致小鼠急性肝毒性，升高血清天冬氨酸氨基转移酶、丙氨酸氨基转移酶值，并呈时间 - 剂量依赖性。半夏凝集素（5μg/ml）能够激活 NF-κB 信号通路，促进炎症因子如 TNF-α、IL-1β 和 IL-6 的释放，进而导致炎症；同时，半夏可引起细胞产生大量活性氧，主要包括羟基自由基、氧自由基、过氧化氢等，导致氧化应激损伤，产生肝毒性。半夏的肝毒性作用机制可能与 Glypican 途径、蛋白聚糖辛聚糖介导的信号转导、胰岛素途径等通路有关。

2. 心脏毒性机制　半夏水提物（0.4g/ml）可显著升高 SD 大鼠血清 CK、CK - MB、LDH 含量。通过 HE 染色法观察生半夏和制半夏对心脏的组织损伤程度，显示生半夏和制半夏给药组较正常组的组织结构无明显变化，而生化指标 CK、CK-MB、LDH 含量升高，原因可能与半夏的毒性首先反映在生化参数的变化上有关。生半夏能够通过阻断 mTOR 信号通路和激活 TGF-β1 信号通路而导致心脏毒性，而炮制可以使生半夏毒性降低，可能与自由基的清除有关。此外，生半夏还可显著增加血清中 5-HT 含量，进而激活 TGF-β1 信号途径，上调 TGF-β1 蛋白的表达而诱导细胞凋亡，继而产生心脏毒性。

3. 消化道毒性机制　未经处理的生半夏对皮肤、口腔和胃肠黏膜有强烈的刺激性，导致口舌麻木，刺激声带导致失音，刺激消化道黏膜导致呕吐或腹泻等常见不良反应。姜矾煮半夏和姜汁煮半夏可减弱大鼠肠胃运动，但对大鼠胃液中胃蛋白酶的活性和 PGE_2 的含量无明显影响，而生半夏可促进大鼠胃肠的运动并降低胃液中 PGE_2 的含量、胃酸的分泌和胃蛋白酶的活性，从而导致胃黏膜的损伤。表明半夏对消化道黏膜具有明显的刺激性毒性，且与降低胃液中 PGE$_2$ 的含量、胃酸的分泌和胃蛋白酶的活性有关。

（二）毒效相关性

肝脏毒效相关性　对半夏及其不同炮制品对大鼠肝毒性进行研究，通过大鼠灌胃给药并对肝功能相关指标进行检测，结果表明生半夏、姜半夏、法半夏、清半夏对正常大鼠都能造成不同程度的肝损伤，且生半夏＞清半夏＞姜半夏＞法半夏，并推测肝损伤作用可能与给药剂量有一定相关性，临床上服用小剂量的生半夏不会造成严重的肝损伤。另外半夏水提组分和生物碱富集物在一定时间、一定剂量范围内均可造成不同程度肝损伤，半夏总生物碱富集物较半夏水提组分肝毒性出现时间早、持续时间长、损伤程度深。血清 ALT、AST 可作为特异性强、灵敏度高的半夏肝毒性损伤早期检测指标。此外，半夏酸水渗漉液单次给药对小鼠肝毒性的"时－毒"关系研究结果表明，单次给予较高剂量的半夏酸水渗漉液可造成小鼠急性肝损伤，表现为血清 ALT、AST 值升高甚或肝组织病理形态学的改变，且毒性出现早、持续时间长。而其"量－毒"关系的研究表明，半夏酸水渗漉液达一定剂量后，可致小鼠急性肝损伤，具体表现为血清 ALT、AST 值升高甚或肝组织病理形态学的改变，且呈明显的量毒关系。

【控毒方法】

生半夏一般外用，内服一般用炮制品。《中国药典》有清半夏、法半夏、姜半夏等炮制品种。不同炮制品半夏的刺激性由大到小为生半夏＞清半夏＞姜半夏＞法半夏。其机制可能是辅料白矾和石灰可破坏半夏毒针晶蛋白结构；而姜半夏中的生姜可抑制生半夏引起的炎症反应。配伍可以降低半夏的毒性作用，同时调控其功效发挥方向。目前多用生姜、干姜配伍，既制半夏毒性，又能增强半夏化痰蠲饮、和胃降逆的功效。临床上准确辨证、合理应用可降低半夏毒性。针对不同证型，选用不同炮制品。对于体弱多痰、寒湿较轻者宜用清半夏；对于脾虚湿困、痰饮内停者，且无论虚实寒热均可选用法半夏；对于脾虚痰湿壅盛所致的胃气上逆、恶心呕吐或寒痰咳逆者可取用姜半夏；而半夏曲偏于消食滞、止咳化痰。姜半夏偏于降气、化痰、平喘。另外，阴虚燥咳、津伤口渴、血证及燥痰者禁服，妊娠期妇女慎服。应用半夏应从小剂量开始，采用递增的方式，如无不良反应，再逐渐加量，取效后不必再加量。半夏生用毒性大，必须入汤剂久煎或制后方可内服。

【中毒救治】

半夏中毒后立即用 1∶5000 高锰酸钾溶液或浓茶或鞣酸液洗胃，用硫酸镁导泻；内服蛋清、生姜汁、牛奶、稀粥、面糊、果汁等；中毒后引起缓慢性心律失常，可以用阿托品等给予治疗；出现过敏性药疹，可以肌内注射异丙嗪 25mg，静脉注射 25% 葡萄糖溶液 40ml、10% 葡萄糖酸钙 10ml、维生素 C 注射液 1.0g、地塞米松注射液 10mg，可以口服马来酸氯苯那敏。此外，可以通过利尿、改善血流量等方法来达到解救的目的。中医可采用：鲜生姜 50g，捣烂取汁服下；或生甘草 30g 放于口中咀嚼，待唾液满口后频频吞下；或生姜 60g、生甘草 50g，煎水频服，同时可根据病情对症处理。

洋金花

本品为茄科植物白花曼陀罗 *Datura metel* L. 的干燥花。又名曼陀罗花、羊惊花、风茄花等，主产于江苏、浙江、福建、广东、广西、湖北、四川等地。4～11 月花初开时采收，晒干或低温干燥。烘干品质柔韧，气特异；晒干品质脆，气微，味微苦。现代有关洋金花的炮制品是将生洋金花用生姜汁拌匀，待吸透，略润，切成 1～2mm 细丝，置锅内，炒干，趁热喷洒白酒，拌匀，稍闷，晾干。洋金花味辛，性温；有毒，归肺，肝经。功效为平喘止咳、解痉定痛。用于哮喘咳嗽、脘腹冷痛、风湿痹痛、小儿慢惊、外科麻醉。主要含醉茄内酯类、生物碱类、萜类、黄酮类、苯丙素类等。具有止咳平喘、解痉镇痛、抗银屑病、扩张血管、抗氧化等作用。

>>> 知识链接 ○--

洋金花与麻醉

"洋金花"一名首载于近代杨华亭撰写的《药物图考》，明代李时珍的《本草纲目》，名为"曼陀罗花"。最大的作用是利用特殊的毒性使患者身体麻痹，失去知觉，起到麻醉剂的作用，便于医生的手术等操作。因此也被称为"东方麻醉剂"。在古典小说及现代武侠小说中，常有利用"蒙汗药"的故事，其主要原料就是曼陀罗花，是利用东莨菪碱能松弛肌肉，抑制汗腺分泌的功效，成为刀光剑影中的"制胜之宝"。南宋窦材在《扁鹊心书》中介绍"睡圣散"时说："人难忍艾火灸痛，服此即昏睡，不知痛，亦不伤人。山茄花（八月收），火麻花（八月收）……采后共为末，每服三钱，小儿只一钱，茶酒任下。一服后即昏睡，可灸五十壮，醒后再服再灸。"山茄花即曼陀罗花，证明至少在宋朝时期，中医就开始应用曼陀罗花作为针灸治疗时的麻醉药。也有考证认为华佗发明的"麻沸散"主要成分也是曼陀罗。20世纪70年代以来，以曼陀罗为主的麻醉剂重放异彩，引起中外医学界的重视。

--●

【历史沿革】

洋金花最早记载于《履巉岩本草》载"曼陀罗性温有毒，治寒湿脚，面上破生疮，晒干为末，用少许贴患处"；《生草药性备药》言其"味甘，性温，有毒，食能杀人，迷闷人"；《中国药典》中将其列为"有毒"。

【毒性表现】

洋金花中毒的毒性表现与副交感神经、中枢神经、心血管系统等有关。临床上洋金花中毒的常见原因是用量过大或误服，中毒症状一般在口服后30~60分钟出现，也有数小时后迟发。中毒表现可见口干、皮肤潮红、瞳孔散大、视物模糊；步态不稳、嗜睡、意识模糊、谵语、大小便失禁、焦躁不安；心悸、心率过快、心律不齐、血压升高或下降等症状。

【毒性成分】

洋金花的主要化学成分是莨菪烷类生物碱，包含东莨菪碱、莨菪碱和阿托品均有毒性。也有研究发现洋金花总碱能够诱发DNA损伤，由洋金花总碱处理的体外细胞染色体畸变率也显著升高。这些毒性成分是洋金花引起急性毒性和特殊毒性的主要物质。

【毒性反应】

洋金花有急性毒性、特殊毒性，因此，对于洋金花的大量应用持慎重态度。

（一）基础毒性

急性毒性　洋金花叶醉茄内酯组分灌胃 LD_{50} 为 6.16g/kg。洋金花提取液大鼠灌胃 LD_{50} 为 14.9g/kg。洋金花注射液小鼠腹腔注射 LD_{50} 为 8.2mg/kg。洋金花总碱犬静脉注射的 LD_{50} 为 75~80mg/kg。

（二）特殊毒性

遗传毒性　经洋金花总碱处理的体外细胞染色体畸变率显著增加，洋金花总碱还能使小鼠骨髓多染红细胞微核细胞率增加显著，或是使用洋金花总碱治疗银屑病患者的淋巴细胞姊妹染色单体互换率有非常显著的增加，反映了洋金花总碱能诱发DNA损伤，使染色体严重受损。

【毒作用机制】

洋金花中毒机制主要为抗M胆碱受体作用。对周围神经则表现为抑制副交感神经功能，引起口干、散瞳、心动过速、皮肤潮红等。对中枢神经系统则为兴奋作用，引起烦躁，谵妄、幻听、幻视、惊厥。

（一）靶器官毒性机制

中枢系统毒性机制 洋金花所含的东莨菪碱属于莨菪烷类生物碱，是 M 胆碱受体阻断剂，能与乙酰胆碱竞争 M 型胆碱受体，对副交感神经功能表现出抑制作用，引起口干、皮肤潮红、心率加快、瞳孔扩大、视物模糊等；对中枢神经则为兴奋作用，能够引起烦躁、谵妄、幻听、幻视、惊厥等。高剂量东莨菪碱会产生健忘症，能引起记忆缺失或损害学习能力。目前，东莨菪碱已运用到认知障碍、记忆损伤等相关疾病模型的构建，如腹腔注射 0.5～1.0mg/kg 东莨菪碱会干扰大鼠记忆与空间认知；连续腹腔注射 0.4mg/kg 东莨菪碱足以造成小鼠记忆缺陷。东莨菪碱可能是通过扰乱丙氨酸 - 天门冬氨酸 - 谷氨酸代谢、甘氨酸 - 丝氨酸 - 苏氨酸代谢、谷氨酰胺 - 谷氨酸代谢等 3 条代谢通路，导致氨基酸代谢紊乱，致使氨基酸类神经递质含量异常而诱发神经细胞的毒性损害。

（二）毒代动力学

洋金花生物碱口服吸收较快，分布于全身，可通过胎盘至胎儿体循环。大鼠灌胃给予放射性 ^{3}H-东莨菪碱 15 分钟即可从血浆中测得药物；其中以肾脏药物浓度最高，肝脏次之。大鼠腹腔注射 ^{3}H-东莨菪碱，以肺内药物浓度最高，肾次之，其中注射 30 分钟后，脑内药物水平的含量是血浆的 3 倍。^{3}H-东莨菪碱的药代动力学符合二室模型，$t_{1/2\alpha}$ 为 11 分钟，$t_{1/2\beta}$ 为 95 分钟。大鼠灌胃给予氢溴酸东莨菪碱（高剂量组 100mg/kg，低剂量组 25mg/kg），灌胃后不同时间点取血测定。高、低两个剂量组 t_{max} 分别为 0.528、0.472 小时；$t_{1/2}$ 分别为 42.107、16.382 小时；c_{max} 分别为 7766.665、964.250ng/ml。东莨菪碱的代谢在不同个体或种属有较大差异。

（三）毒效相关性

洋金花引起毒性反应和发挥药理活性均与其所含的东莨菪碱、莨菪碱以及阿托品等生物碱有关，具有 M 胆碱受体阻断剂的特征，有镇静、镇痛、止咳平喘等功效。洋金花的有效成分东莨菪碱对中枢神经系统作用很强，小剂量有明显的镇静作用，使人疲倦，消除情绪激动，但可能会产生"健忘"。东莨菪碱导致记忆损伤可能与东莨菪碱诱导海马髓鞘碱性蛋白发生降解，改变海马神经丝蛋白的表达水平有关。中毒剂量的东莨菪碱和阿托品主要是对中枢神经先兴奋后抑制，使其患者产生谵妄、烦躁、幻觉，严重可使延髓麻痹导致死亡。出现谵妄等现象的原因可能是莨菪碱与东莨菪碱类化合物的胆碱能拮抗作用诱发注意力损伤和幻觉等诸多谵妄核心表型。东莨菪碱也能够解除迷走神经对心脏的抑制作用，使得交感神经占据优势，加快心率，因此服用过量的洋金花可能会出现心动过速的毒性表现；对于治疗剂量的洋金花总生物碱能够拮抗拟胆碱药引起的血管扩张，使血管收缩减缓，改善血管痉挛，中毒剂量的东莨菪碱能够兴奋血管舒缩中枢使血管扩张，临床表现为皮肤潮红。因此，要严格把控洋金花的药用剂量，正确发挥其药理活性，避免引起毒性反应。

【控毒方法】

洋金花发挥药效以及引起毒性反应的成分主要是东莨菪碱、莨菪碱和阿托品等生物碱。使得洋金花既有药效又有毒性的双重表现，因此在临床上应用洋金花时要慎重考虑使用剂量，采用适当的方法"增效减毒"。

炮制与配伍是中药减毒的重要手段。洋金花的炮制，《本草纲目》以阴干或晒干为用，《生草药性备要》有去心、蒂之说，用以麻醉与止痛时多以酒调下。现代研究中有关洋金花的炮制只有《上海市中药饮片炮制规范》收载：将生洋金花用生姜汁拌匀，待吸透，略润，切成 1～2mm 细丝，置锅内，炒干，趁热喷洒白酒，拌匀，稍闷，晾干。基于该炮制方法得到制洋金花，其炮制品急性毒性试验小鼠的 MTD > 120g/kg，最大耐受倍数为 4800 倍，属于无毒。甘草配伍洋金花，既可以增加生物碱的溶出，还能减少中毒风险。同时洋金花配伍西药使用时也需谨慎，例如与阿托品同服，会使剂量控制不当导致中毒；与强心苷类药物同服，可增强强心苷类药物的吸收和蓄积，同时还可增加药物对心脏的毒性。因本品有毒，小儿或妊娠期妇女等特殊人群应禁用。

【中毒救治】

洋金花中毒时可使用碘酒适量加入温开水中，口服，使得生物碱沉淀；使用高锰酸钾洗胃以及使用硫酸镁导泻；也可使用 M 胆碱激动剂，如毛果芸香碱，拮抗洋金花总生物碱的周围作用，但使用过程需监控心率与血压变化。民间有用防风 2 钱、桂枝 2 钱煎服；生甘草 4 两煎服；生甘草、生绿豆各 1～2 两，捣烂开水泡服或煎服；茶叶 1 两煎浓汁调豆腐半斤 1 次服下等法。

白附子

本品为天南星科植物独角莲 *Typhonium giganteum* Engl. 的干燥块茎。主要分布于河南、陕西、四川、湖北、吉林、辽宁、江苏等地，以河南禹州产者为道地药材，因此又名禹白附。冬季采挖，除去须根和外皮，晒干，生用或炮制后用。白附子性温味辛、有毒，归胃、肝经，具祛风痰、定惊搐、解毒散结、止痛之功效。用于中风痰壅、口眼㖞斜、语言謇涩、惊风癫痫、破伤风、痰厥头痛、偏正头痛、瘰疬痰核、毒蛇咬伤。主要含有氨基酸、挥发油、脂肪酸及其酯类、脑苷酯、微量元素以及皂苷、甾醇等物质。具有止痛、镇静、祛痰、抗菌、抗炎、免疫调节、降低胆固醇、抗肿瘤等作用。

【历史沿革】

白附子始载于《名医别录》，列为下品。《中国药用植物志》最早以"独角莲"入药，实为"禹白附"，现已作为正品广泛应用。白附子被列为有毒中药，如《本草纲目》及《得配本草》均记载："辛、甘、大温、有小毒"。

【毒性表现】

白附子对口腔、咽部、皮肤及胃肠道黏膜均有一定的刺激作用。毒性初期表现为口舌麻辣，咽喉部灼热并有梗死感，舌体僵硬，语言不清，胃部灼痛。继而四肢发麻，头晕眼花，剧烈腹痛，恶心呕吐，流涎，面色苍白，呼吸困难，口腔黏膜及咽部红肿。严重者可致咽喉痉挛、全身麻木，终因呼吸中枢麻痹而死亡。

【毒性成分】

白附子所含苷类化合物是其主要毒性物质基础；所含草酸钙针晶及凝集素蛋白为其刺激性毒性成分，刺激性与其特殊晶型和含量有直接关系。

【毒性反应】

白附子具有急性毒性和长期毒性，不同提取物毒性不同，不同给药方式毒性表现亦不同。白附子生品毒性大于炮制品。

1. 急性毒性 生白附子水提液小鼠腹腔注射的 LD_{50} 为 39.311g/kg，小鼠腹腔注射生品白附子水提液 4 小时内出现明显扭体现象，蜷缩、自由活动减少、行动迟缓、软弱无力等反应；腹腔注射制白附子水提液后，仅个别产生轻微扭体现象，但未见死亡，小鼠活动状态良好，精神无异常。生白附子和制白附子水提液小鼠静脉注射的 LD_{50} 分别为 32.58g/kg 和 29.57g/kg，多数在注射后 20 分钟内死亡，死前表现呼吸变慢、倦卧不安、短时出现惊厥。制白附子 70% 乙醇提取物小鼠灌胃的 LD_{50} 为 250.04g/kg，毒性症状多见呼吸急促，俯卧、自发活动减少等。白附子混悬液 LD_{50} 为 3430.0mg/kg。

2. 长期毒性 白附子水煎剂以临床用量的 25、50、100 倍给药，每日 1 次，连续 3 个月，可致大鼠心排血指数增加和肝脏指数降低。制白附子 70% 乙醇提取物 25、50、100g 生药/kg 灌胃大鼠 3 个月，可致大鼠体重明显下降，停药之后逐渐恢复；心、肝、肾、睾丸的脏器系数明显增大，血清中 TBIL、

GLU、AKP 含量均异常，且高剂量毒性不可逆。

【毒作用机制】

白附子的神经毒性主要是由其所含苷类物质对中枢神经系统有先兴奋后抑制的作用所致，最终可抑制呼吸中枢而致死亡；白附子中的毒针晶及凝集素蛋白能活化巨噬细胞，刺激巨噬细胞释放大量炎症因子，诱导中性粒细胞向炎症部位迁移聚集，产生一系列的炎症反应。

【控毒方法】

白附子的控毒方法主要有依法炮制、辨证用药、合理配伍、控制剂量等。

白附子历代炮制方法主要有姜矾制白附子，酒制白附子，醋面煨白附子，姜、甘草制白附子，姜制白附子，矾、姜、黑豆、甘草制白附子，矾、姜、豆腐制白附子，矾、皂角、黑豆制白附子，矾、皂角、甘草制白附子，其中矾制和姜矾制应用最广，《中国药典》收载为姜矾煮制法。其中白矾是应用最广泛的减毒辅料，白矾制白附子可以降低其毒性，原因在于白矾中的 Al^{3+} 能够与白附子针晶中草酸根离子结合促使草酸钙分解，从而使白附子草酸钙针晶成分下降，降低其刺激性。临床用药时辨证为阴虚血虚动风或血热动风者应忌用；妊娠期妇女、肝肾功能不全者应慎用。临证时，应注意结合患者体质和辨证，从小量开始，逐渐加量。

【中毒救治】

服用白附子出现中毒症状者，应立即停药，采取洗胃或催吐方式，将胃内的食物及时排出；也可采取口服硫酸镁溶液方式导泻，使毒物排出体外；可给予输液，补充维生素及 10% 葡萄糖酸钙；呼吸困难者可吸氧，静滴呼吸中枢兴奋剂；外用后皮肤瘙痒者，可用稀白醋洗涤。

华山参

本品为茄科植物漏斗泡囊草 *Physochlaina infundibularis* Kuang 的干燥根。又名华山人参、热参、秦参、白毛参、醉汉草等，主要分布于陕西、山西、河南等地。多年生草本，是我国特产药用植物。由于主产于秦岭的华山，故名华山参。春季采挖，除去须根，洗净，晒干。用时捣碎。华山参味甘、微苦，性温；有毒。归肺、心经，具有温肺祛痰、平喘止咳、安神镇惊功效。用于寒痰喘咳、惊悸失眠。主要含有生物碱类、香豆素类、苷类、有机酸、挥发油以及其他类化合物，具有镇静、催眠、镇咳、祛痰、平喘、解痉、扩瞳等作用。

【历史沿革】

华山参始载于《本草纲目拾遗》，载其"煤参、形如参，皮心俱青黑。此参出陕西华山。食之多吐人，其性亦劣。味微苦甘，同人参，功力则薄耳。"《中国药典》规定其常用量为 0.1~0.2g。超量服用可引起中毒。

【毒性表现】

华山参的古籍论述不多，近现代始发现其虽有参名，但为有毒之品。中毒表现主要与阿托品类药物中毒症状类似，一般是因为误服或滥用引起的毒性反应。

华山参的中毒表现与阿托品类药物中毒症状类似。一般服药 1~3 小时后发生，先有口干口渴、咽喉干燥、声音嘶哑、瞳孔散大、结膜充血、全身皮肤潮红，继而可变为青紫，皮肤偶见红色丘疹，伴有高热，体温可高达 39~40℃，服药后 2~6 小时可出现精神症状，患者烦躁不安，语言不清，谵妄，站立举步不稳，或见阵发性抽搐、痉挛，尿潴留或便秘等症状。中毒严重者于 12~24 小时后由烦躁进入昏睡，精神萎靡，呼吸表浅而缓慢，四肢发冷，血压下降，昏迷，终因呼吸麻痹而死亡。

【毒性成分】

华山参中含有阿托品、莨菪碱、东莨菪碱、山莨菪碱、异东莨菪醇和脱水东莨菪碱等，另外还含有一种香豆素类苷，为东莨菪素（莨菪亭，东莨菪内酯）与樱草糖（葡萄糖和木糖）的糖苷（华山参苷）。

【毒性反应】

急性毒性 华山参炮制品水煎液、生品水煎液小鼠腹腔注射 LD_{50} 分别为 45.66（38.220、54.538）、36.5（29.911、44.542）g/kg，表明炮制可降低华山参毒性。华山参对动物心脏呈抑制现象；热参碱对中枢神经系统表现为先兴奋后抑制，在中毒剂量时，除瞳孔恢复较慢外，未发现对其他脏器有损害作用。

【毒作用机制】

华山参其毒性作用类似阿托品类药物，主要累及神经系统，可抑制迷走神经，表现为腺体分泌减少，出现口干，声音嘶哑；使支配瞳孔括约肌的动眼神经麻痹而散瞳；由于睫状体肌弛缓，对光反应或角膜反射迟钝或消失；抑制心脏迷走神经可致心率加快；由于抑制汗腺分泌，故出现体温升高；由于血管中枢兴奋，使皮肤血管扩张出现皮肤潮红。还可以兴奋神经中枢，下丘脑及延髓作用，特别是运动和语言功能。中枢神经先兴奋而后麻痹，表现为步履蹒跚，谵妄和不安，哭笑无常，刺激脊髓反射功能而发生抽搐及痉挛，兴奋之后转为抑制，可因延髓麻痹而死亡。

【控毒方法】

由于本品外观与人参类似，因此要注意鉴别，防止误服，在盛产区域要加强宣传，防止滥用华山参引起中毒反应。华山参炮制用甘草、麦冬水煎液浸泡，然后再共同煎煮，以手摸其质软为度，捞出、晒干备用。炮制后毒性降低。作为止咳平喘药，应严格掌握用量。青光眼患者禁用；妊娠期妇女、前列腺极度肥大者慎用。华山参忌铁器、五灵脂、皂荚、黑豆、卤水、藜芦等，临床用药时应避免合用；也不应以华山参作为补药与猪肉、白糖等炖服。

【中毒救治】

华山参出现中毒症状者，可用碳酸氢钠或药用炭洗胃，内服硫酸钠液导泻，碘酒 10~30 滴加温开水口服，沉淀生物碱，也可大量饮糖水，服蛋清或牛奶保护胃黏膜；或应用毛果芸香碱 5~10mg，皮下注射，每 6 小时 1 次；新斯的明 0.5mg，皮下注射，每隔 3~4 小时 1 次。如患者出现中枢兴奋，烦躁不安，躁动谵妄可用安定 10mg 肌内注射，或 10% 水合氯醛 15~20ml 保留灌肠；在中毒的中后期，中枢神经系统由兴奋转入抑制时禁用吗啡和巴比妥类药。可配合静脉输液，以促进毒物排泄。对心率快、呼吸急促、有发绀者及时吸氧，适当选用抗生素以预防感染。中药治疗也可以缓解华山参毒性，可用绿豆皮 120g、金银花 60g、连翘 30g、甘草 15g，加水 1000ml，煎成 200ml，每小时服 20ml。

白屈菜

本品为罂粟科植物白屈菜 *Chelidonium majus* L. 的干燥全草。主要分布于四川、新疆、华北、东北以及亚洲的北部和西部。夏秋二季采挖，除去泥沙，阴干或晒干。白屈菜苦，凉；有毒。归肺、胃经。功效为解痉止痛、止咳平喘。用于胃脘挛痛、咳嗽气喘、百日咳。主要含异喹啉类生物碱、皂苷、黄酮苷、挥发油、维生素等。具有镇咳、祛痰、镇痛、镇静、解痉、抗病原微生物及抗肿瘤等作用。白屈菜生物碱类活性成分主要包括白屈菜碱、原阿片碱、黄连碱、小檗碱、白屈菜红碱和血根碱等，白屈菜碱具有抗肿瘤、抗病毒、抗炎、抗菌、镇痛、止咳平喘、抑制肝纤维化、心肌保护和保肝利胆等作用。

【历史沿革】

白屈菜最早载于明代《救荒本草》，述其"煮后去汁，用以充饥。"《全国中草药汇编》："白屈菜苦，凉。有毒。"《中药大辞典》："白屈菜苦辛，微温，有毒。"《中华本草》："白屈菜苦；凉；有毒。"

【毒性表现】

白屈菜中毒的报道很少，主要因过量误食而引起。多在服用 30 分钟后发生。临床表现为头痛、头晕、口干、视物模糊、胃肠不适、烦躁、谵妄、间歇性痉挛、四肢麻木、血压下降和对光反射消失等。

白屈菜的毒性表现为心血管系统、神经系统等毒性。鲜品白屈菜有强烈的胃肠刺激症状；白屈菜碱能抑制心肌，减慢心率，停止于扩张期，对横纹肌也有抑制作用。对神经系统的作用为先兴奋后麻痹。白屈菜碱属原阿片碱一类，能抑制中枢，对神经末梢的作用也较强。白根碱中毒量可发生士的宁样惊厥，黄连碱具有细胞毒性，其余生物碱也有致痉挛作用和局部麻醉作用。白屈菜全草有毒，所含橘黄色乳汁，味苦辣，对皮肤刺激性强，外涂后会出现疼痛、瘙痒，触及嘴唇能使之肿大，咽下则引起呕吐、腹痛、痉挛和昏睡。另外，白屈菜可引起肝损害。

【毒性成分】

白屈菜中的生物碱成分是其主要毒性物质基础，如属苯并菲啶型生物碱的白屈菜碱、白屈菜明碱和属原托品型生物碱的原阿片碱等。

【毒性反应】

白屈菜有急性毒性、亚急性毒性和心脏、神经系统等毒性。

（一）基础毒性

1. 急性毒性 白屈菜总碱小鼠静脉注射的 LD_{50} 为 0.0775mg/kg；白屈菜红碱、血根碱雄性小鼠尾静脉注射的 LD_{50} 分别 18.5、15.9mg/kg；白屈菜红碱、血根碱雌性小鼠皮下注射的 LD_{50} 分别为 95、102mg/kg。

2. 亚急性毒性 给雄性小鼠每日灌胃 10mg 含白屈菜红碱和血根碱（二者比例为 7∶3）的混合物，连续 3 天，以后每日灌胃 5mg/kg，连续 7 天，未发现动物死亡，对生长无影响。病理检查，心、肝、脾、肺、肾、肾上腺、胃及十二指肠均未见明显改变。

（二）靶器官毒性

1. 心脏毒性 小剂量白屈菜碱可兴奋离体蛙心，同时使心率减慢。大剂量则可引起心律不齐、传导阻滞，最后停止于舒张期。

2. 中枢神经系统毒性 隐品碱对蛙高级中枢有抑制作用，最后可引起延髓性麻痹，可引起哺乳动物惊厥。原阿片碱小剂量对蛙有麻醉作用，大剂量则可使反射消失并呈现箭毒样作用。血根碱可引起短暂的麻醉作用，随之发生兴奋或惊厥。β-高白屈菜碱的作用与白屈菜碱相似，可引起轻度麻醉，继之呈现惊厥，亦可麻痹感觉神经末梢。

【毒作用机制】

（一）靶器官毒性机制

白屈菜化学成分与罂粟碱同属苯异喹啉类，作用也与罂粟碱相似，具有解痉、镇痛、镇咳、平喘等作用。

白屈菜碱属原阿片碱类，具有中枢抑制作用，一般治疗剂量不抑制呼吸，大剂量则可抑制呼吸。白屈菜碱有扩张冠脉、升高血压、兴奋心脏的作用，0.01~0.02mg 可兴奋离体蛙心，引起心搏减慢；0.05mg 以上则可导致心律不齐或传导阻滞，舒张期心停搏。

白屈菜红碱具有明显的毒性，小鼠静脉注射给药的 LD_{50} 为 22.84mg/kg，大鼠腹腔注射给药的 LD_{50} 为 24.30mg/kg；可能与药物入血后扩张血管导致脏器充血、循环、呼吸障碍所致的急性呼吸衰竭和直接刺激腹腔各脏器等有关。

长期高剂量应用血根碱，可产生心脏及肝脏毒性，主要与其诱导心肌细胞外钙离子的内流以及对肝脏酶系统的毒性等有关。白屈菜所含生物碱类毒性物质，可导致中枢神经系统抑制，从而引起神经毒性。此外，白屈菜碱、白屈菜明碱等具有细胞毒性也是毒性机制之一。

（二）毒效相关性

白屈菜提取物具有较弱的中枢镇静作用和镇痛作用。但中毒量的白屈菜总碱却可使小鼠高度兴奋，甚至阵挛性惊厥。这可能与其成分中的血根碱及 β-高白屈菜碱有关，血根碱及 β-高白屈菜碱均具有中枢兴奋作用，中毒剂量可诱发惊厥。

白屈菜注射液具有平滑肌解痉作用，对抗原、组胺、拟胆碱药及氯化钡所引起的平滑肌痉挛有明显的对抗作用。白屈菜的已知成分中，如 α-高白屈菜碱具有解痉作用；小檗碱及中毒量血根碱却能加强平滑肌的收缩；而白屈菜碱既有解痉作用的报道，也有低浓度加强平滑肌的收缩，高浓度解痉的报道。因此，白屈菜混合制剂时所表现出来的作用往往是其各种成分联合作用表现出来的最终结果。

白屈菜具有心脏毒性、神经毒性和消化系统毒性，其对三个毒效共有靶器官的毒效作用之间有密切联系，在相同机体状态下，剂量是决定其发挥毒还是效作用的核心要素，呈明显的"量-效-毒"正相关，且毒、效分子机制有内在关联。

【控毒方法】

控毒方法主要为合理控制剂量，切勿滥食滥用，避免误食。对其所含的橘黄色乳汁不能直接吞咽，亦不要触及口唇及皮肤等部位。

【中毒救治】

出现中毒症状者，应洗胃、导泻，减少毒物的继续吸收，同时可给予利尿药，加速毒物排泄。出现尿潴留时，可行导尿处理。胃肠道毒性反应可给予复方氢氧化铝、B 族维生素处理。心律失常、房室传导阻滞者，可肌内注射阿托品。出现中枢抑制者，用中枢兴奋剂；手足麻木者试用维生素 B_1 肌内注射、地巴佐口服等。有惊厥者可用安定、苯巴比妥等。中药治疗时，对胃肠道刺激征，可用四君子汤或甘草绿豆汤；心律失常者，考虑生脉散合炙甘草汤加减；四肢麻痹者，给予补阳还五汤加减。

大皂角

大皂角，为豆科植物皂荚 Gleditsia sinensis Lam. 的成熟果实，别名皂角、皂荚、悬刀，生于山坡、林丛。我国大部分地区均有栽培。于 9 ~ 10 月果实成熟后采收，去净杂质，干燥。种子扁椭圆形，外皮黄棕色而光滑，质坚。气味辛辣。大皂角性温，味辛、咸。有小毒。归肺、大肠经。用于开窍祛痰、散结消肿、润燥通便。含多种皂苷，种子含脂肪油。另含非瑟素、黄颜木素、白桦脂酸、白桦醇、木栓酮等成分。临床上常用于中风口噤、昏迷不醒、癫痫痰盛、关窍不通、喉痹痰阻、顽痰不爽、大便燥结；外治痈肿等。

【历史沿革】

汉《金匮要略》记载皂荚丸方，以皂荚为主药，枣膏和服，用于治疗咳逆上气、时时唾浊。方中皂荚即大皂角，又名皂角、大皂荚、长皂荚、悬刀、长皂角、鸡栖子、皂节、大皂、乌犀等，始载于《神农本草经》，味辛、咸，性温，具有祛痰开窍、散结消肿之功效。

【毒性表现】

大皂角中毒多由于误食种子或豆荚所致，中毒剂量在 15g 以上，中毒潜伏期为 2 ~ 3 小时。中毒表现为咽干、上腹饱胀及灼热感，继之恶心呕吐、腹泻，大便呈水样、带泡沫。并有溶血现象，出现面色苍白、四肢不温、腰酸背痛、黄疸、血红蛋白尿及缺氧症状。同时伴有头痛、头晕、全身衰弱无力及四肢酸麻等。严重者可出现脱水、休克、呼吸麻痹、肾功能衰竭等而危及生命。

【毒性成分】

大皂角的毒性成分主要包括皂苷类化合物（saponins），这些化合物具有强烈的刺激性和毒性，能够破坏细胞膜，导致细胞溶解和死亡。皂苷类化合物会刺激胃肠道，引起恶心、呕吐和腹泻，还可以通过神经系统和心血管系统产生毒性作用，引发头痛、头晕、心悸等症状。

【毒作用机制】

皂苷对胃肠道有强烈的刺激作用，可破坏胃黏膜使皂苷吸收引起中毒。主要机制为破坏肠道上皮细胞连接，并使分子进入血液，一旦进入就会破坏细胞的完整性。能够破坏 RBC 的细胞膜并破坏 RBC，还可以破坏和溶解血管内皮。低浓度的皂苷水溶液注入静脉与 RBC 表面的类脂体结合，改变 RBC 表面张力，产生溶血作用。

【控毒方法】

大皂角的控毒方法主要包括以下几个方面：首先，通过教育和警示公众，提高对大皂角毒性的认识和警觉性，避免误食或接触。其次，可以采用物理防治措施，例如在农田或种植区域设置隔离带，防止动物和人员误入接触大皂角植株。合理配伍，避免与胆矾相配或与老醋同服。此外，可以考虑化学防治，喷洒适当的除草剂或植物生长调节剂，但必须确保选择安全有效的产品和适当的施药时间。另外，及时发现大皂角的生长或中毒事件，采取紧急处理和控制措施，以防止毒性事件的发生和扩散。

【中毒救治】

西医救治：早期用 1∶5000 的高锰酸钾或 0.2% 鞣酸洗胃，用番泻叶或硫酸镁导泻，并口服牛乳、蛋清、淀粉胶浆等以保护胃黏膜。输液，维持水、电解质及酸碱平衡，并促进毒素排泄。

◈ 第二节　清化热痰药

清化热痰药主治热痰证，如咳嗽气喘、痰黄质稠者；若痰稠难咯，唇舌干燥之燥痰证，宜选质润之润燥化痰药；痰热癫痫、中风惊厥、瘰瘤、痰火瘰疬等，均可以清化热痰药治之。临床应用时，常与清热泻火、养阴润肺药配伍，以期达到清化热痰、润燥化痰的目的。药性寒凉的清化热痰药、润燥化痰药，寒痰与湿痰证不宜使用。

关白附

本品为毛茛科乌头属植物黄花乌头 Aconitum coreanum（H. Lév.）Rapaics 的干燥子根和母根，主产于辽宁、吉林、黑龙江、河北等地。每年 8～9 月挖出地下块根，除去残茎、须根及泥土，洗净、晒干，关白附生品有毒，一般需炮制后入药，目前常用炮制方法为蒸制和姜矾制。关白附辛甘温，有毒，归胃经、肝经，祛寒湿，止痛。具有祛风痰、定惊痫、散寒止痛作用，主治中风痰壅、口眼歪斜、癫痫、偏正头痛等。主含化学成分为 26 种生物碱及 15 种非生物碱。关白附主要用于治疗变态反应关节炎、痰湿内盛之冠心病、室性或快速性窦性心律失常、跌打疼痛、破伤风、癫痫等，外用治疗关节疼痛、疥癣风疮、皮肤湿痒。

≫≫ 知识链接 ⋅⋅⋅

同名异物之禹白附与关白附

目前国内以"白附子"之名入药有两种，即天南星科植物禹白附和毛茛科植物关白附。同名异物的禹白附与关白附，在古方中使用就不甚明确。禹白附、关白附，两者科属各异，所含成分不同，长期混用。两种白附子均能祛风痰解痉，但禹白附祛风痰、解痉力强，且毒性较弱，常用于头面风疾顽痰之证及痉厥诸证；关白附，毒性大，性强烈，以逐寒、止痛为主，常用于风湿痹痛或头痛诸证。为防范用药失误，调剂差错，临床开处方时，应写明禹白附或关白附，不可用笼统的"白附子"作为处方用名。

【历史沿革】

关白附最早载于《名医别录》名以白附子，列为下品，而《本草纲目》草部毒草类叙述："根正如草乌头之小者，长寸许，干者皱纹有节。白附子为阳明经药，因与附子相似，故得此名，实非附子类也。"此后大多数本草谓白附子"有毒"，如《名医别录》《开宝本草》《药性赋》《汤液本草》《本草经疏》等。

【毒性表现】

关白附中毒的毒性表现常见于神经系统毒性、消化系统毒性、心血管系统毒性、皮肤黏膜刺激性和过敏反应。神经系统毒性表现为头痛、眩晕、共济失调等症状，严重时可能导致昏迷甚至死亡。消化系统毒性表现为恶心呕吐、腹痛腹泻等不适症状，长期摄入还可能增加患胃肠疾病的风险。心血管系统毒性轻则会出现心悸、胸闷等不适感，重则会导致心跳加快、血压下降等不良反应发生。皮肤黏膜刺激性可能出现红肿、疼痛、瘙痒等不适症状，严重者可能导致皮肤灼伤。过敏反应常见症状包括荨麻疹、呼吸困难、面部肿胀等，严重的过敏反应可能导致过敏性休克甚至危及生命。临床上，关白附中毒的常见原因有用量过大、炮制不当、用法错误、配伍失宜等；过度使用可能会出现口腔热、发麻、恶心等中毒症状。

【毒性成分】

关白附与川乌、草乌均来源于毛茛科乌头属植物，故毒性成分相同，主要是双酯型生物碱，以乌头碱、次乌头碱、新乌头碱为代表，但关白附中双酯型生物碱含量较川乌中含量低。这些毒性成分是关白附引起急性毒性、长期毒性的主要物质基础。然而，双酯型生物碱也是关白附抗炎镇痛作用的主要药效物质。

【毒性反应】

1. 急性毒性 制关白附70%醇浸膏（1ml浸膏相当于13.33g原生药）0.3ml/10g灌胃小鼠后，14天内可见小鼠呼吸急促、俯卧、自发活动减少及死亡；其LD_{50}为250.04g/kg。关白附中的关附甲素腹腔注射对小鼠的LD_{50}为（421.69±22.49）mg/kg。

2. 长期毒性 制关白附70%乙醇浸膏（1g浸膏约为25.64g原生药），制关白附100g/kg或蒸馏水（对照组）灌胃大鼠，每天1次，连续3月，制关白附100g/kg组相较对照组体重降低，心、肝、肾、睾丸、附睾、卵巢系数较对照组增大，血清TBIL含量降低，血液Urea含量降低，部分雄鼠前列腺间质慢性炎细胞浸润，部分雌鼠心肌灶性变性坏死伴炎细胞浸润。

【毒作用机制】

关白附双酯型生物碱可调控细胞膜电压依赖型钙、钠、钾离子通道和ATP酶泵使细胞内离子稳态破坏，增大细胞膜通透性，破坏线粒体呼吸功能，破坏细胞分泌递质和细胞因子功能，诱导细胞程序性死亡、氧化损伤等，致神经元细胞、心肌细胞、小肠间质细胞、肝细胞等靶器官细胞毒性，从而导致不同靶器官毒性。新乌头碱、乌头碱和次乌头碱口服符合二室模型；关白附对心脏、神经和胚胎的毒性和相关疾病的药效作用存在剂量正相关，其内在分子机制有密切联系。

【控毒方法】

通过合理炮制，关白附的毒性可降低70%~80%，炮制方法有2种，主要为姜矾复制法及豆腐煮制法。关白附炮制的主要目的是降低毒性，所含双酯型二萜类生物碱是主要毒性成分，又是镇痛消炎有效成分。由于双酯型生物碱性质不稳定，遇水、加热易被水解或分解而使毒性降低，但镇痛、抗炎作用仍然很明显。毒性降低只决定于双酯型生物碱的分解或水解程度。甘草与关白附配伍，相须为用，减少彼此毒性。

【中毒救治】

出现中毒症状者，应立即停药，彻底洗胃或催吐。进食豆腐：豆腐所含蛋白质是两性化合物，可与鞣酸、生物碱及重金属等结合产生沉淀而降低药物的毒性。

天仙藤

天仙藤 *Fibraurea recisa* Pierre. 又称大黄藤或藤黄连，我国主要分布在云南东南部、广西南部和广东西南部。霜降前落叶时割取地上部分，除去杂质，晒干。本品性味苦，温，归肝、脾、肾经。功效为行气活血、通络止痛。用于脘腹刺痛、关节痹痛、妊娠水肿。主要含有马兜铃酸、木兰碱、轮环藤酚碱、黄藤素等。具有止痛、止咳、祛痰、抗真菌、抗肿瘤、消肿、降血压等作用。

【历史沿革】

天仙藤始载于宋朝的《图经本草》："味苦，温，微毒。"《医学入门》同样记载"天仙藤，微毒，解风劳。"有医家则对其毒性有不同意见，见《纲目》："苦，温，无毒。"至于其用药禁忌，《本草汇言》曰："诸病属虚损者勿用。"《得配本草》又云："气血虚者禁用。"

【毒性表现】

天仙藤中含有马兜铃酸，长期服用含马兜铃酸的药物，可能造成慢性肾功能衰竭以及肾小管病变，短期大量使用也可造成急性肾功能衰竭，同时增加肾脏及上泌尿道致癌的风险，日久导致的肾功能衰竭，主要表现少尿、白细胞尿、蛋白尿、尿糖、严重贫血、中度高血压等，甚至导致血 Cr、BUN 迅速升高，Cr 清除率下降，尿比重及尿渗透压下降，可伴有代谢性酸中毒及电解质紊乱；病理表现为肾间质纤维化、肾小管萎缩或肾小管完全消失。常伴有消化系统的不良反应，毒性表现为恶心、呕吐、食欲减退等，也可见贫血、血小板减少、肝功能损害、听力障碍及震颤等。此外，动物实验发现马兜铃酸具有致癌、致突变和生殖毒性，虽然目前尚无临床报道证实，但应引起重视。

【毒性成分】

天仙藤所含马兜铃酸是其主要的毒性物质基础，如马兜铃酸Ⅰ、马兜铃酸Ⅱ、马兜铃酸Ⅳa 等。

【毒性反应】

（一）基础毒性

1. 急性毒性 短期大量服用天仙藤，可迅速出现少尿或非少尿性急性肾功能衰竭，伴肾小管功能障碍。

2. 长期毒性 天仙藤水煎剂 8.19g 生药/kg 灌胃正常大鼠，每日一次，连续 3 个月。3 个月末大鼠血肌酐增加显著，尿 NAG 较对照组明显升高，局部肾小管管腔扩大，皮髓质交界处可见肾间质纤维化，并有炎性细胞浸润。说明该剂量长期应用可以引起实验大鼠肾小管间质损伤。如果长期间断小量服用，病变隐袭进展，可逐渐引起肾小管和肾小球功能损害，数年内逐渐由氮质血症进入终末肾功能衰竭。

（二）特殊毒性

致癌和致突变 大量研究表明，马兜铃酸具有明确的致突变性和致癌性。马兜铃酸Ⅰ和马兜铃酸Ⅱ在体外和体内均具有诱变和遗传毒性。马兜铃酸能与 DNA 发生加合作用，干扰细胞的分裂。研究发现在马兜铃酸相关尿路上皮癌患者的肿瘤抑制基因 *TP*53 中检测到特异性 A（腺嘌呤）、G（鸟嘌呤）到 T（胸腺嘧啶）的突变。

【毒作用机制】

因长期大量服用含有马兜铃酸类成分的天仙藤中药或复方后而导致的"马兜铃酸肾病"受广泛关注。天仙藤中所含马兜铃酸可引起肾小管上皮细胞变性、坏死；或活化肾小管上皮细胞释放转化生长因子 β1（transforming growth factor-β1，TGF-β1）等因子，作用于肾间质成纤维细胞，激活其分泌细胞外基质，使肾小管上皮细胞转分化为成纤维上皮细胞，随着用药时间的延长而发生肾间质纤维化；或导致肾功能受损，血液中 BUN、Cr 明显升高，尿液中 NAG、中性肽链内切酶（neutralendopeptidase，NEP）等升高，出现蛋白尿、管型尿，最终导致肾功能衰竭。马兜铃酸肾病的发病机制目前尚不十分清楚，大多数学者从临床病理结果推测以马兜铃酸的细胞毒作用为主，可能因其药物成分具有"胞浆毒"特性，长期滞留于细胞内，使急性中毒发展为慢性中毒。马兜铃酸的细胞毒作用可分为三条途径致病：①肾小管上皮细胞的坏死、程序化死亡（即细胞凋亡），或小管上皮细胞变性、萎缩，这些均促使肾间质成纤维细胞活化，进而肾间质细胞基质过多蓄积，最终导致肾间质的纤维化。②直接启动或促进肾间质成纤维细胞活化，肾间质细胞外基质产生过多，致肾间质纤维化。③肾小管上皮细胞活化和转分化，小管上皮细胞的活化可促进肾间质成纤维细胞的活化，而小管上皮细胞的转分化则可直接促进肾间质细胞外基质的增多。两者最终皆导致肾间质纤维化。

【控毒方法】

采用醋炙，姜炙或碱制。与补益药黄芪配伍；与清热药黄连配伍；减少用量。

【中毒救治】

对于含有马兜铃酸的天仙藤中毒患者，应立即停止使用，以避免继续损害肾脏，有助于控制和缓解病情。患者还可以遵医嘱使用呋塞米、氢氯噻嗪、螺内酯等利尿剂进行治疗，减轻肾脏的负担。对于严重的马兜铃酸肾病患者，可能需要接受透析治疗，以清除体内的毒素和过多的水分。

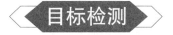

答案解析

简答题

1. 黄药子肝毒性成分是什么？机制是什么？

2. 青木香的主要毒性成分是什么？主要靶器官是什么？毒性机制是什么？

3. 简述关白附的毒性作用机制。

4. 天仙藤的毒性反应有哪些？

书网融合……

思政导航　　　　本章小结　　　　微课　　　　题库

第二十章　止咳平喘药

PPT

学习目标

知识目标

1. 掌握　止咳平喘药的共性毒理特点；毒性表现、毒性成分、毒性反应与毒作用机制、控毒方法；白果、马兜铃、苦杏仁的毒性表现和毒性成分。

2. 熟悉　白果、马兜铃和苦杏仁的毒性反应和控毒方法。

3. 了解　止咳平喘药的概念。

能力目标　通过本章学习，理解止咳平喘药药性与其毒性的关系，初步形成止咳平喘药毒理学研究的思路并开展毒理学研究。

素质目标　通过本章学习，形成对常见止咳平喘药毒性和安全用药的意识，初步具备开展止咳平喘药毒性研究的科研素养和创新能力。

本类药物多归肺经，其味或辛或苦或甘，其性或寒或温。因辛散之性可宣肺散邪而止咳；苦泄之性可泄降上逆之肺气，或因其性寒，泻肺降火，或泄肺中水气及痰饮以平喘止咳；甘润之性可润肺燥止咳嗽；个别药物味涩而收敛肺气以定喘，故本类药物通过宣肺、降肺、泻肺、润肺、敛肺及化痰等不同作用，达到止咳、平喘的目的。其中有的药物偏于止咳，如马兜铃等，有的偏于平喘，如白果等，或兼而有之，如苦杏仁等。本类药物主治咳嗽喘息。部分止咳平喘药物兼有润肠通便、利水消肿、清利湿热、解痉止痛等功效，亦可用治肠燥便秘、水肿、胸腹积水、湿热黄疸，心腹疼痛、癫痫等。止咳平喘药的毒性具有一些共同的特点。

（1）**毒性物质**　主要有苷类、黄酮类、生物碱和挥发油类。苷类化合物如白果中的总黄酮苷、苦杏仁中的苦杏仁苷等，生物碱如马兜铃中的马兜铃碱等；挥发油类成分有白果挥发油等，如异硫氰酸苄酯等，这些挥发性成分也是其辛味的主要物质基础。

（2）**毒性表现**　主要引起呼吸系统、心血管系统、神经系统、消化系统毒性和肝毒性，部分药物还有生殖毒性和致癌性。如马兜铃中的马兜铃酸可引起肾毒性；白果中的白果酸引起发热、呕吐、腹痛、泄泻、头晕、头痛甚至昏迷、谵妄、惊厥、呼吸困难等；苦杏仁中的苦杏仁苷引起呕吐并有水样腹泻、心悸、呼吸困难、四肢软弱无力。

（3）**控毒方法**　主要是对证用药、合理配伍、依法炮制和控制剂量。如临床用药时，白果应选用炮制品而不宜用生品，生苦杏仁不同炮制品的性能功效有别，应合理选用。应控制剂量和疗效，中病即止。

马兜铃

本品为马兜铃科植物北马兜铃 *Aristolochia contorta* Bge. 或马兜铃 *Aristolochia debilis* Sieb. et Zucc. 的干燥成熟果实。分布于中国黄河以南至长江流域，南至广西。秋季果实由绿变黄时采收，干燥。马兜铃除去杂质，筛去灰屑。取净马兜铃，搓碎，照蜜炙法炒至不黏手。马兜铃味苦，微寒。归肺、大肠经。功效为清肺降气、止咳平喘、清肠消痔。用于肺热咳喘、痰中带血、肠热痔血、痔疮肿痛。主要含马兜铃酸Ⅰ、马兜铃酸Ⅱ、马兜铃酸Ⅲ、马兜铃酸Ⅳa、马兜铃内酰胺Ⅰ等成分。具有祛痰、镇咳、镇痛、镇静及兴奋平滑肌、抗菌、抗感染、抗血小板聚集、抗炎、抗肿瘤等作用。

【历史沿革】

古代医家多认为马兜铃的毒性即为药性，对其用药禁忌也多有描述，《本草经读》云："马兜铃，虽云无毒，而偏寒之性，多服必令吐利不止也。肺虚寒者勿用。"《汤液本草》："苦，阴中微阳，味苦、寒。无毒。"陈修园曰："气寒得水气入肾，味苦得火味入心，虽云无毒，而偏寒之性，多服必令吐利不止也。"

【毒性表现】

马兜铃中含有马兜铃酸，长期服用含马兜铃酸的药物，可能造成慢性肾功能衰竭以及肾小管病变，短期大量使用也可造成急性肾功能衰竭，同时增加肾脏及上泌尿道致癌的风险。多年间断小剂量服用含马兜铃酸药物史，病变隐袭进展，逐渐出现肾小管和肾小球功能损害，数年内逐渐由氮质血症进入终末肾功能衰竭。B超显示双肾萎缩。其临床特点是肾功能不全，且终止马兜铃酸的摄入后，肾功能仍然减退。常有近端及远端小管功能障碍，表现为肾性尿糖、尿NAG酶升高、低比重尿、低渗透压尿及肾小管酸中毒。尿常规显示有轻度蛋白尿，贫血出现较早，呈轻、中度，半数以上患者有轻、中度高血压。肾穿刺病理为广泛少细胞性肾间质纤维化。常伴有消化系统的不良反应，毒性表现为恶心、呕吐、食欲减退等，也可见贫血、血小板减少、肝功能损害、听力障碍及震颤等。此外，动物实验发现马兜铃酸具有致癌、致突变和生殖毒性，虽然目前尚无临床报道证实，但应引起重视。

【毒性成分】

马兜铃所含的马兜铃酸是主要的毒性物质基础，如马兜铃酸Ⅰ、马兜铃酸Ⅱ、马兜铃酸Ⅲ、马兜铃酸Ⅳa等。

【毒性反应】

（一）基础毒性

急性毒性 马兜铃醇提物、马兜铃水煎剂、马兜铃酸均有急性毒性，马兜铃中的马兜铃酸还有肾毒性、致畸、致突变等毒性。如果短期大量服用马兜铃，可迅速出现少尿或非少尿性急性肾功能衰竭，伴肾小管功能障碍。

（二）特殊毒性

1. 致癌 马兜铃酸5mg/kg喂饲小鼠，每日1次，连续给药3周，可致小鼠前胃乳突状瘤、前胃鳞癌、囊泡原性癌，亦可出现肾皮质囊性乳头状腺瘤、恶性淋巴瘤和子宫血管瘤。马兜铃酸分别喂饲大鼠0.1、1、10mg/kg，每日1次，连续给药3个月，可致大鼠前胃鳞癌、肾盂癌、膀胱癌等。

2. 致突变 马兜铃酸钠盐小鼠静脉注射，雄性小鼠6mg/kg及以上剂量、雌性小鼠20mg/kg及以上剂量可致小鼠骨髓细胞微核率显著增加。Ames试验表明马兜铃酸对TA100和TA1537菌株具有直接致突变作用。马兜铃酸可致人淋巴细胞染色体畸变试验和姐妹染色单体互换试验阳性。马兜铃酸或马兜铃酸A给予大鼠，可检测到脱氧腺苷马兜铃内酰胺A的DNA加合物，特异DNA加合物是DNA损伤重要的生物标志物。

3. 生殖毒性 马兜铃酸3.7mg/kg灌胃受孕小鼠，可降低受孕动物的胎仔数；受孕后6天的小鼠给予马兜铃酸的代谢产物AL-Ⅰ 90mg/kg，则可终止妊娠；家兔灌胃AL-Ⅰ 60mg/kg，可降低胎仔数。受孕大鼠或犬羊膜内1次注射马兜铃酸，可引起动物胎仔死亡或终止妊娠

【毒作用机制】

（一）靶器官毒性机制

研究表明马兜铃酸类成分及其衍生物可以通过多种途径影响肾脏的生理过程以及信号传导途径而产

生其毒性反应。如：马兜铃酸可使大鼠肾脏生理过程的 TNF 信号通路、白细胞介素信号通路、造血干细胞系、细胞黏附分子、胰岛素信号通路、IFN 信号通路、IL-2 信号通路等相关基因发生改变，而 NF-κB 信号通路在此网络调节结构中起主要作用。能够刺激成肌纤维细胞，或增加其活性，导致间质纤维化。可激活肾小管上皮细胞，分泌大量 TGF-β，再诱导纤连蛋白（FN）的分泌，前者作用于肾间质成纤维细胞，促其分泌细胞外基质。

小鼠灌胃马兜铃酸，肾小管损伤评分以及 ET-1 表达显著增加，NO 生成显著减少，VEGF 蛋白表达也减少，而 HIF-1α 在间质肾脏损害区显著增加，提示缺血可能与马兜铃肾病的病理密切相关。同时，马兜铃酸也下调了抗氧化酶基因的表达，如超氧化物歧化酶，谷胱甘肽还原酶和谷胱甘肽过氧化物酶。提示，氧化应激在马兜铃酸的细胞毒作用中发挥了重要作用。马兜铃酸可以抑制 Caspase3 活化，上调抗凋亡基因 Bcl-XL 的表达，促进细胞再生。

（二）致癌作用机制

给雄性大鼠灌胃马兜铃酸 10mg/kg，每周 5 次，连续 12 周，可使其大鼠肾脏 372 个、肝脏的 111 个与癌变密切相关的基因发生改变，这些基因的功能涉及药物代谢、DNA 复制、重组与修复、基因缺陷、细胞周期、细胞发育、细胞功能维持、细胞之间的信号传递与相互作用、细胞形态、细胞死亡、细胞生长与增殖、肿瘤形态、肿瘤等。

（三）生殖毒性机制

马兜铃酸作用于不同发育时期的斑马鱼胚胎，可造成其心脏变形和缩小、收缩性逐步丧失，最终导致胚胎死亡，提示马兜铃酸主要影响心脏的生理功能。

【控毒方法】

通过炮制可以改变药物性味，降低毒性增强疗效。研究发现醋炙，姜炙可降低关木通毒性。碱制细辛马兜铃酸 A 含量显著降低，石灰水煮、蒸，甘草汁煮、黑豆汁煮及小苏打水煮等均可显著降低药材中马兜铃酸含量，炮制同样可降低其毒性。近年来又有学者运用分子育种技术培育无毒品种，如果成功将会从来源上阻断马兜铃酸的合成，成为该类药物减毒的有效手段。马兜铃配伍黄芪、冬虫夏草、牡丹皮、丹参、生地黄、竹叶、黄连、大黄等均出现显著的减毒作用。

【中毒救治】

由于马兜铃酸肾病临床表现较特殊，发展较快、危害较大，治疗无成熟方案，一般采用中西药结合治疗。最后发展至尿毒症者，采用透析疗法和肾脏移植术。

白　果

本品为银杏科植物银杏 *Ginkgo biloba* L. 的干燥成熟种子。主要分布于安徽、浙江、江苏、山东、广西、四川、河南、湖北、辽宁等地。秋季种子成熟时采收，除去肉质外种皮，洗净，稍蒸或略煮后，烘干。生用或清炒用。白果甘、苦、涩，平；有毒。归肺、肾经。功效为敛肺平喘、止带缩尿。用于痰多咳喘、带下白浊、遗尿尿频。主要含有蛋白质、脂肪酸、羟基酚酸类、白果多糖、白果色素及微量元素等。具有祛痰、止咳、平喘、降血脂、降血压、抗菌、抗肿瘤、抗氧化、抗疲劳、抗衰老等作用。

>>> **知识链接** --

白果的广泛应用

白果性平和，能敛肺气，平喘咳，消痰涎，常与其他止咳平喘、收敛止带药配伍，用于治疗痰多喘咳和带下白浊、遗尿尿频。如《摄生众妙方》中的鸭掌散，白果配伍麻黄、甘草使用治疗哮喘痰嗽兼风寒；《扶寿精方》的定喘汤中，炒白果与黄芩、半夏、麻黄等配伍使用治疗外感风寒且肺有蕴热、喘咳痰多；《中国药物大全》的哮喘丸中，白果与川贝母、麻黄、五味子配伍治疗久咳气喘、咳痰不爽。

【历史沿革】

白果始载于《绍兴本草》，名银杏。《日用本草》始称白果。历代对白果毒性的认识虽略有不同，但绝大部分的本草持有"小毒"的观点。《滇南本草》载："味甘、苦，性温，有小毒。"《本草纲目》言："白果小苦微甘，性温，有小毒。多食令人胪胀。"

【毒性表现】

白果不良反应多发生于口服后 2～12 小时，主要表现为神经系统症状（抽搐）及胃肠道症状，偶有末梢神经功能障碍，毒性表现为发热、呕吐、腹痛、泄泻、头晕、头痛甚至昏迷、谵妄、惊厥、呼吸困难，严重者可因呼吸衰竭而死亡。少数人则表现为感觉障碍、下肢完全性弛缓性瘫痪或轻瘫。此外，白果的外种皮可导致过敏性皮炎。

【毒性成分】

白果的主要毒性成分为白果酸、氢化白果酸、白果酚、白果醇、银杏毒等白果毒素。

【毒性反应】

（一）基础毒性

1. 急性毒性 白果外种皮水溶性成分小鼠腹腔注射的 LD_{50} 分别为 5.02g/kg（水提醇沉法提取）、3.04g/kg（醇提水沉法提取）。异银杏双黄酮小鼠尾静脉注射的 LD_{50} 为 242mg/kg，急性中毒症状有呼吸急促、匍匐不动，均死于呼吸抑制。白果所含中性结晶成分小鼠皮下注射 460mg/kg 可引起强烈惊厥、死亡。银杏毒 0.2g/kg 兔静脉注射，先有短暂的升压作用，而后血压下降，呼吸困难，动物惊厥而死。

2. 长期毒性 豚鼠灌服油浸白果 3g/kg，共 95～113 天，或白果肉粗提取物酸性成分 150～200mg/kg，共 60 天，或小鼠大量喂饲以白果粉，均可出现食欲不振、体重减轻、程度不等的肝损害、肾小球肾炎，甚至死亡。

（二）特殊毒性

遗传毒性 80% 的银杏总黄酮苷进行中国仓鼠肺细胞（Chinese hamster lung cell，CHL）染色体畸变试验（48 小时，未加 S9），200mg/L 剂量的畸变率达 5%，且以易位畸变为主；800mg/L 剂量细胞分裂相减少，生长受抑。

【毒作用机制】

白果导致过敏反应的机制为白果二酚促进组胺释放增加，或白果酸作为变应原引起变态反应，或酚酸类成分的酚官能团与酶系统反应使葡萄糖酸-6-磷酸脱氧酶、苹果酸脱氧酶、异柠檬酸脱氧酶和 α-葡糖苷酶、醛还原酶、酪氨酸酶等多个酶活性抑制所致。另外，白果中的贮藏蛋白和白果外种皮浆液也可能是致敏性物质之一。另外，银杏酚酸具有神经毒作用，可导致小鸡晶胚神经细胞的死亡，死亡率与银杏酚酸浓度存在依赖关系，表现出程序性细胞死亡的部分特征，如染色质浓缩、细胞核收缩，也有部分坏疽的特征。白果还可导致肝损害和肾小球肾炎，导致肝肾毒性，机制可能与前所述酶活性抑制和细胞毒性有关。

【控毒方法】

白果不宜生食。入药时最好选用蒸、煮过的炮制品。白果的中毒及中毒的轻重与服食量的多少有密切关系，所以食用白果切不可过量。临床应用要严格控制剂量，最大量不超过 15g。白果的中毒服用量小儿 7~150 粒，成年人 40~300 粒不等。白果在临床上经常与其他药物配伍使用，以充分发挥其药效。白果对中枢神经有麻醉作用，注意勿与西药麻醉剂、镇静止咳剂等同用，以免引起严重的呼吸中枢抑制。另外，3 岁内小儿最好不食用白果。

【中毒救治】

急性白果中毒目前尚无特效解毒剂。食入过多引起中毒症状者，应立即催吐后送医院或直接送医院救治。治疗主要是阻止毒物的吸收和排出已吸收的毒物，如催吐、洗胃、导泻、利尿、补液等。

苦杏仁

本品为蔷薇科植物山杏 *Prunus armeniaca* L. var. ansu Maxim.、西伯利亚杏 *Prunus sibirica* L.、东北杏 *Prunus mandshurica*（Maxim.）Kochne 或杏 *Prunus armeniaca* L. 的干燥成熟种子。全国各地均有分布。夏季采收成熟果实，除去果肉和核壳，取出种子，晒干，用时去皮，生用或者炒用。苦杏仁苦，微温，有小毒。归肺、大肠经。功效为降气止咳平喘，润肠通便。用于咳嗽气喘、胸满痰多、肠燥便秘。主要含苦杏仁苷、脂肪油，还含有苦杏仁酶、苦杏仁苷酶、樱叶酶、醇腈酶等。具有止咳、平喘、泻下、抗炎、镇痛、抗肿瘤等作用。

>>> **知识链接** o--

苦杏仁的炮制

苦杏仁作为一种传统中药材，自汉代以来的众多医药古籍中就保存了有关苦杏仁药效及炮制方法的记载。据考证，自汉代至清代中古籍对于苦杏仁的炮制方法描述涉及汤浸、煮、熬、炒、蒸、焙、制霜等 23 种炮制方法。这些炮制方法几乎都要经过高温加热的过程，这与现代炮制苦杏仁杀酶保苷的原理相吻合，这也侧面印证了古人对苦杏仁炮制要"得火者良"这一独到见解的智慧之处。《中国药典》仅以苦杏仁苷作为苦杏仁及其炮制品的指标性成分，现代研究证实，与生品相比较，不同炮制方法下的苦杏仁中苦杏仁苷含量存在不同程度的差异，结果有一定的争议性。因此，要利用现代科学技术对苦杏仁及其炮制品的质量标准控制进行科学化的研究，以期达到对苦杏仁炮制的规范化。

【历史沿革】

苦杏仁始载于《神农本草经》，列为下品。《本草经集注》始称杏仁，云："凡用杏仁，以汤浸去皮尖，炒黄，或用面麸炒过。"《名医别录》指出："味苦，冷利，有毒。"《千金翼方》亦认为杏核仁"有毒"，曰："五月采之，其两仁者杀人，可以毒狗。"《本草纲目》亦称"有小毒"。并曰："治疮杀虫，用其毒也……杏仁性热降气，亦非久服之药。"《本草新编》载"杏仁，味甘、苦，气温，可升可降，阴中阳也，有小毒。"

【毒性表现】

误服苦杏仁 50~120g 后 0.5~5 小时可导致不良反应，首先感到口中有苦涩味、流涎、头晕、头痛、恶心、呕吐并有水样腹泻、心悸、脉频、四肢软弱无力等症状；稍重，则感胸闷，并有不同程度的呼吸困难；严重者，呼吸微弱、意识不清，继而发展到意识丧失、烦躁不安、瞳孔散大、对光反射消失、血压下降、牙关紧闭、全身发生痉挛、四肢冰冷，呈休克状态，最后因呼吸麻痹、心跳停止而死亡。成年人每日口服苦杏仁苷 4g，持续半个月或静脉给药持续 1 个月，可见毒性反应，以消化系统较为多见，也可见心电图 T 波改变、房性期前收缩，停药后可消失。

【毒性成分】

苦杏仁中含有的苷类化合物苦杏仁苷在热、酸或酶作用下易水解生成剧毒的氢氰酸，是苦杏仁毒性的重要物质基础。同时，苦杏仁苷又是其重要的药效物质基础。

【毒性反应】

（一）基础毒性

急性毒性　苦杏仁生品及燀、炒、炒燀制品水煎剂灌胃小鼠的 LD_{50} 分别为 30.7、28.1、40.0、28.2g（生药）/kg。苦杏仁苷小鼠灌胃、静脉注射的 LD_{50} 分别为 88.7mg/kg 和 25g/kg；苦杏仁苷大鼠静脉注射、腹腔注射、灌胃的 LD_{50} 分别为 25、8、0.6g/kg。灌胃给药的毒性之所以大于静脉给药，主要是由于苦杏仁苷被肠道微生物酶水解产生较多氢氰酸所致。说明苦杏仁苷引起中毒的主要因素除与剂量有关外，与用药途径的关系更为重要。

（二）特殊毒性

生苦杏仁有一定促癌活性。生苦杏仁水煎剂浓度在 400μg/ml 以上对人类疱疹病毒（epstein - barr virus，EBV）基因有激活作用；经燀制、炒制、炒燀制后药物浓度达 10mg/ml 未显示对 EBV 基因的激活作用。生苦杏仁对 EBV 基因有激活作用的成分存在于醚提取物及水煎剂中，燀制、炒制、燀炒制均能降低该作用。

【毒作用机制】

（一）靶器官毒性机制

苦杏仁中苦杏仁苷水解生成氢氰酸，可迅速与细胞线粒体呼吸链氧化型细胞色素氧化酶的三价铁结合，形成氰化高铁型细胞色素氧化酶，抑制呼吸链，导致细胞窒息死亡。由于中枢神经系统对缺氧最敏感，故中毒时脑先受损，最终导致呼吸中枢麻痹而致死。苦杏仁苷在肠道可被肠道微生物水解产生较多的氢氰酸，因此口服比静脉给药毒性更大。

（二）毒代动力学

大鼠灌胃苦杏仁生品、霜制品水煎液 7g/kg 后，体内苦杏仁苷均以次级代谢产物野樱苷的形式分布，且霜制后野樱苷在大鼠各组织中的分布时间延长，分布量更平均，呈现二次达峰现象。大鼠尾静脉注射苦杏仁苷 0.2g/kg 后主要以原形分布。家兔静脉注射苦杏仁苷 0.5g/kg 后的体内过程符合二室开放模型，生物半衰期短，排泄快，药物除分布于血液及血流量较丰富的器官和组织外，在肌肉组织中也有分布；多以原形经尿液排出，48 小时内尿中排出原形药占注入量的 62%±18%。苦杏仁苷在人体内的药代动力学符合开放二室模型，静脉给药的 $t_{1/2\alpha}$ 为 6.2 分钟；$t_{1/2\beta}$ 为 120.3 分钟；平均消除率为 99.3ml/min，主要以原形从尿中排泄。

（三）毒效相关性

古今记载苦杏仁有小毒，主要在于苦杏仁苷分解所产生的氢氰酸的缘故，试验证明，给体重 1.3kg 的家兔口服 0.3g 的纯品苦杏仁苷，连服两次无任何异变；而给同样体重的家兔口服 0.27g 的纯品苦杏仁苷及少量混合打碎的生杏仁（相当于加进了苦杏仁酶）10 分钟即死亡。苦杏仁在常量下使用，其所含的苦杏仁苷，被苦杏仁酶分解后产生少量剧毒物质氢氰酸，能抑制咳嗽中枢而起镇咳平喘作用，过量则中毒，成年人服用 55 枚（约 60g）即可致死。苦杏仁苷分解产生的氢氰酸为剧毒物质，极微量应用能镇静呼吸中枢显示止咳作用，稍大量用则对人体产生毒害，致死量约为 0.05g。临床证实，成年人对苦杏仁用量若限制在 10~20g，即为"无毒"，而超过 20g，即"有毒"。

【控毒方法】

炒制可降低苦杏仁毒性。苦杏仁不经加热处理或处理不当，服用后，在酶的作用下，可迅速分解产生大量的氢氰酸而致中毒；如苦杏仁经过一定的加热处理，酶被破坏，苦杏仁苷在体内只能在胃酸的作用下缓慢分解，产生微量的氢氰酸而奏止咳平喘功效，不致中毒。苦杏仁一般不宜与收敛药配伍，以防影响药物的体内排泄，加深中毒；亦不宜与麻醉、镇静止咳之西药合用，以免引起严重的呼吸抑制。苦杏仁切不可多服。大剂量用药时应常查心电图。

【中毒救治】

误食不久者，应尽早催吐。还可用高锰酸钾或硫代硫酸钠洗胃。然后立即应用3%亚硝酸钠10～15ml（儿童用量为6mg/kg）缓慢静脉注射。可以根据病情必要时重复给药半量或全量。也可用亚硝酸异戊酯1～2支于手帕或纱布内压碎，让患者吸入15～30秒，数分钟后可重复，直至用完为止。同时采用对症治疗。

目标检测

答案解析

一、单选题

1. 下列止咳平喘药主要毒性为心血管毒性的药物是（　　）
   A. 马兜铃　　　　　　　　B. 葶苈子　　　　　　　　C. 苦杏仁
   D. 款冬花　　　　　　　　E. 白果

2. 下列药物主要毒性为遗传毒性的药物是（　　）
   A. 马兜铃　　　　　　　　B. 葶苈子　　　　　　　　C. 苦杏仁
   D. 桔梗　　　　　　　　　E. 白果

3. 以下成分为苦杏仁毒性和药效重要物质基础的是（　　）
   A. 苦杏仁醇　　　　　　　B. 苦杏仁酚　　　　　　　C. 苦杏仁苷
   D. 氢氰酸　　　　　　　　E. 苦杏仁毒素

4. 下列可以引起肾毒性的药物是（　　）
   A. 马兜铃　　　　　　　　B. 葶苈子　　　　　　　　C. 苦杏仁
   D. 款冬花　　　　　　　　E. 白果

5. 下列不属于止咳平喘药主要毒性物质的是（　　）
   A. 苷类　　　　　　　　　B. 黄酮类　　　　　　　　C. 单萜类
   D. 生物碱　　　　　　　　E. 挥发油类

二、简答题

1. 简述马兜铃的毒性表现。
2. 简述白果的控毒方法。

书网融合……

思政导航　　　　　　本章小结　　　　　　题库

第二十一章 安神药

PPT

  学习目标

知识目标

1. 掌握 朱砂、远志的毒性表现、控毒方法和中毒救治。

2. 熟悉 朱砂、远志的毒作用机制。

3. 了解 各安神药的毒性成分和主要毒性反应。

能力目标 初步形成安神药毒理学研究的思路。

素质目标 通过本章学习，形成对常见安神药毒性和安全用药的意识，初步具备开展安神药毒性研究的科研素养和创新能力。

凡以宁心安神为主要功效，用于心神不安证的药物称为安神药。心神不安多为外受惊恐、内扰心神、肝郁化火、阴血不足或心神失养所致。心神不安证与西医学的失眠症、抑郁症、焦虑症等中枢神经系统疾病的临床表现相似，故心神不安证主要是中枢神经系统的病变。本类药物包括养心安神药和重镇安神药两类。养心安神药多为植物的种子、种仁，味甘，归心、肝经，具有滋养心肝、养阴补血、交通心肾等功效，主要用于阴血不足、心肾不交、心脾两虚等导致的心悸、怔忡、健忘多梦、虚烦不眠等证，多属虚证，以心悸健忘、虚烦失眠为主要表现，常见于现代医学的失眠、抑郁、焦虑、心律失常等疾病，治宜"虚者补之"，养心血、安心神，如酸枣仁、柏子仁、合欢皮、远志和夜交藤等。重镇安神药多为矿石、化石及介类药物，质重沉降，多性寒，归心、肝、肾经，具有重镇安神、平肝潜阳、平惊定志等功效，主要用于心火炽盛、痰火扰心及惊吓等引起的失眠、惊悸、惊痫及癫狂等证，多属实证，以惊狂善怒、烦躁不安为主要表现，常见于现代医学的惊厥、失眠、中风等疾病，治宜"惊者平之"，镇静、安心神，如朱砂、琥珀、磁石、龙骨等。安神药的毒性具有一些共同的特点。

（1）**毒性物质** 本类药物的毒性物质主要包括重金属、皂苷、三萜类等。含重金属药物主要有朱砂、磁石，其中朱砂主要成分为硫化汞，磁石主要成分为四氧化三铁；含皂苷类化合物的药物主要有远志，远志皂苷是其主要毒性成分；含三萜类化合物的药物主要有灵芝，其有毒成分主要为灵芝酸和灵芝内酯。

（2）**毒性表现** 主要引起消化系统、神经系统、心血管系统毒性以及肝毒性和胃肠毒性等。如朱砂等含汞类中药，对人体有强烈的刺激性和腐蚀作用，中毒后可出现精神失常、胃肠道刺激症状及消化道出血，严重者可导致急性肾功能衰竭。琥珀质地坚硬，其含有松香酸和树脂烃等化学物质，可能会刺激胃肠道黏膜，引起腹胀、腹痛、恶心、呕吐等消化系统症状；较大剂量的二松香醇酸还具有中枢抑制作用，因此长期大量食用琥珀，患者容易出现倦怠乏力、嗜睡懒言等症状。磁石大量摄入可能会出现腹痛、腹胀等症状，服用不当，可能出现重金属中毒等。酸枣仁过量服用，容易导致头部血管痉挛，引起头痛症状，并可能会对神经系统造成损伤，引起肢体麻木等不适症状。远志长期或大量服用，可能会造成胃脘疼痛等不适症状，并能造成神经系统、心血管系统等损害，出现恶心、呕吐、头晕、心慌、呼吸不畅、抽搐等中毒症状，严重时甚至会危及生命。灵芝过量或不当使用会出现头晕、口干、呕吐、视力变差等，甚至会出现轻度肝功能障碍、血压升高、心动过缓等症状。

（3）**控毒方法** 主要是对证用药、依法炮制、合理配伍和控制剂量。重镇安神多为矿石类及有毒药物，只宜暂用，不可久服，应中病即止；入煎剂，打碎久煎，如做丸散剂服用，须与养胃健脾之品配伍，以免伤胃耗气。如朱砂，内服宜入丸、散剂，每次 0.1～0.5g，不宜入煎剂，外用适量。磁石因吞服后不易消化，若入丸散，不可多服。琥珀长期大量服用，容易出现疲乏无力、倦怠嗜睡等中毒反应，与巴比妥类药物共同服用，容易增强巴比妥类药物的中枢抑制作用，严重时可抑制呼吸，甚至导致死亡，因此二者不能一起服用。

朱 砂

朱砂为硫化物类矿物辰砂族辰砂，主含硫化汞（HgS）。主产于贵州、湖南、四川、云南等地。采挖后，选取纯净者，用磁铁吸净含铁的杂质，再用水淘去杂石和泥沙，研细水飞，晒干装瓶备用。朱砂味甘，性寒，有毒，归心经。主要成分为硫化汞，另含硫化镁及铋、钙、铁、铜、硅、钡、锑、锰、砷等多种微量元素。具有清心镇惊、安神明目、解毒功效，用于治疗心悸易惊、失眠多梦、癫痫发狂、小儿惊风、视物昏花、口疮、喉痹、疮疡肿毒，有抗心律失常、镇静、抗惊厥、改善睡眠等作用。

【历史沿革】

朱砂始载于《神农本草经》，列为上品，载其"丹砂，味甘，微寒，无毒。主身体五脏百病，养精神，安魂魄，益气，明目。"后历代本草多认为朱砂遇火加热有毒。《中国药典》载朱砂"有毒"，不宜大量服用或少量久服。

【毒性表现】

朱砂中毒的毒性表现常见于神经系统、消化系统、泌尿系统、心血管系统毒性及肝肾损害。朱砂药典规定剂量为 0.1～0.5g，连服朱砂及其制剂时间不宜超过 7 天，长期服用需密切关注其不良反应发生。

现代临床报道，朱砂中毒的临床表现按发病急缓有所不同。急性中毒主要表现为急性胃肠炎及肾脏损害，严重者出现头晕、头痛、痉挛、昏迷等神经系统病变，甚至导致肾功能衰竭、尿毒症而死亡。慢性中毒多因长期服用体内蓄积所致，中毒早期主要表现为口腔金属味、牙龈充血、食欲不振、恶心呕吐、腹痛腹泻等消化系统症状以及神经衰弱、失眠、多梦、精神失常、记忆力减退等神经系统症状；中毒中晚期可出现少尿、尿闭、蛋白尿、尿毒症等泌尿系统症状，严重者可致急性肾功能衰竭和死亡；还可见心电图异常、血压下降、中毒性心肌炎、心律失常等心血管系统症状。

>>> 知识链接 o--

朱砂的神经毒性研究

给幼年大鼠灌胃低、中、高剂量朱砂（50、250、1000mg/kg，以 0.5% CMC－Na 水溶液作为混悬介质）连续 14 周，高剂量组大鼠海马锥体细胞出现核固缩及排列紊乱等病理改变，学习记忆能力明显降低；且朱砂剂量与血汞暴露量以及血汞暴露量与记忆功能间均存在显著相关性。提示，幼年大鼠长期超量摄入朱砂，可升高体内汞暴露水平，破坏海马组织形态结构，导致记忆障碍。

--•

【毒性成分】

朱砂的主要成分为硫化汞，在加热时易析出成金属汞而导致毒性，故朱砂应避免煎煮或高温炮制。另外，朱砂口服入胃后，一部分与盐酸发生反应，生成氯化汞，其有剧毒，且排出比较困难，经消化道吸收后积存于各个器官和组织，易造成蓄积中毒。

【毒性反应】

朱砂有急性毒性、长期毒性、生殖及胚胎毒性等。

（一）基础毒性

1. 急性毒性　小鼠急性毒性试验表明，按霍恩氏法（Horn 氏法）小鼠静脉注射朱砂煎剂的 LD_{50} 为 12.10g/kg，中毒症状为反应迟钝、少动、肝大、肾缺血等。

2. 长期毒性　朱砂中含有一定的汞，当汞含量在人体蓄积量达到 100mg 时，易导致神经及肾毒性等中毒反应的发生。在使用朱砂治疗疾病的患者中，用药时间为 1~14 天的组别中，患者不良反应发生情况无显著性差异，而用药时间为 14~35 天的组别中，随着用药时间的延长，不良反应发生率升高。朱砂中汞的半衰期为 70 天，进入人体后易产生蓄积性，并且进入体内的 Hg^{2+} 还可透过血-脑屏障，长期服用朱砂可能会引起肝肾毒性及神经毒性等。小鼠经口摄入高剂量的朱砂 [1g/（kg·d），持续 7 天] 会导致可逆性的听觉障碍，学习记忆障碍及其他神经行为学改变；小鼠长期摄入低剂量朱砂 [0.01g/（kg·d），11 周]，至第 7 周时小鼠发生明显的神经毒性，主要的受累部位是小脑；大鼠持续 3 个月暴露于大剂量的朱砂（0.8g/kg）会引起肾功能血清标志物的改变。

（二）特殊毒性

生殖毒性　朱砂对雄鼠生育力和雌鼠着床与胎仔发育具有一定的毒性，给雄性大鼠灌胃朱砂 42 天，大鼠精子的活力、密度及运动能力均受到一定程度的影响。在给药剂量、给药途径及给药时间相同的情况下，汞吸收率分别是孕兔＞幼兔＞成年兔，且孕兔的肝、肾、肺、胎盘等脏器中，以胎盘中汞含量最高，说明朱砂可透过胎盘屏障。给妊娠 6~19 天的小鼠灌胃朱砂，孕鼠和胚胎均未见明显毒性，但在雌鼠交配前 2 周开始灌胃朱砂直至妊娠期结束，各剂量均造成一定数量的胚胎畸形，说明妊娠前及妊娠早期对朱砂更敏感，此期间每日使用朱砂 0.08g/kg 即可能对胎儿造成危害。孕大鼠第 6~15 天每日连续灌胃朱砂（0.1、0.3、1.0g/kg）后，检测孕鼠尿液、肝肾、骨髓及内脏等，发现朱砂对孕鼠母体无明显毒性作用，对胚胎形成、胎仔生长发育、内脏和骨骼等也无明显影响，但可影响晚期胚胎流失率、胎仔体质量和胎仔身长等。

【毒作用机制】

朱砂所含汞离子对酶蛋白的巯基有特殊亲和力，可以抑制多种酶活性，如细胞色素氧化酶、琥珀酸脱氢酶、乳酸脱氢酶等，使细胞能量代谢异常，细胞内钙超载；并可与器官的组织蛋白结合形成汞蛋白，干扰组织细胞的正常代谢，使细胞发生营养不良性改变，甚至坏死，这是导致全身毒性的重要机制。汞可使中枢和周围神经受损，星形神经胶质细胞激活，这是其导致疼痛的重要机制；而汞在大脑内蓄积可导致小脑或纹状体病变而出现汞毒性震颤。汞入血后主要分布于肝、肾，病变以肾小球近曲小管细胞肿胀坏死和肝细胞肿胀坏死、心肌变性为主。70% 的汞由肾排出，Hg^{2+} 与人血白蛋白结合成复合物进入肾脏后沉积，因此肾损害尤为严重。此外，氯化汞和汞经口服可灼伤口腔和消化道黏膜，引起水肿、出血、坏死。朱砂口服进入胃后，一部分与胃酸发生反应，生成氯化汞，二价汞的化合物从体内排出比较困难，这是长期服用致蓄积中毒的原因。

（一）靶器官毒性机制

1. 神经毒性机制　小鼠经口摄入朱砂 1g/（kg·d），连续 7 天，会导致可逆性的听觉障碍、学习记忆障碍及其他神经行为学改变；每日摄入朱砂 0.01g/kg，至第 7 周时小鼠发生明显的神经毒性。朱砂的神经毒性机制主要包括三方面。①抑制脑组织 Na^+-K^+-ATP 酶活性。朱砂对大鼠事件性学习记忆行为损害、自发活动的影响，前庭眼反射系统的神经损伤、引起 100% 冷热反应失常及对听觉的影响，可能分别与朱砂抑制大脑皮层、小脑及脑干中的 Na^+-K^+-ATP 酶活性有关。这可能是由于朱砂中的游离汞及可溶性汞透过血-脑屏障进入脑组织后与细胞膜上的巯基结合，引起细胞膜通透性改变并抑制 Na^+-K^+-ATP 酶活性所致。②影响脑中氨基酸类神经递质含量。朱砂中的汞可影响兴奋性氨基酸谷氨酸及抑制性氨基酸 GABA 等平衡，造成一系列神经系统毒性反应，如精神失常、癫痫等；导致牛磺酸含量降低，导致大脑智力发育、学习记忆能力、抗氧化及对抗各种化学物质对细胞的损害作用受损。③影响神经胶质细胞。小胶质细胞和星形胶质细胞是中枢神经系统中重要的免疫效应细胞，并且与血管内皮细胞共同参与血-脑屏障的形成。朱砂中的游离汞和可溶性汞对脑中神经胶质细胞的毒性作用可使其更易穿透血-脑屏障，从而在脑中蓄积，并通过对胶质细胞的刺激而引发炎症反应，且长期服用后脑中蓄积的汞还可能使胶质细胞持续激活而加重神经损伤，引起帕金森病、阿尔茨海默病及精神病等。另外，朱砂的神经毒性机制还可能与脑中的部分金属元素、一氧化氮的氧化应激信号通路及 5-羟色胺含量等因素有关。

2. 肝肾毒性机制 汞可在肝肾中蓄积，肾脏对其尤为敏感。汞经肾脏排泄，导致肾小管明显受损，表现为肾小管水肿、炎症及肾纤维化等，毒性机制可能是通过诱导肾小管上皮细胞凋亡和抑制有机阴离子转运体功能，进而引起肾功能紊乱。大鼠连续 1 个月灌胃朱砂（含可溶性汞 21.5μg/kg）≥0.4g/（kg·d）时，可造成肾脏毒性。肝金属硫蛋白是体内重要的重金属解毒物质，以 2g/kg 剂量朱砂喂养小鼠 30d 后，小鼠肝脏金属硫蛋白 1（MT-1）mRNA 及 MT 蛋白表达明显上调，可见肝脏细胞水肿、淋巴细胞浸润。在对小鼠亚急性肝毒性研究中发现，朱砂可明显上调大鼠肝组织微粒体细胞色素 CYP3A2 mRNA 表达，影响肝的代谢功能，其肝脏毒性机制可能是通过影响细胞色素 P450 酶的基因表达，进而影响肝正常代谢。

3. 生殖毒性机制 朱砂在生殖毒性研究方面存在着诸多尚未解决的问题，其毒性机制目前尚不明确。但据报道，大鼠口服高剂量朱砂 6 周后，睾丸、附睾等生殖器官质量减轻，脏器指数减小，病理学检查显示睾丸、附睾和精囊腺萎缩，精子成熟受抑制，精囊腺有炎症现象；汞能通过胎盘及母乳转移到胎儿及新生儿体内，导致子代脑中高水平汞蓄积，出现不可逆的神经行为及学习记忆能力损伤。这些结果都在不同程度上揭示了朱砂生殖毒性的可能机制。以成年人最大临床用量 0.5g 的 20、6.4、2 倍等效用量给药 20 天以上，取骨髓细胞做微核试验和彗星试验，结果表明，朱砂短期内大剂量灌胃给药或长期小剂量给药可能引起染色体损伤，这也可能是导致朱砂生殖毒性的作用机制。

（二）毒代动力学

汞离子在体内分布广泛，且有蓄积性。单次给小鼠灌胃朱砂，Hg^{2+} 在小鼠体内的吸收半衰期 $t_{1/2\alpha}$ 为 0.2 小时，清除半衰期 $t_{1/2\beta}$ 为 13.35 小时，血中汞量达峰时间为 1.09 小时，血药峰浓度 C_{max} 为 2.64μg/ml。小鼠灌服朱砂 60g/kg，在小鼠心、肾、肝、大脑、小脑等组织中均有不同程度分布，而且随着服药次数的增加，组织中含汞量逐渐增加，尤以肾、肝最为突出。朱砂内服过量可中毒，无机汞人体吸收率为 5%，甲基汞吸收率可达 100%。朱砂在厌氧有硫、pH 7.0、37℃的暗环境下与带甲基的物质相遇均可产生甲基汞，人体肠道具备这一条件，因此增加了朱砂中毒机会。汞的排泄很慢，在脑中 $t_{1/2}$ 为 240 天，其他组织中为 70 天，因此易产生蓄积中毒。当汞在体内蓄积达 100mg 即可产生感觉障碍，重者表现为神经毒性，循环衰竭而死亡。

（三）毒效相关性

朱砂其毒效作用之间有密切联系，在相同机体状态下，剂量是决定其发挥毒性还是效作用的核心要素，呈明显的"量-效-毒"正相关，且毒、效分子机制内在关联。

1. 神经毒效相关性 朱砂的神经毒性多以慢性蓄积为主。在急性毒性试验中，一次性灌胃朱砂 10g/kg，观察 1 周，实验动物一般状况未见明显异常；豚鼠每日灌胃 1g/kg 朱砂，连续 7 天，豚鼠小脑中汞蓄积造成前庭眼反射系统神经损伤，并引起豚鼠产生 100% 的冷热反应失常；小鼠每日灌胃朱砂

10mg/kg，小鼠脑干中汞浓度的增加与脑干听觉反应系统功能减退呈正相关，4~10 周出现听觉阈增高，3 周后小鼠自发活动减少，至 11 周，症状逐渐加重。

2. 胚胎与遗传毒效相关性 朱砂因具有解毒安胎作用而作为妊娠用药，同时朱砂还是许多丸剂、丹剂的包衣材料，但同时朱砂又具有胚胎毒性，胚胎及遗传毒性与用药剂量和用药时间相关。在小鼠妊娠后第 6~19 天连续给予朱砂 0.08、0.4、4.0g/kg，结果表明朱砂各剂量组对胚胎发育均无显著影响；交配前 14 天至妊娠后第 19 天每日持续灌胃朱砂 0.4、4.0g/kg，流产率、吸收胎率、胎仔外观和内脏均无明显异常，但可造成一定程度的骨骼畸形，畸形率分别达 46.7% 和 77.8%。表明妊娠中晚期用药对胚胎发育无显著影响，妊娠前以及妊娠早期使用朱砂 [≥0.08g/(kg·d)，相当于临床 5 倍量] 可能对胎儿造成危害，并随剂量增大作用有增高趋势。

【控毒方法】

朱砂炮制采用水飞法，其减毒原理是可降低朱砂中有毒的可溶性汞盐含量。朱砂应避免煎煮或高温炮制，服药时不得入煎剂，应以煎好的药液或温开水冲服，禁与群药同煎，因为高温使硫化汞分解，毒性增加。朱砂不宜多服，以免在体内蓄积，引起迟缓反应或慢性汞中毒。外用应适量。朱砂可与芦荟配伍，芦荟能显著抑制朱砂中汞的溶出率。忌与明矾或铝器接触，防止铝汞剂中毒。禁止与溴化物和碘化物合用，以免生成有刺激性的溴化汞和碘化汞，导致药源性肠炎。此外，朱砂在肝、肾中分布最多，所以肝肾功能不良者以及老年人须慎用或忌用朱砂。

【中毒救治】

一次服用较大剂量的朱砂造成中毒者，首先用 2%~5% 的碳酸氢钠洗胃，使二价汞化合物沉淀，减少消化道吸收；或用 0.5% 依地酸二钠溶液洗胃，使二价汞离子被络合，从而使尚未吸收的汞绝大部分排出体外。但必须注意，不可用氯化钠溶液洗胃，以免生成可溶性的氯化汞反而增加了毒性。洗胃后再口服牛奶、豆浆或蛋白质食物，使蛋白质与汞盐结合；也可口服硫酸镁导泻，促进汞盐排出。对于连续服用超过 10 天出现中毒者，应立即停止用药，进行解毒和驱汞治疗。可采用中药制剂，如金银花 15g，猪苓、甘草各 9g；猪苓、甘草、泽泻、金银花各 15g；土茯苓 15g，贯仲、木通各 9g。任选 1 剂，每日 1 剂，10 日为 1 疗程。也可采用络合剂法，用二巯基丙磺酸钠 5% 溶液或 D-盐酸青霉胺口服，使汞形成无毒络合物排出。伴有酸中毒和心力衰竭者可对症治疗。

远　志

本品为远志科植物远志 *Polygala tenuifolia* Willd. 或卵叶远志 *Polygala sibirica* L. 的干燥根。产于东北、华北、西北、华中以及四川各地，春、秋二季采挖，除去须根和泥沙，晒干或抽取木心晒干。主要炮制品有远志、炙远志和蜜远志。本品性温，味苦、辛，归心、肾、肺经。具有安神益智、交通心肾、祛痰、消肿功效，主要用于心肾不交引起的失眠多梦、神志恍惚、健忘惊悸、咳痰不爽、疮疡肿毒及乳房肿痛。远志具有镇静催眠、抗惊厥、抗抑郁、祛痰、镇咳、增强学习记忆能力等药理作用，能减少小鼠自发活动次数，协同戊巴比妥钠的催眠作用，可以调节单胺类神经递质、调节神经内分泌、保护神经细胞；远志醇提物明显降低戊四氮所致小鼠惊厥的发生率；远志及其炮制品有较强的止咳化痰作用，能显著减少浓氨水所致鼠的咳嗽次数，增加气管酚红的分泌量。

【历史沿革】

远志始载于《神农本草经》，列为上品，言其味苦，温。《雷公炮炙论》载远志不去心，"令人闷"；《得配本草》载远志"生用则戟人咽喉"；张丙鑫指出"远志临床发现有小毒"。《中国药典》载远志"嚼之有刺喉感"。

【毒性表现】

远志的毒性表现常见于胃肠毒性。所含皂苷能刺激胃黏膜，剂量过大时，可产生严重的消化道刺激症状，可见恶心、呕吐、腹泻及溶血性贫血等；过敏表现为烦躁、全身瘙痒、皮肤丘疹、心悸及轻度发热等。

【毒性成分】

远志生品具有一定的胃肠毒性，主要毒性成分为皂苷类。并且，远志皂苷还可引起溶血及过敏反应。

>>> **知识链接** ○---

远志的神经保护作用

远志及其组分具有抑制 β 淀粉样蛋白沉积、调节 Tau 蛋白水平、抗氧化、抗炎、抗细胞凋亡等作用。能多途径、多靶点抑制脑神经元的退行性发展，有效防治阿尔茨海默病。远志皂苷元可通过抑制海马组织中超氧化物歧化酶和谷胱甘肽过氧化物酶活性的降低，下调 4-羟基-2-非烯酸加合物水平，抑制tau 蛋白磷酸化等途径保护大鼠海马神经元免受链脲佐菌素诱导的氧化应激影响和神经元损伤，且保护效果与远志皂苷元剂量相关。

---•

【毒性反应】

生远志具有急性毒性、胃肠抑制毒性和胃黏膜损伤毒性。炮制后总皂苷含量降低，毒性减小。

（一）基础毒性

1. 急性毒性　小鼠急性毒性试验结果表明，各成分组仅远志总皂苷组小鼠出现死亡，LD_{50} 为 (1.36 ± 0.27) g/kg，折合原生药远志的 LD_{50} 为 (5.88 ± 1.27) g/kg，表明远志的主要毒性成分为皂苷类。对生远志、姜远志、炙远志（甘草炙）和蜜远志进行比较研究，生远志及其三种炮制品的 LD_{50} 值分别为 16.05、17.60、18.10、20.65g/kg。说明炮制可减小生品毒性，尤以蜜制品安全性高。

在小鼠急性毒性试验中，生远志 13.10～32.00g/kg 给药剂量下的各组小鼠 7 天内均出现不同程度的死亡，其中 25.6g/kg 及以上浓度小鼠死亡率为 100%。急性毒性表现为，小鼠活动减弱、耸毛、食量减少；死亡小鼠胃充气、肿胀，胃壁变薄，胃体积膨大。生远志能损伤小鼠胃壁细胞结构，蜜远志虽未引起明显的胃壁细胞结构损伤，但与生远志类似，也引起小肠结构损伤，胃、小肠黏膜下及肌层炎细胞浸润，血管充血及内皮细胞肿胀，提示生远志和蜜远志均存在一定胃肠毒性，但蜜远志毒性更低；细胞毒性试验研究同样证实，远志对小鼠小肠上皮隐窝 IEC-6 细胞具有细胞毒性作用，且以生品毒性最大。蜜远志抑制胃肠运动及刺激胃黏膜的毒副作用较生远志轻。

2. 长期毒性　小鼠长期毒性试验中，将 2.5、5.0、10.0g/kg 的生远志与蜜远志分别连续灌胃大鼠14 天，结果表明，生远志 10g/kg 组能显著降低红细胞数和血红蛋白含量，生远志 10g/kg 组、等生药量蜜远志 10g/kg 组均能升高 ALT，而蜜远志各剂量组均可明显降低其血液中 ATS 的含量；蜜远志 2.5g/kg组与空白组、生远志 10g/kg 组比较，血清肌酐、尿素均明显降低；空白组、生远志及蜜远志各组脑、心、肝、脾、肺、肾、肠、胃组织均未受到明显影响，但生远志组和蜜远志组胃黏膜有一定程度变薄。

长期毒性试验结果提示，生远志 10g/kg 组能显著降低红细胞数和血红蛋白含量，并能升高单核细胞数。

（二）特殊毒性

溶血反应　远志皂苷是远志的主成分之一，具有很强的溶血作用，有出血倾向的患者慎用。

【毒作用机制】

（一）靶器官毒性机制

远志具有胃肠靶器官毒性，主要毒性成分为远志皂苷。生远志可引起胃肠动力障碍、消化功能降低，产生胃肠毒性，其胃肠抑制作用与其抑制胃液分泌、降低胃液酸度和抑制胃蛋白活性有关；蜜远志胃肠毒性降低，作用机制可能与其增强胃黏膜肠三叶因子（ITF）和胃黏膜转化生长因子 α（α-TGF）的表达，从而增强对胃黏膜的保护和损伤修复有关；也可能与其调节和稳定 P 物质、Ca^{2+}-ATP 酶、生长抑素、前列腺素 E_2 和 SOD 活性，进而减轻胃肠黏膜的直接刺激损伤有关。

（二）毒代动力学

远志皂苷 B 在胃肠道吸收迅速，口服 15 分钟后，即可进入血液循环，其吸收和代谢速度与剂量有关，剂量越大，吸收和代谢速率越快。据报道，高剂量（80mg/ml）远志皂苷 B 的药-时曲线达峰时间为 4 小时，低剂量（40mg/ml）远志皂苷 B 的药-时曲线达峰时间为 6 小时；高剂量组药物从零时间到大部分原型药物消除这段时间的药-时曲线下总面积是低剂量组的 1.5 倍，反映了远志皂苷 B 高剂量进入血液循环的总量是低剂量的 1.5 倍。

（三）毒效相关性

远志有抑制胃肠运动的作用，同时又具有胃肠毒性。远志皂苷既是远志的活性成分，又是其胃肠毒性成分。在相同机体状态下，剂量是决定其发挥毒性还是效作用的核心要素，呈明显的"量-效-毒"正相关，且毒-效分子机制内在关联。生远志与蜜远志 4～8g/kg 时，均能显著抑制小鼠胃排空，但生远志 6.5g/kg 时小鼠死亡率可达 40%，10.8～18g/kg 时毒性增强，小鼠死亡率达 90% 以上；蜜远志 14.4g/kg 时小鼠死亡率为 50%，24～40g/kg 时小鼠死亡率达 90% 以上。远志抑制胃排空的作用机制以及其胃肠毒性机制与其抑制胃液分泌、降低胃液酸度和抑制胃蛋白活性有关；蜜制后胃肠毒性降低，作用机制与蜜远志增强 ITF 和 α-TGF 表达，调节 P 物质、Ca^{2+}-ATP 酶、生长抑素、前列腺素 E_2 和 SOD 活性，减轻胃黏膜损伤和胃肠黏膜的直接刺激作用有关。

【控毒方法】

依据《中国药典》，生远志炮制方法为抽去木心，除去杂质，略洗，润透，切段，干燥；制远志炮制方法为取甘草，加适量水煎煮，去渣，加入净远志，用文火煮至汤吸尽，取出，干燥。每 100kg 远志，用甘草 6kg。另外，也可采用厚朴或蜜制，二者能有效缓解远志的胃肠毒性，并能一定程度上促进其镇咳、祛痰作用。远志研末单用或与他药合用，均需去心。远志临床用量应控制在 3～10g，以免剂量过大中毒。

【中毒救治】

对于中毒者，如服药在 2～3 小时以内，可以洗胃，并可通过静脉滴注葡萄糖氯化钠溶液，维持水、电解质及酸碱平衡，对于出现的消化道反应可酌情予以对症处理；若发生溶血性贫血，可服用利血生、维生素 C，或输入少量鲜血；出现过敏反应时，需即刻停药并给予抗组胺类药物。

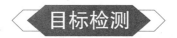

答案解析

一、选择题

（一）单选题

1. 以下为养心安神药的是（　　）

　　A. 酸枣仁　　　　　　　　B. 朱砂　　　　　　　　C. 磁石

D. 琥珀 E. 珍珠

2. 朱砂主要成分是（ ）

A. 四氧化三铁 B. 硫化汞 C. 碳酸钙

D. 树脂 E. 挥发油

3. 远志主要毒性成分为（ ）

A. 挥发油 B. 皂苷 C. 生物碱

D. 萜类 E. 鞣质

4. 以下药材含汞，对人体具有强烈刺激性和腐蚀作用的是（ ）

A. 磁石 B. 琥珀 C. 酸枣仁

D. 朱砂 E. 灵芝

5. 远志含（ ），可以刺激胃黏膜，反射性促进支气管分泌增加而起到祛痰作用

A. 挥发油 B. 生物碱 C. 萜类

D. 皂苷 E. 树脂

（二）多选题

6. 朱砂禁止与（ ）合用

A. 溴化物 B. 琥珀 C. 碘化物

D. 芦荟 E. 酸枣仁

7. 远志的毒性表现包括（ ）

A. 恶心 B. 呕吐 C. 腹泻

D. 溶血性贫血 E. 胃黏膜损伤

二、简答题

简述朱砂中毒的救治方法。

书网融合……

思政导航 本章小结 题库

第二十二章　平肝息风药

PPT

 学习目标

知识目标

1. 掌握　平肝息风药的共性毒理特点；全蝎、蜈蚣、牛黄的毒性表现、毒性成分、毒性反应与毒作用机制、控毒方法。

2. 熟悉　蒺藜、牛黄和钩藤的毒性反应和控毒方法。

3. 了解　蒺藜、牛黄和钩藤的毒作用机制和中毒救治。

能力目标　通过本章学习，理解平肝息风药药性与其毒性的关系，初步形成平肝息风药毒理学研究的思路。

素质目标　通过本章学习，形成对常见平肝息风药毒性和安全用药的意识，初步具备开展平肝息风药毒性研究的科研素养和创新能力。

凡以平肝潜阳和息风止痉为主要功效，常用以治疗肝阳上亢和肝风内动病证的药物，称平肝息风药。平肝息风药均入肝经，具有平肝潜阳、息风止痉的功效。部分药以其质重、性寒、沉降之性，兼有镇惊安神、清肝明目、重镇降逆、凉血以及祛风通络等功效。根据平肝息风药的功效及主治的差异，可分为平抑肝阳药及息风止痉药两类。平抑肝阳药多为质重之介类或矿石类药物，性偏寒凉，具质重潜降之性，主入肝经，有平肝潜阳之功效。主治肝阳上亢证，症见头晕目眩、头痛、耳鸣、急躁易怒、少寐多梦等。此外，本类药物亦可用治肝阳化风之痉挛抽搐及肝阳上扰之烦躁失眠。代表性药物有蒺藜等；息风止痉药多为虫类药，主入肝经，以平息肝风、制止痉挛抽搐为主要功效。适用于温热病热极动风、肝阳化风及血虚生风等所致之眩晕、肢颤、痉挛等。亦可用于风阳夹痰、痰热上扰之癫痫、惊风抽搐，或风毒侵袭、引动内风之破伤风，痉挛抽搐、角弓反张等。代表性药物有钩藤、全蝎、蜈蚣等。常用于高血压、中风偏瘫、癫痫等。现代药理研究证明，平肝息风药具有镇静、抗惊厥、降血压作用等。

使用平肝息风药时应根据引起肝阳上亢和肝风内动的病因、病机及兼证的不同，进行相应的配伍。如属阴虚阳亢者，多配伍滋养肝肾之阴药，益阴以制阳；若肝火亢盛，则当配伍清泻肝火药。由于肝风内动以肝阳化风多见，故息风止痉药常与平抑肝阳药合用。若热极生风，当配伍清热泻火解毒之品；若血虚生风，则配伍滋补阴血之品；脾虚慢惊风，多与补气健脾药同用。

本类药物有性偏寒凉或性偏温燥的不同，故应区别使用。若脾虚慢惊者，不宜寒凉之品；阴虚血亏者，当忌温燥之药。个别有毒性的药物用量不宜过大，妊娠期妇女慎用。平肝息风药的毒性具有一些共同的特点。

（1）毒性物质　主要有蛋白质、酶类和多肽类、胆色素类、胆酸类、皂苷类和生物碱类等。酶类和多肽类如蝎子中的蝎毒肽、透明质酸酶等，蜈蚣中丝氨酸蛋白酶、酸/碱性酯酶、γ-谷氨酰转移酶等；胆色素类如牛黄中的胆红素、胆绿素；胆酸类如牛黄中的胆酸、去氧胆酸、鹅去氧胆酸等；皂苷类如蒺藜中的螺甾皂苷 terrestrosin D 和 25R-tribulosin；生物碱类如蒺藜中的 β-咔啉生物碱、刺蒺藜碱，钩藤中的钩藤碱和异钩藤碱。

（2）毒性表现　主要引起心血管系统、泌尿系统、呼吸系统、神经系统与消化系统等毒性，部分药物还有过敏反应、肝肾功能异常或损伤等。如全蝎中的蝎毒、蜈蚣中的组胺样物质可引起心悸、胸闷等；蜈蚣可引起胃痛、十二指肠溃疡等；牛黄可引起胃肠活动的增加、腹泻等；钩藤总碱可引起呼吸困难、自发活动减少等；全蝎所含的蝎毒、蜈蚣所含组胺样物质也可导致过敏反应；蜈蚣可导致肝功能异常，造成急性肾皮质坏死和急性肾小管损伤；大剂量的蒺藜服用后产生一定程度的肝肾损伤。

（3）控毒方法　主要是依法炮制、辨证用药、改良剂型、合理配伍和控制剂量。临床用药时，全蝎应选用炒法、焙法、酒制等炮制品，蜈蚣应选用火焙法炮制品，蒺藜应选用炒制后的炮制品，以降低毒性。本类药物适用于肝阳上亢和肝风内动病证，应根据中医辨证分型的虚实、病位和主要症状的不同对证用药；其次，应合理配伍使用，且应控制剂量，中病即止。

全　蝎

本品为钳蝎科动物东亚钳蝎 *Buthus martensti* Karsch 的干燥体。主产于河南、山东、湖北、安徽等地。春末至秋初捕捉，除去泥沙，置沸水或沸盐水中，煮至全身僵硬，捞出，置通风处，阴干。根据炮制方法不同，可以加工成盐全蝎（咸全蝎）、薄荷制全蝎。全蝎辛，平；有毒。归肝经。功效为息风镇痉、通络止痛、攻毒散结。用于肝风内动、痉挛抽搐、小儿惊风、中风口㖞、半身不遂、破伤风、风湿顽痹、偏正头痛、疮疡、瘰疬。主要含有蛋白质、脂类、有机酸及微量元素等成分。具有抗惊厥、抗癫痫、抗血栓、镇痛、抗炎、抗肿瘤等作用。

【历史沿革】

全蝎首载于《蜀本草》，名为虿虾。《本草纲目》称为蝎："甘、辛，平，有毒。"在《中国药典》记载"味辛，性平；有毒，归肝经"，通过品、质、制等研究，逐渐揭示全蝎毒性成分、毒性表现等，按毒性药物管理。

【毒性表现】

全蝎中毒的毒性表现常见于心血管系统、神经系统、泌尿系统等，也可引起生殖系统、肝肾功能等毒性。

临床报道均认为全蝎有毒，其毒主要在尾部。毒性主要表现为"躁、疹、痹、挛"，"躁"即头痛、血压升高、心悸、烦躁不安；"疹"即过敏者可出现全身性红色皮疹及风团，可伴发热等；"痹"即严重者血压会突然下降、呼吸困难、发绀、昏迷，多因呼吸麻痹而死亡；"挛"即招致骨骼肌自发性抽动和强直性痉挛，终致不可逆性麻痹；其中心脏是全蝎的主要毒性靶器官，引起心动过速，并收缩外周血管，能减慢心肌细胞中钠离子的传导速率，促进钙离子通道性，最终致心力衰竭。重度中毒亦可损害肝肾功能。全蝎中毒性最大成分蝎毒人静脉注射 0.3mg 即可产生中毒症状。

【毒性成分】

蝎毒既是全蝎的有效成分，也是全蝎的主要毒性成分，亦是其控毒成分。蝎毒主要由蛋白质和非蛋白质两部分组成，其中主要成分是蛋白质，活性蛋白质按作用不同又分为毒性蛋白（蝎毒素）和酶。蝎毒含硫量较高，一般含有 3~4 对二硫键，其中 3 对构成环状核心结构，对于保持其稳定性、发挥其神经毒性有着重要意义。不同炮制方法可降低毒性，故毒性成分有一定差异。

【毒性反应】

（一）基础毒性

1. 急性毒性　全蝎不同部位的急性毒性不一样，蝎身煎剂小鼠静脉注射的 LD_{50} 为 6.148g/kg，蝎尾为 0.884g/kg。蝎毒腹腔注射对家兔最小致死量为 0.07mg/kg，小鼠为 0.5mg/kg，蛙为 0.7mg/kg。配制全蝎最细粉 6 个浓度（分别相当于临床剂量 700 倍、625 倍、559 倍、500 倍、447.5 倍、400 倍）混悬液，分别对 6 个组别昆明种小鼠一次性灌胃，观察 14 天毒性反应及死亡情况，小鼠出现行为方式改变，短暂兴奋，呼吸困难，强直性痉挛，抽搐，小便失禁，死亡（无性别差异性）等；100% 致死率的剂量浓度为 14g/kg，LD_{50} 为 10.1999（9.8243，10.5898）g/kg。

2. 长期毒性 使用全蝎最细粉 0.8、0.4、0.2g/（kg·d）灌胃 SD 大鼠，分别给药 4 周、10 周和停药恢复 4 周，全蝎最细粉对大鼠体重增长有较小的抑制作用，对雌鼠体重的抑制作用较雄鼠明显；给药 4 周，无明显的量-效关系，未反映脏器毒性；给药 10 周出现肝肾毒性；恢复期出现肝毒性。恢复期对于大脑和肾脏损伤有待进一步试验验证。

（二）特殊毒性

生殖毒性 蝎毒可影响细胞色素氧化酶和琥珀酸氧化酶系统，蝎毒可使胎儿骨化中心延迟或消失，造成胎儿骨骼异常，有致畸作用。全蝎 15.6、31.1、62.5μg/ml 浓度条件下对斑马鱼生殖力有明显影响，卵巢发育缓慢，对斑马鱼体重、体长、精巢重量和卵巢重量无明显影响。

【毒作用机制】

全蝎中的蝎毒对心血管系统和血液系统有毒性。蝎毒可干扰胆碱能神经、肾上腺素能神经功能及儿茶酚胺的释放而引起血压过高或过低。静脉注射全蝎浸剂可使家兔、犬血压短暂性下降或上升，继而出现持久性下降，灌胃或肌内注射亦可引起血压下降。蝎毒可使心肌细胞膜对钙离子的通透性增强，导致细胞内钙超载而诱发心力衰竭。蝎毒可引起动物肺心等器官出血，可能与干扰凝血机制有关。此外，蝎毒可抑制谷氨酸脱氢酶、乙酰胆碱酯酶等糖代谢过程中多种酶活性，导致代谢异常。临床全蝎致过敏、肾毒性的机制尚不清楚，可能与其所含蛋白质有关。

（一）靶器官毒性机制

1. 心脏毒性机制 注射蝎毒（1~3mg/kg）后，触发神经激素释放，对钠、钾、钙和氯离子通道的直接作用，Na^+ 和 K^+ 通道与毒素协同作用，引起强烈而持久的去极化，导致神经元兴奋，刺激人体交感、副交感神经，分泌儿茶酚胺（CA），引起心动过速、肺水肿，并收缩外周血管。同时蝎毒素可促进乙酰胆碱（Ach）的释放，致使骨骼肌抽搐，终致不可逆麻痹。此外，蝎毒素能减慢心肌细胞中钠离子的传导速率，促进钙离子通道性，最终致心力衰竭。

2. 神经毒性机制 SD 雄性大鼠尾静脉注射蝎毒（43~130μg/kg）能直接兴奋骨骼肌，引起强直性痉挛和自发性抽动，多表现为肌肉强烈的兴奋及痉挛，后致四肢麻痹，甚至呼吸停止，最终死亡。有报道发现，蝎子蜇伤可导致神经肌肉功能障碍，大多数患者出现眼麻痹、上睑下垂和呼吸衰竭等症状，少数患者出现出血性或缺血性脑卒中（2.6%~4%）。

3. 肝肾功能毒性机制 小鼠注射蝎毒 75μg 后，结果发现，长期对小鼠注射蝎毒素，可改变小鼠体内的酶活力，降低脑白质、肝胆碱酯酶活性，使小鼠肝肾的琥珀酸脱氢酶活力降低。

>>> 知识链接 ○--

全蝎与佐剂性关节炎

类风湿关节炎（rheumatoid arthritis，RA）是一个累及周围关节为主的多系统性、炎症性的自身免疫疾病，其特征性症状为对称性、周围性多个关节慢性炎症病变，其发病机制十分复杂，迄今尚未完全阐明。佐剂性关节炎模型是 Freund 于 20 世纪 50 年代创立的，又称弗氏佐剂关节炎，是类风湿关节炎中的一种，弗氏佐剂分为完全佐剂（CFA）和不完全佐剂（IFA）。通过对比试验梯度浓度剂量的全蝎对免疫、抗炎因子影响发现，全蝎能够显著改善佐剂性关节炎关节的肿胀程度，提高免疫力，抑制炎性反应，表明其对类风湿关节炎具有一定的治疗前景。

（二）毒代动力学

给大鼠灌胃蝎毒中提纯的氯毒素同源物质类氯毒素（BmKCT-13），将冻干的 BmKCT-13 粉末溶解于生理氯化钠溶液中，并通过尾静脉注射以 0.125、0.25、0.5mg/kg 的剂量给予三组大鼠，灌胃后不同时间点取血测定。显示各剂量下雄性和雌性大鼠的 $t_{1/2}$、MRT、CL、$AUC_{0\sim2h}$、$AUC_{0\sim\infty}$ 和 V_d 之间无显著差异。静脉注射 0.125、0.25 和 0.5mg/kg 剂量后，$t_{1/2}$ 为 （30.2±1.5）、（28.4±2.0）、（26.2±1.4）分钟，表明 BmKCT-13 迅速从循环中消除。三种剂量的 $AUC_{0\sim2h}$ 显示 BmKCT-13 的药代动力学行为是线性的。

给大鼠灌胃蝎毒中提纯的蝎毒耐热肽（scorpion venom heat-resistant synthetic peptide，SVHRSP），大鼠静脉注射和灌胃给药 SVHRSP（10mg/kg），收集不同时间点血浆样本，考察其药代动力学特征。采用非房室模型计算，SVHRSP 的药代动力学参数分别为 $t_{1/2}$ （62.43±70.452）、（117.431±112.45）分钟；$AUC_{0\sim t}$（498110.101±145157.268）、（2662.61±1137.876）μg/（L·min）；CL_z（0.022±0.009）、（2.439±0.845）L/（min·kg）；$MRT_{0\sim t}$（3.531±0.349）、（47.536±12.153）分钟；V_z（1.812±1.694）、（343.864±243.149）L/kg。结合不同房室模型下拟合参数和药-时曲线，最小 AIC 以及 F 检验结果推测静脉给药在大鼠体内药代动力学行为符合三室模型，灌胃给药最佳房室模型为二室。大鼠静脉注射给药 SVHRSP（2mg/kg），在不同时间点收集心、肝、脾、肺、肾、脑组织，考察在各组织 SVHRSP 分布情况，发现药物进入体内后迅速分布到各组织中，血流量较大的组织分布较多。SVHRSP 在各组织中浓度由高到低分别为脑、肝、肺、心、脾、肾，药物在体内消除速度较快，各组织均无明显蓄积现象。大鼠静脉注射给药 SVHRSP（10、100mg/kg）在不同时间点取脑脊液，进样分析，考察 SVHRSP 透过血-脑屏障的能力，结果发现 SVHRSP 能够通过血-脑屏障进入脑脊液，静脉注射后，SVHRSP 很快进入脑脊液，并随着时间的增加，脑脊液中的含量逐渐降低。

（三）毒效相关性

全蝎具有解毒散结、通络止痛等作用，可用于治疗跌打损伤导致的关节肿痛、疮痈肿毒，也可用于治疗头痛等。全蝎具有心脏毒性、神经毒性和胚胎毒性，其对三个毒效共有靶器官的毒效作用之间有密切联系，在相同机体状态下，剂量是决定其发挥毒性还是效作用的核心要素，呈明显的"量-效-毒"正相关，且毒-效分子机制内在关联。

1. 心脏毒效相关性 对家兔心脏乳头肌细胞进行缺血再灌注损伤，给予 2.5、5、10μg/ml 浓度的药物作用 10 分钟，蝎毒可增加缺血再灌注后家兔乳头肌收缩力；延长乳头肌动作电位时程，增加缺血再灌注心肌细胞 L-型钙电流的峰值，L-型钙电流的电流-电压曲线下移；L-型钙电流稳态激活曲线左移，失活曲线右移。这表明蝎毒通过影响心肌收缩力、L-钙电流峰值及其通道动力学特性来改善缺血再灌注后心肌顿抑，减少缺血区细胞与非缺血区细胞的电不均一性，稳定心肌细胞膜电生理活动，从而对缺血再灌注后损伤的心肌产生保护作用。

2. 神经毒效相关性 使用蝎毒注射液（5、10、20μg/kg），连续 10 天腹腔注射阿尔兹海默症（AD）模型大鼠，每天一次，可显著缩短 AD 大鼠逃避潜伏期，显著增加平台穿越次数和目标象限停留时间，明显改善认知功能得到；同时，AD 大鼠 PI3K、p-Akt（ser473）、p-Akt/Akt 蛋白及 mRNA 水平表达显著升高。

3. 胚胎及细胞毒效相关性 动物实验亦证明蝎酸钠盐能加强家兔子宫收缩，直接兴奋子宫，促进宫缩，从而导致流产。蝎毒可对细胞色素氧化酶和琥珀酸氧化酶系统产生影响。可使胎儿骨化中心延迟或消失，致使胎儿骨骼异常，并能阻碍组氨酸脱羧酶而抑制组胺形成，造成胚胎的吸收，以及降低血钠、提高血钾，影响母体的电解质代谢，对胎儿有致畸作用。蝎毒[1:100,1:250,1:500,1:750,1:1000（5μl/ml）]对人血淋巴细胞不具备诱变作用，但可产生明显的细胞毒性作用。

【控毒方法】

控毒方法主要有依法炮制、辨证用药、控制剂量等。炮制可降低全蝎毒性，全蝎有多种炮制方法，如炒法、焙法、烧法、煅法、醋制、酒制、米制、薄荷制、盐制、蜜制等。其中水溶液长时间放置或高温能使全蝎毒性蛋白凝固变性而减毒。辨证用药就要临证时注意患者的体质和个体差异，体虚气弱、血虚生风者不能单独使用本品。如需使用宜加党参、当归、黄芪等，既可补益气血，又可避免全蝎攻伐伤正。最后，临床使用全蝎时应注意控制剂量，全蝎研粉吞服较煎剂为佳，但研末入丸、散用量宜小。另外，全蝎的药效无体、尾之分，认为以整体入药为宜，但若需单用蝎尾，用量应减为全蝎量的1/3。

【中毒救治】

如中毒后，应尽早用1∶5000高锰酸钾溶液洗胃，然后内服药用炭20~30g。或用中药洗胃液，洗胃导泻；随后，采用静脉输入葡萄糖氯化钠溶液或10%葡萄糖，促进毒物排泄，纠正水、电解质紊乱；肌内注射硫酸阿托品，并补充钙剂或口服元明粉18g，促进毒物迅速排出。

若中毒后采用中医药方法救治，可采用：①金银花30g、半边莲9g、土茯苓15g、绿豆15g、甘草9g，水煎2次，合在一起，早晚分服；②五灵脂9g、生蒲黄（包）9g、雄黄3g，共研细末，分3次用醋冲服，每4小时1次。

蜈　蚣

本品为蜈蚣科动物少棘巨蜈蚣 *Scolopendra subspinipes mutilans* L. Koch 的干燥体。主要分布于陕西、河南、安徽、江苏、浙江、湖北、湖南、广东、四川等地。于春、夏二季捕捉用竹片插入头、尾两部，绷紧，晒干，微火焙黄，生用。根据炮制方法不同，可以加工成炙蜈蚣、焙蜈蚣等。蜈蚣辛，温；有毒。归肝经。功效为息风镇痉、通络止痛、攻毒散结。用于肝风内动、抽搐痉挛、小儿惊风、中风口斜、半身不遂、破伤风、风湿顽痹、偏正头痛、疮疡、瘰疬、毒蛇咬伤等。主要含组胺样物质溶血蛋白质，尚含脂肪油、胆固醇、蚁酸等。具有抗惊厥、抗肿瘤、降血压、增加心肌血流量、改善机体免疫功能、抗衰老、抗炎、镇痛等作用。

【历史沿革】

蜈蚣最早出现在北魏《广雅》。《神农本草经》中列为下品。《中国药典》记载"辛，温；有毒。归肝经"，通过品、质、制等研究，揭示蜈蚣毒性成分、毒性表现等，限定其组胺样物质等含量控制毒性，按毒性药物管理。

【毒性表现】

蜈蚣中毒的毒性表现常见于心血管系统、神经系统、泌尿系统等，也可引起生殖系统、肝肾功能等毒性。

临床报道均认为蜈蚣有毒。毒性主要表现为"吐、赤、痒、挛"，"吐"即恶心呕吐、腹痛腹泻；"赤"即尿呈酱油色、大便色黑、溶血性贫血等；"痒"即皮肤过敏、瘙痒难忍；"挛"即招致骨骼肌自发性抽动和强直性痉挛，终致不可逆性麻痹；其中心脏是蜈蚣的主要毒性靶器官，引起心脏中乙酰胆碱释放过量，起到减慢心率和减弱心肌收缩力的作用，最终致心脏停搏。重度中毒亦可损害肝肾功能。蜈蚣中毒性最大成分组胺样物质口服1.5mg即可产生中毒症状。

【毒性成分】

蜈蚣中所含的组胺样物质和溶血蛋白质是其主要毒性物质基础，其中组胺样物质主要存在于蜈蚣躯干部位。此外，蜈蚣毒素含有多种不同活性的蛋白酶，如磷酸酶A、蛋白水解酶、乙酰胆碱酯酶、精氨酸酯酶、纤维素酶、透明质酸酶、AKP、酸性磷酸酶等，也可能是蜈蚣毒性的物质基础。控制蜈蚣中所含的组胺样物质和溶血性蛋白质可达到控制毒性的目的。

11 个批次蜈蚣样品中均含有 8 种核苷类成分，但含量存在差异。不同品种、不同产地的蜈蚣中核苷成分总量，墨江蜈蚣含量最高，多棘蜈蚣其次，少棘巨蜈蚣和黑头蜈蚣中核苷类总成分比较接近。蜈蚣中次黄嘌呤和黄嘌呤明显高于其他核苷成分，少棘巨蜈蚣中次黄嘌呤的含量要高于其他品种。

【毒性反应】

（一）基础毒性

1. 急性毒性 蜈蚣粗毒液小鼠腹腔注射的 LD_{50} 为 22.5mg/kg。粗毒液大剂量可使小鼠表现烦躁不安、抽搐，数秒震颤致死；小剂量时小鼠不安、呼吸不稳，或出现死亡。蜈蚣水溶性去蛋白提取液给小鼠灌胃的 LD_{50} 为 9.90g/kg，腹腔注射的 LD_{50} 为 6.66g/kg。蜈蚣干体粉末混悬液 50g/kg 小鼠灌胃，可见部分小鼠死亡。

2. 长期毒性 SD 大鼠灌胃 3 个月，蜈蚣头足部分提取液低剂量（3.5g 生药/kg）下未观察到明显毒性，高剂量时（14g 生药/kg）存在多系统损害，主要表现在肝毒性、肾毒性及血液系统毒性，其中肝脏损害较重，经恢复性观察，肝脏损害仍不能完全恢复，而肾脏损害及血液系统毒性，停止给药 2 周后，基本可恢复，属可逆性改变。所以，肝脏、肾脏、血液系统可能为蜈蚣头足部分提取液的主要毒性靶器官，其中肝脏损害较重，而肾脏和血液系统损害相对较轻。

蜈蚣全虫组、躯干组长期毒性表现接近，在低中剂量给药时（3.5～7g 生药/kg），对 SD 大鼠各系统未见明显损害。在高剂量给药时（14g 生药/kg），对肝功能指标有影响，提示肝脏损害，病理检查也很明显。在恢复期结束（第 15 周），肝功能指标降低，并且病理检查提示肝水变性程度明显减轻，表明损害程度相对较轻。所以，在相同剂量给药的情况下，全虫提取液与躯干部提取液毒性大致相当，相对无毒的剂量为 ≤7g 生药/kg（按体表面积换算相当于成年人 1100mg 生药/kg 用量）。

（二）特殊毒性

1. 生殖毒性 少棘巨蜈蚣煎剂，小鼠灌胃给药，高剂量组 5g/（kg·d），低剂量组 3g/（kg·d），对照组同体积蒸馏水。连续给药 22 天，处死后分别取卵巢和子宫，计算卵巢指数、观察怀孕、胚胎数及畸胎数。结果表明，蜈蚣对卵巢指数的影响不明显，能使妊娠率降低，致畸率升高。将蜈蚣水煎液以 500g/（kg·d）给予孕鼠，发现致畸率、死胎、吸收胎比例明显升高，体重显著减轻，堕胎作用明显，为蜈蚣的妊娠禁忌提供了一定的依据。

2. 致癌、致突变 墨江蜈蚣提取液 0.0415g/20g、0.2075g/20g 连续灌胃给药 30 天，每日一次，末次给药后处死，取骨髓细胞观察。服药一个月的小鼠，小剂量组、大剂量组骨髓细胞无致突变作用。染色体数目变化正常，未发现其结构有异常断裂，细胞分裂正常，体重和血红蛋白与对照组相似，未见任何毒副作用；在小鼠骨髓细胞染色体畸变试验中，墨江蜈蚣和少棘巨蜈蚣干粉混悬液，分别灌胃 41、205mg/kg 时（相当于人体最大用量的 5 倍以上），连续给药 30 天，二者对染色体的畸变率与未给药的对照组接近，表明两者均无遗传毒性。

【毒作用机制】

（一）靶器官毒性机制

1. 心血管毒性机制 关于蜈蚣毒对离体器官和整体动物的作用研究较多，有研究者发现，20μg/kg 的巨蜈蚣毒液能引起猫血压先下降后上升的双相反应，对离体蛙、豚鼠、兔、鼠的心脏能引起收缩幅度减小，直至心搏停止。有研究者用粗毒灌流蛙心脏时，观察到在心跳减慢前能引起短暂的加快，且阿托品能抵制这种作用，说明蜈蚣毒对心脏活力的影响可能是由于其乙酰胆碱的存在，或能致心脏中乙酰胆碱的释放。对猫、豚鼠和大鼠，酯酶类蛋白酶还可引起呼吸频率的降低和短暂的呼吸停止，并能引起血管收缩和毛细血管通透性增加。在碳水化合物代谢方面，蜈蚣毒液能引起明显的高血糖症，同时伴随肝糖原、肌糖原水平的降低。

蜈蚣水提取液对成年雄性大鼠心率的影响大，降低心率的作用与对照组相比有显著性差异。对心电图的影响可导致 ST 段下移和 T 波倒置。血清心肌酶指标与对照组相比，没有显著性差异。说明蜈蚣水提取液对大鼠心脏的毒性作用呈现剂量依赖性，可能与蜈蚣毒对心肌细胞产生毒性，造成细胞凋亡相关。

2. 神经毒性机制 蜈蚣粗毒（毒颚分泌物）对小鼠有先兴奋、惊厥，而后呼吸麻痹作用。蜈蚣干燥全虫的水煎剂，给小鼠皮下注射 2.5g/kg 以上时，随剂量增大而中枢抑制作用加重。

3. 肝肾毒性机制 蜈蚣含有的组胺样物质及溶血蛋白质，可引起溶血作用及过敏反应，对肾脏及肝脏造成损伤。对服用蜈蚣（≥3.5g 生药/kg）导致肾功能衰竭死亡的分析中认为，蜈蚣中溶血蛋白质的溶血作用可直接引起急性肾皮质坏死，造成急性肾小管损伤，而所含组胺样物质能使平滑肌痉挛，毛细血管扩张及通透性增加，同时还有致敏作用，因此对急性肾功能衰竭的发生、发展及全身广泛性出血均起到了促进作用。

（二）毒效相关性

蜈蚣具有息风镇痉、通络止痛等作用，可用于治疗痉病、小儿惊风、中风等。蜈蚣具有心脏毒性、神经毒性和胚胎毒性，其对三个毒效共有靶器官的毒效作用之间有密切联系，在相同机体状态下，剂量是决定其发挥毒性还是效作用的核心要素，呈明显的"量-效-毒"正相关，且毒-效分子机制内在关联。

1. 心脏毒效相关性 Wistar 大鼠灌胃 1.0g/（100ml） 蜈蚣水提取液，发现蜈蚣水提取液对心律的影响大，具有降低心律的作用；同时，对心电图的影响可导致 ST 段下移和 T 波倒置；但对血清心肌酶指标没有影响。蜈蚣水提取液对大鼠心脏的毒性作用呈现剂量依赖性。

2. 神经毒效相关性 使用原代培养新生大鼠海马和皮质神经元损伤模型，运用膜片钳和激光共聚焦显微技术研究重组蝎毒活性多肽 ANEP Ⅲ 对神经细胞的作用，发现蝎毒活性多肽 ANEP Ⅲ（3 ~ 3000nmol/L）可通过抑制电压门控 L-型钙离子通道和相关配体门控的钙离子通道，拮抗细胞钙离子内流，从而降低大鼠海马和皮质神经元兴奋性，发挥神经保护作用。以 4mg/ml 的全蝎提取物蝎毒耐热肽干预成年小鼠，连续腹腔注射 4 天后提取脑组织，发现该蝎毒肽可抑制海马神经元兴奋性以发挥神经保护作用。采用大鼠大脑中动脉栓塞模型，于造模前 2 小时和造模后 24、36、72 小时分别给予大鼠蝎毒肽 HsTx 2 1、2、5nmol/kg 腹腔注射，结果发现各时间点、各剂量的蝎毒肽均可通过激活丝裂原活化蛋白酶（mitogen-activatedproteinkinase，MAPK）信号通路显著改善脑卒中大鼠神经损伤症状，且呈现出明显的量-效关系，表明蝎毒肽 HsTx 2 可激活 MAPK 信号通路减轻大鼠神经损伤、发挥神经保护作用。

3. 胚胎毒效相关性 孕鼠分别以 500、1000mg/（kg·d）的中药蜈蚣煎剂灌胃，至妊娠期 18 天记录各组孕鼠和胎鼠的发育情况。结果表明蜈蚣两组致畸作用明显。死胎、吸收胎比例升高：蜈蚣煎剂高剂量组胎鼠和孕鼠的体重均下降，堕胎作用显著，与对照组比较，差异均有非常显著意义。

【控毒方法】

控毒方法主要有依法炮制、辨证用药、合理配伍、控制剂量等。蜈蚣炮制方法主要为火焙法，蜈蚣中所含的组胺类物质和溶血性蛋白质可在高温加热条件下变性，以达到毒性减小的目的。由于蜈蚣临床用于肝风内动、抽搐痉挛等，血虚生风者及妊娠期妇女禁用，凡是肝、肾功能障碍者禁用，有蜈蚣过敏史者忌用。蜈蚣辛燥宣散，久服易耗伤阴血，故用药时应适当佐以当归、熟地等滋阴养血之品，补偏救弊，也常与甘草、凤尾草等配伍通过其相互作用而降低毒性。蜈蚣有毒，故用量不宜过大。临证时应结合辨证论治，以峻药缓用、中病即止、密切观察毒性反应为原则。用药时应谨慎，从小剂量开始，逐渐增加剂量，小剂量长期服用或间歇给药兼配以养阴之品的方法。克服以"条"为计量单位的习惯用法，严格使用"克"为计量单位，以保证用药剂量准确。为保证临床用药剂量准确，尤其是小儿、老年人的用药安全，蜈蚣一般制备成胶囊使用，既可以提高药品剂量的准确率，又便于贮藏、防霉、防虫蛀，而且蜈蚣的腥臭气味被掩盖，便于服用。

【中毒救治】

出现中毒症状者，用2%~3%碳酸氢钠溶液洗胃，然后服药用炭或通用解毒药，以吸附毒素。对患者静脉输入5%葡萄糖氯化钠溶液或10%葡萄糖溶液，并加入维生素C等。或凤尾草120g、金银花90g、甘草60g，加水1000ml，煎至250ml，1次灌服，每日2剂。

若出现过敏性休克，可将氢化可的松加入输液中静脉滴注；酌情皮下或静脉注射肾上腺素，另外可肌内注射异丙嗪等抗组胺药物。若呼吸困难时可选用尼可刹米等呼吸中枢兴奋药。脉搏缓慢，呼吸困难时，用人参（先煎）9g、附子12g、五味子9g、甘草9g，水煎2次，合在一起，2次服完，每次间隔4小时，连续服2~4剂。

牛 黄

本品为牛科动物牛 *Bos taurus domesticus* Gmelin 的干燥胆结石。宰牛时，如发现有牛黄，即滤去胆汁，将牛黄取出，除去外部薄膜，阴干。本品多呈卵形、类球形、三角形或四方形，大小不一，直径0.6~3(4.5)cm，少数呈管状或碎片。牛黄甘，凉，有小毒。归心、肝经。功效为清心、豁痰、开窍、凉肝、息风、解毒。用于热病神昏、中风痰迷、惊痫抽搐、癫痫发狂、咽喉肿痛、口舌生疮、痈肿疔疮等。主要含胆色素和胆汁酸类物质，包括游离胆红素、胆红素钙、胆酸等。具有镇静、抗惊厥、解热、镇痛等功效。

【历史沿革】

我国现存最早的第一本中药专著，秦汉时期的《神农本草经》记载："牛黄乃百草之精华，为世之神物，诸药莫及"，并将其列为上品。《中国药典》中记载"甘，凉，归心、肝经"，通常以丸剂或散剂的形式使用。

【毒性表现】

牛黄中毒的毒性表现常见于神经系统、心血管系统、消化系统等多个方面。

临床上，牛黄代用品大量内服可导致中毒，表现为一系列中毒症状。毒性表现为泻、搐、悸、昏，"泻"即胃肠活动增加、腹泻；"搐"即骨骼肌活动增加，搐搦、痉挛，严重时则抑制；"悸"即血压下降、心律失常、红细胞及血红蛋白减少；"昏"即患者呈半昏迷或昏迷状态，或因呼吸循环衰竭而死亡。其中心脏是牛黄的主要毒性靶器官，牛黄中毒会导致血压下降、心律失常，红细胞及血红蛋白减少，甚至呈半昏迷或昏迷状态，最终因呼吸循环衰竭而导致死亡。如果牛黄以静脉注射方式使用，则可引起严重的神经系统和心脏抑制，同时还可导致溶血。这主要是由其中所含有的胆酸引起。静脉注射牛黄可引起显著的血压下降，伴随心率减慢、心律不齐、严重低血压，甚至心室颤动、心搏停止、心力衰竭。注射牛黄可引起胃肠活动增加和腹泻。小剂量的牛黄可使骨骼肌活动增加，引起搐搦和痉挛，而大剂量则抑制。上述作用可能是由于抑制胆碱酯酶引起的。牛黄中毒性最大成分胆红素口服39.6mg即可产生中毒症状。

【毒性成分】

牛黄中含胆色素72%~76%，其中胆红素含量为25%~70%，包括游离胆红素、胆红素钙、胆红素酯等，其他还有胆绿素。胆汁酸类，其中有胆酸、去氧胆酸、鹅去氧胆酸等及其盐类。另含其他成分，如牛磺酸、卵磷脂等。若中毒，其主要原因也在于胆红素、胆酸类、胆盐类，故控制上述相关含量可达到控制毒性的作用。

【毒性反应】

（一）基础毒性

1. 急性毒性　天然牛黄的毒性相对较低。在小鼠灌胃试验中，LD_{50} 超过 15 或 20g/kg。但腹腔注射却有一定毒性。小鼠分别腹腔注射培植牛黄和天然牛黄，LD_{50} 为天然牛黄（675.77±152.05）mg/kg，培植牛黄（403.27±44.04）mg/kg。牛黄各主要成分小鼠灌胃的 LD_{50} 为胆酸 1.52g/kg，去氧胆酸 1.06g/kg。静注去氧胆酸的 LD_{50} 为 0.15g/kg，胆酸钠皮下注射的 LD_{50} 为 0.63g/kg，人工牛黄腹腔注射的 LD_{50} ＞1g/kg，小鼠腹腔注射牛磺酸的 LD_{50} 为（6.63±0.41）g/kg，静注为 0.33g/kg。小鼠灌胃牛磺酸 4g/kg，20 只动物 3 日内无任何异常发生。小鼠一次灌胃牛黄或胆酸钙 2g/kg，观察一周未见死亡。

模拟牛胆囊内培植的牛黄与天然牛黄均为牛胆汁理化因素改变后的产物，其化学成分种类及主要成分的含量相仿。其毒性亦应相近。小鼠腹腔内注射牛模拟胆囊内培植牛黄（AG-CCB）和牛胆囊内培植牛黄（G-CCB）时，其 LD_{50} 分别为 497.5mg/kg（468.8～528.0mg/kg）和 442.6mg/kg（402.7～486.4mg/kg）。与天然牛黄的 LD_{50} 479.8mg/kg 相近，远低于胆汁沉淀物（LD_{50} 为 186.7mg/kg）的毒性。说明培植牛黄并非由胆汁固体成分简单地沉积所形成，而是经过机体复杂的病理生理反应过程形成的。

文献报道，小鼠分别灌胃 15% 天然牛黄、10% 与 15% 培植牛黄，给药容量为 50ml/kg，4 小时后再重复给药一次，各小组用药累计为：天然牛黄 15g/kg、培植牛黄 10g 与 15g/kg。给药后，多数动物行为活动明显减少，扎堆聚集，蜷伏于鼠笼，很少走动，约 3 小时后渐恢复正常，继续观察 7 天，未见有任何毒性反应，更无死亡现象发生。

2. 亚急性毒性　小鼠每日灌人工牛黄 1.5g/kg，连续 5 天，仅见怂毛，无死亡。应用天然牛黄及牛黄代用品连续给药 6 天，观察小鼠在体重、大小便、吃食及自由活动均无改变；但给药 12 小时，牛黄代用品组体重增长比较缓慢；另在给予抗惊厥有效量 10 倍、20 倍、30 倍剂量的牛黄时，牛黄代用品组可见腹泻、体重减轻、昏迷，死亡率可达 40%。而天然牛黄组的死亡率仅 23.3%，明显低于牛黄代用品组。

3. 长期毒性　高血压大鼠每日灌胃 0.1g/kg 的牛黄，持续使用 15 周，结果未观察到各重要器官发生病理变化，说明牛黄毒性很低。天然牛黄的代用品主要有培植牛黄和人工牛黄。试验表明，天然牛黄与培植牛黄都有镇静、抗炎和解热作用，两者在 1/2～1/4 LD_{50} 的剂量呈较好的量-效关系，药效作用强度也比较接近，两者的抗惊厥、强心和降压作用以及毒性也相似。

（二）特殊毒性

生殖毒性　经一般生殖毒性试验、致畸性试验及围产期毒性试验，发现 2 种体外培育牛黄剂量下（10mg/ml，500mg/kg）、染色体畸变 100μg/ml（不加代谢活化剂）和 10μg/ml（加代谢活化剂）下，对大鼠交配受精率、受孕率、胚胎着床数、胚胎发育妊娠分娩及子鼠生长发育等均无明显影响，对胎仔外观、内脏、骨骼等均未见致畸作用。

【毒作用机制】

（一）靶器官毒性机制

1. 神经毒性机制　高浓度（14～16mg/dl）的胆红素可引发病理性黄疸，表现为听力损害、记忆障碍等症状。它还通过影响神经递质、能量代谢、神经元线粒体、DNA 和其他物质而表现出不同程度的神经毒性。在对新生大鼠耳蜗的毒性作用研究中，发现试验组螺旋神经节神经元和神经纤维数目明显减少，内、外毛细胞毒性较小。胆红素所致的轻度神经毒性损伤主要与星形胶质细胞损伤有关，所导致的神经功能障碍是可逆的；重度损伤主要与神经元受损有关，可导致不可逆的大脑损害。研究表明，胆红素能迅速激活星形胶质细胞中的NF-κB，其机制可能与其神经毒性有关。

2. 消化系统毒性机制 牛黄解毒片大剂量或长期应用可引起肝细胞的损害。其主要表现为砷中毒，对肝脏可引起脂肪变性。小鼠灌胃牛黄解毒片2.84g/kg，给药1天共3次。采用分光光度法测定末次给药后不同时间小鼠各脏器中砷的含量。结果进入小鼠体内的砷分布较广，各脏器均有一定量的吸收。停药后，可逐渐被排出体外。研究表明，牛黄解毒丸（片）经口给药6周可能会致肝、肺及肾细胞DNA损伤，在体内、外试验条件下，牛黄解毒丸（片）无明显遗传毒性作用，但随着给药剂量及给药时间的延长，牛黄解毒丸（片）可能具有一定蓄积性的遗传毒性。

（二）毒代动力学

试验研究比较了体外培育牛黄及天然牛黄中牛磺酸及牛磺酸小鼠体内组织分布情况，在体外培育牛黄组和天然牛黄组的组织中，均检测到胆酸、去氧胆酸、牛磺胆酸、牛磺去氧胆酸、鹅去氧胆酸、甘氨胆酸以及牛磺酸。体外培育牛黄组中牛磺酸和牛磺酸总体在心和肺组织中分布较好，其中胆酸在心、脾、肺和肾中浓度在20~60分钟达到最高，去氧胆酸则在5分钟时在心、脾、肺和肾中便测得有一定浓度，牛磺胆酸和牛磺去氧胆酸在脾和脑组织中也有一定分布，甘氨胆酸和牛磺酸在肺组织中分布较其他组织中好，鹅去氧胆酸在各个时间点各组织分布情况较稳定。

在家兔体内，牛磺酸的药代动力学特征为二室模型。静脉注射给药的生理处置过程极快，生物半衰期38秒。牛磺酸在体内不发生降解，主要以原形排泄，或与胆酸结合成牛磺胆酸。肌内注射和口服给药的达峰时间分别为17分钟和20分钟。肌内注射相较于静脉注射，其生物利用度为55.0%；口服生物利用度仅0.06%。这表明，肌内注射的吸收远高于口服。通过肌内注射给药，牛磺酸可以缓慢吸收入血，并保持较高的血药浓度，克服了静脉注射给药维持时间短的缺点。

（三）毒效相关性

牛黄具有清心、解毒等作用，可用于治疗热病神昏、惊痫抽搐、癫痫发狂、咽喉肿痛等。牛黄具有神经毒性，其对毒效共有靶器官的毒效作用之间有密切联系，在相同机体状态下，剂量是决定其发挥毒性还是效作用的核心要素，呈明显的"量-效-毒"正相关，且毒-效分子机制内在关联。

神经毒效相关性 建立原代培养的不同类型神经元细胞模型，在此模型上进行神经毒效相关研究，发现胆红素浓度为4.3~17.1μmol/L时，相比于皮质神经元和海马神经元，胆红素显著降低大鼠脑颗粒神经元的存活率。更深入的研究发现，在0~17μmol/L的浓度范围内，胆红素能有选择性、剂量和时间依赖性地诱导小脑颗粒神经元的凋亡。胆红素也可能在此过程中激活凋亡基因的表达，合成相应的蛋白。

【控毒方法】

牛黄的控毒方法主要有控制剂量等。牛黄中毒大多因短时间内大剂量服用所致，因此控制剂量非常重要。研究表明，人工牛黄与其他西药联用时可影响相应药物的药代动力学性质，改变药物在体内的分布，因此，临床医护人员用药时应注意药物的配伍禁忌，向患者详细介绍牛黄制剂的注意事项，增强用药安全意识，减少药源性疾病的发生。

【中毒救治】

在中毒的早期阶段，建议立即采取催吐和洗胃措施，并随后服用通用解毒药。同时，应考虑给予中枢兴奋药以对抗中枢抑制作用。若血压下降，可通过静脉输液加入升压药来维持血压。对于出现腹痛腹泻严重的情况，可口服颠茄片或皮下注射硫酸阿托品，必要时可重复使用。牛黄中所含的牛磺酸对心脏具有兴奋作用，并对血管末梢有舒张作用，为预防心律不齐的出现，可提前采用肌内注射或口服利血平。此外，根据症状进行相应的治疗。

中药解毒方案：茶叶 15g、五味子 9g、人参（先煎）6g 和甘草 4.5g，水煎后服用，连服 2~3 剂。或者使用半边莲 15g、樟木（后下）6g、厚朴 9g、石斛 12g 和麦冬 9g，加水煎煮 2 次，合并煎液后分 2 次服用，每 4 小时 1 次。

蒺 藜

本品为蒺藜科植物蒺藜 *Tribulus terrestris* L. 的干燥成熟果实，以饱满坚实、色黄绿者为佳，主产于河南、河北、山东、山西等地。秋季果实成熟时采割植株，晒下，打下果实，除去大杂质，生用或炒用，炮制品称作刺蒺藜、炒蒺藜。蒺藜气微，味苦、辛；有小毒。归肝经。功效为平肝解郁、活血祛风、明目、止痒。用于头痛眩晕、胸胁胀痛、乳闭乳痈、目赤翳障、风疹瘙痒。主要含皂苷类、生物碱类等化合物等，有降血压、强心、抗动脉粥样硬化、利尿、降低血小板聚集、降血脂、抗衰老、抗过敏、提高免疫力、促性腺激素样等作用。

【历史沿革】

蒺藜最早载于《神农本草经》，称为蒺藜子，列为上品，称其"主恶血，破癥结积聚，喉痹，乳难。"《中国药典》描述"辛、苦，微温，有小毒"，在临床应用时，仍需根据药材来源、性状、鉴别、炮制等谨慎用药。

【毒性表现】

蒺藜中毒表现常见于神经系统、消化系统，也可引起肝肾功能损伤。

临床上，蒺藜中毒的最常见原因主要是用法错误、炮制不当及用量过大；相关报道集中于蒺藜对重要器官的慢性损伤研究，急性中毒反应极少出现。毒性表现为"窒、乏、绀、疹"，"窒"即含有毒的亚硝酸钾，可引起高铁血红蛋白而发生窒息；"乏"即中毒后出现乏力，思睡；"绀"即心悸，脉数，口唇、指甲、皮肤黏膜呈青紫色；"疹"即引起猩红热样药疹。其中肝脏和肾脏是蒺藜的主要毒性靶器官，可表现为肝脏中 GOT、GPT 升高，PPAR-α 表达降低，而 CYP7A1、MDA 表达升高，肾脏中 BUN 和 SCr 水平升高。重度中毒亦可损害肝肾功能。蒺藜中毒性最大成分螺甾皂苷人口服 0.027mg 即可产生中毒症状。

【毒性成分】

蒺藜的毒性成分分别有皂苷类、生物碱类等化合物，以甾体皂苷作为代表。目前从蒺藜中分离得到的甾体皂苷类成分按苷元结构可主要分为螺甾型皂苷和呋甾型皂苷两大类，总数达 100 种以上。目前研究发现螺甾皂苷 terrestrosin D 和 25R - tribulosin 具有明显的肝肾细胞毒性，呋甾皂苷和甾体皂苷元未表现出肝肾毒性，推断螺甾皂苷是蒺藜中的肝肾毒性成分。亦有研究表明，蒺藜中生物碱类成分中毒的症状与人类帕金森病的症状相同，说明其基本毒性是由于 β-咔啉生物碱和刺蒺芦碱的存在。生品炮制后皂苷元、甾醇等含量增加，总皂苷含量下降。蒺藜中的螺甾皂苷 terrestrosin D 和 25R - tribulosin 是主要的控毒组分。

【毒性反应】

总体上，蒺藜毒性反应较小，急性毒性不明显，长期毒性较明显，生蒺藜毒性大于炒蒺藜等炮制品，蒺藜水提物毒性大于生药粉。

1. 急性毒性　小鼠对蒺藜的最大耐受量为 54.4g/（kg·d），其最大耐受倍数为 362.7。刺蒺藜水煎液 120g/kg 小鼠灌胃，7 天各组均无动物死亡，未见明显中毒症状，解剖也未见脏器有明显病变。以蒺藜原粉可给药最大剂量 2.0g/kg 单次灌胃给药，观察 7 天，未发现小鼠死亡和其他异常情况。又将蒺藜粗粉用水煎煮 2 次，每次 1 小时，合并煎煮液，减压浓缩，真空干燥成干浸膏，以浸膏粉进行急性毒性试验，以相当于原药 50.2g/kg（成年人常用剂量的 50 倍）单次灌胃给药，观察 7 天，结果仍未发现小鼠死亡和其他异常情况。蒺藜甲醇提取物灌胃大鼠的 LD_{50} 应在 3000mg/kg 左右或大于 3000mg/kg。

2. 长期毒性　在蒺藜长期毒性试验中，将蒺藜以 36g/kg（成年人常用剂量的 50 倍）粉末连续饲养给药 28 天，结果发现大鼠血清转氨酶 ALT、AST、肌酐（Cr）和尿素氮（BUN）含量有升高趋势，但与正常对照组比较差异无统计学意义。在此基础上增大给药剂量，同时延长给药时间至 12 周，高剂量组给药剂量为 72g/kg（成年人常用剂量的 100 倍），低剂量组给药剂量为 18g/kg（成年人常用剂量的 25 倍），发现蒺藜高、低剂量组均可引起大鼠肝肾功能指标升高和组织病理学的改变，提示蒺藜大剂量长期给药对大鼠肝肾脏产生一定的损害。生蒺藜高、低剂量组与正常组比较，肝细胞呈不同程度脂肪变性、少量点状坏死和炎细胞浸润，小叶间胆管大致正常，管成型，少量炎细胞浸润；大鼠肾小球体积变小，近曲小管上皮细胞肿胀、气球样变及萎缩，部分近曲小管上皮细胞消失，远曲小管明显扩张呈囊状，直径相当于正常管腔的 2~3 倍，且上皮细胞消失，肾间质可见灶状淋巴细胞浸润及少量纤维组织增生。炒蒺藜高剂量组对肝组织损伤程度缓于生蒺藜组，且上述改变均有所减轻，如肾小管扩张明显变小；炒蒺藜低剂量组病理变化最小，除肾小球轻度充血及近曲小管部分上皮细胞肿胀外其他未见异常。

【毒作用机制】

（一）靶器官毒性机制

1. 肝肾毒性机制　高剂量的蒺藜粉末（8.500g/kg，为临床用量的 50 倍）和蒺藜水提物（1.70g/kg，为临床用量的 200 倍）均能对大鼠肝脏产生影响，且蒺藜水提物对大鼠肝脏的影响更为严重。经血液生化学检测，蒺藜生药粉高剂量组大鼠 GOT 显著升高，而蒺藜水提物高剂量组大鼠 GOT、GPT 显著升高。大鼠肝组织能量代谢相关指标和相关因子检测表明，蒺藜水提物组大鼠 PPAR-α 表达显著降低，而 CYP7A1、MDA 的表达显著升高。因此，抑制 PPAR-α 表达，促使 CYP7A1、MDA 过多表达可能是蒺藜引起肝毒性的原因之一。而实验中 GSH 呈现升高趋势、SOD 未见明显的变化趋势，这可能是药物有效成分对肝脏的影响，具体 GSH 的升高是否与药物有效成分有关，还需要进一步研究。灌胃 5mg/kg 和 15mg/kg Terrestrosin D（蒺藜中的有效成分），肾脏出现广泛的炎症细胞浸润、肾小管上皮细胞变性、肾小球毛细血管充血。

2. 中枢神经毒性机制　蒺藜中所含的生物碱能造成羊四肢麻痹，可能是由于生物碱在色胺有关的神经元与中枢神经系统中积累，不可逆地与某一神经基因 DNA 序列相互作用所致。蒺藜的甲醇和三氯甲烷提取物对 NRK-52E 细胞上的 DNA 没有表现出遗传毒性作用，而蒺藜水提取物在代谢激活时可能会引起移码突变，具有内分泌破坏的潜力。

（二）毒代动力学

蒺藜成分毒代动力学相关研究尚不成熟，试验结果发现，生蒺藜海柯皂苷元主要分布于肺组织，炒蒺藜海柯皂苷元主要分布于肾组织。有文献报道甾体皂苷口服通过胃肠道时，肠道菌群不仅能将螺甾皂苷脱糖代谢成苷元，还可以将呋甾皂苷代谢转化成相应苷元。由此推断蒺藜提取物灌胃给予大鼠后，海柯皂苷元的前体皂苷在大鼠肠道内代谢转化成海柯皂苷元，从而可以解释海柯皂苷元 4 小时内在各组织中一直保持较高的药物浓度。

从组织分布情况来看，Terrestrosin D、polianthoside D、蒺藜皂苷 K 和 tribuluside A 等甾体皂苷在肝、肾及肺中分布较多，推测原因一方面是甾体皂苷与这些组织具有较好的亲和力，另一方面是这些组织血管丰富，血流量大，药物浓度较高。以蒺藜甾体皂苷为主要成分的心脑舒通胶囊在临床上常用于治疗心脑血管疾病，特别是可促进脑梗死患者神经功能的恢复。虽然分布于脑组织的甾体皂苷浓度低于其他组织，但是在脑组织中检测到皂苷数量较多，由此推断蒺藜甾体皂苷类成分可以通过血-脑屏障。蒺藜炒制后 tribuluside A、蒺藜呋甾皂苷 B 和蒺藜皂苷 K 等呋甾皂苷在脑组织的最高浓度增加。

【控毒方法】

蒺藜的控毒方法主要有依法炮制等。综合现代药理学研究结果，蒺藜炒制后可显著降低肝肾毒性反应，说明蒺藜炒制符合"生毒熟减"的中药炮制理论。在蒺藜炒制过程中，其肝肾毒性成分螺甾皂苷 terrestrosin D 和 25R – tribulosin 可转化为几乎无肝肾毒性的甾体皂苷元，证明螺甾皂苷的"脱糖减毒"是蒺藜炒制降低肝肾毒性的因素之一。

【中毒救治】

出现中毒症状者，可采取催吐。可用筷子、压舌板、手指或羽毛刺激咽喉部，或用硫酸铜每次 0.25 ~ 0.5g，溶于 1000 ~ 2000ml 温热水中口服。若 15 ~ 30 分钟仍不呕吐，可按半量再服 1 次。服药 4 小时内催吐法未见效者，应立即用 1∶4000 高锰酸钾溶液 500ml 洗胃，可适当服用豆浆、牛奶、鸡蛋清、面糊等，彻底排毒是抢救治疗的关键，但对昏迷患者应尽量避免洗胃。在催吐、洗胃后可选用对胃肠黏膜无刺激的泻剂，口服或注入胃管。应用硫酸镁 30g 或硫酸铜 15g 溶于 250ml 温热水中口服。中药导泻可用芒硝 30g、甘草 5g，口服（以甘草煎剂冲服芒硝），亦可用温水或肥皂水灌肠，排除肠腔毒物。

钩　藤

本品为茜草科植物钩藤 *Uncaria rhynchophylla*（Miq.）Miq. ex Havil.、大叶钩藤 *Uncaria macrophylla* Wall.、毛钩藤 *Uncaria hirsuta* Havil.、华钩藤 *Uncaria sinensis*（Oliv.）Havil. 或无柄果钩藤 *Uncaria sessilifructus* Roxb. 的干燥带钩茎枝。主产于浙江、广西、广东、江西、湖南等地。以广西产量大。不同产地每年秋、冬二季采收，采收后去叶，切段，加工成炒钩藤，现行以切段生用为主。钩藤甘，微苦，微寒；有小毒。归肝、心包经。功效为息风定惊、清热平肝。用于肝风内动、惊痫抽搐、高热惊厥、感冒夹惊、小儿惊啼、妊娠子痫、头痛眩晕。主要含生物碱类、黄酮类、萜类、酯类等，有镇静、降血压、缓解支气管及子宫平滑肌痉挛、抑制血小板凝集等作用。

【历史沿革】

南北朝梁代《本草经集注》中最早描述钩藤为"微寒，无毒"。明末《本草汇言》提及"温、平、无毒，婴科珍之"，明确其毒性。钩藤中化学成分毒性不可忽视，还需要通过限定其药材、饮片和中成药中生物碱含量控制毒性。

【毒性表现】

钩藤中毒的毒性表现为"流、晕、虚、寒"，"流"即有兴奋子宫平滑肌的作用，妊娠期妇女及先兆流产者慎用；"晕"即高血压患者服用出现心动过缓、头晕；"虚"即有盗气的作用，造成气虚乏力等；"寒"即造成胃寒呕吐泄泻等。常见于心血管系统、神经系统、运动系统及呼吸系统，同时对重要脏器如心、肝、肾等可能存在损害。

临床上，钩藤中毒的常见原因有用量过大、辨证不准、疗程过长、炮制不当、用法错误、配伍失宜等；《中华本草》中记载，钩藤急性中毒时将出现活动减少、全身无力等症状。除此以外，研究表明钩藤对中枢神经系统和呼吸系统有毒性作用。

【毒性成分】

近年来对钩藤的主要毒效物质基础研究表明，其主要成分含生物碱类、黄酮类、萜类、酯类以及其他成分（如胡萝卜苷、β-谷甾醇、α-香树素乙酸酯、对羟基肉桂酸甲酯、邻苯二甲酸二丁酯、乌苏酸、东莨菪素、咖啡酸、地榆素、食子酰原矢车菊素、玄参苷等多种成分）。研究表明，生物碱类物质（吲哚类），特别是钩藤碱和异钩藤碱，是钩藤的药效物质基础和毒性物质基础。其中，钩藤碱占钩藤总碱28.9%，异钩藤碱占钩藤总碱14.7%，二者合占钩藤总碱的40%以上。

【毒性反应】

钩藤有急性毒性及长期毒性，钩藤嫩枝煎剂的毒性大于钩藤煎剂。

1. 急性毒性　钩藤总碱和钩藤碱对小鼠腹腔注射的 LD_{50} 分别是（144.2±3.1）、162.3mg/kg。总碱口服的 LD_{50} 为（514.6±29.1）mg/kg。异钩藤碱和毛钩藤碱对小鼠腹腔注射的 LD_{50} 分别是217、110mg/kg；对小鼠静脉注射的 LD_{50} 分别为80、35mg/kg。钩藤煎剂对小鼠腹腔注射的 LD_{50} 为（26.1±4.3）g/kg或（29.05±0.8）g/kg。钩藤嫩枝煎剂则为（35.2±5.4）g/kg。钩藤碱对小鼠皮下注射的 LD_{50} 为165mg/kg。小鼠灌胃给药，钩藤总碱的 LD_{50} 为649.85mg/kg（可信区间549.45～768.59mg/kg）；钩藤总碱缓释滴丸的 LD_{50} 为1900.7mg/kg（可信区间1651.8～2167.9mg/kg）。在施用钩藤碱后，小鼠死亡往往发生在第3至4小时。大剂量钩藤碱组（520mg/kg）表现为小静脉和窦样扩张与充血，肝细胞边界不明确，细胞质中小网状体，部分核固缩；在微小血管和肺泡壁毛细血管网络中表现出扩张和充血；肾毛细血管和肾小球毛细血管扩张充血；脑实质结构疏松，血管周围空间增宽，神经和神经胶质细胞周围有明显的晕，皮质细胞肿胀。

2. 长期毒性　家兔每日用钩藤煎剂灌胃2次，每次5g/kg（比治疗量大2.5倍），连服10天，无中毒症状。钩藤总碱50mg/kg连续给药14天，不引起大鼠内脏的病理改变；剂量加倍，虽肝脏有轻度炎症变化，停药后即恢复正常；对饮食、体重及外观行为均无影响。断乳大鼠灌胃钩藤总碱盐酸盐50～100mg/kg，每日1次，连续2月，停药后再观察1月，小剂量（50mg/kg）对动物生长、发育、肝、肾功能及血象均无明显影响，病理检查仅见肾脏轻度营养性障碍。大剂量（100mg/kg）则可使动物致死。死亡的动物心、肝、肾均有明显的病变。大鼠每日10mg/kg灌胃给药1次，连续给药12周，钩藤碱缓释滴丸高剂量组（80mg/kg）大鼠出现毛色暗淡无光、行为缓慢、体质量增长缓慢；肝组织部分失去正常结构，大部分肝细胞肿胀，胞质空网状，似气球样变，部分肝细胞出现坏死；停药恢复2周后大鼠状态基本恢复正常，体质量增长恢复正常。各给药组大鼠给予固体脂质纳米粒（用现代纳米技术将钩藤碱制成）和钩藤碱缓释滴丸12周后，大鼠血清中ALT、AST和ALP的数值升高，且有一定的剂量依赖性。

【毒作用机制】

（一）靶器官毒性机制

1. 心血管系统毒性机制　钩藤碱（100、200μmol/L）对去内膜和不去内膜的主动脉条Ⅰ相收缩有明显抑制作用，对Ⅱ相收缩有抑制作用，但不明显。给钩藤碱后3分钟内血流量减少，可能与其负性肌力作用所致心排血量减少有关。钩藤碱可能为一种钙通道阻断剂。钩藤碱有降低心肌兴奋性作用，并能有效地延长心肌功能性不应期。钩藤碱和盐酸维拉帕米一样能有效地抑制去甲肾上腺素促细胞内贮存 Ca^{2+} 释放所致的快速收缩反应，而对NE促细胞外 Ca^{2+} 内流作用则不明显。这说明钩藤碱松弛血管的作用主要与抑制细胞内 Ca^{2+} 释放有关，并且无内膜依赖性，即不影响血管内皮松弛因素。

2. 中枢神经系统毒性机制　钩藤提取物（20、40mg/kg）可通过阻碍 Ca^{2+} 内流而对谷氨酸所致神经细胞死亡起保护作用，但钩藤生物碱产生较明显的中枢抑制作用。钩藤碱（100、200、400μmol/L）上调神经细胞核NR1蛋白表达，同时下调树突干，树突棘和轴突上NR2B蛋白表达，导致NR1/NR2B受体族数量水平下降，表明钩藤碱可能是一种选择性的非竞争性NMDA受体抑制剂，而非选择性NMDA受体拮抗剂的靶点作用于离子通道，存在严重的神经系统不良反应。

（二）毒代动力学

新西兰大白兔以钩藤碱三个剂量（20、40、80mg/kg）灌胃给药后，采用非房室模型对数据进行处理，确定药代动力学参数。血浆中的消除相 $t_{1/2\beta}$ 分别为（1.19±0.06）、（1.49±0.20）、（1.37±0.31）小时，达峰浓度 C_{max} 分别为（1.02±0.29）、（1.92±0.47）、（3.50±0.48）μg/ml，达峰时间 t_{max} 分别为（0.96±0.26）、（0.92±0.13）、（1.25±0.87）小时，曲线下面积 $AUC_{0\sim12}$ 分别为（2.27±0.27）、（6.35±2.08）、（12.41±2.82）μg·h/ml，清除率 CL/F 分别为（8.93±1.02）、（7.10±2.96）、（6.75±1.59）ml/(h·kg)，表观分布容积 $V_{d/F}$ 分别为（15.37±2.34）、（15.80±8.44）、（13.06±2.99）ml/kg。在 20~80mg/kg 的范围内曲 $AUC_{0\sim12}$ 和 C_{max} 与给药剂量的线性分别为 0.9939 和 0.9989，表明线性呈正相关。

（三）毒效相关性

钩藤具有改善血液循环、镇静、降压等作用，可用于抑制中枢神经过度兴奋；钩藤的成分钩藤碱在低浓度下是安全的。钩藤碱在高浓度时具有一定的神经毒性，其最大安全浓度为400mol/L；同时钩藤碱能持续上调 NR1 mRNA 的表达并具有浓度/时间依赖性，同时还能下调 NR2B mRNA 的表达并具有时间依赖性但不具有浓度依赖性。

【控毒方法】

钩藤的控毒方法主要有改用剂型、配伍夏天无等。改用剂型可选择固体脂质纳米粒剂型或钩藤总碱缓释滴丸。钩藤成分之一钩藤碱毒性靶器官为肝脏，用现代纳米技术将钩藤碱制成固体脂质纳米粒，固体脂质纳米粒剂型可显著降低钩藤碱对肝脏的损害，降低大鼠血液 AST 和 ALT 水平。而钩藤总碱缓释滴丸的毒性明显低于钩藤总碱的毒性，可提示钩藤总碱缓释滴丸的各种辅料对钩藤总碱的安全性无明显的影响。钩藤总碱合用夏天无总碱强于相同剂量的钩藤总碱或单用夏天无总碱，且中枢抑制作用较钩藤总碱减弱。

【中毒救治】

出现中毒症状者，应立即停药，彻底洗胃或催吐。可用硫酸铜每次 0.25~0.5g，溶于 1000~2000ml 温热水中口服。若 15~30 分钟仍不呕吐，可按半量再服 1 次。服药 4 小时内催吐法未见效者，应立即用 1:4000 高锰酸钾溶液 500ml 洗胃，可适当服用豆浆、牛奶、鸡蛋清、面糊等，但对昏迷患者应尽量避免洗胃。在催吐、洗胃后可选用对胃肠黏膜无刺激的泻剂，口服或注入胃管。应用硫酸镁 30g 或硫酸铜 15g 溶于 250ml 温热水中口服。出现肝毒性症状时，可用浓缩栀子和黄芩水煎液服用以解毒。

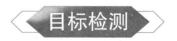

答案解析

一、选择题

（一）单选题

1. 关于平肝息风药的药理作用，错误的是（　）

　　A. 升压　　　　　　　　　B. 镇静　　　　　　　　　C. 降压

　　D. 抗惊厥　　　　　　　　E. 解热

2. 全蝎的有毒部位主要在（　）

　　A. 头胸部　　　　　　　　B. 前腹部　　　　　　　　C. 后腹部

　　D. 前体　　　　　　　　　E. 后体

3. 不属于蜈蚣主要毒性表现的是（　）

　　A. 吐　　　　　　　　　　B. 孪　　　　　　　　　　C. 赤

D. 痒   E. 昏

4. 不属于全蝎主要毒性表现的是（ ）

     A. 躁   B. 疹   C. 痹

     D. 挛   E. 赤

5. 属于蒺藜毒性成分的是（ ）

     A. 皂苷类   B. 总黄酮类   C. 酚酸类

     D. 多糖类   E. 环烯醚萜类

（二）多选题

6. 以下属于全蝎主要毒性表现的是（ ）

     A. 躁   B. 疹   C. 痹

     D. 挛   E. 赤

7. 以下属于钩藤中毒救治方法的是（ ）

     A. 应立即停药，彻底洗胃或催吐

     B. 硫酸铜每次 0.25 ~ 0.5g，溶于 1000 ~ 2000ml 温热水中口服

     C. 应立即用 1∶4000 高锰酸钾溶液 500ml 洗胃，可适当服用豆浆、牛奶、鸡蛋清、面糊等

     D. 应用硫酸镁 30g 或硫酸铜 15g 溶于 250ml 温热水中口服

     E. 应尽早用 1∶5000 高锰酸钾溶液洗胃，然后内服药用炭 20 ~ 30g

二、名词解释

平肝息风药

三、简答题

1. 平肝息风药的毒性表现有哪些?

2. 平肝息风药的毒性物质有哪些?

书网融合……

思政导航   本章小结   题库

第二十三章 开窍药

PPT

凡以开窍醒神为主要作用的药物称为开窍药。本类药物多性温，味辛、芳香，入心经。开窍药多具开窍、醒神的功效，主要用于邪气壅盛、蒙蔽心窍所致的各种窍闭神昏证。部分药物还兼有活血、行气、止痛、解毒等功效，用于治疗湿浊中阻之腹满、血瘀气滞之闭经、痛经、癥瘕以及疮痈肿毒等证。神志昏迷有虚实之分。实证即为闭证，虚证即为脱证。闭证由邪阻心窍所致，主要表现为牙关紧闭、握拳、脉实有力等证。窍闭证因其病因不同，又有寒闭、热闭之分。在应用开窍药时，除对证选药外，还应根据不同的病因，配伍用药。热闭治疗应以开窍药和清热解毒药伍用，称为凉开法；寒闭宜温开宣闭，多伍用性温行气药；神昏兼肢冷脉微、冷汗淋漓的为脱证，不宜用开窍药，因本类药物多为芳香辛散走窜之品，久服易伤人之元气，故只可暂用，不可久服。西医学认为窍闭神昏证多见于流行性脑膜炎、流行性乙型脑炎、化脓性感染所致败血症等严重感染性疾病引起的高热昏迷、谵语、惊厥、抽搐、休克等，以及脑血管意外、毒物中毒等引起的昏迷、神志不清。开窍药的毒性具有一些共同的特点。

（1）**毒性物质** 主要有皂苷类和挥发油类，如猪牙皂的毒性成分主要是三萜皂苷。

（2）**毒性表现** 主要引起神经系统、消化系统毒性。猪牙皂中的皂荚皂苷 A 对胃黏膜有强烈的刺激作用，胃黏膜被破坏而吸收中毒。内服过量对消化道黏膜有刺激性，并可使中枢神经系统麻痹，呼吸、心跳抑制。

（3）**控毒方法** 主要是对证用药、合理配伍、依法炮制和控制剂量。

猪牙皂

本品为豆科植物皂荚 *Gleditsia sinensis* Lam. 的干燥不育果实。秋季采收，除去杂质，干燥。主产于山东、河南、四川等地。味辛、咸，温；有小毒。归肺、大肠经。功效为祛痰开窍、散结消肿。用于中风口噤、昏迷不醒、癫痫痰盛、关窍不通、喉痹痰阻、顽痰喘咳、咯痰不爽、大便燥结；外治痈肿。主要含有多种三萜皂苷，具有抗炎、抗过敏、抗肿瘤、抗病毒、改善心肌缺血等药理作用。

【历史沿革】

猪牙皂用药记载最早见于汉代《名医别录》，有"猪牙皂良，九月十月采荚阴干。"李时珍《本草纲目》记载："皂荚，味辛而性燥，气浮而散。吹之导之。则通上下诸窍。服之则治风湿痰喘肿满，杀虫。涂之则散肿消毒，搜风治疮。"

【毒性表现】

猪牙皂对胃黏膜有强烈的刺激作用，胃黏膜被破坏而吸收中毒，故用量过大、误食种子或豆荚及注射用药均可致毒性反应。初感咽干、上腹饱胀及灼热感，继之恶心、呕吐、烦躁不安，腹泻，大便多呈水样，带泡沫，并有溶血现象，出现面色苍白、黄疸、腰痛、血红蛋白尿及缺氧症状等，同时出现头痛、头晕、全身衰弱无力及四肢酸麻等。严重者可出现脱水、休克、呼吸麻痹、肾功能衰竭而致死亡。

【毒性成分】

皂荚皂苷是猪牙皂的主要毒性部位，有溶血作用，其中皂荚皂苷 A、D 的毒性较强。

【毒性反应】

猪牙皂具有小毒，有急性毒性和亚急性毒性。

1. 急性毒性 皂荚皂苷 A 灌胃给药，对小鼠的 LD_{50} 为 508.31（449.40～574.95）mg/kg。

2. 亚急性毒性 试验结果表明，在试验期内，刚给过皂荚皂苷 A 的小鼠精神沉郁、静卧、有较强烈的吞咽动作、触动时惊厥，次日观察，小鼠整体精神状态良好，被毛光滑，进食饮水均无异常情况。试验观察结束，各处理组小鼠在试验期内随着时间的延长，平均体重均低于对照组体重的增加量，RBC、WBC、PLT 较对照组有显著升高，这可能与动物脱水、采集血样使动物挣扎及贫血有关。血液生化指标检测结果显示，肝功能主要指标 ALT、AST 较对照组显著升高（$P < 0.01$），肾脏功能指标 BUN 较对照组显著降低（$P < 0.01$），这可能主要与皂荚皂苷 A 引起肝损伤和肝细胞膜通透性增强以及尿素合成减少有关。组织病理观察发现，肝、肾出现不同程度的颗粒变性，肺脏充血，脾脏出血，提示皂荚皂苷 A 对小鼠肝、肾、脾和肺脏有一定损害。

【毒作用机制】

皂荚皂苷 A 可增加动物脱水量，引起肝损伤和肝细胞膜通透性增强以及尿素合成减少。猪牙皂皂苷 B 能有效抑制内皮细胞的迁移，其机制与下调 MMP-2 和 FAK 的活化相关。

【控毒方法】

妊娠期妇女及咯血、吐血患者禁用。用量 1～1.5g，多入丸散用。外用适量，研末吹鼻取嚏或研磨调敷患处。

利用脂质体较好的包载作用与生物相容性，将具有较大黏膜毒性的猪牙皂皂苷制备成脂质体，以减小其黏膜毒性，为猪牙皂皂苷在临床上的安全应用提供可能。

【中毒救治】

中毒早期应立即催吐、洗胃，并口服牛乳、蛋清等以保护胃黏膜，必要时可导泻；静脉补液，维持水、电解质及酸碱平衡，并促进毒素排泄；有溶血征象者，应用碳酸氢钠以碱化尿液，严重者输血、给氧，酌用可的松类激素，如氢化可的松或地塞米松等；并作对症处理。中药解毒：以生姜 9g、香芋 9g、赤芍 9g、乌药 9g、藿香 6g、羌活 6g、大腹皮 12g，水煎服。或以黄柏 9g、甘草 6g，煎服。

≫≫ 知识链接 ---

猪牙皂的炮制研究

《本草新编》云："皂荚熟用则无益矣，必生用为佳。"《中药炮制经验集成》曰："猪牙皂生用祛痰开窍；猪牙皂炒制减缓其燥裂性。"挥发油和脂肪油是猪牙皂中的重要成分，其中猪牙皂所含挥发油具有显著的神经保护作用，因此不同的炮制方法对猪牙皂中的油类成分含量有不同的影响，通过对比生制、炒制、酥制、碳制等不同炮制方法的猪牙皂脂肪油提取率发现，酥制法提取率升高，其他炮制方法降低；挥发油组成均以萜类、芳香族类和脂肪族类为主。除酥制品外，其他猪牙皂各炮制品所含挥发油中脂肪族类成分总相对含量最高，其次为芳香族类。

大皂角和猪牙皂所含挥发油中均有多种烯烃苯类成分，大多有毒性，其中肉豆蔻醚易导致肝功能退化，甚至肝癌，并且具有中枢神经系统毒性；黄樟素和甲基丁香酚均为遗传毒性致癌物；榄香素可引起肝大和肝脂肪变性，而炮制后上述烯烃苯类挥发性成分相对含量均降低，从而达到减毒目的。

目标检测

答案解析

一、单选题

1. 凡以开窍醒神为主要作用的药物称为（　　）

　　A. 开窍药　　　　　　　　B. 解表药　　　　　　　　C. 清热药

　　D. 祛风湿药　　　　　　　E. 理气药

2. 关于开窍药的说法，不正确的是（　　）

　　A. 用于闭证神昏　　　　　B. 也可用于脱证神昏　　　C. 内服多入丸散

　　D. 不可久服　　　　　　　E. 多具芳香走窜之性慢性毒作用

3. 猪牙皂的毒性较小，通常在医学上使用较为安全。以下人群可以放心使用猪牙皂的是（　　）

　　A. 妊娠期妇女　　　　　　B. 儿童　　　　　　　　　C. 高血压患者

　　D. 正常成年人　　　　　　E. 老年人

4. 对于个别人群可能对猪牙皂过敏，应留意（　　）

　　A. 腹泻　　　　　　　　　B. 头痛　　　　　　　　　C. 皮疹

　　D. 咳嗽　　　　　　　　　E. 呕吐

二、简答题

简述开窍药的功效及适应证。

书网融合……

思政导航

本章小结

题库

第二十四章　补虚药

PPT

学习目标

知识目标

1. 掌握　补虚药的共性毒理特点；何首乌、仙茅、补骨脂的毒性表现、毒性成分、毒性反应与毒作用机制、控毒方法。

2. 熟悉　淫羊藿的毒性反应和控毒方法。

3. 了解　补虚药的概念；每个药的历史沿革和中毒救治。

能力目标　通过本章学习，理解补虚药药性与其毒性的关系，初步形成补虚药毒理学研究的思路，会运用特殊毒性、心血管系统毒性、神经系统毒性、消化系统毒性、内分泌系统毒性等方法开展补虚药毒理学研究。

素质目标　通过本章学习，形成对常见补虚药毒性和安全用药的意识，初步具备开展补虚药毒性研究的科研素养和创新能力。

　　凡能补充物质，增强功能，提高机体抗病能力，消除虚弱证候的药物，称为补虚药，亦称补益药或补养药。本类药物多性温，味甘，主入心、肝、脾、肺、肾经。具有益气、补血、滋阴、助阳的功效。气、血、阴、阳是中医学对人体组成物质和功能的高度概括，当机体物质不足或功能低下时则产生虚证。虚证分为气虚、血虚、阴虚和阳虚四种类型。补虚药也相应分为补气药、补血药、补阴药和补阳药四类。补气药的主要功效是益气健脾、敛肺止咳平喘；补血药能促进血液的化生，主要用于治疗血虚证的药物，常用的补血药有白芍、何首乌、熟地等；补阳药主要用于补益肾阳，代表药有淫羊藿、补骨脂等；滋阴药具有滋养阴液、生津润燥等功效，多用于热病后期及某些慢性病中出现的肺阴虚、胃阴虚及肝肾阴虚等，主要有沙参、麦冬、枸杞子等。补虚药的毒性具有一些共同的特点。

　　（1）毒性物质　主要有皂苷类如淫羊藿中的宝藿苷Ⅰ、宝藿苷Ⅱ、箭藿苷A、淫羊藿素和淫羊藿次苷Ⅰ等；蒽醌类，如何首乌中的大黄素、大黄酚、大黄素甲醚及其苷、大黄酚蒽酮及其苷等，这些成分也是其甘味的主要物质基础。

　　（2）毒性表现　主要引起心血管系统、神经系统、内分泌系统毒性和肝毒性以及一些特殊毒性。如何首乌引起的肝损伤；补骨脂引起的光毒性。

　　（3）控毒方法　主要是对证用药、合理配伍和控制剂量。本类药物适用于虚证，应根据虚证气、血、阴、阳的不同对证用药。应合理配伍使用，如为避免淫羊藿免疫特异质肝损伤，在临床应用过程中应避免同活化NLRP3炎症小体的中药（如补骨脂等）、化学药（如卡马西平、阿莫地喹等）等配伍或联用；而与丹参等靶向抑制NLRP3炎症小体的中药配伍。应控制剂量和疗效，中病即止。如对于极少数的易感人群，何首乌使用剂量越大、疗程越长，肝损伤风险也越大。长期用药应注意监测肝功能，并避免与其他可能导致肝损伤的药物联合使用。

何首乌

　　本品为蓼科植物何首乌 *Polygonum multiflorum* Thunb. 的干燥块根。秋、冬二季叶枯萎时采挖，削去两端，洗净，个大的切成块，干燥。主产于河南、湖北、广东、广西、贵州等地。取生何首乌片或块，照炖法用黑豆汁拌匀，置非铁质的适宜容器内，炖至汁液吸尽；或照蒸法清蒸或用黑豆汁拌匀后蒸，蒸至内外均呈棕褐色，晒至半干，切片，干燥，称制何首乌。何首乌苦、甘、涩，微温。归肝、心、肾经。功效为解毒、消痈、截疟、润肠通便。用于疮痈、瘰疬、风疹瘙痒、久疟体虚、肠燥便秘。主要含有二苯乙烯类、蒽醌类、黄酮类、磷脂类等成分，有降血脂、抗动脉粥样硬化、抗衰老、增强免疫、神经调节、保肝、抗炎、促进造血细胞生成等作用。

【历史沿革】

古代医药文献收录何首乌的有 42 部，其中 19 部未提及何首乌毒性，有 20 部认为何首乌无毒，3 部记载何首乌有毒性。何首乌始载于《开宝本草》"久服长筋骨，益精髓，延年不老"。历代本草大多认为何首乌无毒，但已认识到炮制可以降低其毒性。《冷庐医话》记载了何首乌中毒的病例"未数日，腹泻死"。《中国药典》并未将何首乌归为有毒中药。

【毒性表现】

何首乌中毒的毒性表现常见于肝胆系统、胃肠道系统，也可引起生殖系统、泌尿系统、呼吸系统等毒性。临床症状可见乏力、恶心、呕吐、食欲不振、肝区不适、口干、口苦、皮肤瘙痒、尿黄、目黄、皮肤黄染、腹痛、腹泻、腹胀，另偶见皮疹、发热、眼部色素沉着等表现。实验室检查可出现氨基转移酶和（或）胆红素升高等化验指标异常；何首乌及相关制剂所引起肝损伤患者的服用剂量和潜伏期的跨度较广。其中，服用剂量最少 1~3g/d，最多超过 100g/d；潜伏期最短 1~3 天，最长超过半年，中位时间约 20 天。何首乌服用剂量和时间与肝损伤发生与否无明显依赖关系；女性占比稍高于男性，男女发生比例约 1∶1.16。何首乌及其制剂导致肝损伤的发病年龄跨度较大，最小 8 岁，最大 87 岁。男性 20~49 岁居多，多发于治疗脱发、湿疹等病证；女性 40~59 岁居多，多发于治疗白发、心悸等病证；何首乌及相关制剂导致的肝损伤病例，多见于脂溢性脱发、白发、湿疹、银屑病、白癜风、类风湿关节炎、强直性脊柱炎、系统性红斑狼疮等疾病，大多伴有免疫紊乱或为自身免疫性疾病。

【毒性成分】

何首乌主要毒性成分包括顺式-二苯乙烯苷、大黄素-8-O-β-葡萄糖苷、大黄素、大黄酸、大黄酚等。其中当机体处于免疫应激状态时，顺式-二苯乙烯苷、大黄素-8-O-β-葡萄糖苷可诱发特异质肝损伤。就固有型毒性而言，何首乌的毒性与其含有的蒽醌类衍生物有关，如大黄素、大黄酸、大黄酚、大黄素甲醚及其苷、大黄酚蒽酮及其苷等。

【毒性反应】

1. 急性毒性 何首乌的急性毒性研究结果显示制何首乌与何首乌相比，毒性明显减小。口服给药何首乌醇渗漉液对大鼠的 LD_{50} 为 50g/kg，而制何首乌用至 1000g/kg 大鼠仍无死亡。大鼠腹腔注射何首乌 LD_{50} 为 27g/kg，制何首乌为 169.4g/kg。

2. 长期毒性 药物的毒性与其用药剂量、用药时间密切相关。剂量越大、用药时间越长，毒性表现越明显。何首乌的毒性主要表现在对肝脏的影响。一般情况下，在正常剂量服用何首乌是安全的。当制何首乌剂量达到或超出正常人用量 50 倍、用药时间 3 个月以上时，动物 AST 升高的居多，呈现较强的剂量-时间-肝损伤关系。停药 1 个月后，所有肝功能指标异常的动物都能恢复正常。因此，何首乌长时间大剂量使用会引起的肝损伤，而这种损伤是可逆的。

3. 特殊毒性 何首乌活性成分能使囊胚着床成功率显著下降，抑制早期胚胎发育，具有胚胎毒性。

【毒作用机制】

（一）靶器官毒性机制

1. 肝脏毒性机制 何首乌所致肝损伤与机体的免疫状态、遗传背景等因素密切有关，机体免疫异常活化或自身免疫性疾病中医辨证属阴虚火旺、湿热内蕴者为何首乌肝损伤易感人群的主要病证基础，MCP-1、VEGF、TNF-α、phenyllactic acid、crotonoyl-CoA、indole-5,6-quinone 等为何首乌特异质肝损伤易感人群的免疫代谢标志物。采用药物基因组学方法，首次发现人类白细胞抗原 *HLA-B* * 35：01 是何首乌肝损伤易感人群的重要基因标志物。易感人群特征及其生物标志物研究表明，何首乌仅对极少数特异质人群有肝损伤风险，对绝大多数人群来说是安全的。何首乌在机体代谢过程中产生毒性物质，引起脂质过氧化而造成肝损伤；某种毒性物质抑制细胞膜运载胆盐的受体，影响细胞膜 Na^+-K^+-ATP 酶活性，使肝细胞正常的结构和代谢功能发生异常。何首乌肝毒性为免疫特异质型，发现并确定了何首乌肝损伤的主要易感病证和易感物质。

2. 泌尿系统毒性机制 何首乌的肾毒性与何首乌中蒽醌类成分如大黄素相关。体外试验表明，大黄素对 HK-2 细胞增殖具有明显的抑制作用，大黄素还能上调 Caspase3 诱导细胞凋亡。

3. 生殖系统毒性机制 大黄素预处理后，细胞凋亡增加，囊胚着床成功率显著下降，抑制早期胚胎发育。大黄素能降低卵母细胞成熟率和受精率、抑制胚胎发育、降低胎儿体重，通过 Caspase3 依赖的凋亡过程致胚胎损伤。

（二）毒代动力学

目前尚无何首乌毒代动力学报道。其药代动力学为：大黄素在大鼠体内的药物动力学符合二室模型，血药浓度在 9 分钟达峰，C_{max} 为 $3.973\mu g/ml$，给药后 24 小时，血浆中药物浓度明显降低。

（三）毒效相关性

何首乌多糖能使血清、肝、肾组织中 SOD 及 GSH-Px 活力不同程度提高，其多糖能显著清除 $O_2^-\cdot$、H_2O_2 及活性氧，具有提高内源性抗氧化酶的活性、抗脂质过氧化的作用。高剂量何首乌水提液（4.0g/kg）可明显降低老年小鼠脑和肝 MDA 水平，也可明显降低青年小鼠肝 MDA 水平，但对青年小鼠脑 MDA 无明显降低作用；低剂量（2.0g/kg）时，对老年小鼠脑和肝 MDA 亦有明显降低作用，但对青年小鼠脑和肝 MDA 无明显影响。

【控毒方法】

建议在医生和药师指导下购买和使用，不要自行购买和使用何首乌及其产品（包括首乌藤）；含有何首乌的保健食品同样也可能存在肝损伤安全性风险，建议谨慎使用。在服用何首乌及相关制剂时，应从基础疾病、免疫状态、中医体质和遗传背景等方面综合考虑，必要时结合生物标志物，精准辨识何首乌特异质肝损伤的易感人群，实现安全用药。一般来说生何首乌毒性大于制何首乌，避免生、制何首乌混淆使用；对于极少数的易感人群，何首乌使用剂量越大、疗程越长，肝损伤风险也越大。建议参照《中国药典》剂量规定范围使用，连续用药超过 20 天时，应注意监测肝功能；重复用药导致何首乌剂量叠加，可能增加肝损伤风险。建议不要同时服用含有何首乌的不同制剂或中药汤剂。避免何首乌与其他可能导致肝损伤的药物联合使用。何首乌肝损伤与其所含的二苯乙烯类和蒽醌类的结构及含量有关，可从改进炮制技术工艺、提高质量控制水平等方面保证何首乌质量安全性，建立何首乌肝损伤主要易感物质顺式-二苯乙烯苷和大黄素 $8-O-\beta-$葡萄糖苷的控制方法和标准，降低何首乌肝损伤发生的风险。

【中毒救治】

出现中毒症状者，应立即停药，彻底洗胃、催吐和导泻。可采用肝细胞膜修复保护剂如多烯磷脂酰胆碱注射液等；解毒保肝药物如谷胱甘肽、*N*-乙酰半胱氨酸、硫普罗宁等；抗氧化类药物如水飞蓟制剂和双环醇；利胆类药物如增加胆汁分泌类药物熊去氧胆酸、*S*-腺苷蛋氨酸，以及减少胆汁酸肠肝循环，促进胆汁清除从而降低血清胆汁酸水平的药物考来烯胺。

仙 茅

本品为石蒜科植物仙茅 *Curculigo orchioides* Gaertn. 的干燥根茎。秋、冬二季采挖。主产于四川、云南、广西、贵州。生用或经米泔水浸泡切片。仙茅辛，热；有毒。归肾、肝、脾经。功效为补肾阳、强筋骨、祛寒湿。用于阳痿精冷、筋骨痿软、腰膝冷痛、阳虚冷泻。本品主要含酚苷类成分：仙茅苷；三萜类成分：仙茅皂苷 A~M，仙茅素 A、B、C 等；生物碱类成分：石蒜碱等；甾醇类成分：环木菠萝烯醇、豆甾醇等。仙茅具有抗炎、抗氧化、抗骨质疏松、抗抑郁、免疫调节、保护血管内皮细胞等疗效，对心血管、骨质疏松、糖尿病、风湿等相关疾病有治疗作用。

【历史沿革】

仙茅始载于《海药本草》，自古以来都被归为有小毒类中药。《神农本草经疏》曰"仙茅味辛，气大热，其为毒可知矣。"《本草蒙筌》记载"误服中毒舌胀者，急饮大黄朴硝数杯，仍以末掺舌间，遂旋愈也。"《本草求真》曰"若相火炽盛，服之反能动火，为害巨测。"2010 年版《中国药典》亦将仙茅归为有毒类中药。

【毒性表现】

仙茅可引起神经系统、心血管系统、消化系统、生殖系统、肝肾损伤等。仙茅服用过量会引起全身冷汗、四肢厥逆、麻木、舌肿胀、烦躁、继而昏迷等毒性反应。对心血管系统有不良反应，具体表现为心悸、心肌受损、心律失常。

【毒性成分】

仙茅所含苷类成分是其主要毒性物质基础，但毒性较小。

【毒性反应】

（一）基础毒性

1. 急性毒性　仙茅乙醇提取物小鼠灌胃的 LD_{50} 为 215.9g/kg，为临床每日推荐用量的 1439 倍，主要毒性表现为自发活动减少、静伏少动、抽搐和死亡，给药后 1 小时内即可出现死亡。仙茅在大鼠体内未表现出急性毒性反应，大鼠最大耐受量为 90g/kg。

2. 长期毒性　仙茅醇提物 30、60、120g 生药/kg 大鼠灌胃，连续 90 天后，大鼠血清 BUN、Crea、ALT 均有所升高；肝脏和肾脏系数有一定升高；60g 生药/kg 剂量组子宫脏器指数则有所下降。120g 生药/kg 剂量组雄性大鼠的睾丸及雌性大鼠的卵巢均呈现线粒体肿胀，空泡等病理改变。停药 15 天后观察，上述各项指标均恢复正常。长期使用仙茅可引起动物心脏和胸腺指数的改变，仙茅可通过升高血清亮氨酸氨基转肽酶、天冬氨酸氨基转移酶及丙氨酸氨基转移酶，降低血清超氧化物歧化酶活力及谷胱甘肽的含量，降低肝微粒体中细胞色素 b5 和细胞色素 P450 亚酶的含量，升高肝细胞中乳酸脱氢酶、人血白蛋白含量从而导致肝脏损害；仙茅还可以升高体内血清尿素氮、肌酐含量从而导致肾脏损害。

（二）特殊毒性

1. 生殖毒性　仙茅通过引起睾丸和卵巢等生殖器官的线粒体肿胀、空泡变性导致生殖毒性。长时间、大剂量反复经口灌胃大鼠，仙茅会导致睾丸脏器指数增加，同时睾丸和卵巢的细胞超微结构发生异常改变，胞浆和细胞核内线粒体出现严重肿胀、空泡变性，细胞核内染色质积聚从而对生殖器官造成一定损害，表现出仙茅的生殖毒性。停药 15 天后，上述仙茅醇提物长期给药引起动物生殖器的影响是可逆的。

2. 致突变性　仙茅水煎液 4g/kg 可使小鼠骨髓多染红细胞微核率升高，具有致突变作用。

【毒作用机制】

仙茅苷类成分可引起肾小管，尤其是近曲小管上皮细胞溶酶体破裂，线粒体损害，钙转运过程受阻，导致肾小管肿胀甚至急性坏死而致肾毒性。

【控毒方法】

控毒方法主要有依法炮制、辨证用药、控制剂量等。依法炮制，仙茅常用的炮制方法有酒炙、米泔制等。一般认为，米泔制仙茅能降低其毒性。辨证用药，仙茅用于阳痿精冷、筋骨痿软、腰膝冷痛、阳虚冷泻。凡阴虚火盛，或有热证、鼻衄者不宜服。控制剂量疗程，本品虽为补益药，但辛温有毒，不宜久服，应注意控制剂量，从小量开始，逐渐加量。

【中毒救治】

出现中毒症状者，应立即停药，彻底洗胃或催吐，导泻。适当补液。

补骨脂

本品是豆科植物 *Psoralea corylifolia* L. 的干燥果实，生产于河南、四川、安徽、陕西。生用或盐水炙用。补骨脂辛、苦，温。归肾、脾经。功效为温肾助阳、纳气平喘、温脾止泻；外用消风祛斑。用于肾阳不足、阳痿遗精、遗尿尿频、腰膝冷痛、肾虚作喘、五更泄泻；外用治白癜风、斑秃。补骨脂主要含香豆素类，补骨脂素和异补骨脂素等；黄酮类，黄芪苷等；单萜酚类，补骨脂酚等。本品还含有豆固醇、谷固醇、葡萄糖苷、棉子糖等。补骨脂具有免疫调节、抗肿瘤、抗骨质疏松、抗菌、保护心脑血管等作用。

【历史沿革】

补骨脂始载于《雷公炮炙论》"凡使，性本大燥，毒。"对补骨脂的临床用药配伍禁忌、使用注意等也有相关记载，如《本草纲目》记载补骨脂"忌诸血，得胡桃、胡麻良。"《得配本草》记载"阴虚下陷，内热烦渴，眩晕气虚，怀孕心胞热，二便结者禁用。"《本草经疏》也提出"凡病阴虚火动，梦遗，尿血，小便短涩及目亦口苦舌干，大便燥结，内热作渴，火升目赤，易饥嘈杂，湿热成痿，以致骨乏无力者，皆不宜服。"对于《雷公炮炙论》记载的补骨脂毒性问题，应结合现代研究辨证的看待。

【毒性表现】

补骨脂中毒的毒性表现常见于肝毒性、生殖毒性、光毒性。

临床上，主要引起急性肝损伤。除肝损伤外，在应用补骨脂或其制剂过程中也会诱发皮肤过敏、皮肤色素沉着、光敏性接触性皮炎等不良反应。

【毒性成分】

补骨脂毒性成分包括补骨脂二氢黄酮、异补骨脂查尔酮、补骨脂定、补骨脂素、异补骨脂素、补骨脂酚等。特别是补骨脂中某些活性成分如补骨脂素、异补骨脂素、补骨脂甲素等一方面具有很好的抗癌、抗炎等活性，另一方面又具有一定的毒性，在临床应用过程中应将其药理作用和毒性反应等综合考量。

【毒性反应】

（一）基础毒性

1. 急性毒性 小鼠灌胃补骨脂酚、补骨脂总油和异补骨脂素的 LD_{50} 分别为 38.0g/kg、2.3ml/kg 和 180mg/kg。小鼠腹腔注射异补骨脂素的 LD_{50} 为 138.0mg/kg。补骨脂和新、老两种盐炙法炮制品（新法比旧法多水浸 24 小时）的急性毒性：小鼠灌胃生品的 LD_{50} 为 27.9g/kg，老品为 30.05g/kg，新品为 33.36g/kg。提示毒性大小为：生品 > 老品 > 新品。灌胃高剂量补骨脂水提液（约 5g/kg）对实验大鼠肝细胞可造成一定程度的损伤。

2. 长期毒性 大鼠灌胃补骨脂乙素粗制品 100mg/kg，1 次/天，连续 1 个月，对血压、心电、血象、肝功能及血糖等均无明显影响。小鼠灌胃补骨脂酚 0.125~1.0mg/kg 连续 7~28 天，可引起肾脏病变，停药后未见好转，可见补骨脂酚对肾脏有一定毒性。小鼠灌胃补骨脂酚 0.125、0.25、0.5、1.0mg/kg，连续 1~4 周，均可引起肾脏病变，生品还可明显引起肾小球上皮细胞增生和肾小管细胞肿胀；大剂量可见进行性肾损害，其他脏器未见明显病变。

3. 光毒性 补骨脂具有较强的光敏活性，可致光毒性接触性皮炎。8-甲氧补骨脂素可产生皮肤毒性的同时，还具有造成光敏性的细胞毒性、致染色体突变和致染色体断裂的潜在危险。

（二）特殊毒性

生殖毒性 小鼠连续灌胃补骨脂生品和清炒品 5.0g/kg，可引起睾丸、包皮腺、前列腺和精囊腺重量下降；雷公法炮制品对包皮腺、前列腺、精囊腺，盐蒸品对精囊腺和前列腺的重量亦有不同程度抑制。

【毒作用机制】

（一）靶器官毒性机制

1. 肝毒性机制 补骨脂中的一种呋喃香豆素类成分——异补骨脂素，可通过抑制多药耐药相关蛋白 2（MRP2）、多药耐药相关蛋白 3（MRP3）导致 HepG2 细胞内胆汁酸升高和细胞毒性。异补骨脂素灌胃给药 1~3 天则可通过干扰胆汁酸转运体造成肝脏损伤。补骨脂素、异补骨脂素均能显著抑制 CYP1A1 酶活性，并对 CYP3A 有一定的诱导作用。基于 HepG2 细胞还发现，补骨脂中的另一种活性成分——补骨脂酚可能通过影响线粒体功能或肝细胞胆汁酸转运等导致细胞毒性的发生。补骨脂酚可影响 PI3K-Akt、MAPK 等细胞通路诱发肝毒性。补骨脂素对 HepG2 细胞具有细胞毒性，并且该细胞毒性可能与影响胆盐输出泵（BSEP）、Na⁺胆盐共转运体（NTCP）蛋白的表达等密切相关。补骨脂异黄酮 A 对多种细胞均具有一定的细胞毒性。连续服用补骨脂可通过影响线粒体膜电位等诱发肝脏损伤。补骨脂中的呋喃香豆素类成分——补骨脂素、异补骨脂素可通过影响 CYP450 和肾脏有机离子转运系统，导致肝肾毒性。五种补骨脂成分（补骨脂二氢黄酮、补骨脂定、补骨脂二氢黄酮甲醚、新补骨脂异黄酮、补骨脂酚）所致肝损伤可能与氧化应激和线粒体损伤介导的凋亡密切相关。补骨脂可通过影响机体代谢等导致免疫特异质肝脏损伤，补骨脂活性成分补骨脂二氢黄酮可通过激活 NLRP3 炎症小体活性，导致免疫特异质肝脏损伤。

2. 肾毒性机制 除肝损伤外，补骨脂及其活性成分还可导致肾脏损伤，补骨脂酚可通过直接对细胞膜造成损伤，引发细胞凋亡，抑制细胞内 DNA 合成等对 HK-2 细胞产生毒性。

3. 光敏性 一定波长的紫外线具有较强的能量，长期照射皮肤可导致皮肤癌变。补骨脂含有多种呋喃骈香豆素类化合物，包括 8-甲氧补骨脂素等与皮肤相亲的化合物。如在紫外线照射下，8-甲氧补骨脂素可引起某些哺乳动物细胞表现型的变异。8-甲氧补骨脂素的诱变作用，在某些细菌、酵母菌和真菌中得到证实。在 1.0μg/ml 浓度下，加长波紫外线照射下，诱发人体外周血淋巴细胞姐妹染色单体交换频率发生变化，补骨脂素和异构补骨脂素无此作用。

（二）毒代动力学

目前尚无补骨脂毒代动力学报道。其药代动力学为：大鼠一次灌胃补骨脂水煎剂 5.3g/kg（主要含补骨脂苷、异补骨脂苷、补骨脂素和异补骨脂素），补骨脂素血药浓度出现双峰现象，t_{max_1} 为 2 小时，t_{max_2} 为 4 小时，C_{max_1} 为 8.46mg/L，C_{max_2} 为 7.21mg/L。

【控毒方法】

源自《雷公炮炙论》的酒浸水漂修制处理，可显著降低补骨脂的潜在肝毒性。有研究表明，甘草与补骨脂配伍可降低补骨脂甲素等诱发的肝细胞损伤；而补骨脂和淫羊藿配伍则可诱发更为严重的肝脏损伤。阴虚火旺者忌服。

【中毒救治】

出现中毒症状者，应立即停药，彻底洗胃或催吐，导泻。口服 B 族维生素，特别是烟酰胺可显著降低光敏作用；小剂量间歇使用氯喹和羟氯喹治疗多形性日光疹；光敏毒性发作可用抗组胺药物，严重者使用皮质激素或免疫抑制剂如硫唑嘌呤等。绿豆、赤小豆、金银花、紫草、生甘草等水煎内服、外洗。

淫羊藿

淫羊藿，又名三枝九叶草、仙灵脾、刚前，补肾兴阳之佳品，具有补肾阳、强筋骨、祛风湿的功效。始载于《神农本草经》，列为中品，为多年生草本植物，其药用部位为叶，味辛、甘、温，归肝、肾经。在《中国药典》之中所收录的来源主要有 4 个品种，分别为淫羊藿 *Epimedium brevicornum* Maxim、箭叶淫羊藿 *Epimedium sagittatum*（Sieb. et Zucc.）Maxim、柔毛淫羊藿 *E. pubescens* Maxim 和朝鲜淫羊藿 *E. koreanum* Nakai，主要分布于陕西南部、山西南部、甘肃南部和东部、四川、宁夏等地，是具有重要药用价值的传统中药。我国是淫羊藿的地理分布中心，主要有 40 个淫羊藿品种，目前形成药材商品的主要种类有 15 种。淫羊藿临床应用广泛，现代药理研究表明，其对于心血管系统、免疫系统、血脂、血糖均有调节作用，具有提高免疫功能、抗骨质疏松、抗氧化、抗炎、抗肿瘤、降血糖、抗抑郁等多种药理作用。临床上可用于治疗肾虚、骨质疏松和血管性疾病等。

【历史沿革】

淫羊藿始载于《神农本草经》，曰："味辛，寒。主阳痿绝伤，茎中痛，利小便，益气力，强志。"自东汉至明清本草文献对于淫羊藿的记载较为一致，认为其无毒。

【毒性表现】

淫羊藿中毒的毒性表现常见于肝胆系统、心血管系统、神经毒性，也可引起生殖和遗传毒性。表现为肝脏损伤、黄疸、腹胀、纳差、乏力、皮肤瘙痒等。

【毒性成分】

通过增加氧化应激和细胞凋亡而引发的肝损伤，主要包括 2″-鼠李糖基淫羊藿次苷Ⅱ、宝藿苷Ⅰ、宝藿苷Ⅱ、箭藿苷 A、淫羊藿素和淫羊藿次苷Ⅰ；基于免疫应激模型，由淫羊藿次苷Ⅰ、淫羊藿次苷Ⅱ、朝藿定 B 通过特异性增强 ATP 和 nigericin 介导的 NOD 样受体家族的吡啶结构域 3（NOD-like receptor family pyrin domain-containing protein 3，NLRP3）炎症小体活化引发的特异性肝损伤；宝藿苷Ⅰ通过靶向雌激素受体 α 抑制法尼醇 X 受体介导的信号通路，导致胆汁酸的积累，进而导致肝损伤。

【毒性反应】

（一）基础毒性

1. 急性毒性　淫羊藿苷按照灌胃的最大给药浓度（0.36g/ml）及小鼠可承受的最大给药体积（0.5ml/20g）进行灌胃，给药后连续观察 14 天，发现无动物中毒及死亡，也没有出现脏器异常的现象。小鼠灌胃淫羊藿总黄酮最大耐受量相当于 60kg 人临床日用量的 1440 倍。复方淫羊藿胶囊给药后的小鼠各方面生命体征未见异常，也无死亡。

2. 长期毒性　淫羊藿水提物和醇提物给予小鼠最大给药剂量（80g/kg）连续灌胃 8 周，发现小鼠生命体征一切正常，毛色也无异常变化，各组动物均无死亡，但部分组别小鼠的脏器系数、血常规指标、血清生化学指标均有一定程度变化，可见，长时间给予大剂量的淫羊藿水、醇提取物对小鼠有一定的不良反应。用淫羊藿总黄酮对大鼠进行灌胃，剂量分别为 1.0、2.0 和 4.0g/kg，每日一次，连续进行12 周，发现大鼠各项指标与对照组相比无明显异常。

（二）靶器官毒性

肝毒性　观察给药 3 天的小鼠会出现呕吐、纳差等不良生命体征，在给药 15 天后处死发现肝脏有脂肪变性的病理性变化。实验组的大鼠直接胆红素、总胆红素和肝脏质量等方面出现明显异常，有较为明显的肝损伤。基于斑马鱼模型发现淫羊藿总黄酮高剂量组有明显的肝脏毒性。也有研究运用均匀设计结合多元回归分析的方法对淫羊藿肝毒性进行挖掘，结果表明朝鲜淫羊藿、巫山淫羊藿肝毒性较强。

【毒作用机制】

目前，根据主要成因和作用方式分析，药物毒性可分为三种类型，既有传统熟知的固有型毒性（intrinsic toxicity），还有鲜有关注的特异质毒性（idiosyncratic toxicity）和间接型毒性（indirect toxicity）。药物固有型毒性，也称药物直接毒性，指由药物固有毒性物质成分造成的直接损伤，具有剂量依赖、可以预测等特点，在正常动物上可以复制出毒性反应。

药物特异质型毒性，也称药物特异质反应。此类药物无明显的直接毒性，其发生主要与患者的遗传、代谢或免疫的特异体质（遗传背景）相关，仅在极少数易感个体下引起损伤作用，缺少剂量依赖关系、个体差异极大、难以预测的特点，在正常动物模型上难以复制其毒性反应。淫羊藿主要通过特异性活化天然免疫而产生毒性反应，同时，试验表明，淫羊藿次苷 II 具有一定的直接肝细胞毒性并可诱导细胞释放 ATP 等损伤相关分子，由此可见，淫羊藿主要通过免疫活性成分协同直接毒性成分诱发 NL-RP3 炎症小体持续活化从而诱发免疫特异质肝损伤。

【控毒方法】

伴有免疫炎症或为自身免疫性疾病，尤其是 NLRP3 炎症小体活化相关病证，可能是淫羊藿及其相关制剂肝损伤发生的主要易感人群特征。淫羊藿品种、产地繁多，药物活性成分含量差异较大，结合淫羊藿致特异质肝损伤的特点，提出并警示淫羊藿及其制剂在临床应用过程中，应结合临床具体病证进行综合考量，如主要用于抗肿瘤，可选用毒性相关物质含量较高的品种，不仅有效降低风险获益比，同时可以通过活化炎症小体协同增加抗肿瘤效应，实现毒效转化应用；如主要用于补益肝肾等，则应选用毒性相关物质含量较低的品种，或者指定毒性相关物质含量限度标准，增加风险获益比。淫羊藿在临床应用过程中应避免同活化 NLRP3 炎症小体的中药（如补骨脂等）、化药（如卡马西平、阿莫地喹等）等配伍或联用；为了有效降低临床用药风险，可根据病证需要，与甘草、丹参等靶向抑制 NLRP3 炎症小体的中药配伍可有效降低其肝损伤发生风险。加强对淫羊藿安全使用的知识宣传和教育，正确认识中药的毒副作用，不擅自用药，对于肝功能不全患者尤应谨慎。严格按照医师指导用药，掌握科学的用法用量、炮制等，控制疗程，中病即止。

【中毒救治】

鉴于淫羊藿致特异质肝损伤的特点，中毒救治同何首乌。

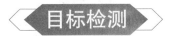

答案解析

一、选择题

（一）单选题

1. 仙茅中毒的主要毒性物质基础是（　　）

　　A. 苷类成分　　　　　　　　B. 黄酮类成分　　　　　　　　C. 酚类成分

D. 香豆素类成分　　　　　E. 生物碱类

2. 何首乌最常见（　　）损伤

    A. 肺脏　　　　　　　　　B. 胃肠道　　　　　　　　C. 肝脏

    D. 脑　　　　　　　　　　E. 心脏

3. 何首乌最常见的毒性物质基础为（　　）

    A. 顺式二苯乙烯苷　　　　B. 反式二苯乙烯苷　　　　C. 二苯乙烯苷

    D. 大黄酚　　　　　　　　E. 大黄素

4. 补虚药的毒性特点不包括（　　）

    A. 心血管系统毒性　　　　B. 神经系统毒性　　　　　C. 消化系统毒性

    D. 传染性　　　　　　　　E. 内分泌系统毒性

5. 下列不属于控制补虚药毒性方法的是（　　）

    A. 对证用药　　　　　　　B. 合理配伍　　　　　　　C. 控制剂量

    D. 随意增减剂量　　　　　E. 长期大剂量使用

6. 何首乌中毒的临床症状不包括（　　）

    A. 乏力　　　　　　　　　B. 恶心　　　　　　　　　C. 皮肤瘙痒

    D. 咳嗽　　　　　　　　　E. 腹痛

7. 何首乌的毒性成分主要包括（　　）

    A. 蒽醌类　　　　　　　　B. 皂苷类　　　　　　　　C. 黄酮类

    D. 有机酸类　　　　　　　E. 蛋白质类

8. 补骨脂的毒性表现不包括（　　）

    A. 肝毒性　　　　　　　　B. 生殖毒性　　　　　　　C. 光毒性

    D. 肾毒性　　　　　　　　E. 光敏性

（二）多选题

9. 淫羊藿常见的致毒机制包括（　　）

    A. 免疫炎症反应　　　　　B. 肝细胞损伤　　　　　　C. 胆汁酸积累

    D. 氧化应激　　　　　　　E. 细胞凋亡

二、简答题

1. 简述仙茅的毒性物质基础并其毒性作用机制。

2. 简述淫羊藿的毒性成分和毒性反应。

书网融合……

思政导航

本章小结

题库

第二十五章　收涩药

PPT

◎ 学习目标

知识目标

1. 掌握　收涩药的共性毒理特点；罂粟壳的毒性表现、毒性成分、毒性反应与毒作用机制、控毒方法。

2. 熟悉　五味子的毒性成分、毒性表现和控毒方法。

3. 了解　收涩药的概念；代表药的历史沿革；五味子和罂粟壳的中毒救治。

能力目标　通过本章学习，理解收涩药药性与其毒性的关系，初步形成收涩药毒理学研究的思路，会运用基础毒性、特殊毒性、靶器官毒性的研究方法开展收涩药毒理学研究。

素质目标　通过本章学习，形成对常见收涩药毒性和安全用药的意识，初步具备开展收涩药毒性研究的科研素养和创新能力。

凡以收敛固涩为主要功效，用以治疗滑脱证的药物，称为收涩药，又称固涩药。根据作用特点和适应证，收涩药主要分为固表止汗药、敛肺涩肠药、固精缩尿止带药三类。固表止汗药能行肌表，调节卫分，而有固表敛汗的功效。敛肺涩肠药酸涩收敛，主入肺经或大肠经，分别具有敛肺止咳喘和涩肠止泻痢作用。固精缩尿止带药酸涩收敛，主入肾、膀胱经，具有固精、缩尿、止带作用。收涩药适用于久病体虚、正气不固、脏腑功能衰退所致的自汗、盗汗、久咳虚喘、久泻、久痢、遗精、滑精、遗尿、尿频、崩带不止等滑脱不禁的病证。滑脱证是临床多种疾病的伴随症状，涉及呼吸系统、消化系统、血液系统、泌尿系统及生殖系统等不同系统的疾病。收涩药的毒性具有一些共同的特点。

（1）毒性物质　主要是挥发油和木脂素类。五味子的毒性物质基础主要是挥发油，另外也涉及木脂素、萜类化合物，其中以倍半萜类为主；罂粟壳中主要的毒性成分为吗啡、罂粟碱、可待因等阿片类生物碱。

（2）毒性表现　主要引起呼吸系统、中枢神经系统和消化系统毒性，部分药物还有致突变性和致癌性。如五味子有兴奋呼吸中枢作用，可增加呼吸频率及幅度；有增加胃酸及降血压作用。罂粟壳多服能抑制呼吸中枢而引起呼吸衰竭，甚至死亡；长期应用易于成瘾，成瘾后经常便秘，瞳孔缩小。

（3）控毒方法　主要是对证用药、合理配伍、依法炮制和控制剂量。收涩性涩敛邪，使用不当有"闭门留寇"之弊，凡表邪未解，湿热所致之泻痢、带下，血热出血，以及郁热未清者，均不宜用。使用收涩药，应根据其作用特点选用，并根据病情作适当配伍，中病即止，不宜久服或过量服用。如五味子不宜与磺胺类药物配伍使用；罂粟壳不宜与催眠药、麻醉药、神经安定剂及其他阻滞呼吸中枢神经元激活作用的药物合用。

五味子

本品为木兰科植物五味子 *Schisandra chinesis*（Turcz.）Baill. 或华中五味子 *Schisandra sphenanthera* Rehd. et Wils. 的干燥成熟果实。前者习称"北五味子"，后者习称"南五味子"。生于海拔 1200～1700 米的沟谷、溪旁、山坡，主要分布于东北、华北、湖北和湖南等地。秋季果实成熟时采摘，晒干或蒸后晒干，除去果梗及杂质，用时捣碎，生用或经醋、蜜拌蒸晒干用。酸、甘，温，归肺、心、肾经。功效为收敛固涩、益气生津、补肾宁心，用于久嗽虚喘、梦遗滑精、遗尿尿频、久泻不止、自汗、盗汗、津伤口渴、短气脉虚、内热消渴、心悸失眠。

【历史沿革】

五味子的毒性记载最早见于《尔雅》，《神农本草经》将其列为上品，谓之"主益气，咳逆上气，劳伤羸瘦，补不足，强阴，益男子精。"历代本草对其毒性无明确描述。

【毒性表现】

五味子常见的临床不良反应主要涉及消化系统、呼吸系统以及全身中毒性症状。五味子可以增加胃酸分泌，口服五味子的量超出常用剂量（口服生药 13～18g），可能会出现打嗝、胃部烧灼感、反酸、肠鸣音增加等多种消化道不良反应，部分严重患者可能还会出现过敏的现象。五味子具有微量毒性，服用之后能够兴奋呼吸中枢，加大呼吸频率和幅度，故可能出现因呼吸频率过大而导致呼吸困难等类似症状。五味子过量或不当服用后，毒性大量累积，可能出现全身中毒性症状，如发热、头痛、口干舌燥、乏力、有异味感、呕吐、恶心、荨麻疹等症状。

【毒性成分】

五味子的毒性物质基础主要是挥发油，另外也涉及木脂素、萜类化合物，其中以倍半萜类为主。

【毒性反应】

五味子具有急性毒性、慢性毒性、特殊毒性（包括致畸和致突变）以及肝毒性。

（一）基础毒性

1. 急性毒性 小鼠灌胃五味子挥发油的 LD_{50} 为 8.75g/kg，小鼠活动减少、步态蹒跚，呈抑制状态，呼吸困难而死亡，死亡时间在 24～36 小时。小鼠灌胃华中五味子挥发油的 LD_{50} 为 3.82g/kg，相当于146.929g 生药/kg；给药约 2 小时后活动逐渐减少，神情开始困顿，几天后大部分小鼠精神萎靡、毛发松散；在 5 天内均有死亡；解剖后肉眼观察心、肝、脾、肺、肾、脑、胃等未见明显异常。小鼠灌胃北五味子种子脂肪油 10～15g/kg 或其挥发油 0.28g/kg，小鼠呈现抑制状态，呼吸困难、共济失调而死亡。雄性大鼠和雌性小鼠灌胃五味子乙醇粗提物的 LD_{50} 分别为 14.67g/kg 和 19.96g/kg；46.4g/kg 剂量组小鼠给药后数分钟开始出现活动量减少、精神萎靡、步态蹒跚、行动迟缓、立毛、流涎，死亡前中毒症状无性别差异；半数小鼠于 20 分钟内死亡，24 小时内全部死亡；解剖后肉眼观察大部分小鼠胃内有条索状出血块或胃、肠壁充血，胃壁无弹性、脆而易破裂，肝、肾、心脏颜色暗红。小鼠分别灌胃五味子浸膏、种子混悬剂、浆果种皮混悬剂 5g/kg，2 天内未见死亡，说明毒性较低。

2. 长期毒性 大鼠每天灌胃五味子乙醇粗提取物 10.0g/kg，连续 45 天和 90 天后，出现体重降低、Hb 降低和 BUN 升高。犬连续 4 周灌胃五味子乙素 10mg/kg，未见毒性反应。

（二）特殊毒性

致畸试验结果表明，五味子 4g/kg 降低了孕鼠的胚胎成活率。微核试验中，五味子乙醇粗提物 2.5、5.0、10.0g/kg 各剂量组的雄雌小鼠均未见微核率增加；Ames 试验中，五味子乙醇粗提物 0.04、0.12、0.58、2.32、11.59、57.97mg/皿各剂量组均未见回变菌落数增加，其中 57.97mg/皿剂量组菌落数显著减少，说明五味子乙醇粗提物有明显的抑菌作用；TK 基因突变试验中，五味子乙醇粗提物 113.28、226.56、453.12、906.25μg/ml 各剂量组的突变频率与对照组比较差异均无显著性。Ree-assay 法表明，五味子的热水（90℃）提取物有致突变作用，而温水（45℃）提取物则无此作用。

（三）靶器官毒性

肝脏毒性 五味子中的木脂素对细胞具有抑制或者一定毒性。在一定浓度下，五味子甲素和五味子乙素使大鼠原代肝细胞中 CYP3A 酶活性降低，乙素在 100μmol/L 时抑制人宫颈癌细胞系 Hela 细胞的活力，乙素对小鼠黑色素细胞瘤细胞系 B16 和人肝癌细胞系 Hep G2 的抑制浓度分别出现在 0.75μmol/L 和 10μmol/L，说明乙素的细胞毒性主要表现为抑制细胞代谢，并不明显改变细胞膜的通透性。在木脂素对小鼠的急性毒性试验中，醇乙的毒性是最明显的，以 250mg/kg 灌胃或腹腔注射时便出现部分动物死亡。在细胞试验中，醇乙在 ≥10μmol/L 时抑制人宫颈癌细胞系 Hela 细胞活力并诱导细胞凋亡。

【毒作用机制】

五味子有兴奋呼吸中枢作用，可增加呼吸频率及幅度；有增加胃酸及降血压作用。五味子醇乙和乙素具有一定的肝细胞毒性，主要表现为细胞代谢水平的下降，但不足以引起细胞膜通透性的显著改变。

【控毒方法】

外感表邪者和麻疹初起者忌服五味子。有反流性食管炎、胃溃疡、慢性胃炎、十二指肠溃疡等胃酸分泌过多的疾病患者，忌服五味子，以免加重病情。不宜与磺胺类药物配伍使用，否则可能会引起血尿。

【中毒救治】

五味子可引起过敏反应，可静脉注射 10ml 10% 葡萄糖酸钙。口服 B 族维生素、维生素 C 以及抗组胺类药物。若皮肤过敏可外用肤轻松软膏或炉甘石洗剂。

罂粟壳

本品为罂粟科植物罂粟 *Papaver somniferum L.* 的干燥成熟果壳。6~8 月采收成熟果实，破开，去除种子，干燥，蜜炙或醋炒用。罂粟壳酸、涩，平，有毒，归肺、大肠、肾经。敛肺止咳，涩肠止泻，止痛，用于久咳虚喘、久泻、脱肛、遗精、白带、脘腹疼痛，具有镇痛、止咳的功效。

【历史沿革】

罂粟始载于《本草拾遗》。《本经逢原》记载"涩温微毒"，首次指出罂粟壳有"微毒"。之后，《本草纲目拾遗》中记载"迨服久偶辍，则困惫欲死，卒至破家丧身。凡吸者，面黑肩耸，两眼泪流，肠脱不收而死。"《本草述钩元》载罂粟壳"此乃治嗽止痢收后药，凡虚劳咳嗽，及湿热泻痢。遽用粟壳止劫，杀人如剑，宜深戒之"，可见罂粟壳的毒性能致人死亡。

【毒性表现】

罂粟壳作为传统中药饮片，既是麻醉药品又是毒性药品，还具有成瘾性。早在清代，本草书籍中就有吸食鸦片成瘾并致死的记载。现代大量临床案例表明，过度服用罂粟壳能抑制呼吸中枢而引起呼吸衰竭，甚至死亡。长期应用易于成瘾，成瘾后经常便秘，瞳孔缩小。一旦停用即出现戒断症状：精神萎靡哈欠频作、涕泪交流、冷汗、呕吐、腹痛腹泻、血压升高、心跳加快、身痛失眠，甚至哭泣叫喊，严重者还会出现虚脱和意识丧失，因此，罂粟壳的治疗应严格按照《中国药典》规定量 3~6g（每日）使用。

【毒性成分】

罂粟壳中主要的毒性成分为吗啡、罂粟碱、可待因等阿片类生物碱。

【毒性反应】

（一）基础毒性

1. 急性毒性 吗啡经灌胃、皮下注射、腹腔注射和静脉注射给予小鼠的 LD_{50} 分别为 745、360、293、190mg/kg；吗啡灌胃和腹腔注射大鼠的 LD_{50} 分别为 255、160mg/kg；罂粟碱经灌胃、皮下注射和腹腔注射小鼠的 LD_{50} 分别为 325、280、117mg/kg；罂粟碱经灌胃、皮下注射和腹腔注射大鼠的 LD_{50} 分别为 230、151、64mg/kg；罂粟碱对小鼠和家兔静脉注射的 LD_{50} 分别为 25、18mg/kg；可待因经灌胃、皮下注射和腹腔注射小鼠的 LD_{50} 分别为 600、420、200mg/kg；可待因经灌胃、皮下注射和腹腔注射大鼠的 LD_{50} 分别为 250、190、130mg/kg；可待因对小鼠和家兔静脉注射的 LD_{50} 分别为 54、34mg/kg。那可汀经灌胃、皮下注射和腹腔注射小鼠的 LD_{50} 分别为 1090、725、83mg/kg。

2. 长期毒性　小鼠腹腔注射吗啡连续 20 天，肝重量明显减少，肝细胞平均直径、中央肝静脉直径、肝酶水平和血清一氧化氮含量均增大，表现出厌食、便秘、消瘦、贫血、阳痿、早衰、成瘾等症状。

（二）特殊毒性

生殖毒性　大鼠连续 3 个月静脉注射吗啡，精子形成受到明显影响，精原细胞、精母细胞、精细胞和精子数量均减少。

【毒作用机制】

（一）靶器官毒性机制

1. 神经系统毒性机制　吗啡对呼吸中枢具有特异性抑制作用。中毒时由于呼吸频率过慢，呼吸深度的加大不能代偿，造成严重缺氧，最后死亡。呼吸中枢麻痹为吗啡中毒的直接致死原因。吗啡对动眼神经的兴奋作用，可使瞳孔缩小，当瞳孔极度缩小时，患者常常迅速进入昏迷状态，继而发生休克现象。但至缺氧时，瞳孔可显著扩大。吗啡对中枢神经系统的其他不良反应还有：诱发一时性黑矇、头晕、头痛、嗜睡、注意力分散、兴奋或抑郁、思考力减弱、视力减退，以及昏睡，部分患者可能出现烦躁不安，表现为惊恐和畏惧。婴幼儿对吗啡有很大的敏感性，除发生呼吸抑制外，还容易出现惊厥。吗啡的成瘾性和戒断症状，主要与大脑奖赏回路中神经元相互作用相关。大脑中 μ-阿片受体是成瘾性与戒断症状的关键。吗啡激活的 μ-阿片受体以蛋白激酶 C（PKC）依赖的方式诱导受体脱敏。吗啡可减少 cAMP 反应元件结合蛋白（CREB）的磷酸化，戒断时 CREB 的磷酸化增加。吗啡对转录因子及基因表达的调节在阿片成瘾及戒断反应中重要作用，由于可待因进入人体约有 10% 经代谢转化成吗啡，因此其毒性机制与吗啡相似，但呼吸抑制作用较轻，成瘾性也较弱。而罂粟碱的结构和药理作用均与阿片作用成分不同，没有麻醉性，也不具成瘾性，是国家规定的基本药物，国家药品监督管理局已不再将罂粟碱列入麻醉药品管制品种。

2. 消化系统毒性机制　吗啡能直接作用于胃肠道平滑肌，使肠道分节运动增加而蠕动减弱，并使胃窦部和幽门紧张性增强及食物自胃排空减慢，吗啡还可减慢胆囊的排空速度，并使胆囊内压明显升高。因此，在急性中毒恢复后，常常遗留有顽固性便秘，上腹部不适，绞痛，以及精神疲惫。此外，由于吗啡对膀胱括约肌的收缩和促抗利尿激素的释放作用，患者还可有尿潴留、少尿现象。

3. 心血管系统毒性机制　吗啡对血管的交感神经反射有阻断作用，同时能兴奋迷走神经。当患者突然站起时，由于外周血管扩张而产生直立性低血压，引起眩晕甚至晕厥，少数患者可出现轻度的心搏徐徐或心动过速。由于中毒后呼吸抑制和血中 CO_2 浓度升高，可导致脑血管紧张性减弱和脑内压升高。

（二）毒代动力学

目前尚无罂粟壳的毒代动力学报道。其药代动力学为：吗啡注射后 1 小时，血药浓度到达高峰，吸收后很快分布于实质性脏器，如脑、肺、肝、肾、脾及骨骼肌。罂粟碱在体内的 $t_{1/2}$ 为 1.7 小时，口服罂粟碱片 300mg 后，1.5 ~ 2 小时内达血药高峰，浓度为 1.0 ~ 1.5μg/ml，8 小时后血药浓度仅为 0.05μg/ml。

【控毒方法】

罂粟壳剂量不宜过大；罂粟碱使中枢神经系统先兴奋后抑制；服用本品过久可能成瘾；酗酒者禁用罂粟属药物；不宜与催眠药、麻醉药、神经安定剂及其他阻滞呼吸中枢神经元激活作用的药物合用，以免加强其呼吸抑制作用；不宜与单胺氧化酶抑制剂合用，因可引起惊恐、精神错乱和严重的呼吸抑制；

不宜与吩噻嗪衍生物合用，因可导致血压下降。

>>> **知识链接** ○--

罂粟壳配伍禁忌

罂粟壳不可与印防己毒素和士的宁同时使用。如印防己毒素过量中毒可兴奋大脑和脊髓而导致惊厥，也能加强吗啡的兴奋脊髓作用而导致惊厥，故忌用于吗啡中毒的解救。

【中毒救治】

急性中毒者，先用碘酒 20~30 滴，加入温开水中饮服；然后洗胃、导泻、补液；必要时，输入血浆，吸氧，给予呼吸兴奋剂，如山梗菜碱、可拉明等。皮下注射或肌内注射盐酸丙烯吗啡及丙烯左吗喃等，可清除吗啡及其相关镇痛剂所引起的呼吸和循环抑制，并可升高血压。对于慢性中毒者，应逐步减量戒除，同时给予镇静剂。

目标检测

答案解析

一、单选题

1. 下列常用于治疗滑脱证的是（　）
   A. 五味子　　　　B. 陈皮　　　　C. 茯苓
   D. 芦荟　　　　　E. 茯苓

2. 收涩药使用不当会导致（　）
   A. 驱邪外出　　　B. 阴阳两虚　　　C. 闭门留寇
   D. 阴阳调和　　　E. 没有不良反应

3. 罂粟壳的毒性作用与（　）有关
   A. 挥发油　　　　B. 生物碱　　　　C. 黄酮类
   D. 强心苷　　　　E. 香豆素

4. 五味子的主治不包括（　）
   A. 自汗盗汗　　　B. 津伤口渴　　　C. 心悸失眠
   D. 久泻不止　　　E. 胸腹刺痛

5. 不宜使用收涩药的是（　）
   A. 妇女　　　　　B. 青少年　　　　C. 表邪未解者
   D. 儿童　　　　　E. 任何情况都能使用

二、简答题

简述罂粟壳毒性作用机制。

书网融合……

思政导航　　　　本章小结　　　　题库

第二十六章　涌吐药

PPT

学习目标

知识目标

1. **掌握**　涌吐药的共性毒理特点；常山的毒性表现、毒性成分与毒作用机制。
2. **熟悉**　常山的毒性反应和控毒方法。
3. **了解**　涌吐药的概念；药物历史沿革；常山的中毒救治。

能力目标　通过本章学习，理解涌吐药药性与其毒性的关系，初步形成涌吐药毒理学研究的思路，会运用消化系统毒性、心血管系统毒性、神经系统毒性等方法开展涌吐药毒理学研究。

素质目标　通过本章学习，形成对常见涌吐药毒性和安全用药的意识，具备开展涌吐药毒性研究的科研素养和创新能力。

凡以促使呕吐，治疗毒物、宿食、痰涎等停滞在胃脘或胸膈以上所致病症为主要作用的药物，称为涌吐药，又名催吐药。本类药物多酸苦。主入胃经。适用于误食毒物，停留胃中，未被吸收；或宿食停滞不化，尚未入肠，胃脘胀痛；或痰涎壅盛，阻于胸膈或咽喉，呼吸急促；或痰浊上涌，蒙蔽清窍，癫痫发狂等证。涌吐药的运用，属于"八法"中的吐法，旨在因势利导，驱邪外出，以达到治疗疾病的目的。涌吐药的毒性具有以下共同特点。

（1）**毒性物质**　主要为生物碱类。生物碱如常山中的常山碱、异常山碱，这些生物碱类成分也是其苦味的主要物质基础。

（2）**毒性表现**　主要引起消化系统毒性、心血管系统毒性、中枢神经系统毒性和肝毒性。如常山可引起恶心呕吐、腹痛腹泻、便血等，严重时通过破坏毛细血管导致胃肠黏膜充血或出血；常山能引起心悸、心律不齐、发绀及血压下降；常山还可造成肝损伤。

（3）**控毒方法**　主要是控制剂量、合理配伍、依法炮制和对症用药。本类药物大多具有毒性，易伤胃损正，为了确保临床用药的安全、有效、宜采用"小量渐增"的使用方法，切忌骤用大量，同时要注意"中病即止"，不可连服或久服。应合理配伍使用，如常山用于催吐时，常与槟榔、乌梅、半夏、生姜配伍。临床用药时，生常山以涌吐，酒制常山以截疟。此外应对症用药，注意配伍和用药人群禁忌。

常　山

本品为虎耳草科植物常山 *Dichroa febrifuga* Lour. 的干燥根，主产于四川、贵州。秋季采挖，除去须根，洗净，晒干。常山苦、辛，寒；有毒。归肺、肝、心经。功效为涌吐痰涎、截疟。用于痰饮停聚、胸膈痞塞、疟疾。主要含生物碱类和香豆素类。生物碱主要为常山碱类，如常山碱甲、常山碱乙、常山碱丙，另含常山次碱、4-喹唑酮等。香豆素类成分主要有常山素 A 和常山素 B 等。有截疟、催吐、降压、兴奋子宫、抗肿瘤、抗流感病毒、抗阿米巴原虫、消炎、促进伤口愈合等作用。

【历史沿革】

常山始载于《神农本草经》，列为下品。历代本草对其禁忌证多有记述。《雷公炮炙论》曰："勿令老人、久病服之。"《外科全生集》又谓："生用损神丧气。"《得配本草》指出炮制减毒的方法："生用则吐，熟用稍缓。酒浸一宿，晒干，甘草水拌蒸，或栝楼汁拌炒用，或醋拌炒。"至于中毒后解救，《本草纲目》："惟以七宝散冷服之，即不吐，且验也。"《中国药典》中常山列为"有毒"项。

【毒性表现】

常山中毒的毒性表现常见于消化系统、心血管系统、呼吸系统。

临床上，常山中毒的常见原因有用量过大。毒性表现为恶心、呕吐、腹痛、腹泻、便血。严重时能破坏毛细血管而导致胃肠黏膜充血或出血，并能引起心悸、心律不齐、发绀及血压下降，最终可因循环衰竭而死亡。

【毒性成分】

常山毒性成分主要是喹唑酮类生物碱，包括常山碱甲、乙及丙3种互变异构体，以上成分也是常山抗疟的重要物质基础。不同部位的常山中常山碱含量不同，其中根叶中含量较多，茎中含量较少；另外，常山碱的含量还与产地有关。

【毒性反应】

常山有急性毒性和长期毒性，小鼠灌胃常山不同炮制品的毒性大小依次为：生常山 > 酒制常山 > 浸常山 > 炒常山。

1. 急性毒性 小鼠灌胃常山提取物的 LD_{50} 为 18.16(15.35 ~ 21.49)g/kg，死亡小鼠解剖发现胃胀气明显。小鼠灌胃常山碱甲、常山碱乙及常山碱丙的 LD_{50} 分别为 5.70、6.57、6.45mg/kg。小鼠静脉注射常山碱丙的 LD_{50} 为 10mg/kg。灌胃小鼠常山碱可引起腹泻，甚至便血，胃肠黏膜充血或出血，肝肾呈黄色。常山碱乙的毒性比奎宁大 150 倍，常山总碱的毒性约为奎宁的 123 倍。

2. 亚急性毒性 大鼠按 6.50g/kg 常山总碱灌胃给药，连续 14 天，大鼠体质量有所减轻，肝脏、肾脏指数明显升高；丙氨酸氨基转移酶、总蛋白、血尿素氮等指标有明显改变；随着常山总碱剂量不断增加，脏器损伤程度逐渐加重，甚至出现不同程度的淤血、变性和坏死。

≫≫ 知识链接

给药途径对常山碱盐毒性的影响

常山作为有毒中药具有活性强毒性大的特点。为研究给药途径对常山主要活性成分常山碱盐（DAS）的直接胃肠道刺激等不良反应的影响，有学者应用斑马鱼幼鱼安全性评价模型对比分析了常山碱盐（DAS）静脉注射（iv）给药和水溶液暴露给药毒性的区别。

研究发现，DAS 水溶液的毒性作用靶器官包括胃肠道和肝，还具有心血管和神经毒性，DAS 水溶液暴露不仅可导致幼鱼心率、血流变慢及卵黄囊吸收延迟和肠道变黑，同时还可诱导神经发育毒性；静脉注射给予斑马鱼 DAS，其动物死亡时间、毒性表型和毒性靶器官均有所不同，静脉注射给药可有效避免 DAS 明显的胃肠道损伤和神经发育毒性。

【毒作用机制】

常山的致吐作用主要是所含生物碱（常山碱乙）兴奋胃肠迷走神经和交感神经而引起反射性的呕吐。

（一）靶器官毒性机制

消化系统毒性机制　消化系统不适是常山中毒的临床常见表现之一。常山碱盐对斑马鱼胃肠道毒性试验发现，常山碱盐可抑制斑马鱼胃肠道蠕动，减少或令斑马鱼肠道褶皱消失，引起肠道黏膜细胞变性，破坏肠道黏膜，导致肠腔变窄，此类作用的严重程度和发生率与剂量正相关。毒性物质引起呕吐的有两种方式，其一为直接作用于肠道黏膜；第二为经血液循环作用于肠嗜铬细胞并促使肠嗜铬细胞释放神经递质，这些神经递质与迷走神经末梢的受体结合，进而将冲动上传至脑干背侧，从而引起呕吐。研究发现，常山碱盐可能通过增加肠嗜铬细胞释放 $5-HT_3$ 和 SP 诱导呕吐症状。但常山碱盐的消化道刺激作用是通过迷走神经作用于中枢还是直接刺激呕吐中枢尚不明确，有待进一步研究。

（二）毒代动力学

大鼠灌胃常山碱乙后，早期在胃肠道清除很快，1 小时内消除率达 40%，随后清除减慢，至 4 小时时仍有 30%；将之静脉注射则快速由血液分布至组织，肾脏浓度最高，心、肝、肌肉、脂肪及脾次之，血中药物浓度很低，约 16% 以原形由尿液排出，粪便和胆汁中极少或无。

【控毒方法】

常山的控毒方法主要有依法炮制、辨证用药、合理配伍、控制剂量等。

1. 依法炮制　历代有记载的炮制方法除酒炙外，尚有清炒、醋炒、甘草水制及瓜蒌汁制等，近代保留下来的炮制方法主要有清炒、醋制和酒制，而《中国药典》所载常山饮片仅生品和炒品 2 种。炮制后，常山碱的含量均较生品有显著降低，致吐作用也下降。

2. 辨证用药　凡出现正气虚弱、久病体弱者忌服。妊娠期妇女慎用。在不减少用量的情况下可应用常山的相畏配伍，即常山配伍温热药性和（或）助阳止吐等作用的药物以缓其寒凉之性，减其催吐作用。

3. 合理配伍　常山与槟榔、乌梅、半夏、生姜等配伍可减轻常山所致的呕吐反应。常山不宜与甘草同用，可加剧呕吐。常山碱盐诱导的呕吐现象可被 $5-HT_3$ 受体拮抗剂昂丹司琼、神经激肽-1（NK-1）受体拮抗剂阿瑞匹坦有效拮抗。

4. 控制剂量　临床应用应注意常山使用剂量和蓄积中毒问题。临证时应结合辨证论治，以小量递增、峻药缓用、中病即止、密切观察毒性反应为原则。

【中毒救治】

大量呕吐时，肌内注射氯丙嗪 25～50mg，每日 2 次。静脉注射葡萄糖氯化钠溶液 1500～2000ml，以稀释毒素。口服维生素 B_1、维生素 C、维生素 K 等。血压下降者，静脉滴注去甲基肾上腺素 2mg；心功能不全者，酌情给予强心药物。

>>> **知识链接** o--

常山抗疟疾作用机制

通过生物学等试验验证，常山可通过常山碱干扰蛋白质合成的重要步骤——甲酰化从而抑制疟原虫的蛋白合成过程。这一作用机制是通过占据人脯氨酰转运 RNA 合成酶（ProRS）的两个不同底物结合位点来实现的，导致细胞内积累无电荷转运 RNA，进而抑制疟原虫的生存能力。

--•

目标检测

一、选择题

（一）单选题

1. 常山的主要毒性成分种类为（　　）

    A. 甾体类　　　　　　　　B. 黄酮类　　　　　　　　C. 挥发油类

    D. 醌类　　　　　　　　　E. 生物碱类

（二）多选题

2. 常山用量过大导致中毒的主要表现包括（　　）

    A. 腹泻　　　　　　　　　B. 恶心　　　　　　　　　C. 呕吐

    D. 腹痛　　　　　　　　　E. 肠鸣

二、简答题

简述常山的毒性物质致呕的作用环节。

书网融合……

思政导航　　　　　　本章小结　　　　　　题库

第二十七章　拔毒化腐生肌药

PPT

◉ **学习目标**

知识目标

1. 掌握　拔毒化腐生肌药的共性毒理特点。

2. 熟悉　轻粉、砒石的毒性表现、毒性成分、毒性反应、控毒方法；红粉、铅丹的毒性表现和毒性成分；升药、白降丹的毒性反应和控毒方法。

3. 了解　拔毒化腐生肌药的概念；每个药的历史沿革；砒石、红粉、铅丹的毒作用机制和中毒救治。

能力目标　通过本章学习，理解拔毒化腐生肌药药性与其毒性的关系，初步形成对拔毒化腐生肌药毒理学研究的思路。

素质目标　通过本章学习，形成对常见拔毒化腐生肌药毒性和安全用药的意识，具备开展拔毒化腐生肌药的毒性试验研究能力。

凡以外用拔毒化腐、生肌敛疮为主要作用的药物称之为拔毒化腐生肌药。本类药物主要适用于痈疽疮疡溃后脓出不畅、或溃后腐肉不去、伤口不愈合、癌肿、梅毒、皮肤湿疹等证外用为主，故以往都称为外用药。本类药物多为矿石、金属类或精炼而成。味以辛、甘为主，性有寒热之分，多有剧毒。具有拔毒攻毒、敛疮生肌、排脓化腐、杀虫止痒等功效。

《医宗金鉴》曰："腐者，坏肉也。腐不去则新肉不生，盖以腐能浸淫好肉也……盖祛腐之药，乃疡科之要药也。"邪毒入侵创面，郁久化热，热盛则肉腐筋烂，临床表现为疮毒炽盛，局部炎症严重，宜清热解毒、拔毒化腐。常见于外伤科、皮肤科、五官科病证如痔疮、脱肛、蛇虫咬伤、咽喉肿痛、口舌生疮等。采用此类药物敛疮生肌促进疮疡愈合，解毒消肿止痛，如铅丹配伍石膏、轻粉、冰片、乳香，硼砂配伍元明粉、朱砂、冰片等。若疮口下陷，脓液稀薄量少，肉芽灰白或黯淡，疮周皮肤色暗黑、现腐肉难化、新肌不生等现状，常见于癌肿、跌打损伤、瘀肿疼痛、皮肤湿疹、梅毒、坏疽、压疮等。此主要病机为气血壅滞、气虚下陷，需温补化腐法，煨脓祛腐，用温通气血之剂，以扶正祛邪，达腐去肌生之目的，如升药配伍煅石膏、去核大枣包裹砒石煅炭研末等。拔毒化腐生肌药毒性具有的共同特点如下。

（1）**毒性物质**　本类药物多为矿石重金属类药，或经加工炼制而成，且大多毒性剧烈或刺激性强，多被列入《医疗用毒性药品管理办法》范围。如红粉主要成分 HgO、铅丹主要成分四氧化三铅（Pb_3O_4）、轻粉的主要成分 Hg_2Cl_2、砒石主要成分三氧化二砷（As_2O_3）、炉甘石主要成分碳酸锌（$ZnCO_3$）、硼砂主要成分四硼酸钠（$Na_2B_4O_7 \cdot 10H_2O$）等。

（2）**毒性表现**　药物主要引起中枢神经系统、消化系统、呼吸系统、循环系统、心血管系统、血液系统、泌尿系统毒性、肝毒性、肾毒性和生殖毒性等。如砒石可见恶心、呕吐、腹泻、腹痛、口咽灼热感、皮肤溃疡、昏迷、心律异常、血压下降、肌肉痉挛抽搐等症状。本品外敷腐蚀力极强，常引起剧烈的疼痛。李时珍认为："凡头疮及诸疮见血者，不可用，此其毒入经必杀人。"如头、面部疾患不宜使用。红粉早期中毒表现为眼睑、嘴唇、手指等部位细小震颤，继而为中等或粗大的意向性震颤、神经异常、牙龈炎等，严重者出现全身震颤。轻粉中毒表现为呕吐、流涎、口有金属味、腹泻、面色苍白、下肢抽搐、大小便失禁、坏死性肾病、周围循环衰竭。慢性中毒则主要以神经衰弱症候群为主；轻粉外用出现高热、恶心、腹痛、胸闷、心慌等中毒症状。铅丹可至全身各系统，主要损害神经、造血、消化及心血管系统。如果血内铅的浓度过高，能抑制人体活性酶，使血红蛋白的合成受阻从而导致贫血，进而直接作用于成熟红细胞，使细胞内钾离子渗出，而引起溶血，损伤血管而致脑、肺血管充血、出血及眼底出血，还可引起脑水肿、神经胶质变性，引起一系列神经系统症状。

（3）控毒方法　本类药物多数具有毒性，部分药物毒性剧烈，如过量使用，则会产生明显毒性，临床治疗中，本类药物不良反应或中毒主要是因药物过量使用导致。铅类中药如铅丹的毒性较大，在临床上须严格掌握用药量、给药途径，严格控制用药剂量、范围、时间及用药禁忌。妊娠期妇女、儿童、铅作业工人，尤其是有铅吸收或铅中毒倾向者当禁用、肝肾功能不全者亦当禁用。中医以排毒利湿、温阳补肾、气血双调的治疗法则。西医包括驱铅治疗和对症治疗两部分。含汞类中药如红粉、轻粉、白降丹等口服致急性中毒者应立即洗胃，给予活性炭吸附，硫酸镁导泻及镇静保暖支持治疗。此外需配合驱汞治疗：肌内注射二巯基丙磺酸钠或二巯丁二钠。对症治疗如补液利尿，糖皮质激素，保护肝肾治疗，并配合镇静安神、神经营养药等；含砷类中药如砒石服中毒为避免误诊，临床医生应仔细采集病史，综合认识中毒症状和特点，结合毒物化学检测结果，及时采取特效解毒剂驱排及对症治疗。砷中毒可迅速危及生命，早期须注意抗休克和抗心律失常治疗，同时应进行心脏监护，保证呼吸、循环功能，并给予洗胃及透析治疗，必要时采用解毒制剂二巯基丙磺酸钠或二巯丁二钠静脉滴注。此外针对砷性中毒引起的皮肤角化病及砷性黑变病必要时采取含巯基的还原型谷胱甘肽、硫代硫酸钠静脉滴注及维生素 C、维生素 E 或口服甲硫氨酸片驱砷治疗。

砒　石

本品为氧化物类矿物砷华，或硫化物类矿物毒砂、雄黄、雌黄经加工制成的三氧化二砷。主产于江西上饶，湖南衡山、零陵、邵阳，广东连县、阳山；贵州亦产，销全国各地。少数采集天然砷华矿石，除去杂质即可。多数是用毒砂、雄黄或雌黄加工制成。取毒砂、雄黄或雌黄，砸成小块，燃之，燃烧时产生气态的三氯化二砷及二氧化硫，冷却后，三氧化二砷即凝固而得，二氧化硫另从烟道排出。砒石炮制有豆腐制、煨制、矾制等，贮干燥容器内，置阴凉干燥处，防尘，专柜保存。药材分白砒与红砒，药用以红砒为主。砒石味辛、酸，性热，大毒。归肺、肝经，功效为蚀疮去腐、杀虫、祛痰定喘、截疟。用于痔疮、瘰疬、溃疡腐肉不脱、走马牙疳、顽癣、寒痰哮喘、疟疾等。砒石主要成分为三氧化二砷或名亚砷酐（As_2O_3），白色，八面体状结晶，三氧化二砷加高热可以升华，故精制比较容易；升华物普通名为砒霜，成分仍为 As_2O_3。红砒是除含 As_2O_3 外尚含红色矿物质的一种砒石，主含六氧化四砷（As_4O_6），如含三价铁及硫化物则显红色；天然品经分析尚含少量锡、铁、锑、钙、镁、钛、铝、硅等元素，加工品的杂质成分取决于原料和加工过程。有腐蚀、抗病原微生物、平喘、抗肿瘤等药理作用。砒石有剧毒，口服 5mg 以上即可中毒，20~200mg 可致死。

【历史沿革】

砒石之名始见于宋《开宝本草》，古时"礜石"和"砒石"不分，《开宝本草》始区别开来。关于砒石的毒性，历来记载不是"有毒""有大毒"就是"极毒"。明代李时珍认为砒石是大热大毒之药，而砒霜的毒性比砒石还强。鼠雀食少许，即死；猫犬食鼠雀亦殆；人服至一钱许，亦死。

【毒性表现】

砷的化合物种类多，毒性差异也较大，砷引起的代谢障碍危害血液系统时可致血细胞减少，危害神经系统时可致多发性神经病等；砷还可直接损伤血管壁，使血管平滑肌麻痹、血管扩张、渗透性增加，导致主要脏器充血或出血等，对肝、肾毛细血管的损害尤为严重，可造成胃肠道不适、呕吐、血尿、抽搐、昏迷乃至死亡。

在砷剂的毒理学研究中还发现砷是肺癌和皮肤癌的诱发剂。砒石由胃肠道进入体内后，可很快引起局部的病理改变，并通过血液循环而造成全身中毒。砷中毒可对重要器官，如心脏、肝脏、生殖器等都会造成损害，心脏出现脂肪浸润；引起急性或亚急性的黄色肝萎缩、中毒性肝炎；还可导致口腔、食管及胃肠道腐蚀糜烂，以及黏膜肿胀出血。当砒石抑制红细胞对氧的利用和毛细血对缺氧的敏感时会导致中枢缺氧。

急性砷中毒多为经口进入胃肠而中毒，慢性砷中毒可由长期接触和少量服用、长期饮用高砷水源或燃烧高砷煤导致。急性中毒病程演变迅速。中毒极严重者，往往在食后数小时或更短的时间内发生死亡。一般中毒严重者，如未能及时救治，亦能在 1 ~ 2 日内死亡。早期死亡的原因是呼吸、循环衰竭及急性重型肝炎，中枢中毒的麻痹。如果一两日内未死亡，一般多能恢复，也有少数可引起慢性中毒性肝炎。中毒者愈是年幼，其预后愈为恶劣。另外，也有患者早期自觉症状不重，但可突然出现严重中毒症状，血压下降，昏迷，这常常是由于残留砒粒大量被吸收所致。

【毒性成分】

白砒和砒霜主要成分为三氧化二砷，红砒尚含少量硫化砷等。三价砷比五价砷具有更大的毒性。这是因为三价砷能和体内含巯基的化合物及各种带有巯基的蛋白质、酶等结合成稳定的螯合物，抑制其活性导致细胞毒性，从而干扰组织，影响细胞正常代谢，导致细胞死亡。

【毒性反应】

一般分急性和慢性中毒。典型的砷急性中毒症状，多以误服或大量吸入引起；慢性中毒症状，主要由于长期少量服用和接触所致（其症状发展缓慢而略轻）。

急性毒性　白砒灌胃小鼠的 LD_{50} 为 0.144g/kg；红砒灌胃小鼠的 LD_{50} 为 0.242g/kg，中毒表现为拒食少动，肝淤血，有肠积液。

【毒作用机制】

（一）靶器官毒性机制

1. 肝脏毒性　砒石中的砷主要通过肝脏代谢，因此肝脏是其主要的靶器官之一。砒石引起的肝脏毒性主要表现为肝细胞损伤、脂肪变性、坏死等。其毒性物质基础是砷能够与肝脏中的蛋白质和酶结合，干扰正常的代谢过程。长期或过量接触砒石会导致肝脏功能受损，严重时可引起肝硬化和肝癌。剂量和细胞分子毒性机制方面，低剂量砒石可引起肝脏细胞的氧化应激反应，而高剂量则会导致细胞凋亡和坏死。此外，砷还可能影响肝脏的解毒和排泄功能，进一步加剧毒性作用。

2. 肾脏毒性　砒石对肾脏的毒性表现在肾小管上皮细胞的损伤和肾功能障碍。砷在肾脏中蓄积，可引起肾小管上皮细胞的坏死和凋亡，导致肾功能衰竭。此外，砒石还可引起肾小管上皮细胞的炎症反应和氧化应激，进一步加剧肾脏损伤。剂量和细胞分子毒性机制方面，砷主要通过干扰细胞内的氧化还原平衡、激活凋亡信号通路等途径引起肾脏毒性。

3. 血液系统毒性　砒石对血液系统的毒性表现在红细胞、白细胞和血小板的损伤。砷可以干扰正常的造血过程，导致贫血、白细胞减少和血小板减少。长期接触砒石可引起骨髓抑制和白血病等严重血液疾病。剂量和细胞分子毒性机制方面，砷主要通过抑制 DNA 合成、诱导细胞凋亡等途径引起血液系统毒性。

4. 神经系统毒性　砒石对神经系统的毒性表现在神经元损伤、认知障碍和行为异常等方面。砷能够干扰神经递质的合成和释放，导致神经元死亡和神经退行性病变。长期接触砒石可引起记忆力下降、智力障碍和帕金森病等。剂量和细胞分子毒性机制方面，砷主要通过激活氧化应激反应、干扰线粒体功能等途径引起神经系统毒性。

（二）毒代动力学

1. 吸收与分布 砒石中的无机砷主要通过消化道、呼吸道和皮肤吸收进入体内。进入体内的砷主要分布于肝脏、肾脏、肺部和骨骼等器官。其中，肝脏是砷的主要蓄积器官，肾脏是排泄砷的主要器官。

2. 代谢过程 砒石中的无机砷在体内可转化为甲基砷和二甲基砷等有机砷化合物。这些有机砷化合物的毒性比无机砷更强，且更易透过细胞膜，进入细胞内发挥毒性作用。

3. 排泄 砒石中的砷主要通过肾脏以尿液的形式排出体外。此外，部分砷还可通过汗液、头发等途径排出体外。

【控毒方法】

砒石的控毒方法主要有控制用量、联合用药和密切监测等。

1. 控制用量 砒石的毒性与其在体内的浓度直接相关，因此，控制砒石的用量是降低其毒性的最基本方法。医生在开具处方时应严格按照药物使用说明和患者的病情来决定砒石的用量。

2. 联合用药 与其他药物联合使用时，某些药物可能具有拮抗砒石毒性的作用。例如，维生素 C 可以降低砒石对某些酶的抑制作用，从而减轻毒性。

3. 密切监测 在治疗过程中，应定期监测患者的生命体征和各项生化指标，以便及时发现并处理可能出现的中毒症状。

【中毒救治】

排除毒物可用 1∶2000～1∶5000 高锰酸钾或 1% 硫代硫酸钠或用开水洗胃，洗胃毕，服用新沉淀的氢氧化铁 30mg，该药可与三氧化二砷结合，成为不溶性的砷酸铁，阻止砷被吸收。再给硫酸镁 30g 导泻，然后服活性炭末 20～30g，以吸收残留于胃内的毒物。特效解毒药物，按常规给予二巯基丙磺酸钠、二巯基丁二酸钠等。其他可给予大量维生素 C、补充体液、对症处理等。

>>> **知识链接** ⊶- -

砒石有效成分的现代应用

在中医"以毒攻毒"理论的指导下运用现代科学技术通过动物实验及临床观察发现了砒石有效成分 As_2O_3 对急性早幼粒细胞白血病（APL）疗效独特。并经筛选研究由复方简化为单方。目前的 As_2O_3 不仅取得了良好的临床疗效，在分子水平上揭示了其作用机制，且开辟了诱导细胞凋亡治疗肿瘤的新途径。经过 30 余年的不懈努力，在国际上获得了广泛认可，已在美国、欧洲批准上市。As_2O_3 作为一种抗肿瘤药物，不断地试验于治疗血液系统恶性肿瘤和实体肿瘤，已在多种癌症研究中发现可能的作用靶点。

- •

红　粉

本品为水银、硝石、白矾或由水银和硝酸人工炼制而成的红色氧化汞 *Hydrargyri Oxydum* Rubrum，别名红升丹、升药、灵药。主产于湖北、湖南、江苏、河北等地，其他地区亦可制造。取水银、硝石和白矾各 60g。先将硝石、白矾研细拌匀，置铁锅内，用文火加热至完全熔化，放冷，使凝结。然后将水银洒于表面，再将瓷碗倒扣在锅上，碗与锅交接处用浸水桑皮纸条封固，四周用赤石脂或石膏等物稍加潮湿封固，碗底上放白米数粒。重新用火加热，先用文火，后用武火，至白米变成黄色时，再用文火继续炼至米变焦黄色。去火，放冷，除去泥封。将碗取下。碗内周围的红色升华物为"红粉"，碗中部黄色升华物为"黄升"，碗底块状物为"生药底"。刮下，分别密封于干燥处避光贮存。性热，味辛。有大毒。归肺经、脾经。功效为拔毒、除脓、去腐、生肌。属拔毒生肌药。用治痈疽疔疮、梅毒下疳、一切恶疮、肉暗紫黑、腐肉不去、窦道瘘管、脓水淋漓、久不收口。常与煅石膏研末外用，根据病情不同而调整两药的用量比例，如红粉与煅石膏的用量比为1∶9者，称丸一丹，拔毒力较轻而生肌力较强；比例为2∶8者，称八二丹；比例为3∶7者，称七三丹；比例为1∶1者，称五五丹；比例为9∶1者，称九转丹，随红粉量增而拔毒除脓之力逐渐增强。主含粗氧化汞（HgO），另含硝酸汞及钠、镁、铝、铁等元素。外用可促进伤口愈合；在体外对金黄色葡萄球菌、大肠埃希菌等常见病原菌有很强的杀菌作用，其杀菌效力比石炭酸大100倍以上。

【历史沿革】

最早关于红粉毒性的记载可以追溯到《神农本草经》，提到红粉为大毒"红色不可讳，入肝主左痛肠腑疾。"《本草衍义》记载"红瞳明石砸金人，刺人廉俏，性大热，用之神忠毒，无嫌疑，与辣草类……用之治心疳诸病，皆效应。"提示了红粉的毒性特点，包括刺激性、强烈的热性质和突出神经毒作用，但仍被视为治疗心病等病症的有效药物。

【毒性表现】

红粉中毒的毒性表现常见于心血管系统、消化系统、神经系统、泌尿系统、呼吸系统。临床上，中药红粉引起的临床中毒可能涉及多个系统。红粉中毒可引起心血管系统的不良反应，常见的表现包括心悸、心动过速、心律失常、血压升高等。试验研究也显示，红粉可以对心肌产生直接的毒性作用，引起心肌细胞的损害。红粉中毒可能影响消化系统，患者常出现食欲不振、肝功能异常、腹泻、恶心、呕吐等症状。神经系统是红粉中毒的主要受累系统之一，患者常表现为头痛、头晕、视觉异常、失眠、焦虑、抽搐、昏迷等神经系统症状。这些症状可能与红粉对神经元的直接损伤或对神经递质的影响有关。红粉中毒可能对泌尿系统产生不良影响，导致尿量变化、尿蛋白阳性、肾功能异常等症状。这可能与红粉对肾小管和肾小球的直接毒性作用有关。在某些重度中毒情况下，红粉中毒可能导致呼吸系统受累，患者可能出现呼吸困难、气促、发绀等症状。这可能与红粉对呼吸中枢的影响或引起肺水肿、支气管痉挛等并发症有关。需要注意的是，红粉中毒的临床表现和受累系统可能因个体差异、剂量和红粉的品质等因素而有所不同。此外，红粉临床中毒也可能与其他因素相互影响，如个人的健康状况、使用方法和配伍等。

【毒性成分】

《中国药典》规定：本品含氧化汞（HgO）不得少于99.0%。主要含氧化汞（HgO），另含硝酸汞[$Hg(NO_3)_2$]等，其毒性成分为汞盐，可造成肝毒性和神经系统毒性。红粉中的HgO及可溶性汞盐长期外用造成蓄积毒性，由此可以推测含汞成分可以透过皮肤进入机体产生毒性作用。

【毒性反应】

（一）基础毒性

红粉混悬液小鼠灌胃LD_{50}为（120.98±1.71）mg/kg，属中等毒性药物。另有报告小鼠灌服氧化汞的LD_{50}为22mg/kg，大鼠为18mg/kg。粗制氧化汞对人的致死量为1～1.5g，氧化汞人致死量为0.1～0.7g。

关于红粉的外用毒性，近年来的临床试验和动物实验表明，创面应用红粉后有不同程度的汞吸收，汞在体内有蓄积性，过量可对脏器造成损害甚至导致死亡。目前对含汞矿物药口服的毒性剂量大小多见文献报道，但是外用含汞矿物药的毒性剂量仍有待进一步确定，含汞矿物药对机体造成的急性毒性通常是肝肾毒性，慢性毒性常见于慢性的肝肾损伤、神经毒性以及胚胎遗传毒性。

（二）特殊毒性

生殖毒性　大剂量使用含红粉制剂"五五丹"，会对卵巢、子宫、睾丸、胸腺等器官造成不同程度毒性损害，对睾丸生精有抑制作用。

【毒作用机制】

（一）靶器官毒性机制

1. 肾毒性机制　汞进入机体后，在肝脏和肾脏的蓄积最为明显。内服加热煎煮的朱砂以及口服轻粉会导致急性肾毒性。临床中适量合理使用未见引起毒性反应，但长期大量使用朱红膏，会出现汞蓄积造成的肾组织损伤。研究显示，红粉及合红粉的制剂使大鼠的肾脏发生形态学改变，主要表现为肾小管的改变，肝脏功能也受到影响。外用含汞矿物药的慢性肝肾毒性作用，不仅与其使用剂量和时间有关，还与皮肤的状况有关，轻度破损的皮肤吸收的汞往往少于破溃严重的皮肤吸收的汞，因此临床应用于溃疡较严重、面积较大的患者时，需要密切关注用药安全。汞可以通过肾小球基底膜滤过并在肾小管重吸收经肾脏排泄，这可能是肾脏成为汞的主要毒性靶器官的原因之一。肾脏对汞的吸收主要通过 2 种途径：一种是汞与半胱氨酸的巯基耦合形成耦合物（CysS-Hg-SCys），并通过肾脏近端小管吸收；另一种是通过基底膜的有机阴离子转运蛋白 Oat1 和 Oat3 吸收。因此在肾脏中，汞主要蓄积在集合管、近端小管等处并对近端小管细胞造成损伤。汞与富含巯基的蛋白质结合，导致机体多种酶活性降低或失活，影响细胞膜的运输功能和能量代谢，破坏线粒体的功能和磷酸化是汞毒性作用的基础。有研究显示汞经皮吸收后作用于肾脏，改变了 Na^+/K^+-ATP 酶的活性，从而影响能量代谢。汞经皮肤吸收进入机体，一方面可产生自由基，诱导并加强脂质过氧化作用，另一方面抑制谷胱甘肽过氧化物酶等抗氧化酶的活性，降低机体消除自由基的能力。当进入机体的汞处于正常可消除范围内时，对抗氧化系统的影响不明显，当进入机体的汞增加到一定程度，诱导并产生大量的氧自由基，而升高的抗氧化能力不足以对抗过量的氧化自由基引起的氧化反应时，机体将出现脂质过氧化损伤，导致细胞不可逆的损伤，甚至影响 DNA 的结构和功能。

2. 神经毒性机制　含汞矿物药对中枢神经系统有一定的抑制作用。现代研究表明长期使用含汞矿物药，会导致汞蓄积造成的慢性神经毒性。含汞矿物药经口服或外用均可进入脑组织。慢性的汞中毒可能会导致脑组织中信使分子 NO 的含量增加，同时汞作用于 Na^+/K^+-ATP 酶的活性中心，使酶活性受到抑制，这可能是汞蓄积导致神经毒性作用的原因。

（二）毒代动力学

红粉临床中可以外用，研究显示，含汞毒性成分通过皮肤吸收入血后，通过血液转运到肝脏、肾脏、脑等靶器官，并可能与含巯基的蛋白质结合引起毒性效应。大鼠、小鼠给予含汞矿物药后，血液、心脏、肝脏、肾脏、脑组织中的汞含量均有上升的趋势，并且汞含量多为肾脏＞肝脏＞脑组织＞心脏，长期反复给药后，肾脏汞蓄积量较大，继而导致临床出现肾功能损伤。

含汞毒性成分的排泄：口服进入机体的汞未被吸收的部分经粪便排出，部分吸收入血后经过肾脏由尿液排出，在停药后体内蓄积的汞会经尿液持续缓慢排出。经外用进入机体的汞大部分通过肾脏经由尿液排出。

【控毒方法】

《中国药典》规定：红粉外用适量，极细粉单用或与其他药味配成散剂或制成药捻。

【中毒救治】

红粉中毒多为外用慢性汞蓄积中毒，解救首要是驱汞，驱汞治疗方法是二巯基丙磺酸钠肌内注射，持续治疗 1 个疗程以上。若误服红粉出现严重肾功能衰竭者，除了肌内注射二巯基丙磺酸钠外，还可用催吐、洗胃、服用牛奶和蛋清等进行紧急处理。也可服用百令胶囊、尿毒清颗粒等药物，加快汞的排出。同时可根据临床症状加服保肝药和胃黏膜保护药。

铅　丹

铅丹为铅经氧化加工制成的四氧化三铅粉末。全年均可制作，将纯铅放在铁锅中加热，炒动，利用空气使之氧化，然后研成粉末。用水漂洗，将粗细粉末分开，将细粉再经氧化 24 小时，研成细粉，过筛即得。铅丹异名有丹粉、红丹、铅黄、松丹、朱丹、陶丹、章丹、桃丹粉、黄丹（《抱朴子》）、真丹（《肘后备急方》）、铅华《名医别录》、国丹（《秘传外科方》）、朱粉（《本草纲目》）、东丹（《现代实用中药》）等，产于河南、广东、福建、湖南、云南等地。铅丹味辛微寒，归心肝经，具有解毒祛腐、收湿敛疮、坠痰镇惊之功效。常用于痈疽疮疡、外痔、湿疹、烧烫伤。铅丹主含四氧化三铅（Pb_3O_4），能直接杀灭细菌、寄生虫，并有抑制黏膜分泌的作用。铅丹有毒，且有蓄积作用。外敷不宜大面积、长时间使用，以防引起中毒。一般不做内服，必要时应控制剂量，只可暂用，并严密观察。服药期间禁止饮酒，防止过劳、饥饿、感染，以免使潜在铅游离出来，引起急性中毒。妊娠期妇女、哺乳妇女及儿童禁用。

【历史沿革】

《神农本草经》中铅丹被列为下品，记载"味辛、微寒。主吐逆胃反，惊痫癫狂，主小儿惊痫百病，杀金银铜锡毒。熔化还复为丹，久服轻身长年。"《本草纲目》中记载其"性沉重而降下，有毒。"《本草拾遗》中记载"丹沙……杀蛊毒，破积聚，除症瘕，能令人杀鬼精物及虫毒。"说明铅丹具有一定的毒性和杀虫作用。《肘后备急方》中记载了铅丹中毒的解救："若中其毒，以醋浆水或干姜屑、米饮服之，毒立止。"《中国药典》记载"本品有毒，不宜内服，慎防铅中毒。"

【毒性表现】

铅中毒的主要症状有：脸呈土黄色或灰白色的"铅性面容"，口中有金属味，齿龈铅线，腹绞痛，便秘或腹泻，贫血，肝大，黄疸，精神及神经系统功能紊乱，多发性神经炎，尿毒症等。急性铅中毒多有明显的铅接触史或口服过量的铅制剂史。粉末状的 Pb_3O_4 可以通过皮肤，造成室内人员明显可检测到的铅污染。

【毒性成分】

含铅类中药的毒性成分是铅（Pb），为多亲和性毒物。

【毒性反应】

铅丹作为传统中药，具有急性毒性、慢性毒性及生殖毒性。

（一）基础毒性

1. 急性毒性　铅丹 LD_{50} 为 630mg/kg（大鼠腹腔注射），220mg/kg（豚鼠腹腔注射）。此外，铅丹对人的最小经口急性中毒剂量约为 5mg/kg。

2. 亚急性毒性　小剂量（0.002～0.2mg/kg）短时间（10 天中作用 6 次）给予，可引起雄性大鼠生殖系统及雌性大鼠生殖、内分泌等发生变化。

（二）特殊毒性

致突变性　分别对小鼠灌服不同剂量的 Pb_3O_4 发现：致突变试验、Ames 试验结果为阴性，微核试验和精子畸形试验结果均为阳性。表明 Pb_3O_4 具有一定的遗传毒性。

【毒作用机制】

能抑制人体活性酶，使血红蛋白的合成受阻从而导致贫血，进而直接作用于成熟红细胞，使细胞内钾离子渗出，而引起溶血，损伤血管而致脑、肺血管充血、出血及眼底出血，还可引起脑水肿、神经胶质变性，引起一系列神经系统症状。铅对组织有刺激和损伤作用，能引起胃肠炎症、肾小管上皮坏死、肝细胞变性、齿龈和大肠黏膜处有硫化铅所组成的铅线等。

【控毒方法】

铅丹的控毒方法主要有依法炮制、辨证用药、合理配伍、控制剂量等。使用铅丹治疗期间，应注意监测可能出现的不良反应，如恶心、呕吐、腹痛、腹泻、头痛、失眠等。铅丹不宜长期使用，否则可能导致慢性中毒。定期进行血铅水平检查，以了解体内的铅负荷情况，及时发现并处理铅中毒问题。

【中毒救治】

急性口服中毒者，对症处理及支持疗法，注意营养，给予维生素 B_1。中药可用昆布、海藻煎汤频服，或服金菊叶汤（金钱草30g、菊花15g、甘草15g），或内服牛奶，或豆浆，或绿豆汤、绿豆甘草汤均可解毒。

轻　粉

轻粉为粗制氯化亚汞结晶，主产于湖北武汉、湖南湘潭、四川、重庆、天津、河北安国、云南昆明等地。轻粉主要含氯化亚汞。天然产者，名角汞矿，但平常都用人工制备，为无味无色（平常带淡黄色）鳞片状结晶。化学上又名甘汞，其干燥品含 HgCl 不得少于 99.6%。本品毒性虽小，但与水共煮，则分解而生成氯化汞及金属汞，后二者都有剧毒；轻粉辛，寒，有毒。入肝、肾经。具杀虫、攻毒、利水、通便之效。治疗疥癣、瘰疬、梅毒、下疳、皮肤溃疡、水肿、臌胀、大小便闭。临床上外用有杀菌作用，内服适量能制止肠内异常发酵，并能通利大便。

【历史沿革】

轻粉首载于《本草拾遗》，具有化腐生肌、杀菌灭毒的功效。《本草衍义》曰"水银粉，下涎药并小儿涎潮。然不可常服及过多，多则其损兼行。若兼惊，尤须审谨。"《中国药典》收载轻粉辛，寒；有毒，每日内服剂量不能超过 $0.1\sim0.2$g，多入丸剂或装胶囊服，服后漱口。

【毒性表现】

本品中毒症状多系吸入汞蒸汽或口服汞盐所引起。口服者一般可见口腔及咽喉部烧灼痛，黏膜肿胀，出血糜烂，口内有金属味，恶心呕吐，腹痛、腹泻，黏液便或血便，甚至出现出血性肠炎、胃肠穿孔，惊厥，震颤。汞吸收入血后，可导致"汞毒性肾病"，出现水肿、尿少、蛋白尿、管型尿。严重者可发生肾功能衰竭，昏迷，抽搐，血压下降甚至休克，呼吸浅表、急促，最终死于呼吸衰竭。慢性中毒者以口腔炎、震颤、消化系统病变及精神障碍为特征，此外尚有肝肾功能损害、性功能减退以及血液系统、呼吸系统和心血管系统病变。临床曾有因治疗支气管哮喘内服轻粉3g引起急性中毒的报告；亦有用轻粉枯矾粉吹耳治疗内耳反复流脓、耳廓疖肿、外耳道红肿而致面瘫3例的报告；尚有口服轻粉致大疱性表皮坏死松解型药疹的报告。

【毒性成分】

轻粉与水共煮则分解成氯化汞或汞。此二者均有剧毒。甘汞口服后在肠中遇碱及胆汁，小部分变成易溶的二价汞离子。二价汞离子能抑制肠壁细胞的代谢与功能活动，阻碍肠中电解质与水分的吸收而导致泻下；且可抑制肠中细菌将胆绿素变为胆红素，又因肠内容物迅速排出，影响了胆绿素的转变，故服药后大便可成绿色。二价汞离子吸收后，还可与肾小管细胞中含巯基酶结合，抑制酶的活性，影响其再吸收功能而有利尿作用, 大量可致中毒。

【毒性反应】

1. 急性毒性 用阿拉伯胶制成轻粉混悬液灌胃, 其小鼠 LD_{50} 为 410mg/kg, 大鼠 LD_{50} 为 1740mg/kg。中毒后小鼠的心、肝、肾皆有不同程度的病变, 肾小管上皮细胞最显著, 有细胞肿胀、脂变、坏死等, 卵巢中部分较大滤泡破碎, 且有白细胞浸润。

2. 慢性毒性 大鼠连续 1 个月外用轻粉 $\geq 0.096g/(kg \cdot d)$ 会出现慢性汞中毒。近年来的临床试验和动物实验表明, 创面应用红粉后有不同程度的汞吸收, 汞在体内有蓄积性, 过量可对脏器造成损害甚至导致死。

【毒作用机制】

心血管毒性 对大鼠破损皮肤连续 14 天外敷含汞药物, 结果显示大鼠皮肤出现出血、充血和炎症反应, 并可以观察到大鼠真皮网织层及其深部血管出现损伤现象, 并有炎症细胞浸润。

【控毒方法】

轻粉的控毒方法主要是控制剂量。《中国药典》规定每日内服剂量不能超过 0.1~0.2g。

【中毒救治】

出现中毒症状者, 应立即停药。①中毒者, 给予 2% 碳酸氢钠溶液或温开水洗胃; ②给予牛奶、鸡蛋清等, 使与汞结成蛋白质络合物, 减少对汞的吸收, 并保护消化道黏膜; ③禁食盐, 因盐能增加升汞的溶解; ④应用对抗剂, 每 0.06g 汞用磷酸钠 0.324~0.659g, 再加醋酸钠 0.324g, 溶于半杯温水中, 每小时 1 次, 连用 4~6 次, 可使氧化汞还原成毒性较低的甘汞; ⑤应用解毒剂二巯基丙磺酸钠等, 亦可用硫代硫酸钠; ⑥根据出现症状采取对症处理及支持疗法; ⑦可用中药金银花、甘草、绿豆、土茯苓等煎汤内服以解毒。

>>> **知识链接** o- -

轻粉在湿疹外治中的应用

中医治疗湿疹常采用内治外治结合的方法, 轻粉是湿疹外治方中比较常用的药物, 如《中华人民共和国卫生部药品标准中药成方制剂》中收载轻粉外用治疗湿疹的方剂有青蛤散、一扫光药膏、黄水疮散等。《中国药典》还收载了含轻粉的九圣散, 外用治疗湿疮、黄水疮。

- •

白降丹

白降丹也称降丹, 水火丹、降药。为氯化汞 ($HgCl_2$) 和氯化亚汞 (Hg_2Cl_2) 的混合物, 不纯品可杂有氧化汞及三氧化二砷。是由水银、火硝、明矾、皂矾、雄黄、食盐等经文火到武火烧炼而得到的结晶。白降丹由文火 150℃ 到 400℃ 武火烧炼而成。辛、热、有毒, 不宜内服, 归脾经。有拔毒消肿之功, 用于腐蚀组织浅表脓肿、脓成未溃、脓腐溃后腐肉不脱、疮口太小形成窦道者。是历代中医外科临床的常用药物。

【历史沿革】

白降丹首载于清代蒋示吉的《医宗说约》, 是中医外科的重要药物, 也是含汞化合物的外用药方之一。早在《周礼》中就有 "凡疗疡以五毒攻之" 的记载。《外科理例》中记载 "耳, 以白降丹戒蘸药, 插入腐肉内, 化尽自愈。" 说明明代白降丹不仅用于治疗痈疽瘰疬, 还扩大到治疗耳科疾病。

【毒性表现】

白降丹有强烈的刺激性和腐蚀性，误服或经皮肤黏膜吸收可致细胞代谢紊乱及肝肾损伤。氧化汞是一种典型的肾毒性毒物，可引起中毒性肾病。误服或皮肤直接吸收本品，慢性中毒可见牙龈红肿、牙痛、脱齿、口中有金属味、口腔黏膜溃疡伴神经炎、幻觉、震颤等；急性中毒表现为口腔炎、恶心、呕吐、腹泻、无尿、全身衰竭，可因尿毒症而死亡。

【毒性成分】

氯化汞（$HgCl_2$）和氯化亚汞（Hg_2Cl_2），成年人中毒量为 $0.1 \sim 0.2g$，致死剂量为 $0.3 \sim 0.5g$。

【毒性反应】

小鼠皮肤创面外用白降丹后外，肾脏的汞含量均高于对照组，并随所用白降丹剂量的增大而升高。汞对肾脏的毒性主要是对肾脏近曲小管的损伤，近曲小管次之，肾小球的损伤较轻。

【毒作用机制】

白降丹对小鼠肾脏的毒性机制可能与引起肾脏脂质过氧化作用增强有关。

【控毒方法】

白降丹的控毒方法主要是控制剂量。因本方腐蚀性较强，初生小儿、面部及关节部位，不宜多用；口腔、耳中、眼边及心窝、腰眼等处均不宜使用；禁止内服。每次用少许（疮大者用 $0.15g$，疮小者用 $0.03 \sim 0.06g$），以清水调敷疮上，或制成药线插入疮内。

【中毒救治】

白降丹毒作用的主要靶器官是肾脏，因此使用利尿药物并多饮水或者运用驱汞药物以促进汞的排泄，可减轻白降丹制剂对肾脏的毒性。

升　药

升药为以水银、明矾、火硝为原料升华制成的粗制氧化汞。各地均有生产，以河北、湖北、湖南、江苏等地产量较大。各地制作升药的原料相同，但配方用量可能不同，一般是水银、硝石和白矾三药等量。红升以红色、片状、有光泽者为佳；黄升以黄色、片状、有光泽者为佳；红升、黄升皆以陈久者为佳。煮后滤去水分，低温干燥，研至极细用。宜密封避光贮存。升药辛，热；有大毒。归肺、脾经，具拔毒、提脓、去腐、生肌之效。升药主含氧化汞（HgO），另含硝酸汞 $Hg(NO_3)_2$ 等。氧化汞与组织接触后，逐渐为组织蛋白质及盐类所溶解，经常游离出微量汞离子。汞离子能和细菌呼吸酶中的巯基结合，使之失去原有活力，病原菌不能呼吸而趋于死亡，起到杀菌作用。

【历史沿革】

应用历史不长，清代始见记载，且只见于方书，未收入本草。最早记载本品的《外科大成》用以治"一切顽疮及杨梅粉毒、喉痹、下疳、痘子"等证。记载本品的药学专著为现代的《药材资料汇编》。《药材资料汇编》收载升药腐蚀性强，有大毒，不可内服，外用亦只宜微量。凡疮疡腐，已去或脓水已尽者，不宜应用。

【毒性表现】

升药有毒，一般不宜内服。外用亦不宜大量持久使用，近口、眼、乳头、脐中等部位不宜用；疮面过大时亦不宜用，以防蓄积中毒。中毒的症状可能包括恶心、呕吐、腹痛、腹泻、头痛、失眠等，严重者还可能出现肝肾损伤、神经毒性等问题。慢性中毒可出现心神不宁、肢体挛痛、眼舌震颤、视力障碍、鼻咽发炎等。临床曾有误服或外用本品导致中毒的报告。

【毒性成分】

红升、黄升主要含氧化汞，另含硝酸汞等。

【毒性反应】

升药给小鼠灌胃的 LD_{50} 为（120.98 ± 1.71）mg/kg。红升丹局部皮肤疮口给药，其中之汞化物能从伤口吸收，外用溃疡面积过大，亦可出现毒性反应。内脏组织的汞含量随给药剂量的增加而递增，以肾脏含汞量最高，其次为肝、血、脑。本品之毒性属轻度蓄积中毒，病检发现中毒动物心、肝、肾、脑等脏器组织都有不同程度的淤血、细胞肿胀、坏死等病理改变。

【控毒方法】

升药的控毒方法主要是控制剂量，本品有毒，腐蚀性较强，外用宜微量。

【中毒救治】

对症治疗，并及时足量应用解毒剂：二巯基丙醇 2.5 ~ 4mg/kg，肌内注射，最初 2 天每 4 ~ 6 小时注射 1 次，第 3 天 6 ~ 12 小时注射 1 次，以后每天注射 1 次，7 ~ 14 天为 1 疗程；或用二巯基丙醇磺酸钠 5mg/kg 静脉注射，首日每 4 ~ 5 小时 1 次，第 2 天 2 ~ 3 次/日，以后每天 1 ~ 2 次，7 天为 1 疗程。

答案解析

目标检测

一、选择题

（一）单选题

1. 拔毒化腐生肌药的主要来源是（　　）

    A. 植物药　　　　　　　B. 动物药　　　　　　　C. 微生物

    D. 矿石重金属类药　　　E. 贝壳类

2. 下列为含汞类的中药是（　　）

    A. 铅丹　　　　　　　　B. 轻粉　　　　　　　　C. 砒石

    D. 炉甘石　　　　　　　E. 硼砂

3. 砒石主要引起（　　）蓄积中毒

    A. 肾脏　　　　　　　　B. 心脏　　　　　　　　C. 肝脏

    D. 胃肠道　　　　　　　E. 脾脏

4. 铅丹中毒症状是（　　）

    A. 心力衰竭

    B. 脸呈土黄色或灰白色的"铅性面容"

    C. 呼吸急促、浅表

    D. 血压急剧下降

    E. 面瘫

（二）多选题

5. 铅丹中毒主要损害人体的（　　）

    A. 神经系统　　　　　　B. 造血系统　　　　　　C. 消化系统

D. 心血管系统　　　　　　E. 免疫系统

二、简答题

1. 拔毒化腐生肌药的毒性成分主要有哪些？
2. 红粉的毒性反应特点是什么？

书网融合……

思政导航　　　　　　本章小结　　　　　　题库

第二十八章　攻毒杀虫止痒药

PPT

本章药物此前称外用药，根据功效可以分为攻毒杀虫止痒药，即以解毒疗疮、攻毒杀虫、燥湿止痒为主要功效的方药，常用药有硫黄、雄黄、蛇床子、土荆皮等，以及去腐敛疮生肌药两类，常用药有升药、铅丹、轻粉、炉甘石等。

攻毒杀虫止痒药物多味辛，有毒，主入肝经，且大多有毒，以外用为主，兼可内服。解毒功效不全是清热解毒就称为攻毒，主治疮痈初期红肿疼痛的阶段。杀虫是杀灭疥虫等皮肤寄生虫。疥虫叮咬刺激皮肤，导致皮肤过敏、瘙痒，引起疥疮（古代的疥包括一种水疥，相当于现代西医学皮肤病中的丘疹性荨麻疹，以及马疥就是西医学结节性痒疹）。杀虫的主治，除了疥，还有癣。西医学认为癣是霉菌等真菌感染，中医学牛皮癣、鹅掌风，西医学称为神经性皮炎、手癣等。

攻毒杀虫止痒药大都具有抗菌、抗炎作用，可抑制细菌、真菌、疥虫、螨虫、滴虫等病原体的生长繁殖。部分药物具有祛腐生肌、促进疮口愈合的作用。常用于治疗疮疡肿毒、湿疹疥癣瘙痒、虫蛇咬伤等病证，相当于西医学的慢性湿疹、神经性皮炎和带状疱疹等。

外感六淫邪毒均能化热生火，痈疽原是火毒生，发病尤以热毒、火毒常见。饮食不节，过食醇酒、辛辣刺激食物也是发病因素之一；也可因外伤感受毒邪，发生破伤风、手足疔疮、疫疔，虫咬皮炎，接触生漆后发漆疮；也可因痰饮、瘀血导致脏腑功能失调产生痈疽疮疡等症。攻毒杀虫止痒药的毒性具有以下一些共同的特点。

（1）毒性物质基础、机制及毒性表现　矿物类、含重金属的有毒中药主要有砷和汞类。砷类如砒霜主要毒性成分是三氧化二砷，雄黄、硫黄含硫化砷。砷的毒性机制主要是直接影响细胞的抗氧化能力，尤其是影响带有巯基的蛋白质，更容易与丙酮酸氧化酶的巯基结合，从而阻滞细胞的正常氧化与呼吸，并干扰组织代谢。可由呼吸、消化道进入体内，急性中毒者有口腔胃肠道黏膜水肿、出血、坏死等，并能使全身的毛细血管极度扩张，大量的细胞液渗出，致使血压降低，尚可导致肝脏萎缩、中枢神经损害及心肾的严重损害。水银含汞，对人体具有强烈的刺激性和腐蚀作用，并能抑制多种酶的活性。汞中毒时进入人体的汞离子也是与酶蛋白的巯基结合，以致抑制酶的功能（如呼吸酶、还原水解酶等），阻碍了细胞的呼吸和正常代谢，高浓度时可穿过血-脑屏障，直接损害中枢神经，引起中枢神经与自主神经功能紊乱。另外汞主要蓄积在肾脏，引起肾脏损害。如中毒后可出现精神失常、胃肠道刺激症状及消化道出血，严重时可发生急性肾功能衰竭而死亡。

动物类有毒中药主要包括露蜂房和蟾酥。二者都含有毒蛋白，蜂房毒性成分是蜂房油，可引起家兔、猫的急性肾炎，少数患者可出现皮疹。蟾酥含蟾蜍毒素，有洋地黄样活性物质，常导致心脏毒性和消化系统毒性。心脏毒性机制与洋地黄类似，即在正常剂量下可抑制心肌细胞膜上 Na^+–K^+–ATP 酶活性，加强肌膜 Na^+–Ca^{2+} 交换，使胞浆内 Ca^{2+} 增多，而使细胞收缩力增强；但剂量过大时导致细胞内 K^+ 降低，使心肌自律性和传导性下降，出现心动过缓、房室传导阻滞等缓慢性心律失常，最终因心脏停搏死亡，同时可引起厌食、恶心、呕吐等消化系统毒性。此外，蟾毒色胺类化合物有致幻作用。

植物类有毒中药主要包括土荆皮、狼毒、木鳖子、蛇床子和干漆。萜类土荆皮所含土荆皮二萜酸，有胃肠毒性和生殖毒性。狼毒含二萜黄酮类刺激成分，外用或接触毒汁都可发生瘙痒、水泡，如果接触到眼睛有失明的可能。皂苷类主要是木鳖子，其毒性主要表现在消化系统和神经系统，有潜在的肝毒性。其他有毒植物药有蛇床子和干漆，蛇床子含香豆素类，其毒性主要表现在消化系统。干漆主要含漆酚类致敏成分，对生漆过敏者皮肤接触即引起过敏性皮炎，红肿、痒痛，起丘疹或疱疹。严重者可发生中毒性肾病。

（2）控毒方法　主要是对证用药、合理配伍、依法炮制和控制剂量。砷和汞类中毒除了减少吸收、促排外，解毒剂可以通用二巯基丙磺酸钠等巯基类药物、硫代硫酸钠等，干研、水飞炮制也可以减毒。雄黄忌火煅。炮制可使毒性成分逸出而降低毒性：露蜂房。加辅料去毒：蟾酥酒制、奶制、滑石粉制。压油制霜去毒：木鳖子。加热去毒：狼毒、干漆。

此外临证时应结合辨证论治，以峻药缓用、中病即止、密切观察毒性反应为原则。

蟾　酥

本品为蟾蜍科动物中华大蟾蜍 *Bufo gargarizans* Cantor 或黑眶蟾蜍 *Bufo mleanoticus* Schneider 的干燥分泌物。主要分布于河北、山东、四川、湖南、江苏、浙江等地。于夏、秋二季捕捉，洗净，挤取耳后腺和皮肤腺的白色浆液，加工，干燥生用或制成蟾酥粉。蟾酥辛，温有毒。归心经。功效为解毒、止痛、开窍醒神。用于痈疽疔疮、咽喉肿痛、中暑神昏、痧胀腹痛吐泻。主要含蟾蜍毒素、蟾蜍配基及蟾毒色胺等。具有麻醉、镇痛、抗炎、镇咳、平喘、强心、升压、兴奋平滑肌、利尿、抗血小板聚集、增强免疫力、抗肿瘤等作用。

【历史沿革】

蟾酥始载于《药性论》，原名蟾蜍眉脂。《本草衍义》始有"蟾酥"之名。关于蟾酥毒性，《本草汇》言："若赤痛，误入牙根，头目俱胀大而毙。如轻用，亦能烂人肌肤。不可入人目中，令人赤盲。"《本草真诠》记载了炮制减毒："火煅升，能发疮毒从汗孔中出。"至于解毒方法，《本草纲目》曰："以紫草汁洗点即消。"

【毒性表现】

传统文献和现代临床报道均认为蟾酥有毒。其毒性主要表现在心血管系统、消化系统和过敏反应等。不良反应发生的时间多在用药后 30~60 分钟。心血管系统毒性反应是蟾酥最常见、最严重的毒性反应，主要表现为缓慢型心律失常症状，重者可导致房室传导阻滞，甚至导致心脏停搏，亦可导致快速型心律失常；消化系统毒性表现为恶心、呕吐、胃肠不适等；蟾毒色胺类化合物有致幻作用；儿茶酚类化合物可剧烈收缩微小血管，导致组织器官缺血缺氧；此外，蟾酥能促进子宫收缩。

中毒原因与用量过大、疗程过长、炮制不当、辨证不准或个体因素等有关。

【毒性成分】

蟾酥中所含蟾蜍毒素类、蟾蜍配基类、蟾毒色胺类及儿茶酚胺类物质均有毒性，其中前两者因具有洋地黄样活性成为蟾酥主要的毒性物质基础，如华蟾毒精、蟾毒灵、蟾毒它灵、华蟾毒灵、酯蟾毒配基、华蟾毒配基、日蟾毒灵等。

【毒性反应】

（一）基础毒性

1. 急性毒性 蟾酥各种成分按不同给药途径给予小鼠的 LD_{50} 如下：蟾酥为 41.0mg/kg（静脉注射）、96.6mg/kg（皮下注射）、36.24mg/kg（腹腔注射）；蟾毒灵为 2.2mg/kg（腹腔注射）；华蟾毒精为 4.38mg/kg（腹腔注射）；酯蟾毒配基为 4.25mg/kg（快速静脉注射）、15mg/kg（慢速静脉注射）、14mg/kg（腹腔注射）、124.5mg/kg（皮下注射）、64mg/kg（灌服）。蟾酥水溶性成分含吲哚碱衍生物，小鼠尾静脉注射 LD_{50} 为 60.71（58.37，63.05）mg/kg。小鼠急性中毒为呼吸急促、肌肉痉挛、心律不齐，最后因麻痹而死亡。

2. 慢性毒性 通过对食用蟾蜍中毒者心脏损害的研究，试验分设正常对照组，实验犬分低、中、高 3 个剂量组，即 8.25、16.5、33.0mg/d，每组 6 只。每日将药物掺入饲料中，连续喂饲 6 个月。发现用药量为按药典规定蟾酥处方最高用量（0.2mg/kg）的 5.5、11、22 倍，对犬的心电图未见显著影响。这些检测结果同蟾酥制剂较广泛地应用于抗癌治疗、抗乙肝病毒治疗、抗顽固性呃逆和强心治疗中的常规用药量，其对心脏无显著不良影响一致；得出实验犬被饲喂蟾酥量为最高处方量的 22 倍，饲喂时间长达 6 个月，未见有明显的心脏中毒所致的心电图改变的结论。

（二）特殊毒性

鼠胚处于器官形成期的孕鼠在灌服蟾酥后，当剂量高于 50mg/kg 时，出现孕鼠肝脏、肾脏的结构异常和体重下降，并增加胚死率。表明妊娠期妇女或需长期服用蟾酥的用药者，应注意用药期间的不良反应。

【毒作用机制】

（一）靶器官毒性机制

蟾酥中化合物因具有洋地黄样活性物质，常导致心脏毒性和消化系统毒性。心脏毒性机制与洋地黄类似，即在正常剂量下可抑制心肌细胞膜上 Na^+-K^+-ATP 酶活性，加强肌膜 Na^+-Ca^{2+} 交换使胞浆内 Ca^{2+} 增多而使细胞收缩力增强；但剂量过大时导致细胞内 K^+ 降低，使心肌自律性和传导性下降，出现心动过缓、房室传导阻滞等缓慢性心律失常，最终因心脏停搏死亡，同时可引起厌食、恶心、呕吐等消化系统毒性。而关于心脏毒性还可能存在另外两种机制，一是干扰心肌脂质代谢异常而使花生四烯酸（arachidonic acid，AA）生成增多，二是蟾酥中所含儿茶酚胺类成分可引起器官组织小血管剧烈收缩，导致心肌组织缺氧。此外，蟾毒色胺类化合物有致幻作用。

蟾蜍毒素中毒性组分依其化学组成不同，可分蟾蜍二烯内酯类和吲哚生物碱类两大类，它们分别主要表现为心脏毒性和致幻性。此外，蟾蜍毒素是中药蟾酥的主要成分，对于多种肿瘤细胞都有明显的抑制作用。

（二）毒代动力学

蟾酥中的毒性成分华蟾毒精在体内的代谢十分复杂，灌胃大鼠后在体内同时存在水解、羟化和异构化 3 条途径，其中以水解为主。主要通过胆汁排泄，少量及代谢产物由尿液排泄。给予家兔耳缘静脉注射蟾酥提取物 0.35mg/kg，经非房室模型拟合，其内所含蟾毒灵的药代动力学参数 $t_{1/2}$ 为（21.83 ±

3.29）分钟，$AUC_{0\sim90}$ 为（6.709 ± 0.600）mg/（L·min），酯蟾毒配基的药代动力学参数 $t_{1/2}$ 为（31.55±6.90）分钟，$AUC_{0\sim90}$ 为（17.068±2.824）mg/（L·min）。

（三）毒效相关性

蟾酥具有强心、升压、麻醉、镇痛、抗菌以及抗肿瘤等多种药理活性，因此被广泛用于强心、麻醉止痛和抗肿瘤等方面。但是蟾酥的毒性在一定程度上限制了其在临床上的应用。蟾酥引起心脏毒性反应和发挥强心作用均与其所含的甾烯类成分密不可分，主要是由于其化学结构与地高辛类似，具有强心苷样作用，即在小剂量时具有强心作用，大剂量时却对心血管系统有明显毒性。蟾酥的强心作用体现在增强心肌收缩力。蟾毒配基通过抑制心肌细胞膜上的 Na^+-K^+-ATP 酶，使心肌细胞内 Na^+ 浓度增高，Ca^{2+} 通过 Na^+-Ca^{2+} 交换进入心肌细胞，使心肌收缩力增强。然而高剂量的蟾酥则会引发心脏毒性，导致猫、犬、兔、蛙心跳变慢。临床大剂量应用蟾酥时患者表现出胸部不适、烦躁不安、心律不齐并伴有抽搐等症状。因此蟾酥对心脏的作用可随剂量的增加由发挥药理活性转变为引起毒性反应。

目前研究认为蟾毒灵、酯蟾毒配基和华蟾酥毒基是蟾酥抗肿瘤作用的主要活性成分，可抑制肿瘤细胞增殖、诱导肿瘤细胞凋亡和分化、抑制肿瘤血管生成、逆转肿瘤细胞多药耐药性、调节机体免疫功能等作用。

利用斑马鱼对筛选到的蟾酥关键"毒-效"成分进行毒、活性评价和排序。毒性方面：蟾毒灵 > 酯蟾毒配基 > 远华蟾毒精 > 华蟾酥毒基 > 沙蟾毒精 > 蟾毒它灵 > 日蟾毒它灵 > 去乙酰华蟾毒精。活性方面：在 0.1μg/ml 的治疗浓度下，去乙酰华蟾毒精 > 酯蟾毒配基 > 蟾毒它灵 > 沙蟾毒精 > 华蟾酥毒基 > 远华蟾毒精 > 日蟾毒它灵。

肝脏是蟾毒配基在体内合成的关键器官。胆固醇作为蟾毒配基生物合成的重要前体，"磷酸戊糖途径"为此过程提供了 NADPH；胆汁酸合成途径上的调控酶参与了蟾毒配基的合成调控，如 HSD3B7 等；P450 环氧化酶（CYP2C23，CYP2F4）可能参与了胆固醇 C-17 位的侧链环合为蟾毒配基类化合物六元不饱和内酯环的过程。

现代研究表明，蟾酥发挥药效的主要成分是甾烯类物质，它们同时也是蟾酥产生毒性的物质基础。在小剂量应用蟾酥时具有强心作用，大剂量却对心血管系统有明显毒性。因此在临床应用蟾酥时，要高度重视蟾酥的使用剂量。此外，也可采用配伍、新型制剂、联合应用解毒剂等方法实现临床应用蟾酥"减毒存效"的目的。

【控毒方法】

控毒方法主要有依法炮制、辨证用药、合理配伍、控制剂量等。

1. 依法炮制　蟾酥炮制的目的皆为减毒。蟾酥的毒性是由于其所含类洋地黄化合物所致，炮制后可使此类化合物减少 40%~50%，从而起到减毒的作用。一般采用酒制、奶制、滑石粉制等方法。

2. 辨证用药　蟾酥临证用于痈疽疔疮、咽喉肿痛、中暑神昏、痧胀腹痛吐泻。体虚弱者忌内服；肝肾功能不全，造血系统疾病，妊娠期妇女及哺乳期妇女禁用；患溃疡者忌用；外用不可入目。

3. 合理配伍　本品味辛气温，有毒，慎毋单使，故常用于麝香保心丸和六神丸等中药成方制剂中。牛黄可减轻蟾酥引起的心脏毒性。

【中毒救治】

早期用活性炭混悬液或鞣酸溶液洗胃，硫酸镁或硫酸钠导泻，给予利多卡因治疗心律失常，口服或静脉滴注氯化钾注射液，严重者应用依地酸二钠，注射苯甲酸钠咖啡因、尼可刹米。

木鳖子

本品为葫芦科植物木鳖 *Momordica cochinchinensis*（Lour.）Spreng. 的干燥成熟种子。主要分布于我国西南及东部、南部沿海各省及地区。冬季采收成熟果实，剖开，晒至半干，除去果肉、种子，干燥成生木鳖子。或进一步炮制成木鳖子霜。木鳖子苦、微甘，凉；有毒。归肝、脾、胃经。功效为散结消肿、攻毒疗疮。用于疮疡肿毒、乳痈、瘰疬、痔瘘、干癣、秃疮。主要含脂肪及脂肪酸、氨基酸、皂苷类、甾醇类等成分。具有降血压、抗炎、抗病毒、抗菌杀螨、抗氧化、抗肿瘤等作用。常用量 0.9 ～ 1.2g，外用适量，研末，用油或醋调涂患处。

【历史沿革】

木鳖子始载于《开宝本草》曰："甘，温，无毒。"历代对其毒性的相关描述有较大的出入，如《本草正》记载："木鳖子，有大毒，能毙之于顷刻，使非大毒而有如是乎。"《本草正》曰："人若食之，则中寒发噤，不可解救。"本草亦对其禁忌证多有记载，如《本草汇言》载："胃虚、大肠不实、元真亏损者，不可概投。"《医林纂要》则指出"忌猪肉。"《中国药典》中木鳖子列为"有毒"，并按毒性药物管理。

【毒性表现】

木鳖子引起中毒的主要原因多为内服过量。其毒性表现为恶心、呕吐、头痛、头晕、耳鸣、腹痛、腹泻、四肢乏力、便血、烦躁不安、意识障碍，严重者可致休克。此外，木鳖子有潜在的肝损害。

【毒性成分】

皂苷和木鳖子素是木鳖子主要毒性物质基础，但也是木鳖子抗肿瘤作用的重要物质基础。

【毒性反应】

1. 急性毒性　木鳖子的水、醇及醇水浸出液静脉或肌内注射于犬、猫、兔等麻醉动物，动物均于数日内死亡。木鳖子皂苷小鼠灌胃、静脉注射和腹腔注射的 LD_{50} 分别为 1.490g/kg、32.35mg/kg 和 37.34mg/kg。木鳖子素小鼠腹腔注射的 LD_{50} 为 16mg/kg。通过对木鳖子药材、不同含油量的木鳖子霜的急性毒性研究发现，随着含油量的增大，其毒性呈现降低趋势，10% 含油量的木鳖子霜 LD_{50} 为 3.923g/kg，毒性大于 20%、30% 含油量的木鳖子霜。木鳖子内种皮和木鳖子油无明显毒性。小鼠灌胃给予木鳖子粉剂的 LD_{50} 为 10.887g/kg。小鼠口服木鳖子提取物 LD_{50} 为 4.03g/kg。小鼠腹腔注射木鳖子提取物 LD_{50} 为 146.17mg/kg。

2. 长期毒性　木鳖子水煎剂以临床用量的 25、50、100 倍灌胃大鼠，每天 1 次，连续 3 个月，均可以造成大鼠肝脏、肾脏损伤，血中 ALT 及 BIL 水平显著升高。

【毒作用机制】

（一）靶器官毒性机制

木鳖子对肝脏有损伤，可致大鼠血中 ALT、ALB、TG、BIL 含量升高，其中 BIL 的显著升高，长期服用可能出现药物性黄疸。

木鳖子素为单链核糖体失活蛋白，其 *N*-糖苷酶可使核糖体核酸（rRNA）第 4324 位腺嘌呤糖苷键水解断裂，60S 亚基失活，从而抑制蛋白质合成，这是其抗肿瘤的重要机制，但也是引起细胞毒性的重要机制。

（二）毒效相关性

木鳖子药理活性广泛，包括抗氧化、抗炎、镇痛、降压、抑菌、抗肿瘤。木鳖子引起毒性反应和发挥药理活性与其所含的皂苷成分密不可分，木鳖子皂苷既是有效成分，也是毒性成分。木鳖子的水浸出液、乙醇-水浸出液和乙醇浸出液试验用于犬、猫、兔等实验动物，有降压作用，但毒性大，动物经静脉或肌内注射后数日内死亡，说明木鳖子提取物极性成分可能是降压有效成分。对木鳖子的不同部位和不同含油量的木鳖子霜进行毒性试验比较，发现木鳖子种皮和木鳖子油无明显毒性，木鳖子油是抗炎镇痛药理活性成分之一，且木鳖子霜随其含油量增加其毒性逐渐降低。

基于现代研究可知，木鳖子发挥药效作用的主要成分为丝石竹皂苷元、木鳖子素、齐墩果酸和木鳖子油，引起毒性反应的主要成分也为丝石竹皂苷元。在木鳖子临床应用时需控制使用剂量以及采用适宜的炮制方法，如制霜可发挥增效减毒的作用，有效和毒性成分含量也可得到进一步控制。

【控毒方法】

控毒方法主要有依法炮制、辨证用药、控制剂量等。

1. 依法炮制　木鳖子生品多外用，内服宜慎，木鳖子制霜后毒性降低。

2. 辨证用药　凡胃虚、大肠不实、元气亏损者应慎服。

3. 控制剂量　木鳖子用量不宜过大。临床用药注意从小量开始，逐渐加量，并密切观察病情。

【中毒救治】

中毒后立即停止用药，催吐、对症用药。

雄　黄

雄黄为硫化物类矿物雄黄族雄黄，主要含二硫化二砷（As_2S_2）。主要分布于贵州、湖南、湖北、甘肃、云南、四川、安徽、陕西、广西。四季均可制备，采挖后，除去杂质。炮制要用水飞，不能火煅，水飞可使氧化砷溶解掉，得到较纯的二硫化二砷。雄黄辛，温；有毒。归肝、大肠经。功效为解毒杀虫、燥湿祛痰、截疟。用于痈肿疔疮、蛇虫咬伤、虫积腹痛、惊痫、疟疾。主要化学成分是四硫化四砷（As_4S_4）或二硫化二砷（As_2S_2），另外还含有少量三氧化二砷（As_2O_3）及五氧化二砷（As_2O_5）。具有抗病毒、广谱抗菌、抗肿瘤、抗血吸虫等作用。

【历史沿革】

雄黄始载于《神农本草经》，列为中品。雄黄的毒性记载可追溯至《周礼·天官·疡医》载"凡疗伤，以五毒攻之。"《名医别录》言"味甘，大温，有毒"；《新修本草》言"味苦、甘，平，寒、大温，有毒"；《药性论》载"味辛，有大毒"等关于用药注意事项，《本草通玄》载"血虚大忌用之。"关于控毒方法《握灵本草》记载："以米醋入萝葡汁乃可入药。不尔有毒，水飞用。"《本草蒙筌》："误中（雄黄）毒者，防己解之。"《中国药典》中雄黄列为"有毒"，通过限定二硫化二砷的含量控制毒性，并按毒性药物管理。

【毒性表现】

传统文献和现代临床报道均认为雄黄有毒。其毒性主要表现在神经系统、泌尿系统及心血管系统等。雄黄可引起中枢神经系统缺氧，造成功能障碍，出现头痛、头晕、四肢疼痛、乏力等症状，严重的出现抽搐、昏迷甚至死亡；雄黄对胃肠系统有一定的刺激作用，引起恶心、腹痛、腹泻；雄黄对肾小管和肾小球有直接的影响，导致急性肾功能衰竭；砷能够影响骨髓系统，大剂量的砷能够使得红细胞发生形态改变，同时抑制白细胞生成；长期应用雄黄，引起皮肤过度角化；中毒剂量的砷可使大部分器官组织变性坏死。此外，砷可经乳汁排出，引起婴儿中毒。

雄黄急性中毒首先出现口干咽燥、流涎、剧烈呕吐、头痛头晕、腹泻，重则多部位出血、惊厥、意识丧失、发绀、呼吸困难、呈休克状态，多死于出血、肝肾功能衰竭和呼吸中枢麻痹。雄黄慢性中毒可出现皮疹、脱甲、麻木疼痛，可有口腔炎、鼻炎、结膜炎、结肠炎的相应表现，重则可有肌肉萎缩、剧烈疼痛及膈神经麻痹引起的呼吸暂停。

中毒原因与用量过大、炮制不当、用法失宜、个体因素等有关。

【毒性成分】

雄黄中主要含二硫化二砷（As_2S_2），含量较少的 As_2O_3，是其主要毒性物质基础，具有较好的水溶性。雄黄的活性和毒性与其所含的砷元素在体内的存在状态密切相关。雄黄的主成分砷进入人体后会转化成多种砷的形态，主要包括：无机砷（亚砷酸盐和砷酸盐）、有机砷小分子（甲基砷酸、丙甲基砷酸）、含砷的生物大分子和含砷的有机化合物（砷胆碱、砷甜菜碱、乳酸三甲基砷、砷酯和砷糖等）。无机砷的毒性比有机砷大，亚砷酸（As^{3+}）大于砷酸（As^{5+}），甲基砷酸和二甲基砷酸毒性稍低，砷甜菜碱和砷胆碱几乎无毒。

【毒性反应】

（一）基础毒性

1. 急性毒性　雄黄灌胃小鼠的 LD_{50} 为 20.5g/kg。不同剂量（12656、16875、22500、30000mg/kg）的雄黄混悬液一次性灌胃小鼠后，动物可出现活动减少、精神差、倦卧、腹泻、呼吸减慢等中毒症状，16875mg/kg 及以上剂量可致动物死亡，动物死亡发生在给药后 24 小时内。

2. 长期毒性　雄黄在《中国药典》剂量范围内使用安全性较高，但高于药典剂量长期使用有肝、肾毒性，不排除对血小板生成有影响。雄黄 125、250mg/kg 小鼠连续灌胃 6 周，可引起外周血红细胞、白细胞、血小板的形态学改变。雄黄混悬液（20、80、160mg/kg）大鼠灌胃，每天 1 次，连续 3 个月，给药期间大鼠一般状态无明显变化，但停药 1 个月后，80mg/kg 及以上剂量使尿蛋白显著增高；160mg/kg 剂量给药 3 个月时外周血 PLT 有降低趋势，停药 1 个月后，PLT 的降低更明显；部分动物出现肾脏病变，主要表现为肾曲管肿胀，管腔内有少量蛋白管型，但肾小球无明显变化；肝脏可见轻度细胞嗜酸性变、肿胀、灶状坏死等变化。

（二）特殊毒性

遗传毒性　雄黄具有潜在的致突变性。雄黄 0.25、0.5、1g/kg 灌胃小鼠，可使嗜多染红细胞微核率显著增加，且有一定的量-效关系。雄黄浸出液倍比稀释（1∶15、1∶31、1∶63）后作用于中国仓鼠肺纤维细胞（CHL 细胞）24 小时和 48 小时，可使其染色体畸变率显著增高。仓鼠经口灌服雄黄 5 个剂量（530、260、133、66.5、33.25mg/kg），各剂量组染色体畸变率都有显著差异，且呈明显的量-效关系。以 CHL 细胞为研究对象，对雄黄浸出液开展细胞毒性试验确定 IC_{50}，雄黄浸出液染色体畸变率为 7.5%。

【毒作用机制】

（一）靶器官毒性机制

雄黄的毒性主要是其水溶性成分 As_2O_3 所致，毒作用机制主要有：与细胞中大分子巯基结合后影响细胞内多种酶活性，导致细胞呼吸代谢异常；导致机体抗氧化抑制而氧化损伤加重；另外 As_2O_3 可与各种蛋白质分子的羧基、磷酸基、酚羟基等结合成砷蛋白质复合物，导致活性蛋白功能障碍。通过以上机制，导致肝、肾、神经、心等多器官毒性，使肝肾功能损伤，中枢和周围神经系统功能紊乱。

（二）毒代动力学

雄黄中砷离子在体内分布广泛，吸收快速，清除较慢。采用高效液相色谱法测定大鼠灌胃给予（0.5g/kg）雄黄后活性硫的药代动力学参数；采用显微定量法测定雄黄的排泄规律。灌胃给予大鼠雄黄 0.5g/kg，血浆中活性硫的达峰浓度为（3.23±0.2）μmol/L，达峰时间为 180 分钟，消除半衰期为（363±78）分钟，AUC 为（1638±456）ng/(ml·h)，灌胃 48 小时后雄黄总排泄率为 89.6%。结果表明雄黄中的硫可作为活性硫供体，引起血浆中活性硫水平的改变；雄黄不能被机体完全吸收，大部分以原型形式排出体外。

【控毒方法】

控毒方法主要是控制剂量、炮制减毒。避免不规范的大剂量使用及慢性蓄积性中毒，做到"中病即止"。雄黄药理作用广泛，具有抗病毒、抗炎、抗结核、治疗蛇咬伤方面的作用，还可用于治疗皮肤疾病、防治冠心病心绞痛、抗白血病。雄黄复方制剂的毒性远远低于常见的砷化合物，低于雄黄，其不良反应多与超剂量、超疗程的不合理使用有关。通过对雄黄合理的组方配伍，可降低毒性，发挥功效。组方配伍可通过影响物质溶出、体内代谢和系统保护效应等而产生对雄黄的减毒作用。

雄黄炮制减毒的方法有干研法和水飞法，水飞法为《中国药典》使用的方法。

【中毒救治】

中毒救治方法主要是催吐、洗胃和对症处理，并使用解毒剂，主要为二巯基丙磺酸钠、二巯基丁二酸钠、二巯基丙醇等；另外可输注碳酸氢钠注射液，以碱化尿液，减少血红蛋白在肾小管内沉积。

狼　毒

本品为大戟科植物月腺大戟 *Euphorbia ebracteolata* Hayata 或狼毒大戟 *Euphorbia fischeriana* Steud. 的干燥根。主要分布于西北、华北、东北和西南等地区，是我国草原上主要有毒植物之一。春、秋二季采挖，洗净，切片，晒干。生用或醋制。狼毒辛，平；有毒。归肝、脾经。功效为散结、杀虫。外用于淋巴结结核、皮癣、灭蛆。主要含二萜醇类化合物，并含皂苷、甾醇、酚类及鞣质等。具有抗菌、抗病毒、抗肿瘤、抗惊厥、抗癫痫、调节免疫功能等作用。

【历史沿革】

狼毒始载于《神农本草经》，列为下品。《本经逢原》曰："苦辛寒，大毒。非恒用之品。性能杀飞鸟走兽，其治恶疮疽蚀蛊毒，所不待言。"关于控毒方法，《本草经集注》曰："蓝实，解野狼毒、射罔毒。"《务性本草》记载："用则必须黑豆煎水漂去其毒。"《本草求真》言："白蔹同甘草可解野狼毒之毒。"

【毒性表现】

传统文献和现代临床报道均认为狼毒有毒。临床主要作为外用，因此其毒性表现主要是皮肤症状，严重者可见消化系统和神经精神症状。最常见的表现是皮肤症状，发生不良反应的时间为 1 小时内到 1~2 天。毒性表现为皮肤不适、有鲜红色糜烂面和疼痛、恶心、呕吐、视物模糊，严重者尿闭、冷汗、瞳孔散大、神志不清、对光反射迟钝。

中毒的原因与品质混淆、配伍不当和体质因素等有关。

【毒性成分】

狼毒中的二萜类化合物是其毒性物质基础。主要毒性成分为枇杷素、异狼毒素、狼毒素、狼毒色原酮、新狼毒素 A 及瑞香酚等黄酮类成分。

【毒性反应】

（一）基础毒性

急性毒性　狼毒（月腺大戟）生品醇提液、醋炒品醇提液小鼠灌胃的 LD_{50} 分别为 212.7 （199.66，225.74）、270.9 （260.32，281.48）g/kg。狼毒大戟的水提物、醇提物小鼠腹腔注射的 LD_{50} 分别为 275.9 （238.9，318.7）、171.96 （112.78，262.22）g/kg，镇江产狼毒大戟水提物、醇提物小鼠灌胃的 LD_{50} 分别为 803 （579，1027）、172 （165，179）g/kg。狼毒大戟超临界二氧化碳萃取物和其残渣醇提取物小鼠灌胃

的 $LD_{50} > 10.0g/kg$；一次灌胃后小鼠出现静卧、精神萎靡、行动迟缓等中毒症状，少数出现血尿、流鼻血等症状；死亡时间集中在 12~24 小时，死前出现呼吸困难、挣扎症状，多数体内胃部胀气、十二指肠颜色变黑且少数有充血现象。

（二）特殊毒性

致突变性 狼毒大戟水提物 180、360g/kg 小鼠灌胃，每天 1 次，连续 5 天，可致精子发生畸变，畸形多为香蕉形、无钩、胖头、双头，双尾未见；还可引起微核数显著增多，表明其具有致突变作用。

【毒作用机制】

（一）靶器官毒性机制

狼毒属于大戟科植物，全草及其汁含烈性刺激化学成分，外用或接触毒汁都可发生中毒，表现为瘙痒、起水泡，如果接触到眼睛有失明的可能。狼毒口服可引起口腔、咽喉肿痛，并出现消化系统损害，如恶心、呕吐、腹部绞痛、腹泻、头晕、烦躁、血压下降、血小板减少性出血，严重时可出现神经症状如失眠、举步不稳、痉挛，重者出现休克甚至死亡。同时，狼毒中毒严重者还可引起呼吸系统损害，如大量内服狼毒后会引起呼吸窘迫综合征。

（二）毒效相关性

狼毒作为传统中药，应用历史悠久，传统文献对狼毒毒性的记载反映了其功效和应用特点。现代研究发现狼毒发挥药效作用的主要成分为二萜和苯乙酮类化合物，引起毒性反应的主要成分为多种二萜化合物。二萜类化合物药理活性，表现出显著的抗肿瘤作用，苯乙酮类化合物具有抗结核的作用等。虽然，狼毒属于有毒中药，但是在较小剂量下，其可以正常使用，不会对人体造成危害。在临床应用狼毒时不仅要考虑狼毒使用剂量，采用炮制、配伍、制剂等减毒的方法，而且加强对狼毒有效部位或天然活性成分的研究，将会更好地促进狼毒的临床应用。

【控毒方法】

控毒方法主要有依法炮制、辨证用药、合理配伍、控制剂量等。月腺大戟醋制后狼毒乙素增加，狼毒丙素降低。临床用药时，应准确掌握狼毒适应证与禁忌证。凡真热假寒的阴虚和热证患者应忌用；妊娠期妇女和慢性胃肠溃疡忌用。狼毒可配甘草、白蔹等达到解毒目的。狼毒反密陀僧，避免出现十八反十九畏的配伍禁忌。狼毒中毒大多与剂量有关，短期内大剂量、长期应用皆有可能导致中毒。因此使用狼毒时应注意剂量及使用时间。临证时应结合辨证论治，以剂量递增、病愈即止、密切观察毒性反应为原则。

【中毒救治】

狼毒中毒救治应尽早催吐，清除毒物及对症处理。

蛇床子

本品为伞形科植物蛇床 *Cnidium monnieri* (L) Cuss. 的干燥成熟果实。全国各地均有分布。夏、秋二季果实成熟时采收，除去杂质，晒干。蛇床子辛、苦，温；有小毒。归肾经。功效为燥湿祛风、杀虫止痒、温肾壮阳。用于阴痒带下、湿疹瘙痒、湿痹腰痛、宫冷不孕等肾阳虚证，男女均可用，有效且安全。主要含香豆素类化合物，此外还含有大量的油酸、亚油酸等。杀虫主要是指阴道滴虫，具有抗滴虫、抗菌、平喘、祛痰、抗心律失常、镇痛、抗变态反应、抗诱变等作用。

【历史沿革】

蛇床子始载于《神农本草经》，被列为上品。历代本草对蛇床子的毒性认识不尽相同，《神农本草经集注》《开宝本草》《汤液本草》《本草品汇精要》均记载其"味苦、甘平、无毒"，但《药性论》曰："君，有小毒。"《中国药典》中蛇床子列为"小毒"，通过限定其药材、饮片和中成药中蛇床子素的含量控制毒性，并按毒性药物管理。

【毒性表现】

传统文献对其是否有毒认识不一。现代临床报道均认为蛇床子有毒。其毒性主要表现在消化系统。少数患者服用蛇床子总香豆素可见轻微口苦、嗜睡和胃部不适，停药后可消失。蛇床子内服可致恶心、剧烈呕吐、舌麻的不良反应，停药后不良反应自行消失；蛇床子外用可致局部潮红肿胀、起泡、瘙痒等过敏症状。

【毒性成分】

蛇床子中所含香豆素类化合物是主要活性物质基础，其中以蛇床子素含量最高，是蛇床子主要毒性物质基础。

【毒性反应】

1. 急性毒性　蛇床子总香豆素豚鼠口服 LD_{50} 为 2.4（2.39，2.49）g/kg，蛇床子素小鼠静脉注射 LD_{50} 为 65.2mg/kg。给小鼠一次性灌胃不同浓度的蛇床子素混悬液，蛇床子素对小鼠的 LD_{50} 为 3.45（3.03 ~ 4.03）g/kg。

2. 长期毒性　蛇床子水煎液长期给药有一定的肝肾毒性，肾脏有萎缩或退行性变化。蛇床子水煎液（相当于临床剂量的 50 倍或 LD_{50} 的 1/8）大鼠灌胃 3 个月，肾脏脏器系数降低，TP、BUN 升高，ALB、TG、GLU 降低。

3. 皮肤毒性　蛇床子超临界提取物 30mg/cm² 剂量无急性皮肤毒性，3.75mg/cm² 剂量无皮肤刺激性，3.33mg/cm² 剂量无致敏作用；但 7.5mg/cm² 剂量有一定的皮肤光毒性。表明蛇床子超临界提取物外用无明显急性皮肤毒性，无明显皮肤刺激性和致敏作用，但有一定皮肤光毒性。对蛇床子有效组分皮肤用药的安全性进行评价，结果表明蛇床子醇提物及挥发油对豚鼠完整皮肤未见明显红斑、水肿等刺激反应，对破损皮肤出现红肿等轻度刺激反应，豚鼠多次接触醇提物及挥发油均未见红斑水肿等皮肤过敏反应。蛇床子醇提物及挥发油外用无明显皮肤刺激性和致敏作用。

【毒作用机制】

（一）靶器官毒性机制

蛇床子引起的消化系统不良反应和皮肤光毒性主要是由所含香豆素类化合物所致。从蛇床子总香豆素中可分离得到 6 个单体，包括蛇床子素、佛手柑内酯、异虎耳草素、花椒毒酚、花椒毒素、欧芹属素乙。其中蛇床子素含量最高，约占总香豆素的 60%。香豆素类化合物在啮齿类动物中存在着明显的毒性作用，且具有种属和位点特异性，这与其代谢途径和 CYP2A6 酶的多态性有关。代谢物指纹图谱分析结果显示蛇床子提取物改变了大鼠的体内代谢状况，分析筛选出 1-11,14-反式-二十碳三烯酸、二十碳三烯酸、辅酶 Q、氨基酸类物质、胞苷、磷酰胆碱共 6 个可能的生物标记物，这些标记物的发现为阐明蛇床子毒性的物质基础提供了可能。

以不同浓度蛇床子素（osthole, Ost）作用于 L-02 细胞（人正常肝细胞），发现 L-02 细胞在 Ost 作用下活性下降，LDH 释放率提高，且呈浓度依赖；Hoechst 33342 染色荧光下可见细胞核皱缩碎裂；Annexin V/PI 双染法结果表明凋亡率随浓度提高而上升。与对照组比较，50、100、200μmol/L Ost 作用 24 小时后，Bcl-2、pro - Caspase3、p-Histon H3（Ser10）表达水平降低，Bax、cleaved-Caspase3 表达水平升高。Ost 对 L-02 细胞有毒性损伤作用，呈一定的时间和浓度依赖性，可促进细胞凋亡。

（二）毒代动力学

蛇床子素不同给药途径下的体内动力学过程不同。家兔耳缘静脉注射蛇床子素溶液 10mg/kg，时-量曲线符合二室开放模型，分布及消除均较快，其主要药代动力学参数 $t_{1/2\alpha}$ 为 5.81 分钟，$t_{1/2\beta}$ 为 42.2 分钟，AUC 为 2.35mg/(min·L)，CLs 为 0.0430L/(min·kg)。大鼠腹腔注射蛇床子素 30、120mg/kg 的体内药动学过程符合一室模型，吸收快而消除缓慢，以消除相为主。

（三）毒效相关性

蛇床子药理活性广泛，其主要成分为包括蛇木子素在内的香豆素类化合物，对心血管系统能产生抗心律失常和松弛血管平滑肌的作用；在中枢神经系统能产生镇静、局麻、改善学习记忆的作用；有抗菌、抗炎、抗病毒等作用，还能够发挥调节内分泌系统包括调节性激素、甲状腺激素的作用。根据现有的毒性反应报道，蛇床子引起毒性反应和发挥药理活性均与其所含的香豆素类成分密不可分。

香豆素类化合物对其靶器官毒性具有种属特异性和非遗传毒性，毒性作用较低，且这与种属代谢和解毒的能力相关。香豆素及其衍生物的诱导肿瘤发生是由于高剂量用药引起靶器官毒性的继发性作用，与遗传因素无关，由于香豆素类化合物的作用方式并不通过与 DNA 相互作用，因此如蛇床子素等香豆素类化合物没有遗传毒性。但香豆素类与肝毒性关系较为密切，是因为香豆素类化合物主要在肝脏经羟基化或环氧化生成代谢产物，与在此过程中参与代谢的 CYP2A6 酶多态性有关。因此蛇床子可能产生的毒性主要与其在体内的代谢途径有关，而其发挥作用的主要是通过抗氧化、免疫调节、抗病毒逆转录酶活性等机制。因而蛇床子毒性作用具有明显的阈值范围，只有在高于临床剂量时才会产生毒性作用，日常摄入量不会对人体产生不良的肝脏效应和致癌作用。口服所产生的肝毒性可能只是由多种内外因子所引起的特异质反应。此外，蛇床子的其他成分如挥发油也可能对胃肠道有轻微刺激作用。作为一种久服的中药，蛇床子的使用安全剂量尤为重要。

基于现代研究可知，蛇床子发挥药效作用的主要成分为包括蛇床子素在内的香豆素类化合物以及挥发油等成分。考虑到香豆素类化合物长期高剂量用药时可能产生肝肾毒害作用，以及诱导肝脏 CYP2A6 产生特异质反应，因此在蛇床子临床应用时应考虑其剂量问题，并密切监控可能出现的特异质反应。同时在蛇床子的炮制和制剂过程中严格控制有机溶剂的残留量防止有其他因素造成的毒副作用。

【控毒方法】

控毒方法主要有控制剂量、辨证用药、合理配伍等。虽然蛇床子的安全剂量范围比较大，但在临床应用中需注意不能长期大剂量服用。下焦有湿热，或肾阴不足、相火易动以及精关不固者忌服。历代本草记载蛇床子恶牡丹皮、巴豆、贝母，若与上述药物配伍时应谨慎。

【中毒救治】

出现过敏或其他症状者，应对症处理。

硫 黄

硫黄为自然元素类矿物硫族自然硫，采挖后，加热熔化，除去杂质；或用含硫矿物经加工制得。呈不规则块状。黄色或略呈绿黄色。表面不平。有特异的臭气，味淡。

《中国药典》记载，硫黄味酸，性温；有毒。归肾，大肠经。具有外用解毒杀虫疗疮、内服补火助阳通便之功效。外治用于疥癣、秃疮、阴疽恶疮；内服用于阳痿足冷、虚喘冷哮、阳虚冷秘。外用适量，研末油调涂敷患处。内服 1.5~3g，炮制后入丸散服。硫黄的临床应用多联合其他中药或疗法治疗疾病。虽然常应用于皮肤病的治疗，但其优势病种和用法用量还需要进一步研究。

【历史沿革】

硫黄始载于《神农本草经》，列为中品，"味酸，温，有毒。"《药性论》云："石硫黄，君，有大毒。"《名医别录·卷二》大热，有毒。《药性论·卷一》君，有大毒。味甘。《本草经疏·卷四》味酸，温、大热，有毒。

【毒性表现】

临床中毒表现为，轻度中毒后可有畏光、流泪、眼刺痛及异物感、流涕、鼻及咽喉灼热感、角膜炎、结膜炎等。中度中毒出现中枢神经症状，有头晕、头痛、心悸、气短、恶心、呕吐、便血、全身无力、体温升高、呼吸困难、发绀、肝大、黄疸、中毒性视功能障碍，共济失调，呼出气体有臭蛋味。重度中毒患者出现呼吸困难、神志模糊、瞳孔缩小、对光反应迟钝、发绀；继则出现惊厥、昏迷，可因中枢麻痹、呼吸抑制而死亡。

【毒性成分】

硫黄主要含硫，并含少量碲、硒。硫黄商品中常混杂有泥土和有机质等。硫黄中的硫在体内外反应生成的硫化氢或硫化物为毒性成分。

【毒性反应】

急性毒性 本品有毒，其中毒剂量为 $10 \sim 20g$，硫黄的中毒潜伏期为 $0.5 \sim 2$ 小时。小鼠灌胃硫黄的 LD_{50} 为 $20g/kg$。以多菌灵和硫黄为主要成分的悬浮剂，对 SD 大鼠进行了急性经口、经皮吸入毒性、急性皮肤刺激及眼刺激作用、皮肤致敏作用的试验发现：急性经口毒性试验染毒后动物出现震颤活动减弱等中毒症状，高剂量组 20 小时出现死亡，死亡动物大体病理学检查为胃胀气、肺出血、血管栓塞；中剂量组 2 天出现死亡；低剂量组大鼠症状不明显。急性经皮毒性试验、急性吸入毒性试验受试动物未观察到中毒症状。40% 多菌灵·硫黄悬浮剂对 SD 大鼠的急性经皮毒性 $LD_{50} > 2000kg \cdot BW$，属低毒级；急性吸入毒性 $LC_{50} > 2000mg/m^3$，属低毒级。急性皮肤刺激试验和眼刺激试验、急性眼刺激积分指数（I.A.O.I）为 3.0，M.I.O.I（48 小时）为 0，眼刺激性为无刺激性；观察期内，白色新西兰家兔皮肤出现红斑，但无水肿等异常反应，第 5 天恢复正常，最高积分均值为 1.0，对家兔皮肤刺激性为轻度刺激性。皮肤变态反应（致敏）试验，40% 多菌灵·硫黄悬浮剂对实验动物致敏率为 0，致敏强度分类为弱致敏物。在通过对半硫丸及其拆方半数致死量的测定试验时，以 SPF 级昆明种小鼠灌胃，结果显示：半硫丸及硫黄、硫黄姜汁、硫黄半夏 4 组的 LD_{50} 的值从大到小依次为：硫黄姜汁组、硫黄组、半硫丸组、硫黄半夏组。

【毒作用机制】

（一）靶器官毒性机制

硫黄毒性分子机制包括两个方面：一是生硫黄中含有砷等有毒的杂质；二是硫在肠道中形成硫化氢。过量硫黄进入肠内大部分迅速氧化成无毒的硫化物（硫酸盐或硫代硫酸盐），经肾和肠道排出体外。未被氧化的游离硫化氢，则对机体产生毒害作用。硫化氢和氧化型细胞色素氧化酶中的三价铁结合，从而抑制了酶的活性，使组织细胞内的氧化还原过程发生障碍。引起组织细胞内窒息，组织缺氧。中枢神经系统对缺氧最为敏感。此外，硫化氢与组织内钠离子形成具有强烈刺激性的硫化钠，对局部黏膜产生刺激作用，表现为中枢神经系统症状和窒息症状。

另外硫化氢供体硫化钠可以抑制人类结肠癌细胞系的一种亚型的细胞基因修复作用，提示硫化氢可引起基因的不稳定和基因突变而诱发肠道癌。随着对硫化氢的研究越来越深入，硫化氢被认为是体内第三种气体信号分子，在神经系统、消化系统、泌尿系统、心血管系统均有重要生理作用，并具有强大的疾病治疗潜力。

（二）毒代动力学

体内过程硫黄内服后，可在肠中形成硫化钾或硫化氢，刺激胃肠黏膜而促肠蠕动，使粪便软化而缓泻。一部分经吸收从肺及皮肤排出，而有祛痰发汗之效。毒代动力学研究鲜见报道。

（三）毒效相关性

1. 对中枢神经系统作用 硫黄对氯丙嗪及硫喷妥钠的中枢抑制作用具有明显的加强作用，对脑干有抑制性影响。

2. 抗炎与抗菌作用 硫黄及升华硫对甲醛性"关节炎"呈现明显的治疗效果，还能降低毛细血管因注射蛋清而产生的渗透性增高。

3. 致泻作用 硫黄内服后在体内转变为硫化氢，其在碱性环境、大肠埃希菌，特别是脂肪分解酶存在的情况下，能刺激胃肠黏膜，使之兴奋蠕动，导致泻下。但硫化氢在肠内产生极慢，故其催泻作用不强，且与用量大小无关。

4. 镇咳、祛痰作用 硫黄及升华硫有镇咳消炎作用，可使各级支气管慢性炎症细胞浸润减轻，同时能使各级支气管黏膜的杯状细胞数有不同程度的减少，还能促进支气管分泌物增加。

5. 溶解角质，软化皮肤，杀灭疥虫 硫黄与皮肤分泌液接触，可形成硫化氢及五硫黄酸，对霉菌有很强的抑制作用，从而有溶解角质、软化皮肤、杀灭疥虫、杀霉菌等作用。而作为硫黄内服后的产物，硫化氢则具有神经保护作用，可以抗同型半胱氨酸、甲醛、β-淀粉样蛋白等诱导的神经毒性；同时硫化氢也具有神经调节的作用，表明硫化氢具有防治阿尔茨海默病、帕金森病、抑郁症以及药物成瘾的潜力。在心血管系统方面，心脏和许多血管肌层中均有内源性硫化氢的产生，对血压、心肌收缩力、血流动力学等都有影响。其作用机制与调控 Na^+-K^+-ATP 通道及调节内源性 NO 相关。

硫黄发挥药效作用的主要成分为硫，引起毒性反应的主要成分为二氧化砷。尽管炮制后的硫黄安全范围较大，砷含量低，但长期过量使用依然可以产生毒性反应。从剂型来看，硫黄外用剂型包括膏剂、溶剂等。硫黄外用疗效与其浓度在一定范围内成正比，但应注意随着浓度增加可能出现的不良反应，故需注意硫黄用法用量，疗程不宜过长。

【控毒方法】

内服一般不超过4.5g，阴虚火旺者及妊娠期妇女禁用。烧烟外熏时，应避免吸入过多的硫化氢气体，可采取器皿烟熏局部法，或戴防毒面具。

【中毒救治】

1. 吸入中毒时迅速将患者脱离现场，移至空气新鲜处，保持呼吸道通畅。

2. 过量服用时，神志清醒者可用阿扑吗啡6mg皮下注射催吐。速予温开水洗胃后口服或灌入铁剂以提高血的氧合能力。

3. 使用解毒剂。①1%亚甲蓝静脉注射。再予硫代硫酸钠缓慢静脉注射，以促进血液中血红蛋白的复原。②维生素C静脉注射，或予10%硫代硫酸钠静脉注射，使体内的砷结合形成无毒的硫化物排出体外。③无休克者予亚硝酸异戊酯压碎吸入，总量不超过3支，使形成高铁血红蛋白。

同时静脉输液给予维持治疗及对症处理。早期酌情选用中药治疗，如黑豆30g、甘草15g，水煎服。生绿豆粉15g，温开水冲服等。

干　漆

本品为漆树科植物漆树 *Taicdendron weicighim*（Suoke）F. A. Barkl. 的树脂经加工后的干燥品。生于向阳山坡林内。除黑龙江、吉林、内蒙古、新疆之外的全国各省区均有分布。割伤漆树树皮，收集自行流出的树脂为生漆，干涸后凝成的团块即为干漆。以块整、色黑、坚硬、漆臭重者为佳。炒干漆：取干漆砸成小块，置锅中炒至枯焦，烟尽，取出放冷。干漆炭：取净干漆块置锅内，上扣一较小的锅，上贴白纸，两锅结合处用黄泥封固，压一重物，文火加热，至白纸呈焦黄色为度，待凉后取出，打碎即成。

干漆炭呈大小不一的颗粒状,黑色。质坚硬。无臭,味淡。干漆辛,温。有毒。归肝、脾经。功效为破瘀血、消积、杀虫。用于妇女闭经、瘀血癥瘕、虫积腹痛。内服:入丸、散,2~4g。外用:烧烟熏。内服宜炒或煅后用。妊娠期妇女及体虚无瘀滞者禁服。生漆含漆酚50%~80%,干漆是生漆中的漆酚在虫漆酶的作用下,在空气中氧化生成的黑色树脂状物质。干漆提取物对离体平滑肌具有拮抗组胺、5-羟色胺、乙酰胆碱的作用。

【历史沿革】

干漆始载于《神农本草经》列为上品:"干漆味辛温无毒。"多部本草记载干漆"有毒、无毒",可能与使用形式有关,如《本草经集注》记载干漆"无毒,有毒。"《本草汇言》记载:"干漆,味辛,气温,有微毒。"此外,还记载了中毒救治:"漆得蟹而化成水,盖物性相制然也。如误中其毒,以铁浆或黄栌木汤,或豆汤,或蟹汤并可。凡经闭不通等证,由于血虚而非瘀血结块阻塞者,切勿轻饵。"

《中国药典》中干漆列为"有毒",临床使用前均需对干漆进行烧制以降低毒性。

【毒性表现】

对生漆过敏者皮肤接触即引起过敏性皮炎,红肿、痒痛,起丘疹或疱疹。误服可引起强烈刺激,如口腔炎、溃疡、呕吐、腹泻,严重者可发生中毒性肾病。接触方式主要是直接接触漆液、漆树,或已干的漆器,个别亦有嗅到漆气而发病者。

【毒性成分】

生漆含有漆酚50%~80%,为儿茶酚的四种衍生物的混合物。另含少量氢化漆酚、漆树蓝蛋白、虫漆酶、漆树多糖、含氮物、鞣质及树胶等。此外,生漆中还含有油分、甘露醇、葡萄糖、微量的有机酸、烷烃、二黄烷酮以及钙、锰、镁、铝、钾、钠、硅等元素,还发现有微量的α,β-不饱和六元环内酯、二甲苯类物质以及甲基苯甲醛类物质等挥发性致敏物组分。干漆是生漆中的漆酚在虫漆酶的作用下,在空气中氧化生成的黑色树脂状物质。漆酚是致敏的主要成分,其次毒性成分还有二甲苯类物质。

【毒性反应】

基础毒性 0.001mg的纯漆酚对生漆敏感者即可引起皮炎;氢化漆酚毒性较弱,0.1mg可以引起皮炎;漆树酸钠对家兔致死量为6.67mg,有轻度的蓄积作用。

陶弘景:"生漆毒烈,人以鸡子白和服之,去虫,犹自啮肠胃也。畏漆人乃致死者。外气亦能使身肉疮肿。"对某些特异质的人,接触生漆可产生严重的过敏性皮炎。生漆与去毒生漆对皮肤的毒性试验表明,生漆局部涂药3次后1~2天,可使豚鼠皮肤产生明显毒性反应,皮肤颜色变紫并发生断裂,组织学改变表明皮肤呈现急性炎症反应。去毒生漆是用含金属离子络化物催化剂少量棉油、醛与生漆起反应制成,去毒生漆对皮肤未见产生明显损伤,组织学观察亦未见到典型的急性炎症反应,与生漆对皮肤的作用有明显差别。

【毒作用机制】

(一)靶器官毒性机制

由于生漆所含漆酚为一种半抗原,可与皮肤蛋白质结合,(主要为漆酚中的羟基与蛋白质中的氨基结合),使机体致敏,引起迟发性变态反应,产生接触性皮炎。其组织病理变化主要表现为急性炎症反应。去毒生漆中漆酚上的两个羟基被氧化剂氧化成羧基或盐类,这类化合物再与醛聚合,即不能与皮肤蛋白质中的氨基结合,从而失去了对皮肤的毒性。

干漆具有强烈漆臭,有较强毒性,且易致人发生严重过敏,炮制后的干漆毒性明显减弱,仅有轻微臭味,故推测此类有明显臭味的挥发性物质可能是干漆的毒性成分。通过气质联用发现干漆毒性成分中二甲苯类物质含量高，其次为甲基苯甲醛类物质，两种物质相对含有值大于5%。质谱解析研究表明，干漆药材的挥发性成分主要包括二甲苯类、三甲基苯类、苯乙酮、丙基甲苯类、甲基苯甲醛类等多种苯环上氢被烷基取代的衍生物和有机酸类化合物。根据文献报道，这些物质对人体均有一定的毒性危害，对眼、黏膜和上呼吸道、皮肤有刺激性，接触后可引起头痛、头晕、恶心、麻醉等，还可引起中枢神经和肝肾等多器官损伤，重者可有躁动、抽搐或昏迷，有的有癔症样发作。其中二甲苯类物质长期吸入还能导致再生障碍性贫血，并出现神经衰弱样症状，导致胎儿的先天性缺陷。此外，干漆的炮制需经炒制或煅制等高温过程，因漆酶是一种蛋白质，漆多糖是一种杂多糖，推测其中的漆酶与漆多糖在炮制过程中可能已部分或全部破坏。采用漆酚醋酸铅反应及漆酚显色反应进行检测，煅干漆无漆酚反应，推测漆酚也可能被破坏，因此漆酚、漆酶和漆多糖可能是生漆中致敏性组分。

（二）毒效相关性

干漆药理活性广泛，包括解痉作用、心血管系统作用、抗凝血酶作用。临床可用于治疗臌胀、肝硬化、肠易激综合征、猪囊尾蚴病、丝虫病和肿瘤等。干漆引起毒性反应和发挥药理活性均与其所含的漆酚、漆酶和漆多糖成分密不可分，三者既是有效成分，也是毒性成分。有报道漆多糖具有多种生物学活性，如抗肿瘤、抗 HIV、抗凝血作用等。此外，干漆毒性成分中二甲苯类物质等可能跟药效无关。

基于现代研究可知，干漆毒性成分中二甲苯类物质可采用炮制等减毒的方法去除，还需加强对干漆有效部位或天然活性成分的研究，将为干漆更好的临床应用起到促进作用。

【控毒方法】

干漆有毒，临床使用前均需对干漆进行烧制以降低毒性。内服时应炒或烧至烟尽成炭。询问过敏史，凡对生漆有过敏患者，避免使用。在接触时，以川椒叶涂口鼻周围预防。配伍使用或入丸、散剂中，亦可减轻干漆对胃肠的刺激性和毒副作用。

【中毒救治】

过敏反应可采取抗过敏治疗及对症处理。口服盐酸苯海拉明片或异丙嗪、氯苯那敏等，同时服 B 族维生素、维生素 C、乳酸钙或葡萄糖酸钙。必要时，可应用激素类药物，如泼尼松、泼尼松龙，静脉滴注。

露蜂房

本品为胡蜂科昆虫大黄蜂 *Polistes mandarinus* Saussue 的巢，或同属近缘昆虫的巢。全国各地均有，南方地区尤多。黄蜂常营巢于树木上或屋檐下。全年可采，但以冬季为多。采得后，晒干或略蒸后除去死蜂死蛹后再晒干。露蜂房呈不规则的扁块状，大小不一。表面灰白色或灰褐色。有多数整齐的六角形房孔，偶见黑色凸起的短柄。体轻，质韧，稍有弹性，似纸质，捏之不碎。药材气微，味辛淡。以单个、整齐、灰白色、桶长、孔小、体轻、略有弹性、内无幼虫及杂质者为佳。质酥脆或坚硬者不可供药用。露蜂房：取原药材，除去杂质，剪成小块。蒸蜂房：取原药材，用水洗净，蒸透，切成 10～15mm 见方小块，晒干。炒蜂房：取蜂房块置锅内，用文火或中火炒至外呈黄褐色，取出，晾 1 夜。

露蜂房味甘，性平，有毒。归阳明经。功效为祛风攻毒、散肿止痛、杀虫。用于痈疽、瘰疬、疮癣、惊痫、风瘴、乳痛、痔漏、阳痿、风火牙痛、蜂蛰肿疼、头癣、慢性鼻炎、鼻窦炎。还多用于癌肿。主要含蜂蜡树脂蜂房油、异体蛋白质、多种糖类、维生素和无机盐等。药理学研究表明本品具有抗菌抗炎、抗病毒、抗溃疡、免疫调节、局麻、抗肿瘤等作用，临床可用于风热痹痛、风虫牙痛、痈疽恶疮、瘰疬、喉舌肿痛、痔漏、风疹瘙痒、皮肤顽癣等疾病的治疗。

【历史沿革】

本品首载于《神农本草经》"味苦，平。"历代本草言其有毒，如《名医别录》"咸，有毒。"《新修本草》"味苦、咸，平，有毒。"《日华子本草》"微毒"等。

【毒性表现】

主要表现为早期食欲缺乏、疲倦恶心、呕吐。继而出现头晕，头胀头痛腰痛乏力胸痛、心痛下肢发软无力、面部及四肢浮肿、少尿等，严重者血压下降。少数患者可出现皮疹。

【毒性成分】

露蜂房主要含蜂蜡、蜂胶及树脂，并含蜂房油（挥发油），为一种有毒成分。此外，尚含钙、铁、蛋白质等。

【毒性反应】

急性毒性　蜂房油可引起家兔、猫的急性肾炎。小鼠静脉注射给蜂房水提取液 LD_{50} 为（12.00 ± 0.38）g/kg，皮下注射 LD_{50} 为（32.33 ± 2.31）g/kg。中毒量时，小鼠自发活动减弱，渐渐发展为步履蹒跚、共济失调、呼吸衰竭而死亡。

【毒作用机制】

（一）靶器官毒性机制

在浓度高于 0.025mg/ml 时，蜂房甲醇提取物浓度依赖性降低肿瘤细胞存活、诱导细胞凋亡；其在不同时点均有相似的生长抑制率。提示其抗肿瘤化合物的性质可能相对稳定，蜂房甲醇提取物同时具有诱导细胞凋亡和细胞周期阻滞的作用，但不同浓度组的作用可能并不完全一致，可能与蜂房粗提物多组分的复杂性有关，其细胞毒性可能导致高浓度组的细胞坏死有关。蜂房提取物浓度与 Bcl-2 蛋白表达呈负相关，但未改变酶的活性。显示提取物中存在具有体外抗肿瘤活性的化合物。

（二）毒效相关性

制备白血病小鼠模型，采用 MTT 法检测露蜂房蛋白对白血病细胞增殖的作用。发现露蜂房蛋白低浓度处理组与生理氯化钠溶液组相比无明显差别，中浓度处理组与生理氯化钠溶液组比较对白血病细胞有抑制作用，两组间具有统计学意义，与化疗药物（柔红霉素）相比还有差距。说明露蜂房蛋白对白血病细胞具有抑制增殖的作用。此外，露蜂房对淋巴细胞胰岛混合培养系统中的淋巴细胞转化有抑制作用，可以抑制 T 细胞介导的免疫功能。

【控毒方法】

外用适量，内服宜慎。妊娠期妇女忌用、体质虚弱者及肾功能不全者禁用。另外，露蜂房恶干姜、丹参、黄芩、芍药、牡蛎，避免配伍使用。

【中毒救治】

中毒后，采用催吐、导泻等方法清除毒物，静脉输液给予维持治疗，并对症处理。

水　银

水银为自然元素类液态矿物自然汞，主要从辰砂（朱砂）Cinnabar 矿（硫化汞）中提取。产于贵州、广西、云南、湖南、湖北、四川等地。汞进入机体后皆被转化为二价汞离子，氯化汞（$HgCl_2$）亦称升汞，是常用的二价汞的化合物。以银白色、光亮、流动灵活、在纸面上流过处无痕迹者为佳。水银味辛，性寒，有大毒。归心、肝、肾经。能杀虫攻毒，主治疥癣、梅毒、恶疮等症。现代研究证明水银的化合物有消毒、泻下、利尿等药理作用。临床主要用于治疗疥、癣、麻风等皮肤病，以及小儿慢惊风等病。

【历史沿革】

水银始见于《五十二病方》。《神农本草经》列为中品，言其"味辛，寒。"《本草经疏》曰"头疮切不可用，恐入筋络，必缓筋骨，惟宜外敷，不宜内服。"《本草逢原》谓"水银，阴毒重着，不可入人腹。"

【毒性表现】

1. 急性汞中毒　是经皮肤直接吸收，或内服所致。神经系统、消化系统和泌尿系统的症状。

（1）神经系统　倦怠、嗜睡、头痛、头晕、心悸、全身极度虚弱，重者可发生晕厥、惊厥、痉挛、昏迷、休克。抢救不及时，在 1～2 天内有死亡的危险。

（2）消化系统　可见恶心、呕吐、上腹灼痛、腹绞痛、腹泻、黏液便或血便。有明显的口腔黏膜肿胀、充血或溃疡出现，口内有金属味，流涎增多。

（3）泌尿系统　由于汞盐对近端肾曲小管的破坏作用，肾小管坏死，可致"汞毒性肾病"，水肿，尿少、蛋白尿、管型尿。严重者可发生急性肾功能衰竭。

（4）心血管系统　能使血管扩张，大量毛细血管损害，引起血浆损失，使有效循环血量减少，造成休克。同时，由于对消化道的腐蚀而消耗体液，容易出现酸中毒，或中毒性心肌炎，而引起循环衰竭。

（5）呼吸道　对呼吸系统有腐蚀作用，能够产生气管炎、支气管炎，出现剧咳，呼吸急促、发绀、呼吸困难等。

2. 慢性中毒　多为职业性汞中毒。

（1）口腔病变　口中有金属味，流涎、牙龈肿胀，出血，牙齿松动脱落，牙根、牙龈有蓝黑色"汞线"。

（2）消化系病变　常有恶心、呕吐、食欲不振，腹痛、腹泻等。

（3）精神异常　兴奋、不安、易怒、消极胆小、幻觉、缺乏自信、行为怪癖等。

（4）汞毒性震颤　先见于手指、眼睑、舌、腕部，重者累及手臂、下肢和头部，甚至全身。

（5）肝肾功能损害　性功能减退，呼吸系统、心血管系统等均受影响。

【毒性成分】

为单体金属元素汞，并含有微量的银。

【毒性反应】

（一）基础毒性

1. 急性毒性　氯化汞经口小鼠染毒的 LD_{50} 为 15.85mg/kg；大鼠腹腔给汞 LD_{50} 为 400mg/kg；犬吸入汞 LD_{50} 为 15mg/m³，犬吸入 15～205mg/m³ 汞蒸气，每天 8 小时，1～3 天内即死亡。汞蒸气对犬的致死浓度为 15.29～20.06mg/m³。

2. 慢性毒性　观察不同剂量的氯化甲基汞染毒小鼠，随着甲基汞染毒浓度的增高，染汞组小鼠体重明显减轻，出现步态不稳、共济失调，对外界环境刺激敏感、易激惹、狂躁不安等行为异常表现。RBC、WBC、HGB 等血常规指标均出现显著性变化（$P<0.05$），随着染毒浓度的增加，内皮细胞释放入培养液中的 LDH 释放量逐渐增加，使正常心血管发生内环境平衡改变，对心血管内皮细胞的毒性也随之加大。采用 8mg/kg 剂量 $HgCl_2$ 长期灌胃，发现大鼠肾功能损害明显，肾组织 Hyp 含量增加、肾间质大量胶原沉积，导致大鼠肾间质纤维化。汞可在脑部蓄积，汞的最高浓度集中于小鼠小脑浦肯野细胞和脊柱以及中脑的特定神经元。低剂量的无机汞可以被运动神经元选择性吸收并储存起来，从而减慢神经传导的速度。

（二）特殊毒性

汞蒸气和高剂量氯化汞（3mg/kg）对雄性小鼠精子密度、精子活动率和精子头畸形率有影响。用氯化汞连续染毒小鼠，15 天处死，可使小鼠早期生精细胞的微核率和减数分裂异常率升高。氯化汞抑制卵母细胞的成熟，降低超排卵的卵细胞数，破坏卵细胞的体外受精能力，从而降低小鼠的生殖能力。因此汞及其汞化合物对小鼠生殖细胞有明显的毒性作用。氯化甲基汞可使精原细胞的姐妹染色体交换率增高，且与甲基汞的剂量呈明显的正相关关系。将母鼠暴露于低剂量甲基汞中，发现孕鼠体重明显减轻，尾长缩短，出现死胎和吸收胎、胚胎畸形，以及仔鼠腭裂。研究发现用甲基汞诱发大鼠胚胎畸形和发育迟缓的最低剂量为 0.2μg/kg。可见，甲基汞可以诱发基因突变，又可以诱发染色体畸变。

【毒作用机制】

（一）靶器官毒性机制

汞中毒的毒理是进入人体的汞离子与酶蛋白的巯基结合，以致抑制酶的功能（如呼吸酶、还原水解酶等），阻碍了细胞的呼吸和正常代谢，高浓度时可穿过血-脑屏障，直接损害中枢神经，出现汞毒性震颤，这可能与小脑或纹状体发生病变有关。汞离子可从唾腺排出，致使汞在口腔内形成硫化汞，沉淀于黏膜，使局部组织发生炎症或溃疡。口服汞盐类所引起的急性汞中毒，主要表现为消化道黏膜的刺激、腐蚀或坏死，并引起肾脏的损害。汞蒸气经过呼吸道，汞盐以粉尘形态经呼吸道和消化道、皮肤或其他途径进入人体。汞盐被吸收后，随血液分布到全身，以肾脏蓄积最多，其次为肝，少量在其他组织（如口腔、肠黏膜、唾液腺及皮肤等）；而吸入汞蒸气后，有 75%~80% 通过肺泡进入血液，有较大量的汞，蓄积于脑（尤以脑干、小脑为多）和肺组织内。

（二）毒代动力学

对比研究制水银与合成硫化汞的毒代动力学。运用原子荧光分光光度法，测定两药物的血药浓度，计算毒代动力学相关参数。结果表明两药物的 K_e、C_{max} 均很接近，其他毒代动力学参数均有差异（$P < 0.05$）。因此合成硫化汞具有更高的生物利用度，可降低给药剂量以减小毒性。

【控毒方法】

水银为大毒之品，不宜内服，妊娠期妇女尤忌。外用亦不可过量或久用，以免中毒。含有水银的用品一旦被打破，在水银球上撒硫黄粉末，硫和汞反应能生成不易溶于水的硫化汞，危害会降低。

【中毒救治】

1. 口服汞化合物引起的急性中毒应用2%碳酸氢钠溶液或温开水洗胃。或先口服生蛋清、牛奶，使水银在胃内不易吸收，并有保护胃黏膜作用。亦可予以药用炭吸附胃内的残毒，硫酸镁导泻。在洗胃过程中要警惕腐蚀消化道的穿孔可能性。禁用食盐，因为食盐能增加汞的溶解度，使吸收更加容易，中毒程度更深。

2. 使用巯基类解毒剂、青霉胺、喷替酸钙钠、硫代硫酸钠等解毒剂。

3. 利尿和对症处理。

砒　霜 [e] 微课

砒石为天然产含砷矿物砷华、毒砂或雄黄等矿石的加工制成品。砒石经升华而得的精制品即砒霜（三氧化二砷）。辛酸，热，有大毒。入脾、肺、肝经。功效为劫痰截疟、杀虫、蚀恶肉。主治寒痰咳喘、疟疾、梅毒、痔疮、瘰疬、走马牙疳（厌氧杆菌感染儿科疾病）、癣疮、溃疡腐肉不脱等。现代研究表明，砒霜所含三氧化二砷为良好的多途径抗癌剂，能对肿瘤细胞产生细胞毒作用，抑制肿瘤细胞核酸代谢，干扰 DNA、RNA 的合成，诱导肿瘤细胞产生凋亡，并能抑制肿瘤细胞端粒酶的活性，还可抑制肿瘤血管生成，属多靶点抗肿瘤药；临床应用于急性早幼粒细胞白血病（APL）及慢性粒细胞白血病（CML）均取得了显著的疗效，目前应用于实体瘤的治疗亦展示出了良好的前景。

【历史沿革】

砒石，原称砒黄，《日华子本草》即有记载。历代本草言其有毒。《开宝本草·卷五》"味苦、酸，有毒"。《本草品汇精要·卷五》"味苦、酸，性泄。味浓于气，阴中之阳。"《玉楸药解·卷三》"味苦、辛，热，大毒。"《医林纂要探源·卷二》"辛、苦、咸，大热，毒。"按照现代对毒性药品的使用和管理规定，本品属剧毒药品。

【毒性表现】

1. 急性中毒　人口服 0.01～0.05g 可致急性中毒，致死量为 0.06～0.6g。急性中毒主要是胃肠症状及神经系统症状，入腹后 1～2 小时，快者 15～30 分钟即可出现症状，初见咽喉烧灼感、咽干口渴、流涎呕吐，继而出现阵发性或持续性腹痛，泻下黏液血便或米汤样粪便，甚至血水样便，严重者可引起脱水酸中毒或休克，最后一般于 24 小时死于贫血，循环衰竭。其特征是"七窍流血"或肝肾功能衰竭和呼吸中枢麻痹。

报道称一次过量服用砒霜，即可引起重度循环衰竭、血压下降、脉搏变弱、呼吸表浅、中枢神经麻痹。可见头晕、头痛烦躁不安、惊厥、昏迷，或胸闷气急，腹式呼吸消失等膈神经麻痹症状。

2. 慢性中毒　当砷含量在饮水中超过 0.24μg/L（以 As 计），长期摄入可引起砷中毒。慢性砷中毒进展隐匿，诊断困难，较典型的症状为末梢神经病变伴皮肤改变，患者皮肤发黑，有小范围的色素沉着，经常被误认为是不能洗去的污垢，后来会变成所谓的"雨滴样"损害。砷的富集、蓄积会使人体内的多个不同组织系统受到影响，具体如下。

（1）皮肤　皮肤及附属器官损伤，主要表现为固定型药疹、麻疹样或斑疹样药疹和剥脱性皮炎，皮肤色素沉着或脱失等。慢性砷化合物中毒时有的手掌、足趾皮肤角质增生或色素沉着，后者常见于颜部、眼睑、颈部或胸部等处皮肤，与色素脱失相间存在，称为雨点样色素沉着。

（2）消化系统　胃肠功能障碍、上消化道出血结肠变黑和肝损害等。

（3）血液系统　尿血、衄血，单纯红细胞再生障碍性贫血和溶血性贫血等。

（4）呼吸系统　支气管哮喘症状，如呼吸急促、困难、胸闷、心悸、咳嗽等。

（5）中枢神经系统　表现为精神失常、呼吸困难、语言不清、四肢抽搐等。

【毒性成分】

主要成分为三氧化二砷，呈红黄色的砒石，尚含硫、铁等其他杂质。三氧化二砷的纯品为白色结晶性粉末，易升华。微溶于水，较难溶于酸中，但又会溶于盐酸中，生成三氯化砷或其他砷化合物，易溶于碱。不纯的砒霜往往带有红色或红黄色的块状结晶或颗粒，其中含有少量的硫化砷，俗称红砷。

【毒性反应】

（一）基础毒性

1. 急性毒性　三氧化二砷经口给小鼠中毒的 LD_{50} 为 26mg/kg；大鼠的 LD_{50} 为 12mg/kg。三氧化二砷亚急性中毒可致小鼠免疫器官重量及指数降低。

2. 长期毒性　用 75ppm 三氧化二砷染毒 3 个月后，可使心肌功能不应期延长，并抑制窦房结自律性。亚慢性砷暴露对小鼠大脑突触结构及相关基因表达造成损伤性影响。

（二）特殊毒性

生殖毒性　三氧化二砷可通过对睾丸组织的损伤而抑制大鼠体内睾酮的分泌，导致精子生成减少，产生雄性生殖毒性。孕鼠慢性砷暴露可引起子代小鼠神经组织 DNA 的氧化损伤。

【毒作用机制】

（一）靶器官毒性机制

砒霜为细胞原浆毒，作用于体内的酶系统，抑制酶蛋白的巯基，特别易与丙酮酸氧化酶的巯基结合，使其失活，从而减弱了酶的正常功能，阻止细胞的氧化和呼吸；此外，砷尚能损害细胞染色体，阻止细胞的正常分裂，麻痹血管平滑肌，损害神经细胞，造成广泛的神经系统病变，同时可引起心、肝、肾、脾的脂肪变性及坏死。

三氧化二砷（ATO，As_2O_3）能够有效治疗急性早幼粒细胞白血病（APL）及其他恶性肿瘤。但在治疗过程中发现 ATO 具有肾毒性作用，从而限制了 ATO 的临床应用。研究表明，使用 ATO 后，会干扰机体的氧化而引起氧化应激反应，损伤 DNA 修复途径，诱导 DNA 突变，从而导致细胞癌变，这是目前产生 ATO 肾毒性的重要机制之一。ATO 所引起的细胞凋亡、DNA 甲基化也是产生肾毒性的原因。

（二）毒代动力学

比较研究口服与静脉给药后三氧化二砷的体内过程及不同价态的变化情况，评价口服剂型给药的可行性，以及通过组织分布研究观察分布靶向性。建立并确证了四种砷形态在食蟹猴血浆中的 HPLC - ICP-MS 分析方法，同时解决了生物样品在预处理过程中各砷形态之间相互转化的问题。通过比较中毒剂量组中死亡动物与存活动物的血药浓度差异，发现死亡动物的血药浓度偏高，提示临床上监测血药浓度是一个有效的防止中毒的手段。首次研究了原形药物 As Ⅲ 的血浆蛋白结合率，为 47.2% ~ 50.0%，提示与有竞争性蛋白结合的药物合用时，需要关注药物之间的相互作用。比较了 Wistar 大鼠静脉注射与灌胃给药三氧化二砷后的组织分布差异，发现胃肠道的相关组织与肝脏具有统计学意义，口服后肝脏组织有较高的分布，而大部分组织无明显差异，提示对肝脏的肿瘤可能有效，也进一步佐证了传统的三氧化二砷口服给药途径，能达到与静脉注射相同的治疗效果。

（三）毒效相关性

砒霜系细胞原浆毒物质，可抑制癌细胞的氧化过程。砒霜自古为剧毒药，主要成分是三氧化二砷，主要表现为急性中毒和慢性中毒。而从中药砒霜中诞生的亚砷酸注射液其治疗急性早幼粒细胞白血病的疗效显著，但仍伴随不同程度的不良反应，砒霜的毒性表现及对心、肝、生殖器等的影响。

【控毒方法】

控制剂量：内服入丸、散，1 ~ 5mg。外用：研末撒或调敷，或入膏药中贴之。避免长期使用。

【中毒救治】

1. 急性中毒　①口服中毒应尽早洗胃。②特效解毒药物：因二巯基丙醇毒副作用较大，砷中毒常用的解救药物是二巯基丙磺酸钠和二巯基丁二酸钠。③利尿和维持治疗。

2. 慢性中毒　用二巯基丙磺酸钠解毒。其他可对症处理。

土荆皮

本品为松科植物金钱松 *Peudolara amobis*（Nelon）Rehd. 的干燥根皮或近根树皮。味辛，性温；有毒。归肺、脾经。具有杀虫、疗癣、止痒的功效。用于疥癣瘙痒。多为外用，杀虫止痒效果显著，外用适量，醋或酒浸涂擦，或研末调涂患处。夏季剥取，洗净，略润，切丝，干燥制成饮片备用。以形大整齐、色黄褐色者为佳，根皮主要含土荆皮酸 A、B、C、D、E。药理实验表明土荆皮酸对 10 多种致病真菌有杀菌作用。口服土荆皮酸 A，对大鼠、仓鼠、犬等均可产生明显的抗早孕作用。土荆皮醇提取物还有良好的止血作用。并具有胆囊硬化作用，有可能成为一种方便有效的硬化剂。土荆皮杀虫外用，主要治疗西医上真菌感染的癣。土荆皮的抗癌作用目前尚处于试验阶段，但本药抗癌活性明显，药源丰富，虽具有一定的毒性，若能控制适当的剂量，仍不失为一种有前途的抗癌中草药。

【历史沿革】

《本草纲目拾遗》记载"川槿皮：生川中，色红皮浓，而气猛烈，产孟获城者，只一株，传为武侯遗植，杀虫如神，生剥其皮，置蚁其上即死，今亦罕有"，提示其有较强毒性。

【毒性表现】

有关土荆皮的毒理研究主要集中在生殖毒性，包括可以影响雌性生殖功能，抗早孕、中孕作用，抗早孕主要表现为死胎。此外，还可以抑制卵子受精。有临床外用治疗湿疹等病例报道；口服可致呕吐、腹泻、便血、烦躁不安、大汗淋漓、面色苍白等。

【毒性成分】

土荆皮中分离的有机酸主要有二萜酸类化合物，如土荆皮甲酸（peudolare acid A）、土荆皮乙酸（pseudolar acid B）、土荆皮丙酸（peudolaice acid C）、土荆皮丁酸（pseudolaric acid D）、土荆皮戊酸（pseudolaricacid E）。研究报道具有抗生育作用的主要是土荆皮酸 A、B 及土荆皮乙酸葡萄糖苷，其中土荆皮乙酸是该类化合物中含量最高、活性最强的成分，具有抗真菌、抗肿瘤、抗生育、抗血管生成等作用，也是产生毒性的成分。

【毒性反应】

（一）基础毒性

1. 急性毒性　土荆皮甲酸的静脉、腹腔及皮下给药的 LD_{50} 分别为 485（430～548）、396（347～453）、311（303～313）mg/kg。大鼠灌服给药的 LD_{50} 为 219.8（193～250）mg/kg。小鼠静脉注射后出现痉挛，头颈部强直，5 分钟左右痉挛缓解，呈无力弛缓状态、张口呼吸等中毒症状，3 小时后逐渐恢复，死亡多在 24 小时内发生。

土荆皮乙酸是从土荆皮中分离得到的二萜类化合物，在土荆皮中占的比例最大，其具有抗真菌、抗肿瘤、抗生育、抗血管生成等作用。给小鼠静脉或腹腔给药土荆皮乙酸，其 LD_{50} 分别是 423、316mg/kg。小鼠静脉给药后出现痉挛、头颈部强直，5 分钟左右痉挛缓解，呈无力迟缓状态，出现张口呼吸等中毒症状。给大鼠灌胃给药，其 LD_{50} 是 130mg/kg，出现腹泻、厌食等中毒症状。

2. 亚急性毒性　土荆皮甲酸的犬亚急性毒性试验中记录了犬中毒症状主要为呕吐、腹泻、便血等消化道症状，显微镜下观察可见胃肠道黏膜及黏膜下组织广泛的出血点，而其他器官未见明显的异常。

（二）特殊毒性

生殖毒性　土荆皮甲酸经阴道给药对于大鼠和犬具有明显的抗生育作用，在大鼠交配后 6 天一次阴道给药即可以引起全部孕鼠妊娠终止。交配后 7～9 天连续口服给药均有明显的抗早孕作用，主要表现为死胎。研究还表明本品对大鼠有抗中孕作用。

土荆皮甲酸与乙酸母核相同，差别主要是七元环的 C_7 部位，前者连甲基，若将甲基改为季猴甲基，则对大鼠、仓鼠的抗早孕作用和对大鼠的毒性都明显大于土荆皮甲酸。土荆皮乙酸含量最高，具有非常广泛的药理活性，包括抗菌、抗肿瘤、抗生育等作用，其毒性大于土荆皮甲酸，其中对于生育系统的毒性主要体现在抗早孕，在有效剂量能使妊娠大鼠的蜕膜细胞变性、出血和坏死。它对培养的人蜕皮细胞有杀伤作用。给予妊娠 7～9 日的大鼠土荆皮乙酸灌胃后，发现大鼠子宫肌层和内膜层的血流量显著低于对照组。因此，降低早孕大鼠子宫血流量可能是土荆皮乙酸造成胚胎死亡的重要原因。

【毒作用机制】

（一）靶器官毒性机制

土荆皮乙酸对球拟酵母菌和白念珠菌的抑制作用显著，其疗效和两性霉素 B 相当，对发癣菌和石膏样小孢子菌也有抑制作用。对于白念珠菌，土荆皮乙酸的抑菌作用最强，土荆皮甲酸次之。研究发现土荆皮乙酸侧链 18 位上的羧基和 4 位乙酰基为其抗菌活性必需基团，其抗真菌作用的主要成分为羧基。

土荆皮乙酸有细胞毒性，但对正常细胞无明显细胞毒性。对肝癌 BEL-7402、结肠癌 SW620、胃癌 SGC7901、膀胱癌 5637 等细胞株有明显的细胞毒活性。对卵巢癌 SKOV3 和宫颈癌 Hela 细胞有明显的抑制作用，能促进人黑色素瘤 A375-S2 细胞的凋亡，其机制是通过上调 Bax 蛋白表达，下调 Bcl-2 表达，诱导其凋亡。

土荆皮乙酸通过抑制 VEGF 促内皮细胞生存信号转导通路中的 ERK1/2，KDR/fk-1 和 Akt 的磷酸化，诱导内皮细胞凋亡，抑制血管生成。还有研究发现土荆皮乙酸是一个微管蛋白结合剂，可呈剂量依赖性抑制细胞增殖、迁移和管状结构形成。

（二）毒效相关性

土荆皮是有毒中草药，其有毒成分与有效成分一致，因此在用于治疗皮肤病的同时可产生毒性作用，外用杀虫止痒，现主要用于治疗皮肤疥癣、湿疹等。

【控毒方法】

本草古籍中未见土荆皮炮制方法，土荆皮多为局部用药，减少药物吸收，可以避免治疗作用之外的毒性反应。

【中毒救治】

催吐、洗胃、导泻、输液等，可饮浓茶或绿豆汤解毒。

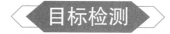 目标检测

答案解析

一、选择题

（一）单选题

1. 公元前 2700 多年前，中国的（　　）记录了包括乌头、箭毒、大麻和硫黄等物质的毒性

  A. 本草经集注　　　　　　B. Ebers 文稿　　　　　　C. 肘后备急方

  D. 神农本草经　　　　　　E. 本草纲目

2. 过量服用含雄黄会引起（　　）

  A. 面部肌肉紧张、痉挛、角弓反张、惊厥

  B. 四肢抽搐、牙关紧闭、呼吸衰竭

  C. 大汗、头晕目眩、口唇黏膜糜烂、脱发

  D. 吐血、咯血、便血、尿血、黄疸

  E. 口腔黏膜充血、牙龈肿胀溃烂、少尿

3. 过量服用蟾酥会引起（　　）

  A. 惊厥、痉挛，甚至角弓反张

  B. 流涎、恶心、呕吐、腹痛、腹泻、肠鸣音亢进

  C. 口中有金属味，甚至牙龈肿烂

  D. 四肢抽搐、牙关紧闭、呼吸衰竭

  E. 胸闷、心律失常、脉缓慢无力、心电图显示房室传导阻滞

4. 蜂房的主要毒性成分是（　　）

  A. 蜂蜡   B. 蜂胶   C. 露蜂房油

  D. 树脂   E. 硫

（二）多选题

5. 蛇床子的主要成分是（　　）

  A. 蛇床子素   B. 甲氧基欧芹酚   C. 枇杷素

  D. 瑞香酚   E. 氧化汞

6. 土荆皮的主要成分是（　　）

  A. 大蒜新素   B. 大蒜辣素   C. 次大风子油酸

  D. 土荆皮酸   E. 土荆皮苷

二、名词解释

雨点样色素沉着

三、简答题

1. 口服三氧化二砷会出现哪些典型中毒症状？

2. 硫黄典型的中毒表现有哪些？

3. 含汞类药物典型的中毒表现和毒作用机制是什么？

书网融合……

思政导航   本章小结   微课   题库

附　录

一、英文缩略词表

英文缩写	英文全称	中文全称
AA	arachidonic acid	花生四烯酸
AaDO$_2$	difference of alveoli – arterial oxygen pressure	肺泡-动脉血氧分压差
AChE	acetylcholinesterase	乙酰胆碱酯酶
ADD	average daily dose	日平均暴露剂量
ADI	acceptable daily intake	每日容许摄入量
ADME	absorption, distribution, metabolism, excretion	吸收、分布、代谢、排泄
ADR	adverse drug reaction	药品不良反应
A/G	albumin/globulin	白蛋白/球蛋白
AHF	acute heart failure	急性心力衰竭
AKP/ALP	alkline phosphatase	碱性磷酸酶
ALB	albumin	白蛋白
ALT/GPT	alanine aminotransferase/glutamic – pyruvic transaminase	丙氨酸氨基转移酶
AST/GOT	aspartate aminotransferase/glutamic–oxaloacetic transaminase	天冬氨酸氨基转移酶
ATP	adenosine triphosphate	三磷酸腺苷
AUC	area under the curve	曲线下面积
BBB	blood–brain barrier	血-脑屏障
BMD	benchmark dose	基准剂量
BSEP	bile salt export pump	胆盐输出泵
BUN	blood urea nitrogen	尿素氮
Caspase	cysteinyl aspartate specific proteinase	半胱氨酸天冬氨酸蛋白酶
CAT	catalase	过氧化氢酶
CHL	Chinese hamster lung cells	中国仓鼠肺细胞
CHO	Chinese hamster ovary cells	中国仓鼠卵巢细胞
CK	creatine kinase	肌酸激酶
CK	creatine kinase isoenzyme	肌酸激酶同工酶
Cr	creatinine	肌酐
CYP450	cytochrome P450	细胞色素 P450 酶
C_{max}	maximum concentration	最大浓度
CNS	central nervous system	中枢神经系统
DA	dopamine	多巴胺
DAT	dopamine transporter	多巴胺转运体
DART	developmental and reproductive toxicity	发育和生殖毒性
DBIL	direct bilirubin	直接胆红素
EBV	epstein – barr virus	人类疱疹病毒第四型
ECM	extracellular matrix	细胞外基质

续表

英文缩写	英文全称	中文全称
EMA	European Medicines Agency	欧洲药品监督管理局
EPA	Environmental Protection Agency	美国环境保护署
FAK	focal adhesion kinase	黏着斑激酶
FDA	Food and Drug Administration	美国食品药品管理局
GGT	γ-glutamyl transpeptadase	γ-谷氨酰转移酶
GLP	good laboratory practice	良好实验室管理规范
GLU	glucose	葡萄糖
GSH	glutathione	谷胱甘肽
GSH－Px	glutathione peroxidase	谷胱甘肽过氧化物酶
GST	glutathione transferase	谷胱甘肽转移酶
HBDH	hydroxybutyrate dehydrogenase	羟丁酸脱氢酶
HMPC	Committee on Herbal Medicinal Products	欧盟草药药品委员会
HNSTD	highest non-severely toxic dose	最高非严重毒性剂量
IP3	inositol triphosphate	三磷酸肌醇
JAS	juvenile animal study	幼龄动物实验
LADD	lifetime average daily dose	终身日平均暴露量
LC_{50}	median lethal concentration	半数致死浓度
LC_{100}	absolute lethal concentration	绝对致死浓度
LD_{50}	median lethal dose	半数致死量
LD_{100}	absolute lethal dose	绝对致死量
LDH	lactate dehydrogenase	乳酸脱氢酶
Limac	acute threshold dose	急性阈剂量
Limch	chronic threshold dose	慢性阈剂量
LOAEL	lowest observed adverse effect level	观察到损害作用的最低剂量
LPO	lipid peroxide	脂质过氧化物
MAC	maximal allowable concentration	最高容许浓度
MAPK	mitogen-activated protein kinase	丝裂原活化蛋白激酶
MCP	monocyte chemoattractant protein	单核细胞趋化蛋白
MCV	mean corpuscular volume	平均红细胞体积
MDA	malondialdehyde	丙二醛
MEL	minimal effect level	最小有作用剂量
MF	modifying factor	修正系数
MLC	minimum lethal concentration	最小致死浓度
MLD	minimum lethal dose	最小致死量
MLE	maximum likelihood estimate	最大可能估计值
MNED	maximal no-effect dose	最大无作用剂量
MRPs	multidrug resistance - associated protein	多药耐药相关蛋白
MTC	maximum tolerated concentration	最大耐受浓度
MTD	maximum tolerated dose	最大耐受剂量
mtDNA	mitochondrial DNA	线粒体 DNA
NADH	nicotinamide adenine dinucleotide	还原型辅酶
NAG	N-acetyl-β-D-glocosaminidase	N-乙酰-β-D-氨基葡萄糖苷酶
NGAL	neutrophil gelatinase-associated lipocalin	中性粒细胞明胶酶相关脂质运载蛋白

续表

英文缩写	英文全称	中文全称
NLRI	neuroactive ligand–receptor interaction	神经活性配体-受体互相作用
NLRP3	NOD–like receptor protein domain associated protein 3	NOD 样受体热蛋白结构域相关蛋白 3
NOAEL	no observed adverse effect level	未观察到损害作用的剂量
NTCP	Na$^+$–taurocholate cotransporting polypeptide	Na$^+$-牛磺胆酸共转运多肽
PaO$_2$	arterial partial pressure of oxygen	动脉血氧分压
PAs	pyrrolzidine alkaloids	吡咯里西啶类生物碱
PPARs	peroxisome proliferator activated receptors	过氧化物酶体增殖物激活受体
RfD	reference dose	参考剂量
RNS	reactive nitrogen species	活性氮
ROS	reactive oxygen species	活性氧
SAR	structure–activity relationship	结构-活性关系
SCR	serum creatinine	血肌酐
SDH	succinate dehydrogenase	琥珀酸脱氢酶
SF	safety factor	安全系数
STD 10	severely toxic dose in 10%	10% 的动物出现严重毒性反应剂量
SOD	superoxide dismutase	超氧化物歧化酶
TBA	total bile acid	总胆汁酸
TBIL	total bilirubin	总胆红素
TC	triglyceride	总胆固醇
TF	transcription factor	转录因子
TFT	trifluorothymidine	三氟胸苷
TG	total glycerin	甘油三酯
TGF–β	transforming growth factor –β	转化生长因子-β
TH	tyrosine hydroxylase	酪氨酸羟化酶
THP	tetrahydropyran	四氢吡喃
TI	therapeutic index	治疗指数
TK	toxicokinetics	毒代动力学
TLm	median tolerance limit	半数耐受限量
TMP	thymidine monophosphate	一磷酸胸苷
TNF	tumor necrosis factor	肿瘤坏死因子
T_{max}	time of the peak concentration	达峰时间
TP	total protein	总蛋白
UF	uncertainty factor	不确定系数
VEGF	vascular endothelial growth factor	血管内皮生长因子
VSD	virtual safe dose	实际安全剂量
V_d	apparent volume of distribution	表观分布容积
VF	ventricular fibrillation	心室颤动
VPB	ventricular premature beats	室性期前收缩
VT	ventricular tachycardia	室性心动过速
Zac	acute toxic effect zone	急性毒作用带
Zch	chronic toxic effect zone	慢性毒作用带

二、药名拼音检索表

三、有毒中药毒性汇总表

名称	性味	功效	毒性等级	毒性分级来源	毒性物质基础	毒性靶器官
麻黄	辛、微苦，温	发汗散寒、宣肺平喘、利水消肿	微毒	《中华本草》	生物碱类，如麻黄碱、伪麻黄碱	神经毒性、心脏毒性、肝脏毒性
细辛	辛，温	解表散寒、祛风止痛、通窍、温肺化饮	小毒	《景岳全书》	挥发油类，如黄樟醚、甲基丁香酚；马兜铃酸Ⅰ、马兜铃酸Ⅱ；细辛水煎液	神经毒性、肝脏毒性、呼吸系统毒性、心脏毒性
苍耳子	辛、苦，温	散风寒、通鼻窍、祛风湿	有毒	《中国药典》	水溶性苷类，如苍术苷、羟基苍术苷；苍耳子蛋白	肝脏毒性、肾脏毒性
柴胡	辛、苦，微寒	疏散退热、疏肝解郁、升举阳气	有毒	《医学入门》	柴胡皂苷类，如柴胡皂苷a、柴胡皂苷d等；柴胡醇提物	肝脏毒性、神经毒性
天花粉	甘、微苦，微寒	清热泻火、生津止渴、消肿排脓	小毒	《毒药本草》	天花粉蛋白	生殖毒性
栀子	苦，寒	泻火除烦、清热利湿、凉血解毒		现代毒性研究	栀子苷；环烯醚萜类；栀子水提物；栀子醇提物	肝脏毒性、肾脏毒性
三颗针	苦，寒	清热燥湿、泻火解毒	有毒	《中国药典》	生物碱类	胃肠道毒性、肾脏毒性、神经毒性
黄连	苦，寒	清热燥湿、泻火解毒	小毒	《中药大辞典》	生物碱类，如小檗碱、黄连碱、盐酸巴马汀	心脏毒性、胃肠道毒性、肝脏毒性
龙胆	苦，寒	清热燥湿、泻肝胆火		现代毒性研究	龙胆苦苷	神经毒性、心脏毒性
苦参	苦，寒	清热燥湿、杀虫、利尿		现代毒性研究	生物碱类，如苦参碱、槐定碱；苦参醇提物	变态反应、肾脏毒性、神经毒性、胃肠道毒性
白鲜皮	苦，寒	清热燥湿、祛风解毒		现代毒性研究	梣酮、柠檬苦素、白鲜碱；白鲜皮醇提物	肝脏毒性
穿心莲	苦，寒	清热解毒、凉血、消肿		现代毒性研究	穿心莲内酯	肾脏毒性、生殖毒性
飞扬草	辛、酸，凉	清热解毒、利湿止痒、通乳	小毒	《中国药典》	飞扬草水提物	生殖毒性
绵马贯众	苦，微寒	清热解毒、驱虫	小毒	《中国药典》	间苯三酚类，如绵马素、白绵马素、绵马贯众素、绵马酸、黄绵马酸等；三萜类，如绵马贯众醇、铁线蕨酮、异铁线蕨酮、7-羊齿烯等；黄酮类，如去氧基荚果蕨素、异槲皮素、异槲皮苷、紫云英苷、贯众苷；鞣质；挥发油类	生殖毒性
紫萁贯众	苦，微寒	清热解毒、止血、杀虫	小毒	《中国药典》	紫萁多糖	肝脏毒性、肾脏毒性
臭灵丹草	辛、苦，寒	清热解毒、止咳祛痰	有毒	《中国药典》	黄酮类成分，如金腰乙素、洋艾素	胃肠道毒性、肾脏毒性
北豆根	苦，寒	清热解毒、祛风止痛	小毒	《中国药典》	生物碱类，如蝙蝠葛碱、青藤碱、北豆根碱；北豆根水提组分	肝脏毒性、肾脏毒性
苦木	苦，寒	清热解毒、祛湿	小毒	《中国药典》	苦木素类、苦木生物碱	心脏毒性

续表

名称	性味	功效	毒性等级	毒性分级来源	毒性物质基础	毒性靶器官
鸦胆子	苦，寒	清热解毒、截疟、止痢；外用腐蚀赘疣	小毒	《中国药典》	苦木内酯类，如鸦胆苦醇、双氢鸦胆苦醇、鸦胆子苷、双氢鸦胆子苷等；鸦胆子油；三萜醇类	神经毒性、肝脏毒性、肾脏毒性
重楼	苦，微寒	清热解毒、消肿止痛、凉肝定惊	小毒	《中国药典》	甾体皂苷类，如重楼皂苷Ⅰ、重楼皂苷Ⅱ、重楼皂苷Ⅶ、蚤休苷、蚤休士宁苷、偏诺皂苷、薯蓣皂苷等；生物碱类	肝脏毒性、心脏毒性、生殖毒性
翼首草	苦，寒	解毒除瘟、清热止痢、祛风通痹	小毒	《中国药典》	翼首草毒素A；翼首草水提物	肝脏毒性
千里光	苦，寒	清热解毒、明目、利湿	小毒	《本草拾遗》	吡咯里西啶生物碱	生殖毒性、遗传毒性、肝脏毒性
藤黄	酸、涩，凉	消肿、攻毒、祛腐敛疮、止血、杀虫	有毒	《本经逢原》	藤黄酸、α-藤黄素、γ-藤黄素	胃肠道毒性、心脏毒性、肝脏毒性
鬼臼	苦、辛，平	祛痰散结、解毒祛瘀	有毒	《中药大辞典》	木脂素衍生物，如鬼臼毒素	胃肠道毒性、神经毒性、心脏毒性
山豆根	苦，寒	清热解毒、消肿利咽	有毒	《中国药典》	生物碱类，如苦参碱、氧化苦参碱、槐果碱、蝙蝠葛碱等	心脏毒性、神经毒性、胃肠道毒性、肝脏毒性、生殖毒性
大青叶	苦，寒	清热解毒、凉血消斑		现代毒性研究	大青叶有机酸	胃肠道毒性、神经毒性、肾脏毒性、肝脏毒性
板蓝根	苦，寒	清热解毒、凉血利咽	小毒	《本经逢原》	靛苷；板蓝根水煎液	肾脏毒性、变态反应、心脏毒性
青黛	咸，寒	清热解毒、凉血消斑、泻火定惊		现代毒性研究	靛玉红	胃肠道毒性、肝脏毒性
野菊花	苦、辛，微寒	清热解毒、泻火平肝	小毒	《本草纲目》	野菊花挥发油	变态反应
鱼腥草	辛，微寒	清热解毒、消痈排脓、利尿通淋	小毒	《本草纲目》	槲皮素、山柰酚、马兜铃内酰胺	胃肠道刺激、肝脏毒性、肾脏毒性、遗传毒性、胚胎发育毒性
白头翁	苦，寒	清热解毒、凉血止痢	小毒	《金匮要略》	白头翁提取物	胃肠道毒性、心脏毒性
半边莲	辛，平	清热解毒、利尿消肿	小毒	《中药大辞典》	吡咯烷生物碱	神经毒性
山慈菇	甘、微辛，凉	清热解毒、化痰散结	小毒	《本草纲目》	秋水仙碱	神经毒性、胃肠道毒性、遗传毒性、生殖毒性
半枝莲	辛、苦，寒	清热解毒、化瘀利尿		现代毒性研究	生物碱类，如吡咯里西啶生物碱	胃肠道毒性、神经毒性、肝脏毒性
熊胆粉	苦，寒	清热解毒、平肝明目、杀虫止血		现代毒性研究	胆汁酸类成分	胃肠道毒性
四季青	苦、涩，凉	清热解毒、消肿祛瘀		现代毒性研究	鞣质	肝脏毒性
草乌叶	辛、涩，平	清热、解毒、止痛	小毒	《中国药典》	乌头碱等双酯生物碱	神经毒性、胃肠道毒性
生地黄	甘、苦，微寒	滋阴清热、凉血补血		现代毒性研究	地黄苷	胃肠道毒性

续表

名称	性味	功效	毒性等级	毒性分级来源	毒性物质基础	毒性靶器官
紫草	甘、咸，寒	清热凉血、活血解毒，透疹消斑		现代毒性研究	紫草素、紫草醇	心脏毒性、生殖毒性
青蒿	苦、辛，寒	清虚热、除骨蒸、解暑热、截疟，退黄	小毒	《本草纲目》	青蒿素、青蒿琥酯、蒿甲醚	心脏毒性、神经系统、胃肠道毒性、生殖毒性、呼吸系统毒性、肾脏毒性
白薇（蔓生白薇实际无毒，白薇低毒）	苦、咸，寒	清热凉血、利尿通淋、解毒疗疮		现代毒性研究	白薇素	心脏毒性
芦荟	苦，寒	泻下通便、清肝泻火、杀虫疗疳	小毒	《本经逢原》	芦荟大黄素	肝脏毒性、肾脏毒性、胃肠道毒性
大黄	苦，寒	泻下攻积、清热泻火、凉血解毒、逐瘀通经、利湿退黄	有毒	《景岳全书》	蒽醌类成分，如大黄素；鞣质类	胃肠道毒性、肾脏毒性、呼吸系统毒性、免疫系统毒性、生殖毒性、遗传毒性
番泻叶	甘、苦，寒	泻热行滞、通便、利水		现代毒性研究	番泻苷	急性毒性、肝脏毒性、胃肠道毒性、变态反应
火麻仁	甘，平	润肠通便	小毒	《本草拾遗》	毒蕈碱、胆碱；大麻酚类化合物，如四氢大麻酚	发育毒性、肝脏毒性、肾脏毒性、胃肠道毒性、神经毒性
红大戟	苦，寒	泻水逐饮，消肿散结	小毒	《中国药典》	红大戟乙醇提取物	胃肠道毒性
千金子	辛，温	泻下逐水、破血消癥；外用疗癣蚀疣	有毒	《中国药典》	千金子油，如千金子甾醇、殷金醇棕榈酸酯	心脏毒性、肝脏毒性、神经毒性、胃肠道毒性
千金子霜	辛，温	泻下逐水、破血消癥；外用疗癣蚀疣	有毒	《中国药典》	脂肪油和二萜类成分，如千金子甾醇、千金子素 L_2 和 L_3、殷金醇和棕榈酸酯	肝脏毒性、肾脏毒性、胃肠道毒性
甘遂	苦，寒	泻水逐饮、消肿散结	有毒	《中国药典》	二萜类，如巨大戟二萜醇，甘遂萜酯 A、B、C、D，甘遂素甲、乙、丙、丁；三萜类，如 α-大戟醇、β-大戟醇、γ-大戟醇，甘遂醇	胃肠道毒性、神经毒性、心脏毒性、呼吸毒性、变态反应
芫花	苦、辛，温	泻水逐饮；外用杀虫疗疮	有毒	《中国药典》	二萜原酸酯类，如芫花酯甲、乙、丙；黄酮类，如芫花素、芹菜素、苯甲酸；挥发油	胃肠道毒性、神经毒性、变态反应、生殖毒性、心脏毒性
京大戟	苦，寒	泻水逐饮、消肿散结	有毒	《中国药典》	三萜类，如大戟苷；二萜类，如京大戟素、异大戟素、大戟素 C	变态反应、胃肠道毒性、神经毒性、呼吸系统毒性、肝脏毒性、肾脏毒性、心脏毒性
牵牛子	苦，寒	泻水通便、消痰涤饮、杀虫攻积	有毒	《中国药典》	牵牛子苷；生物碱类，如麦角醇、麦角新碱	胃肠道毒性、心脏毒性、呼吸系统毒性、神经毒性、肾脏毒性
商陆	苦，寒	逐水消肿、通利二便；外用解毒散结	有毒	《中国药典》	三萜皂苷类，如商陆皂苷甲	胃肠道毒性、神经毒性、生殖毒性、心脏毒性、呼吸系统毒性、遗传毒性、肝脏毒性

续表

名称	性味	功效	毒性等级	毒性分级来源	毒性物质基础	毒性靶器官
蓖麻子	甘、辛，平	泻下通滞、消肿拔毒	有毒	《中国药典》	蓖麻毒素、蓖麻毒蛋白和蓖麻碱	胃肠道毒性、肝脏毒性、肾脏毒性、神经毒性
巴豆	辛，热	外用蚀疮	大毒	《中国药典》	巴豆油、巴豆毒蛋白	胃肠道毒性、肾脏毒性、神经毒性
巴豆霜	辛，热	峻下冷积、逐水退肿、豁痰利咽；外用蚀疮	大毒	《中国药典》	巴豆毒素	胃肠道毒性
川乌	辛、苦，热	祛风除湿、温经止痛	大毒	《中国药典》	双酯型生物碱，如乌头碱、新乌头碱、次乌头碱	神经毒性、心脏毒性、生殖毒性、遗传毒性
草乌	辛、苦，热	祛风除湿、温经止痛	大毒	《中国药典》	双酯型生物碱，如乌头碱、新乌头碱、次乌头碱	心脏毒性、神经毒性、生殖毒性、胚胎毒性、遗传毒性
闹羊花	辛，温	祛风除湿、散瘀定痛	大毒	《中国药典》	二萜类，如闹羊花毒素、八厘麻毒素和木藜芦毒素	心脏毒性、神经毒性、胃肠道毒性
雪上一枝蒿	苦、辛，温	消炎止痛、祛风除湿	大毒	《全国中草药汇编》	生物碱类，如乌头碱、新乌头碱、次乌头碱和雪上一枝蒿甲素、乙素、丙素、丁素、庚素等	心脏毒性、神经毒性
昆明山海棠	苦、辛，微温	祛风除湿、活血止血、舒筋接骨、解毒杀虫	大毒	《全国中草药汇编》	二萜类，如雷公藤甲素；三萜类，如雷公藤红素	胃肠道毒性、肝脏毒性、肾脏毒性、生殖系统毒性
两头尖	辛，热	祛风湿、消痈肿	有毒	《中国药典》	竹节香附素A、白头翁素、原白头翁素、两头尖总皂苷、多被银莲花素A等	生殖毒性
金钱白花蛇	甘、咸，温	祛风、通络、止痉	有毒	《中国药典》	银环蛇毒素	心脏毒性、神经毒性、呼吸毒性
蕲蛇	甘、咸，温	祛风、通络、止痉	有毒	《中国药典》	蛋白质类成分，如金属蛋白酶、凝血酶样酶、丝氨酸蛋白酶、C型凝集素、磷脂酶A2、5′-核苷酸酶、核酸酶等；肽类成分	心脏毒性、神经毒性
眼镜蛇	甘、咸，温	祛风、通络、止痛	有毒	《广西药用动物》	眼镜蛇毒素	神经毒性、心脏毒性
金铁锁	苦、辛，温	祛风除湿、散瘀止痛、解毒消肿	小毒	《中国药典》	三萜皂苷类	心脏毒性、胃肠道毒性、呼吸系统毒性、肾脏毒性
两面针	辛、苦，温	祛风、活血、麻醉止痛、解毒	小毒	《中国药典》	生物碱类，如氯化两面针碱、氧化两面针碱、二氢两面针碱、6-甲氧基-5,6-双氢白屈菜红碱、α-别隐品碱、木兰花碱、茵芋碱、白鲜碱等	心脏毒性、肝脏毒性、肾脏毒性、生殖毒性
丁公藤	辛，温	祛风除湿、消肿止痛	小毒	《中国药典》	东莨菪内酯、包公藤甲素	神经毒性、心脏毒性
地枫皮	微辛、涩，温	祛风除湿、行气止痛	小毒	《中国药典》	倍半萜内酯，如莽草毒素、2-氧代-6-脱羟基新莽草素、新大八角素；挥发油，如黄樟醚	神经毒性、遗传毒性
威灵仙	辛、咸，温	祛风湿、通经络	小毒	《中药大辞典》	白头翁素、原白头翁素	胃肠道毒性、心脏毒性、肾脏毒性、肝脏毒性

续表

名称	性味	功效	毒性等级	毒性分级来源	毒性物质基础	毒性靶器官
青风藤	苦、辛，平	祛风湿、通经络、利小便	小毒	《中药大辞典》	青藤碱	胃肠道毒性、心脏毒性、皮肤毒性
雷公藤	苦、辛、凉	祛风、解毒、杀虫	大毒	《本草纲目拾遗》	生物碱类，如雷公藤碱、雷公藤次碱、雷公藤宁碱等；二萜类，如雷公藤甲素；三萜类，如雷公藤红素	胃肠道毒性、肝脏毒性、心脏毒性、肾脏毒性、皮肤毒性、生殖毒性
防己	苦，寒	祛风止痛、利水消肿	小毒	《金匮要略》	汉防己甲素	肝脏毒性、肾脏毒性
榼藤子	微苦，凉	行气止痛、利湿消肿	小毒	《中国药典》	皂苷类	肾脏毒性
厚朴	苦、辛，温	燥湿消痰、下气除满		现代毒性研究	木兰箭毒碱、挥发油、厚朴酚；厚朴乙醚提取物	神经毒性、肾脏毒性
香加皮	辛、苦，温	利水消肿、祛风湿、强筋骨	有毒	《中国药典》	杠柳毒苷，如杠柳苷 G	心脏毒性、肝脏毒性
泽漆	辛、苦，凉	逐水消肿、散结、杀虫	有毒	《本草蒙筌》	二萜酯类、黄酮类	胃肠道毒性、皮肤毒性
广防己	苦、辛，寒	祛风清热、利尿消肿	有毒	《本草拾遗》	马兜铃酸、马兜铃内酰胺	肾脏毒性
泽泻	甘、淡，寒	利水渗湿、泄热、化浊降脂	有毒	《中药大辞典》	泽泻萜类、泽泻醇 A、B、C、16,23-环氧泽泻醇 B 和泽泻醇 O	肝脏毒性、肾脏毒性、胃肠道毒性
虎杖	微苦，微寒	利湿退黄、清热解毒、散瘀止痛、止咳化痰		现代毒性研究	蒽醌类，如大黄素、大黄酚、大黄素甲醚、大黄酸、大黄素 8-甲醚；二苯乙烯类，如虎杖苷、白藜芦醇苷；虎杖水煎液	肾脏毒性、肝脏毒性、神经毒性、生殖毒性
关木通	苦，寒	清心火，利小便，通经下乳	有毒	《中华本草》	马兜铃酸和内源性马兜铃酰胺	肾脏毒性
附子	辛、甘，大热	回阳救逆、补火助阳、散寒止痛	有毒	《中国药典》	双酯型生物碱，如乌头碱、新乌头碱、次乌头碱	心脏毒性、神经毒性、胃肠道毒性
吴茱萸	辛、苦，热	散寒止痛、降逆止呕、助阳止泻	小毒	《中国药典》	生物碱类，如吴茱萸次碱、吴茱萸碱、吴茱萸新碱、去氢吴茱萸碱、柠檬苦素；羟基或乙酰氧基柠檬酸衍生物，香豆素类、6-O-反式咖啡酰葡萄糖酸	肝脏毒性、心脏毒性
肉桂	辛、甘，大热	补火助阳、引火归元、散寒止痛、温通经脉	小毒	《汤液本草·卷之五》	挥发油及醚提取物，如桂皮醛	肾脏毒性、胃肠道毒性、神经毒性
花椒	辛，温	温中止痛、杀虫止痒	小毒	《名医别录》	挥发油和生物碱类，如柠檬烯	神经毒性、肝脏毒性
竹叶花椒	辛；微苦；温	温中燥湿、散寒止痛、驱虫止痒	小毒	《本草图经》	挥发油、甲醇提取物、乙酸乙酯提取物	神经毒性、肝脏毒性
九里香	温，味辛、微苦	行气止痛、活血散瘀	小毒	《中国药典》	香豆素类，如异橙皮内酯、九里香酮、蛇床子素、九里香醛、东莨菪素等	生殖毒性
川楝子	苦，寒	疏肝泻热、行气止痛、杀虫	小毒	《中国药典》	三萜类，如川楝素；乙酸乙酯部位、水提物、乙醇提取物	呼吸系统毒性、神经毒性、胃肠道毒性、生殖毒性、肝脏毒性、肾脏毒性

续表

名称	性味	功效	毒性等级	毒性分级来源	毒性物质基础	毒性靶器官
青木香	辛、苦，寒	行气止痛、解毒消肿、平肝降压	小毒	《中华本草》	马兜铃酸类，如马兜铃酸I	肾脏毒性、肝脏毒性、致癌作用
青皮	苦、辛，温	疏肝破气、消积化滞		现代毒性研究	查尔酮	发育毒性
苦楝皮	苦、寒	杀虫、疗癣	有毒	《中国药典》	川楝素、异川楝素	胃肠道毒性、肝脏毒性、心脏毒性、神经毒性
鹤虱	苦、辛，平	杀虫消积	小毒	《中国药典》	挥发油，如天名精内酯酮	胃肠道毒性、神经毒性
南鹤虱	辛，苦，平	驱虫消积	小毒	《中国药典》	戊烷、苷类、石油醚部位和脂肪酸部位	神经系统
使君子	甘，温	杀虫消积	小毒	《本草正》	使君子氨酸、葫芦巴碱	神经毒性、胃肠道毒性、心脏毒性、脾脏毒性
芜荑	辛、苦，温	杀虫消积		现代毒性研究	亲脂性醇提物	肝脏毒性、肾脏毒性
大蒜	辛，温	解毒消肿、杀虫、止痢	小毒	《证类本草》	大蒜素	心脏毒性、血液系统毒性、胃肠道毒性、血液系统毒性
槟榔	苦、辛，温	杀虫、消积、行气、利水、截疟	有毒	《本草便读》	生物碱，如槟榔碱	口腔黏膜下纤维性变毒性、神经毒性、肝脏毒性、肾脏毒性、免疫毒性
艾叶	苦、辛，温	温经止血、散寒止痛；外用祛湿止痒	小毒	《中国药典》	挥发油，如萜品烯醇、丁香烯、松油烯醇等	肝脏毒性、肾脏毒性、神经毒性、生殖毒性
蒲黄	甘，平	止血、化瘀、通淋	有毒	《本草纲目》	蒲黄有机酸提取物、蒲黄多糖；醇提物	肝脏毒性、心脏毒性、肾脏毒性、神经毒性
三七	甘、微苦	散瘀止血、消肿定痛		现代毒性研究	三七皂苷	肝脏毒性、肾脏毒性、心脏毒性
川芎	辛，温	温通血脉、辛散气滞、活血行气、祛风止痛		现代毒性研究	川芎嗪、阿魏酸、藁本内酯、丁基苯酞等	胚胎毒性、肾脏毒性
延胡索	辛、苦，温	活血、行气、止痛	有毒	《中国药典》	延胡索乙素、延胡索甲素、去氢延胡索甲素	肝脏毒性
没药	辛、苦，平	散瘀定痛、消肿生肌		现代毒性研究	树脂、胶类、挥发油	肝脏毒性、神经毒性、胃肠道毒性、变态反应
小叶莲	甘、平	调经活血	小毒	《中国药典》	木脂素类，如鬼臼毒素、4′-去甲基鬼臼毒素、α-盾叶鬼臼素、β-盾叶鬼臼素、去甲鬼臼毒素苷、去甲鬼臼毒素、鬼臼毒素苷、鬼臼内酯、去氧鬼臼毒素、鬼臼脂毒酮	胃肠道毒性、神经毒性
急性子	辛、微苦，温	行瘀降气、软坚散结	小毒	《中国药典》	甾醇类、黄酮类、皂苷甾醇类、脂肪油等，如凤仙萜四醇苷A	神经毒性、生殖毒性
益母草	苦、辛，微寒	活血调经、利尿消肿、清热解毒		现代毒性研究	益母草碱、水苏碱、益母草定和益母草宁等	神经毒性、肾脏毒性

续表

名称	性味	功效	毒性等级	毒性分级来源	毒性物质基础	毒性靶器官
丹参	苦，微寒	活血祛瘀、通经止痛、清心除烦、凉血消痈		现代毒性研究	丹参酮、丹参素、隐丹参酮、丹参酮ⅡA磺酸钠等	胃肠道毒性、变态反应、神经毒性、心脏毒性
桃仁	苦、甘，平	活血祛瘀、润肠通便、止咳平喘		现代毒性研究	苦杏仁苷	神经毒性、心脏毒性、呼吸系统毒性、胃肠道毒性
马钱子	苦，温	通络止痛、散结消肿	大毒	《中国药典》	马钱子碱、士的宁	神经毒性、肾脏毒性、心脏毒性、呼吸系统毒性
土鳖虫	咸、苦，寒	破血逐瘀、续筋接骨	小毒	《中国药典》	生物碱类、脂质、蛋白质	胃肠道毒性、心脏毒性、变态反应
水蛭	咸、苦，平	破血通经、逐瘀消癥	小毒	《中国药典》	水蛭素	心脏毒性、变态反应、生殖毒性
斑蝥	辛，热	破血逐瘀、散结消癥、攻毒蚀疮	大毒	《中国药典》	斑蝥素	肝脏毒性、神经毒性、肾脏毒性、心脏毒性、遗传毒性、胃肠道毒性
莪术	辛、苦，温	行气破血、消积止痛	小毒	《景岳全书》	挥发油、莪术二酮、莪术醇、姜黄素、β-榄香烯等	肝脏毒性、肾脏毒性、血液系统毒性、生殖毒性、胃肠道毒性
三棱	辛、苦，平	破血行气、消积止痛		现代毒性研究	三棱碱、三棱酮及对苯二酚、刺芒柄花素、常春藤皂苷元等	肝脏毒性、肾脏毒性、生殖毒性
红娘子	苦、辛，平	破瘀、散结、攻毒	小毒	《本草纲目》	斑蝥素	神经毒性
青娘子	辛，微温	利尿、祛瘀、解毒	有毒	《全国中草药汇编》	斑蝥素	神经毒性、肾脏毒性、胃肠道毒性
天仙子	苦、辛，温	解痉止痛、平喘、安神	大毒	《中国药典》	生物碱类，如莨菪碱、东莨菪碱、阿托品、山莨菪碱等	神经毒性、心脏毒性
黄药子	苦、辛，凉	散结消瘿、清热解毒、凉血止血	小毒	《中华本草》	呋喃的二萜内酯类物质，如黄独素A、B、C、D、E、F、M和D糖苷等	肝脏毒性、肾脏毒性、胃肠道毒性、甲状腺毒性
天南星	苦、辛，温	解毒消肿、祛风定惊、化痰散结	有毒	《中国药典》	草酸钙针晶、凝集素蛋白、生物碱	皮肤毒性、神经毒性、胃肠道毒性
半夏	辛、温	燥湿化痰、降逆止呕、消痞散结	有毒	《中国药典》	草酸钙与半夏凝集蛋白和微量糖类成分组成的毒针晶；生物碱类；有机酸；植物甾醇和某些蛋白质成分	肝脏毒性、心脏毒性、胃肠道毒性、肾脏毒性、生殖毒性、遗传毒性
洋金花	辛，温	平喘止咳、解痉定痛	有毒	《中国药典》	莨菪碱、东莨菪碱、阿托品等	神经毒性、心脏毒性
白附子	辛，温	祛风痰、定惊搐，解毒散结，止痛	有毒	《中国药典》	苷类；草酸钙针晶、凝集素蛋白	神经毒性、皮肤毒性
华山参	甘、微苦，温	温肺祛痰、止咳平喘	有毒	《中国药典》	阿托品、莨菪碱、东莨菪碱、山莨菪碱、异东莨菪醇和脱水东莨菪碱等；香豆素类苷	神经毒性、呼吸系统毒性
白屈菜	辛，微温	解痉止痛、止咳平喘	有毒	《中国药典》	生物碱类，如白屈菜碱、白屈菜明碱、原阿片碱等	神经毒性、心脏毒性、胃肠道毒性
大皂角	辛、咸，温	开窍祛痰、散结消肿、润燥通便	小毒	《中国药典》	皂苷类	胃肠道毒性

续表

名称	性味	功效	毒性等级	毒性分级来源	毒性物质基础	毒性靶器官
关白附	辛、甘，热	祛风痰、定惊痫，解毒散结、止痛	有毒	《名医别录》	双酯型生物碱，如乌头碱、新乌头碱、次乌头碱	心脏毒性、肝脏毒性、肾脏毒性、神经毒性、胃肠道毒性、皮肤毒性
天仙藤	苦，温	行气活血、利水消肿、解毒	微毒	《本草图经》	莨菪碱、阿托品、马兜铃酸，如马兜铃酸Ⅰ、马兜铃酸Ⅱ、马兜铃酸Ⅳa等	肾脏毒性、肝脏毒性、致癌作用、生殖毒性、遗传毒性
桔梗	苦、辛，平	宣肺、利咽、祛痰，排脓	小毒	《名医别录》	桔梗皂苷	胃肠道毒性
马兜铃	苦、微辛，寒	清肺降气、止咳平喘、清肠消痔	有毒	《本草撮要》	马兜铃酸类，如马兜铃酸Ⅰ、马兜铃酸Ⅱ、马兜铃酸Ⅲ、马兜铃酸Ⅳa等	肾脏毒性、遗传毒性、生殖毒性、致癌作用
葶苈子	辛、苦，大寒	泻肺平喘、行水消肿	小毒	《本草蒙筌》	强心苷类、异硫氰酸类、脂肪油类	肾脏毒性、皮肤毒性、心脏毒性
白果	甘、苦、涩，平	敛肺定喘、止带缩尿	有毒	《中国药典》	白果毒素，如白果酸、氢化白果酸、白果酚、白果醇、银杏毒等	肝脏毒性、神经毒性、呼吸系统毒性、肾脏毒性、遗传毒性
苦杏仁	苦，微温	降气止咳平喘、润肠通便	小毒	《中国药典》	苦杏仁苷	呼吸系统毒性
款冬花	辛、微苦，温	润肺下气、止咳化痰	有毒	《中华本草》《中药大辞典》	吡咯里西啶类生物碱，如千里光宁、肾形千里光碱、千里光非宁、全缘千里光碱、款冬花碱、克氏千里光碱等	肝脏毒性
朱砂	甘，微寒	清心镇惊、安神、明目、解毒	有毒	《中国药典》	硫化汞	神经毒性、生殖毒性、肝脏毒性、肾脏毒性、胃肠道毒性
远志	苦、辛，温	安神益智、交通心肾、祛痰、消肿	小毒	《中药炮制品古今演变评述》	皂苷类，如远志皂苷	心脏毒性、胃肠道毒性
全蝎	辛，平	息风镇痉、通络止痛、攻毒散结	有毒	《中国药典》	蝎毒	肝脏毒性、心脏毒性、皮肤毒性、肾脏毒性、呼吸系统毒性、神经毒性、生殖毒性
蜈蚣	辛，温	息风镇痉、通络止痛、攻毒散结	有毒	《中国药典》	蜈蚣毒素，如溶血蛋白、组胺样物质	肝脏毒性、肾脏毒性、生殖毒性、促癌作用、神经毒性、心脏毒性
牛黄	甘，凉	清心、豁痰、开窍，凉肝、息风、解毒	小毒	《名医别录》	胆红素、胆酸类、胆盐类	神经毒性、心脏毒性、胃肠道毒性、生殖毒性
蒺藜	辛、苦，微温	平肝解郁、活血祛风、明目、止痒	小毒	《中国药典》	皂苷类，如蒺藜皂苷D、刺蒺藜素	肝脏毒性、肾脏毒性、神经毒性
钩藤	甘，凉	息风定惊、清热平肝	小毒	《中华本草》《中药大辞典》	生物碱类物质（吲哚类），如钩藤碱和异钩藤碱	神经毒性、心脏毒性
猪牙皂	辛、咸，温	祛痰开窍、散结消肿	小毒	《中国药典》	皂荚皂苷	皮肤毒性、胃肠道毒性
樟脑	辛，温	通关窍、利滞气、辟秽浊、杀虫止痒、消肿止痛	小毒	《中华本草》	樟脑油	皮肤毒性、神经毒性、胃肠道毒性

续表

名称	性味	功效	毒性等级	毒性分级来源	毒性物质基础	毒性靶器官
麝香	辛，温	开窍醒神、活血通经、消肿止痛		现代毒性研究	麝香酮、降麝香酮、麝香吡啶、多种雄甾烷衍生物；胆甾醇类化合物	胚胎毒性、胃肠道毒性、神经毒性、心脏毒性
石菖蒲	辛、苦，温	开窍豁痰、醒神益智、化湿开胃		现代毒性研究	挥发油，如细辛醚、石竹烯、石菖醚等	胃肠道毒性、遗传毒性、生殖毒性、神经毒性、肝脏毒性、皮肤毒性
何首乌	苦、甘、涩，微温	解毒、消痈、截疟、润肠通便	有毒	《本草汇言》	顺式-二苯乙烯苷、大黄素-8-O-β-葡萄糖苷、大黄素、大黄酸、大黄酚等	肝脏毒性、肾脏毒性、免疫系统毒性、生殖毒性、呼吸系统毒性、胃肠道毒性
当归	甘、辛，温	补血活血、调经止痛、润肠通便	微毒	《神农本草经疏（上）》	藁本内酯、阿魏酸	神经毒性、肝脏毒性、肾脏毒性、生殖毒性
仙茅	辛，热	补肾阳、强筋骨、祛寒湿	有毒	《中国药典》	仙茅苷类	心脏毒性、肝脏毒性、神经毒性、肾脏毒性
补骨脂	辛、苦，温	温肾助阳、纳气平喘、温脾止泻；外用消风祛斑		现代毒性研究	补骨脂二氢黄酮、异补骨脂查尔酮、补骨脂定、补骨脂素、异补骨脂素、补骨脂酚	肝脏毒性、生殖毒性、光毒性、肾脏毒性
鹿茸	甘、咸，温	壮肾阳、益精血、强筋骨、调冲任、托疮毒		现代毒性研究	鹿茸精；动物蛋白、氨基酸等	变态反应
淫羊藿	辛、甘，温	补肾阳、强筋骨、祛风湿	有毒	《神农本草经》	2″-鼠李糖基淫羊藿次苷Ⅱ、宝藿苷Ⅰ、宝藿苷Ⅱ、箭藿苷A、淫羊藿素、淫羊藿次苷Ⅰ、淫羊藿次苷Ⅱ、朝藿定B	肝脏毒性、心脏毒性、神经毒性
五味子	酸、甘，温	收敛固涩、益气生津、补肾宁心		现代毒性研究	挥发油、木脂素、萜类化合物	神经毒性、胃肠道毒性
肉豆蔻	辛，温	温中行气、涩肠止泻		现代毒性研究	肉豆蔻醚、黄樟醚、榄香脂素、丁香油酚	神经毒性、肝脏毒性、胃肠道毒性
罂粟壳	酸、涩，平	敛肺、涩肠、止痛	有毒	《中国药典》	阿片类生物碱，如吗啡、罂粟碱、可待因等	神经毒性、肝脏毒性、胃肠道毒性、心脏毒性
常山	苦、辛，寒	涌吐痰涎、截疟	有毒	《中国药典》	喹唑酮类生物碱，主要有常山碱甲、常山碱乙及常山碱丙	肝脏毒性、肾脏毒性、胃肠道毒性
胆矾	酸、辛，寒	催吐、祛腐、解毒	有毒	《全国中草药汇编》	五水硫酸铜	胃肠道毒性、神经毒性、肝脏毒性、肾脏毒性、呼吸系统毒性
藜芦	苦、辛，寒	祛痰、催吐、杀虫	有毒	《神农本草经》	甾体生物碱类，如藜芦碱、藜芦胺、原藜芦碱、藜芦苷碱等	神经毒性、胃肠道毒性、心脏毒性、生殖毒性
瓜蒂	苦，寒	涌吐痰食、祛湿退黄	有毒	《本草纲目》	葫芦素	神经毒性、胃肠道毒性
砒石	辛、酸，热	蚀疮去腐、杀虫、祛痰定喘、截疟	大毒	《中华本草》	三氧化二砷、硫化砷	神经毒性、肾脏毒性、肝脏毒性、心脏毒性
红粉	辛，热	拔毒、除脓、去腐、生肌	大毒	《中国药典》	氧化汞、硝酸汞	肾脏毒性、肝脏毒性、神经毒性、心脏毒性

名称	性味	功效	毒性等级	毒性分级来源	毒性物质基础	毒性靶器官
铅丹	辛，微寒	解毒祛腐、收湿敛疮、坠痰镇惊	有毒	《神农本草经》	四氧化三铅	神经毒性、心脏毒性、胃肠道毒性、肾脏毒性、遗传毒性、生殖毒性
轻粉	辛，寒	外用杀虫、攻毒、敛疮；内服祛痰消积、逐水通便	有毒	《中国药典》	氯化亚汞	肾脏毒性、肝脏毒性、神经毒性、心脏毒性
白降丹	辛、热	消肿毒、溃脓疮、蚀恶肉	有毒	《医宗金鉴》	氯化汞、氯化亚汞	肝脏毒性、肾脏毒性
升药	辛，热	搜脓、拔毒、去腐、生肌	大毒	《外科传薪集》	氧化汞、硝酸汞	肾脏毒性、神经毒性、胃肠道毒性、生殖毒性、心脏毒性、肝脏毒性
木鳖子	苦、微甘，凉	散结消肿、攻毒疗疮	有毒	《中国药典》	皂苷、木鳖子素	肝脏毒性、胃肠道毒性、肾脏毒性、神经毒性
蟾酥	辛，温	解毒、止痛、开窍醒神	有毒	《本草纲目》	蟾蜍毒素类、蟾蜍配基类、蟾毒色胺类及儿茶酚胺类物，如华蟾毒精、蟾毒灵、蟾毒它灵、华蟾毒灵、酯蟾毒配基、华蟾毒配基、日蟾毒灵等	心脏毒性、胃肠道毒性、变态反应
雄黄	辛，温	解毒杀虫、燥湿祛痰、截疟	有毒	《中国药典》	三氧化二砷	神经毒性、心脏毒性、肝脏毒性、肾脏毒性
狼毒	辛，平	散结、杀虫	有毒	《中国药典》	黄酮类成分，如枇杷素、异狼毒素、狼毒素、狼毒色原酮、新狼毒素A及瑞香酚等	胃肠道毒性、神经毒性、消化道毒性、遗传毒性
蛇床子	苦、辛，温	温肾壮阳、燥湿杀虫、祛风止痒	小毒	《中国药典》	蛇床子素	神经毒性、肝脏毒性、肾脏毒性、皮肤毒性
硫黄	酸，温	外用解毒杀虫疗疮；内服补火助阳通便	有毒	《中国药典》	二氧化砷，硫	神经毒性、呼吸系统毒性、胃肠道毒性
干漆	辛，温	破瘀通经、消积杀虫	有毒	《中国药典》	漆酚，漆树酸钠	变态反应、神经毒性、肝脏毒性、肾脏毒性
露蜂房	甘，平	祛风攻毒、散肿止痛、杀虫	有毒	《名医别录》	蜂房油	遗传毒性
水银	辛，寒	杀虫、攻毒	有毒	《中华本草》	金属汞	肝脏毒性、肾脏毒性、胃肠道毒性、心脏毒性、呼吸系统毒性
砒霜	辛、酸，热	劫痰、蚀疮去腐、截疟、蚀腐、杀虫	大毒	《中华本草》	三氧化二砷	肝脏毒性、神经毒性、呼吸系统毒性、肾脏毒性、心脏毒性、胃肠道毒性、皮肤毒性、生殖毒性
土荆皮	辛，温	杀虫、疗癣、止痒	有毒	《中国药典》	土荆皮甲酸、土荆皮乙酸等	胃肠道毒性、生殖毒性

参考文献

[1] 国家中药学管理局《中华本草》编委会. 中华本草：精选本 [M]. 上海：上海科学技术出版社，1998.

[2] 国家中医药管理局《中华本草》编委会. 中华本草·蒙药卷 [M]. 上海：上海科学技术出版社，2004.

[3] 南京中医药大学. 中药大辞典 [M]. 上海：上海科学技术出版社，2006.

[4] 《全国中草药汇编》编写组. 全国中草药汇编 [M]. 北京：人民卫生出版社，1986.

[5] 刘源. 中药"十八反"研究 [M]. 北京：中医古籍出版社，1991.

[6] 夏丽英. 中药毒性手册 [M]. 赤峰：内蒙古科学技术出版社，2006.

[7] 刘树民. 中药药物性肝损害 [M]. 北京：中国中医药出版社，2007.

[8] 张耕，马威，徐宏峰. 常用中药毒性研究进展与应用 [M]. 湖北：湖北科学技术出版社，2013.

[9] 杜冠华. 中药材"毒"古今研究概评 [M]. 北京：中国医药科技出版社，2018.

[10] 赖祥林，赖昌生. 常见中草药毒性反应与合理应用 [M]. 2 版. 广州：广东科技出版社，2018.

[11] 苏凤哲. 常用有毒中药的临床研究 [M]. 北京：中国医药科技出版社，2019.

[12] 沈洪，张振玉. 天然药物与药物性肝损伤个值得重视的临床问题 [M]. 南京：南京东南大学出版社，2021.

[13] 朱照静，谈利红，杨军宣. 毒性中药学 [M]. 北京：科学出版社，2021.

[14] 徐宏喜，冯奕斌，汪选斌. 中药毒理学 [M]. 上海：上海科学技术出版社，2023.